心血管病学基础与临床

主　编　蔡晓倩　郭希伟　苗　强　冯艳丽
　　　　郭清旭　郑海英　韩　敏　郭英杰

中国海洋大学出版社
·青岛·

图书在版编目(CIP)数据

心血管病学基础与临床 / 蔡晓倩等主编. —青岛：
中国海洋大学出版社,2021.5
ISBN 978-7-5670-2817-3

Ⅰ.①心… Ⅱ.①蔡… Ⅲ.①心脏血管疾病—诊疗
Ⅳ.①R54

中国版本图书馆 CIP 数据核字(2021)第 085165 号

出版发行	中国海洋大学出版社
社　　址	青岛市香港东路 23 号　　　　邮政编码　266071
出 版 人	杨立敏
网　　址	http://pub.ouc.edu.cn
电子信箱	369839221@qq.com
订购电话	0532－82032573(传真)
策划编辑	韩玉堂
责任编辑	韩玉堂　　　　　　　　　　电　　话　0532－85902349
印　　制	蓬莱利华印刷有限公司
版　　次	2021 年 6 月第 1 版
印　　次	2021 年 6 月第 1 次印刷
成品尺寸	185 mm×260 mm
印　　张	22.50
字　　数	580 千
印　　数	1～1000
定　　价	128.00 元

发现印装质量问题,请致电 0535—5651533,由印刷厂负责调换。

前　言

　　心血管病学是当今医学领域进展较快的学科之一。在心血管病的诊断和治疗方面，新进展、新概念、新疗法层出不穷。对疾病的治疗目标不再限于缓解症状，而是强调对患者预后的改善。为此我们收集了近年来国内外有关心血管疾病研究方面的大量资料，并结合作者较长期从事心血管病临床的实践经验，编写了此书。

　　本书简要介绍了心血管疾病的问诊、体格检查，相关实验室检查及常规心电图、动态心电图、心脏超声检查，胸部 X 线检查，以及心搏、呼吸骤停心肺复苏术，心内科常用技术操作和心血管的介入诊疗技术；重点介绍了心力衰竭、冠心病、高血压、心肌疾病、心包疾病、肺血管疾病、常见心律失常和其他心血管疾病的诊断要点和治疗方法。

　　由于我们的水平有限，加之医学科学发展迅速，书中难免存在不妥之处，希望广大医学工作者能够提出宝贵的意见，以便我们今后加以改进和修订。

编者

2021 年 4 月

目 录

第一章 心力衰竭

第一节 急性左心功能衰竭

急性心力衰竭（AHF）是临床医生面临的最常见的心脏急症之一。在许多国家,随着人口老龄化及急性心肌梗死患者存活率的升高,慢性心力衰竭患者的数量快速增长,同时也增加了心功能失代偿患者的数量。AHF 患者的 60%～70% 是由冠心病所致,尤其是在老年人。在年轻患者,AHF 的原因更多见于扩张型心肌病、心律失常、先天性或瓣膜性心脏病、心肌炎等。

AHF 患者预后不良。急性心肌梗死伴有严重心力衰竭患者的病死率非常高,12 个月的病死率约为 30%。据报道,急性肺水肿院内病死率约为 12%,1 年病死率约为 40%。

2008 年欧洲心脏病学会更新了急性和慢性心力衰竭指南。2010 年中华医学会心血管病分会公布了我国急性心力衰竭诊断和治疗指南。

一、急性心力衰竭的临床表现

AHF 是指由于心脏功能异常而出现的急性临床发作。无论既往有无心脏病病史,均可发生。心功能异常可以是收缩功能异常,亦可为舒张功能异常,还可以是心律失常或心脏前负荷和后负荷失调。它通常是致命的,需要紧急治疗。

急性心力衰竭可以在既往没有心功能异常者首次发病,也可以是慢性心力衰竭（CHF）的急性失代偿。急性心力衰竭患者的临床表现如下。

1.基础心血管疾病的病史和表现

老年患者多有高血压和老年性退行性心瓣膜病,而在年轻人中多由风湿性心瓣膜病、扩张型心肌病、急性重症心肌炎等所致。

2.诱发因素

(1)慢性心力衰竭药物治疗缺乏依从性。

(2)心脏容量超负荷。

(3)严重感染,尤其是肺炎和败血症。

(4)严重颅脑损害或剧烈的精神心理紧张与波动。

(5)大手术后。

(6)肾功能减退。

(7)急性心律失常如室性心动过速(室速)、心室颤动(室颤)、心房颤动(房颤)或心房扑动(房扑)伴快速心室率、室上性心动过速以及严重的心动过缓等。

(8)支气管哮喘发作。

(9)肺栓塞。

(10)高心排出量综合征,如甲状腺功能亢进危象、严重贫血等。

(11)应用负性肌力药物,如维拉帕米、地尔硫草、β受体阻断药等。

(12)应用非甾体抗炎药。

(13)心肌缺血。

(14)老年急性心脏舒张功能减退。

(15)吸毒。

(16)酗酒。

(17)嗜铬细胞瘤。

这些诱因使心功能原来尚可代偿的患者骤发心力衰竭,或者使已有心力衰竭的患者病情加重。

3. 早期表现

原来心功能正常的患者出现急性失代偿的心力衰竭(首发或慢性心力衰竭急性失代偿)伴有急性心力衰竭的症状和体征,出现原因不明的疲乏或运动耐力明显降低以及心率增加15～20 次/分钟,可能是左心功能降低的最早期征兆。继续发展可出现劳力性呼吸困难、夜间阵发性呼吸困难、睡觉需用枕头抬高头部等,检查可发现左心室增大、闻及舒张早期或中期奔马律、肺动脉第二音亢进、两肺尤其是肺底部有细湿性啰音,还可有干性啰音或哮鸣音,提示已有左心功能障碍。

4. 急性肺水肿

起病急骤,病情可迅速发展至危重状态。突发的严重呼吸困难、端坐呼吸、喘息不止、烦躁不安并有恐惧感,呼吸频率可达 30～50 次/分钟;频繁咳嗽并咯出大量粉红色泡沫样血痰;听诊心率快,心尖部常可闻及奔马律;双肺满布湿性啰音和哮鸣音。

5. 心源性休克

(1)持续低血压,收缩压降至 90 mmHg① 以下,或原有高血压的患者收缩压降幅≥60 mmHg,且持续 30 min 以上。

(2)组织低灌注状态,可有:①皮肤湿冷、苍白和发绀,出现紫色条纹;②心动过速>110 次/分钟;③尿量显著减少(<20 mL/h),甚至无尿;④意识障碍,常有烦躁不安、激动焦虑、恐惧和濒死感;收缩压低于 70 mmHg,可出现抑制症状如神志恍惚、表情淡漠、反应迟钝,逐渐发展至意识模糊甚至昏迷。

(3)血流动力学障碍:肺毛细血管楔压(PCWP)≥18 mmHg,心排血指数(CI)≤36.7 mL/(s·m²)(≤2.2 L/(min·m²))。

(4)低氧血症和代谢性酸中毒。

二、急性左心力衰竭严重程度分级

主要分级有 Killip 法、Forrester 法和临床程度分级三种。Killip 法主要用于急性心肌梗死患者,分级依据临床表现和胸部 X 线的结果。

Forrester 分级依据临床表现和血流动力学指标,可用于急性心肌梗死后 AHF,最适用于首次发作的急性心力衰竭。临床程度的分类法适用于心肌病患者,它主要依据临床发现,最适用于慢性失代偿性心力衰竭。

---

① 　临床上仍习惯用毫米汞柱(mmHg)作为血压的单位,1mmHg=0.133kPa,1kPa=7.5mmHg。全书同。

三、急性心力衰竭的诊断

AHF 的诊断主要依据症状和临床表现,同时辅以相应的实验室检查,例如 ECG、胸片、生化标志物、多普勒超声心动图等。

在急性心力衰竭患者,需要系统地评估外周循环、静脉充盈、肢端体温。在心力衰竭失代偿时,右心室充盈压通常可通过中心静脉压评估。AHF 时中心静脉压升高应谨慎分析,因为在静脉顺应性下降合并右室顺应性下降时,即使右室充盈压很低也会出现中心静脉压的升高。左室充盈压可通过肺部听诊评估,肺部存在湿啰音常提示左室充盈压升高。进一步的确诊、严重程度的分级及随后可出现的肺淤血、胸腔积液应进行胸片检查。左室充盈压的临床评估常被迅速变化的临床征象所误导。应进行心脏的触诊和听诊,了解有无室性和房性奔马律(S_3,S_4)。

四、实验室检查及辅助检查

(一)心电图(ECG)

急性心力衰竭时 ECG 多有异常改变。ECG 可以辨别节律,可以帮助确定 AHF 的病因及了解心室的负荷情况。这在急性冠脉综合征中尤为重要。ECG 还可了解左、右心室/心房的劳损情况、有无心包炎以及既往存在的病变如左、右心室的肥大。心律失常时应分析 12 导联心电图,同时应进行连续的 ECG 监测。

(二)胸片及影像学检查

对于所有 AHF 的患者,胸片和其他影像学检查宜尽早完成,以便及时评估已经存在的肺部和心脏病变(心脏的大小及形状)及肺淤血的程度。它不但可以用于明确诊断,还可用于了解随后的治疗效果。胸片还可用作左心力衰竭的鉴别诊断,除外肺部炎症或感染性疾病。胸部 CT 或放射性核素扫描可用于判断肺部疾病和诊断大的肺栓塞。CT、经食管超声心动图可用于诊断主动脉夹层。

(三)实验室检查

AHF 时应进行一些实验室检查。动脉血气分析可以评估氧合情况(氧分压 PaO_2)、通气情况(二氧化碳分压 $PaCO_2$)、酸碱平衡(pH)和碱缺失。在所有严重 AHF 患者应进行此项检查。脉搏血氧饱和度测定及潮气末 CO_2 测定等无创性检测方法可以替代动脉血气分析,但不适用于低心排出量及血管收缩性休克状态。静脉血氧饱和度(如颈静脉内)的测定对于评价全身的氧供需平衡很有价值。

血浆脑钠尿肽(B 型钠尿肽,BNP)是在心室室壁张力增加和容量负荷过重时由心室释放的,现在已用于急诊室呼吸困难的患者作为排除或确立心力衰竭诊断的指标。BNP 对于排除心力衰竭有着很高的阴性预测价值。如果心力衰竭的诊断已经明确,升高的血浆 BNP 和 N 末端脑钠尿肽前体(NT-proBNP)可以预测预后。

(四)超声心动图

超声心动图对于评价基础心脏病变及与 AHF 相关的心脏结构和功能改变是极其重要的,同时对急性冠脉综合征也有重要的评估价值。

多普勒超声心动图应用于评估左右心室的局部或全心功能改变、瓣膜结构和功能、心包病变、急性心肌梗死的机械性并发症和比较少见的占位性病变。通过多普勒超声心动图测定主动脉或肺动脉的血流时速曲线可以估测心排出量。多普勒超声心动图还可估计肺动脉压力（三尖瓣反流射速），同时可监测左室前负荷。

(五)其他检查

在涉及与冠状动脉相关的病变，如不稳定型心绞痛或心肌梗死时，血管造影是非常重要的，现已明确血运重建能够改善预后。

五、急性心力衰竭的治疗

(一)临床评估

对患者均应根据上述各种检查方法以及病情变化做出临床评估，包括：①基础心血管疾病；②急性心力衰竭发生的诱因；③病情的严重程度和分级，并估计预后；④治疗的效果。此种评估应多次和动态进行，以调整治疗方案。

(二)治疗目标

(1)控制基础病因和矫治引起心力衰竭的诱因：应用静脉和（或）口服降压药物以控制高血压；选择有效抗生素控制感染；积极治疗各种影响血流动力学的快速性或缓慢性心律失常；应用硝酸酯类药物改善心肌缺血。糖尿病伴血糖升高者既应有效控制血糖水平，又要防止出现低血糖。对血红蛋白低于 60 g/L 的严重贫血者，可输注浓缩红细胞悬液或全血。

(2)缓解各种严重症状。

1)低氧血症和呼吸困难：采用不同方式的吸氧，包括鼻导管吸氧、面罩吸氧以及无创或气管插管的呼吸机辅助通气治疗。

2)胸痛和焦虑：应用吗啡。

3)呼吸道痉挛：应用支气管解痉药物。

4)淤血症状：利尿药有助于减轻肺淤血和肺水肿，亦可缓解呼吸困难。

(3)稳定血流动力学状态，维持收缩压≥90 mmHg，纠正和防止低血压可应用各种正性肌力药物。血压过高者的降压治疗可选择血管扩张药物。

(4)纠正水、电解质紊乱和维持酸碱平衡。

(5)保护重要脏器如肺、肾、肝和大脑，防止功能损害。

(6)降低死亡危险，改善近期和远期预后。

(三)急性左心力衰竭的处理流程

1.急性左心力衰竭的一般处理

(1)体位：静息时明显呼吸困难者应半卧位或端坐位，双腿下垂以减少回心血量，降低心脏前负荷。

(2)四肢交换加压：四肢轮流绑扎止血带或血压计袖带，通常同一时间只绑扎三肢，每隔15～20 min 轮流放松一肢。血压计袖带的充气压力应较舒张压低 10 mmHg，使动脉血流仍可顺利通过，而静脉血回流受阻。此法可降低前负荷，减轻肺淤血和肺水肿。

(3)吸氧：适用于低氧血症和呼吸困难明显（尤其是指端血氧饱和度＜90％）的患者。应尽早采用，使患者 SaO_2≥95％（伴 COPD 者 SaO_2＞90％）。可采用以下不同的方式。①鼻导管吸氧：低氧流量（1～2 L/min）开始，如仅为低氧血症，动脉血气分析未见 CO_2 潴留，可采用高流量给氧 6～8 L/min。酒精吸氧可使肺泡内的泡沫表面张力降低而破裂，改善肺泡的通气。方法是在氧气通过的湿化瓶中加 50％～70％乙醇或有机硅消泡剂，用于肺水肿患者。②面罩吸氧:适用于伴呼吸性碱中毒患者。必要时还可采用无创性或气管插管呼吸机辅助通气治疗。

(4)做好救治的准备工作:至少开放 2 条静脉通道,并保持通畅。必要时可采用深静脉穿刺置管,以随时满足用药的需要。血管活性药物一般应用微量泵泵入,以维持稳定的速度和正确的剂量。固定和维护好漂浮导管、深静脉置管、心电监护的电极和导联线、鼻导管或面罩、导尿管以及指端无创血氧仪测定电极等。保持室内适宜的温度、湿度,灯光柔和,环境幽静。

(5)饮食:进易消化食物,避免一次大量进食,在总量控制下,可少量多餐(6~8 次/天)。应用襻利尿药情况下不要过分限制钠盐摄入量,以避免低钠血症,导致低血压。利尿药应用时间较长的患者要补充多种维生素和微量元素。

(6)出入量管理:肺淤血、体循环淤血及水肿明显者应严格限制饮水量和静脉输液速度,对无明显低血容量因素(如大出血、严重脱水、大汗淋漓等)者的每天摄入液体量一般宜在 1 500 mL 以内,不要超过 2 000 mL。保持水出入量负平衡约 500 mL/d,严重肺水肿者的水负平衡为 1 000~2 000 mL/d,甚至可达 3 000~5 000 mL/d,以减少水钠潴留和缓解症状。经过 3~5 d,如淤血、水肿明显消退,应减少水负平衡量,逐渐过渡到出入水量大体平衡。在水负平衡下应注意防止发生低血容量、低血钾和低血钠等。

2.药物治疗

(1)AHF 时吗啡及其类似物的使用:吗啡一般用于严重 AHF 的早期阶段,特别是当患者不安和呼吸困难时。吗啡能够使静脉扩张,也能使动脉轻度扩张,并降低心率。应密切观察疗效和呼吸抑制的不良反应。伴明显和持续低血压、休克、意识障碍、COPD 等患者禁忌使用。老年患者慎用或减量。亦可应用哌替啶 50~100 mg 肌内注射。

(2)AHF 治疗中血管扩张药的使用:对大多数 AHF 患者,血管扩张药常作为一线药,可以用来开放外周循环,降低前及/或后负荷。

1)硝酸酯类药物:急性心力衰竭时此类药在不减少每搏心排出量和不增加心肌氧耗情况下能减轻肺淤血,特别适用于急性冠状动脉综合征伴心力衰竭的患者。临床研究已证实,硝酸酯类静脉制剂与呋塞米合用治疗急性心力衰竭有效;应用大剂量硝酸酯类药物联合小剂量呋塞米的疗效优于单纯大剂量的利尿药。静脉应用硝酸酯类药物应十分小心滴定剂量,经常测量血压,防止血压过度下降。硝酸甘油静脉滴注起始剂量 5~10 μg/min,每 5~10 min 递增 5~10 μg/min,最大剂量 100~200 μg/min;亦可每 10~15 min 喷雾一次(400 μg),或舌下含服每次 0.3~0.6 mg。硝酸异山梨酯静脉滴注剂量 5~10 mg/h,亦可舌下含服每次 2.5 mg。

2)硝普钠(SNP):适用于严重心力衰竭患者。临床应用宜从小剂量 10 μg/min 开始,可酌情逐渐增加剂量至 50~250 μg/min。由于其强效降压作用,应用过程中要密切监测血压,根据血压调整合适的维持剂量。长期使用时其代谢产物(硫代氰化物和氰化物)会产生毒性反应,特别是在严重肝肾衰竭的患者应避免使用。减量时,硝普钠应该缓慢减量,并加用口服血管扩张药,以避免反跳。AHF 时硝普钠的使用尚缺乏对照试验,而且在 AMI 时使用,病死率增高。在急性冠脉综合征所致的心力衰竭患者,因为 SNP 可引起冠脉窃血,故在此类患者中硝酸酯类的使用优于硝普钠。

(3)急性心力衰竭时血管紧张素转化酶抑制剂(ACEI)的使用:ACEI 在急性心力衰竭中的应用仍存在诸多争议。急性心力衰竭的急性期、病情尚未稳定的患者不宜应用。急性心肌梗死后的急性心力衰竭可以试用,但须避免静脉应用,口服起始剂量宜小。在急性期病情稳定 48 h 后逐渐加量,疗程至少 6 周,不能耐受 ACEI 者可以应用 ARB。

在心排出量处于边缘状况时,ACE 抑制剂应谨慎使用,因为它可以明显降低肾小球滤过率。当联合使用非甾体抗炎药,以及出现双侧肾动脉狭窄时,不能耐受 ACE 抑制剂的风险增加。

(4)利尿药。

1)适应证:AHF 和失代偿心力衰竭的急性发作,伴有液体潴留的情况是应用利尿药的指征。利尿药缓解症状的益处及其在临床上被广泛认可,无需再进行大规模的随机临床试验来评估。

2)作用效应:静脉使用襻利尿药也有扩张血管的效应,它在使用早期(5~30 min)降低肺阻抗的同时也降低右房压和肺毛细血管楔压。如果快速静脉注射大剂量(＞1 mg/kg)时,就有反射性血管收缩的可能。它与慢性心力衰竭时使用利尿药不同,在严重失代偿性心力衰竭使用利尿药能使容量负荷恢复正常,可以在短期内减少神经内分泌系统的激活。特别是在急性冠脉综合征的患者,应使用低剂量的利尿药,最好已给予扩血管治疗。

3)实际应用:静脉使用襻利尿药(呋塞米、托拉塞米),有强效快速的利尿效果,在 AHF 患者优先考虑使用。在入院前就可安全使用,应根据利尿效果和淤血症状的缓解情况来选择剂量。开始使用负荷剂量,然后继续静脉滴注呋塞米或托拉塞米。静脉滴注比一次性静脉注射更有效。噻嗪类和螺内酯可以联合襻利尿药使用,低剂量联合使用比高剂量使用一种药更有效,而且继发反应也更少。将襻利尿药和多巴酚丁胺、多巴胺或硝酸盐联合使用也是一种治疗方法,它比仅仅增加利尿药更有效,不良反应也更少。

4)不良反应、药物的相互作用:虽然利尿药可安全地用于大多数患者,但它的不良反应也很常见,甚至可威胁生命。它们包括:神经内分泌系统的激活,特别是肾素－血管紧张素－醛固酮系统和交感神经系统的激活;低血钾、低血镁和低氯性碱中毒可能导致严重的心律失常;可以产生肾毒性以及加剧肾衰竭。过度利尿可过分降低静脉压、肺毛细血管楔压以及舒张期灌注,由此导致每搏输出量和心排出量下降,特别见于严重心力衰竭和以舒张功能不全为主的心力衰竭或缺血所致的右室功能障碍。

(5)β 受体阻断药。

1)适应证和基本原理:目前尚无应用 β 受体阻断药治疗 AHF 改善症状的研究。相反,在 AHF 时是禁止使用 β 受体阻断药的。急性心肌梗死后早期肺部啰音超过基底部的患者、以及低血压患者均被排除在应用 β 受体阻断药的临床试验之外。急性心肌梗死患者没有明显心力衰竭或低血压,使用 β 受体阻断药能限制心肌梗死范围,减少致命性心律失常,并缓解疼痛。

当患者出现缺血性胸痛对阿片制剂无效、反复发生缺血、高血压、心动过速或心律失常时,可考虑静脉使用 β 受体阻断药。在 Gothenburg 美托洛尔研究中,急性心肌梗死后早期静脉使用美托洛尔或安慰剂,接着口服治疗 3 个月,美托洛尔组发展为心力衰竭的患者明显减少。如果患者有肺底部啰音的肺淤血征象,联合使用呋塞米,美托洛尔治疗可产生更好的疗效,降低病死率和并发症。

2)实际应用:当患者伴有明显急性心力衰竭,肺部啰音超过基底部时,应慎用 β 受体阻断药。对出现进行性心肌缺血和心动过速的患者,可以考虑静脉使用美托洛尔。

但是,对急性心肌梗死伴发急性心力衰竭患者,病情稳定后,应早期使用 β 受体阻断药。对于慢性心力衰竭患者,在急性发作稳定后(通常为 4 d 后),应早期使用 β 受体阻断药。

在大规模临床试验中,比索洛尔、卡维地洛或美托洛尔的初始剂量很小,然后逐渐缓慢增加到目标剂量。应个体化增加剂量。β受体阻断药可能过度降低血压,减慢心率。一般原则是,在服用β受体阻断药的患者由于心力衰竭加重而住院,除非必须用正性肌力药物维持,否则应继续服用β受体阻断药。但如果疑为β受体阻断药剂量过大(如有心动过缓和低血压)时,可减量继续用药。

(6)正性肌力药。应用指征和作用机制:此类药物适用于低心排出量综合征,如伴症状性低血压或CO降低伴有循环淤血的患者,可缓解组织低灌注所致的症状,保证重要脏器的血液供应。血压较低和对血管扩张药物及利尿药不耐受或反应不佳的患者尤其有效。使用正性肌力药有潜在的危害性,因为它能增加耗氧量、增加钙负荷,所以应谨慎使用。

对于失代偿的慢性心力衰竭患者,其症状、临床过程和预后在很大程度上取决于血流动力学。所以,改善血流动力学参数成为治疗的目的。在这种情况下,正性肌力药可能有效,甚至挽救生命。但它改善血流动力学参数的益处,部分被它增加心律失常的危险抵消了。而且在某些病例,由于过度增加能量消耗引起心肌缺血和心力衰竭的慢性进展。但正性肌力药的利弊比率,不同的药并不相同。对于那些兴奋 β_1 受体的药物,可以增加心肌细胞胞内钙的浓度,可能有更高的危险性。有关正性肌力药用于急性心力衰竭治疗的对照试验研究较少,特别是对预后的远期效应的评估更少。

1)洋地黄类:此类药物能轻度增加CO和降低左心室充盈压;对急性左心力衰竭患者的治疗有一定帮助。一般应用毛花苷C 0.2~0.4 mg缓慢静脉注射,经2~4 h可再用0.2 mg,伴快速心室率的房颤患者可酌情适当增加剂量。

2)多巴胺:小剂量<2 μg/(kg·min)的多巴胺仅作用于外周多巴胺受体,直接或间接降低外周阻力。在此剂量下,对于肾脏低灌注和肾衰竭的患者,它能增加肾血流量、肾小球滤过率、利尿和增加钠的排泄,并增强对利尿药的反应。大剂量>2 μg/(kg·min)的多巴胺直接或间接刺激β受体,增加心肌的收缩力和心排出量。当剂量>5 μg/(kg·min)时,它作用于α受体,增加外周血管阻力。此时,虽然它对低血压患者很有效,但对AHF患者可能有害,因为它增加左室后负荷,增加肺动脉压和肺阻力。

多巴胺可以作为正性肌力药(>2 μg/(kg·min))用于AHF伴有低血压的患者。当静脉滴注低剂量(2~3 μg/(kg·min))时,它可以使失代偿性心力衰竭伴有低血压和尿量减少的患者增加肾血流量、增加尿量。但如果无反应,则应停止使用。

3)多巴酚丁胺:多巴酚丁胺的主要作用在于,通过刺激 β_1 受体和 β_2 受体产生剂量依赖性的正性变时、正性变力作用,并反射性地降低交感张力和血管阻力,其最终结果依个体而不同。小剂量时,多巴酚丁胺能产生轻度的血管扩张作用,通过降低后负荷而增加射血量。大剂量时,它可以引起血管收缩。心率通常呈剂量依赖性增加,但增加的程度弱于其他儿茶酚胺类药物。但在房颤的患者,心率可能增加到难以预料的水平,因为它可以加速房室传导。全身收缩压通常轻度增加,但也可能不变或降低。心力衰竭患者静脉滴注多巴酚丁胺后,观察到尿量增多,这可能是它提高心排出量而增加肾血流量的结果。

多巴酚丁胺用于外周低灌注(低血压,肾功能下降)伴或不伴有淤血或肺水肿、使用最佳剂量的利尿药和扩血管剂无效时。

多巴酚丁胺常用来增加心排出量。它的起始静脉滴注速度为2~3 μg/(kg·min),可以逐渐增加到20 μg/(kg·min)。无须负荷量。静脉滴注速度根据症状、尿量反应或血流动力学监测结果来调整。它的血流动力学作用和剂量成正比,在静脉滴注停止后,它的清除也很快。

在接受 β 受体阻断药治疗的患者,需要增加多巴酚丁胺的剂量,才能恢复它的正性肌力作用。

单从血流动力学看,多巴酚丁胺的正性肌力作用增加了磷酸二酯酶抑制剂(PDEI)作用。PDEI 和多巴酚丁胺的联合使用能产生比单一用药更强的正性肌力作用。

长时间地持续静脉滴注多巴酚丁胺会出现耐药,部分血流动力学效应消失。长时间应用应逐渐减量。

静脉滴注多巴酚丁胺常伴有心律失常发生率的增加,可来源于心室和心房。这种影响呈剂量依赖性,可能比使用 PDEI 时更明显。在使用利尿药时应及时补钾。心动过速时使用多巴酚丁胺要慎重,多巴酚丁胺静脉滴注可以促发冠心病患者的胸痛。现在还没有关于 AHF 患者使用多巴酚丁胺的对照试验,一些试验显示它增加不利的心血管事件。

4)磷酸二酯酶抑制剂:米力农和依诺昔酮是两种临床上使用的 III 型磷酸二酯酶抑制剂(PDEI)。在 AHF 时,它们能产生明显的正性肌力、松弛性以及外周扩血管效应,由此增加每搏输出量和心排出量,同时伴随有肺动脉压、肺毛细血管楔压的下降,全身和肺血管阻力下降。它在血流动力学方面,介于纯粹的扩血管剂(如硝普钠)和正性肌力药(如多巴酚丁胺)之间。因为它们的作用部位远离 β 受体,所以在使用 β 受体阻断药的同时,PDEI 仍能够保留其效应。

III 型 PDEI 用于低灌注伴或不伴有淤血,使用最佳剂量的利尿药和扩血管剂无效时应用。

当患者在使用 β 受体阻断药时,和(或)对多巴酚丁胺没有足够的反应时,III 型 PDEIs 可能优于多巴酚丁胺。

由于其过度的外周扩血管效应可引起低血压,静脉推注较静脉滴注时更常见。有关 PDEI 治疗对 AHF 患者的远期疗效,目前数据尚不充分,但人们已提高了对其安全性的重视,特别是在缺血性心脏病心力衰竭患者。

5)左西孟旦:这是一种钙增敏剂,通过结合于心肌细胞上的肌钙蛋白 C 促进心肌收缩,还通过介导 ATP 敏感的钾通道而发挥血管舒张作用和轻度抑制磷酸二酯酶的效应。其正性肌力作用独立于 β 肾上腺素能刺激,可用于正接受 β 受体阻断药治疗的患者。左西孟旦的乙酰化代谢产物,仍然具有药理活性,半衰期约为 80 h,停药后作用可持续 48 h。

临床研究表明,急性心力衰竭患者应用本药静脉滴注可明显增加每搏输出量和 CO,降低 PCWP、全身血管阻力和肺血管阻力;冠心病患者不会增加病死率。用法:首剂 12～24 $\mu g/kg$ 静脉注射(>10 min),继以 0.1 $\mu g/(kg \cdot min)$ 静脉滴注,可酌情减半或加倍。对于收缩压<100 mmHg 的患者,不需要负荷剂量,可直接用维持剂量,以防止发生低血压。

在比较左西孟旦和多巴酚丁胺的随机对照试验中,已显示左西孟旦能改善呼吸困难和疲劳等症状,并产生很好的结果。不同于多巴酚丁胺的是,当联合使用 β 受体阻断药时,左西孟旦的血流动力学效应不会减弱,甚至会更强。

在大剂量使用左西孟旦静脉滴注时,可能会出现心动过速、低血压,对收缩压低于 85 mmHg 的患者不推荐使用。在与其他安慰剂或多巴酚丁胺比较的对照试验中显示,左西孟旦并没有增加恶性心律失常的发生率。

3.非药物治疗

(1)主动脉内球囊反搏 IABP:临床研究表明,这是一种有效改善心肌灌注同时又降低心肌耗氧量和增加 CO 的治疗手段。IABP 的适应证:①急性心肌梗死或严重心肌缺血并发心源性休克,且不能由药物治疗纠正;②伴血流动力学障碍的严重冠心病(如急性心肌梗死伴机械并发症);③心肌缺血伴顽固性肺水肿。

IABP 的禁忌证:①存在严重的外周血管疾病;②主动脉瘤;③主动脉瓣关闭不全;④活动性出血或其他抗凝禁忌证;⑤严重血小板缺乏。

(2)机械通气:急性心力衰竭患者行机械通气的指征:①出现心跳呼吸骤停而进行心肺复苏时;②合并Ⅰ型或Ⅱ型呼吸衰竭。机械通气的方式有下列两种。

1)无创呼吸机辅助通气。它是一种无需气管插管、经口/鼻面罩给患者供氧、由患者自主呼吸触发的机械通气治疗。分为持续气道正压通气(CPAP)和双相间歇气道正压通气(Bi-PAP)两种模式。

作用机制:通过气道正压通气可改善患者的通气状况,减轻肺水肿,纠正缺氧和 CO_2 潴留,从而缓解Ⅰ型或Ⅱ型呼吸衰竭。

适用对象:Ⅰ型或Ⅱ型呼吸衰竭患者经常规吸氧和药物治疗仍不能纠正时应及早应用。主要用于呼吸频率≤25 次/分钟、能配合呼吸机通气的早期呼吸衰竭患者。在下列情况下应用受限:不能耐受和合作的患者、有严重认知障碍和焦虑的患者、呼吸急促(频率>25 次/分钟)、呼吸微弱和呼吸道分泌物多的患者。

2)气道插管和人工机械通气:应用指征为心肺复苏时、严重呼吸衰竭经常规治疗不能改善者,尤其是出现明显的呼吸性和代谢性酸中毒并影响到意识状态的患者。

(3)血液净化治疗。

1)机制:此法不仅可维持水、电解质和酸碱平衡,稳定内环境,还可清除尿毒症毒素(如肌酐、尿素、尿酸等)、细胞因子、炎症介质以及心脏抑制因子等。治疗中的物质交换可通过血液滤过(超滤)、血液透析、连续血液净化和血液灌流等来完成。

2)适应证:本法对急性心力衰竭有益,但并非常规应用的手段。出现下列情况之一时可以考虑采用:①高容量负荷如肺水肿或严重的外周组织水肿、且对襻利尿药和噻嗪类利尿药抵抗;②低钠血症(血钠<110 mmol/L)且有相应的临床症状,如神志障碍、肌张力减退、腱反射减弱或消失、呕吐以及肺水肿等,在上述两种情况应用单纯血液滤过即可;③肾功能进行性减退,血肌酐>500 μmol/L 或符合急性血液透析指征的其他情况。

3)不良反应和处理:建立体外循环的血液净化均存在与体外循环相关的不良反应,如生物不相容,出血、凝血、血管通路相关并发症,感染,机器相关并发症等。应避免出现新的内环境紊乱,连续血液净化治疗时应注意热量及蛋白的丢失。

(4)心室机械辅助装置:急性心力衰竭经常规药物治疗无明显改善时,有条件的可应用此种技术。此类装置有体外膜式氧合(ECMO)和心室辅助泵(如可置入式电动左心辅助泵、全人工心脏)。根据急性心力衰竭的不同类型,可选择应用心室辅助装置,在积极纠治基础心脏病的前提下,短期辅助心脏功能,可做为心脏移植或心肺移植的过渡。ECMO 可以部分或全部代替心肺功能。临床研究表明,短期循环呼吸支持(如应用 ECMO)可以明显改善预后。

第二节 急性右心功能衰竭

一、概述

急性右心功能衰竭又称急性右心功能不全,它是由于某些原因使患者心脏在短时间内发生急性功能障碍,其代偿功能不能满足实际需要导致的、以急性右心排出量减低和体循环淤血为主要表现的临床综合征。该病很少单独出现,多见于急性大面积肺栓塞、急性右室心肌梗死等,或继发于急性左心力衰竭以及慢性右心功能不全者由于各种诱因病情加重所致。因临床较为多见,若处理不及时可威胁生命,故需引起临床医生特别是心血管病专科医生的重视。

二、病因

(一)急性肺栓塞

在急性右心功能不全的病因中,急性肺栓塞具有十分重要的地位。患者由于下肢静脉曲张、长时间卧床、机体高凝状态,以及手术、创伤、肿瘤甚至矛盾性栓塞等原因,使右心或周围静脉系统内栓子(矛盾性栓塞除外)脱落,回心后突然阻塞主肺动脉或左右肺动脉主干,造成肺循环阻力急剧升高,心排出量显著降低,引起右心室迅速扩张。一般认为,栓塞造成肺血流减少＞50%时临床上即可发生急性右心力衰竭。

(二)急性右室心肌梗死

在急性心肌梗死累及右室时,可造成右心排出量下降,右室充盈压升高,容量负荷增大。上述变化发生迅速,右心室尚无代偿能力,易出现急性右心力衰竭。

(三)特发性肺动脉高压

特发性肺动脉高压的基本病变是致丛性肺动脉病,即由动脉中层肥厚、细胞性内膜增生、向心性板层性内膜纤维化、类纤维素坏死和丛样病变形成等构成的疾病,迄今为止病因不明。该病存在广泛的肺肌型动脉和细动脉管腔狭窄和阻塞,导致肺循环阻力明显增加,可为正常者12～18倍,由于右心室后负荷增加,右室肥厚和扩张,当心室代偿功能低下时,右心室舒张末期压和右房压明显升高,心排出量逐渐下降,病情加重时即可出现急性右心功能不全。

(四)慢性肺源性心脏病急性加重

慢性阻塞性肺疾病(COPD)由于低氧性肺血管收缩、继发性红细胞增多、肺血管慢性炎症重构及血管床的破坏等原因可造成肺动脉高压,加重右室后负荷,造成右室肥大及扩张,形成肺源性心脏病。当存在感染、右室容量负荷过重等诱因时,即可出现急性右心功能不全。

(五)瓣膜性心脏病

肺动脉瓣狭窄等造成右室流出道受阻的疾病可增加右室收缩阻力;三尖瓣大量反流增加右室前负荷并造成体循环淤血;二尖瓣或主动脉病变使肺静脉压增高,间接增加肺血管阻力,加重右心后负荷。上述原因均可导致右心功能不全,严重时出现急性右心力衰竭。

(六)继发于左心系统疾病

如冠心病急性心肌梗死、扩张型心肌病、急性心肌炎等疾病,由于左室收缩功能障碍,造成不同程度的肺淤血,使肺静脉压升高,晚期可引起不同程度的肺动脉高压,形成急性右心功能不全。

(七)心脏移植术后急性右心力衰竭

急性右心力衰竭是当前困扰心脏移植手术的一大难题。据报道,移植术前肺动脉高压是移植的高危因素,因此,术前需常规经 Swan-Ganz 导管测定血流动力学参数。肺血管阻力大于 4 Wu(32 kPa·s/L),肺血管阻力指数大于 6 Wu/m²(48 kPa·s/(L·m²)),肺动脉峰压值大于 60 mmHg 或跨肺压力差大于 15 mmHg,均是肯定的高危人群,而有不可逆肺血管阻力升高者、其术后的病死率较可逆者高 4 倍。术前正常的肺血管阻力并不绝对预示术后不发生右心力衰竭。因为离体心脏的损伤,体外循环对心肌、肺血管的影响等,也可引起植入心脏不适应绝对或相对的肺动脉高压、肺血管高阻力而发生右心力衰竭。右心力衰竭所导致的心腔扩大、心肌缺血、肺循环血量减少及向左偏移的室间隔等又能干扰左心回血,从而诱发全心衰竭。

三、临床表现

(一)症状

1. 胸闷气短,活动耐量下降

可由于肺通气/血流比例失调,低氧血症造成,多见于急性肺栓塞、肺心病等。

2. 上腹部胀痛

上腹部胀痛是右心力衰竭较早的症状。常伴有食欲缺乏、恶心、呕吐,此多由于肝、脾及胃肠道淤血所引起,腹痛严重时可被误诊为急腹症。

3. 周围性水肿

右心力衰竭早期,由于体内先有钠、水潴留,故在水肿出现前先有体质量的增加,随后可出现双下肢、会阴及腰骶部等下垂部位的凹陷性水肿,重症者可波及全身。

4. 胸腹腔积液

急性右心力衰竭时,由于静脉压的急剧升高,常出现胸腔及腹腔积液,一般为漏出液。胸腔积液可同时见于左、右两侧胸腔,但以右侧较多,其原因不甚明了。由于壁层胸膜静脉回流至腔静脉,脏层胸膜静脉回流至肺静脉,因而胸腔积液多见于全心衰竭者。腹腔积液大多发生于晚期,由于心源性肝硬化所致。

5. 发绀

右心力衰竭者可有不同程度的发绀,最早见于指端、口唇和耳郭,较左心力衰竭者为明显。其原因除血液中血红蛋白在肺部氧合不全外,常因血流缓慢、组织从毛细血管中摄取较多的氧而使血液中还原血红蛋白增加有关(周围型发绀)。严重贫血者发绀可不明显。

6. 神经系统症状

可有神经过敏、失眠、嗜睡等症状,重者可发生精神错乱。此可能由于脑淤血、缺氧或电解质紊乱等原因引起。

7. 不同原发病各自的症状

如急性肺栓塞可有呼吸困难、胸痛、咯血、血压下降;右室心肌梗死可有胸痛;慢性肺心病可有咳嗽、咳痰、发热;瓣膜病可有活动耐力下降等。

(二)体征

1. 皮肤及巩膜黄染

长期慢性肝淤血缺氧,可引起肝细胞变性、坏死并最终发展为心源性肝硬化,肝功能不正常,胆红素异常升高并出现黄疸。

2.颈静脉怒张

颈静脉怒张是右心力衰竭的一个较明显征象。其出现常较皮下水肿或肝大为早,同时可见舌下、手臂等浅表静脉异常充盈,压迫充血肿大的肝脏时,颈静脉怒张更加明显,此称肝—颈静脉回流征阳性。

3.心脏体征

主要为原有心脏病表现,由于右心力衰竭常继发于左心力衰竭,因而左、右心均可扩大。右心室扩大引起三尖瓣关闭不全时,在三尖瓣听诊可听到吹风性收缩期杂音,剑突下可有收缩期抬举性搏动。在肺动脉压升高时可出现肺动脉瓣区第二心音增强及分裂,有响亮收缩期喷射性杂音伴震颤,可有舒张期杂音,心前区可有奔马律,可有阵发性心动过速、心房扑动或颤动等心律失常。由左心力衰竭引起的肺淤血症状和肺动脉瓣区第二心音亢进,可因右心力衰竭的出现而减轻。

4.胸腹腔积液

可有单侧或双侧下肺呼吸音减低,叩诊呈浊音;腹腔积液征可为阳性。

5.肝大

肝大、质硬并有压痛。若有三尖瓣关闭不全并存,触诊肝脏可感到有扩张性搏动。

6.外周水肿

由于体内钠、水潴留,可于下垂部位如双下肢、会阴及腰骶部等出现凹陷性水肿。

7.发绀

慢性右心功能不全急性加重时常因基础病的不同存在发绀,甚至可有杵状指。

四、实验室检查

1.血常规

血常规缺乏特异性。长期缺氧者可有红细胞、血红蛋白的升高,白细胞及血小板可正常或增高。

2.血生化

血清丙氨酸转氨酶及胆红素常升高,乳酸脱氢酶、肌酸激酶亦可增高,常伴有低蛋白血症、电解质紊乱等。

3.凝血指标

血液多处于高凝状态,国际标准化比值(INR)可正常或缩短,急性肺栓塞时 D-二聚体明显升高。

4.血气分析

动脉血氧分压、氧饱和度多降低,二氧化碳分压在急性肺栓塞时降低,在肺心病、先天性心脏病时可升高。

五、治疗

(一)一般治疗

应卧床休息及吸氧,并严格限制入液量。若急性心肌梗死或肺栓塞剧烈胸痛时,可给予吗啡 3～5 mg 静脉推注或罂粟碱 30～60 mg 皮下或肌内注射以止痛及解痉。存在低蛋白血症时应静脉输入清蛋白治疗,同时注意纠正电解质及酸碱平衡紊乱。

(二)强心治疗

心力衰竭时应使用直接加强心肌收缩力的洋地黄类药物,如快速作用的去乙酰毛花苷注射液 0.4 mg 加入 5％的葡萄糖溶液 20 mL 中,缓慢静脉注射,必要时 2～4 h 再给 0.2～0.4 mg;同时可给予地高辛 0.125～0.25 mg,每天 1 次治疗。

(三)抗休克治疗

出现心源性休克症状时可应用直接兴奋心脏 β 肾上腺素能受体,增强心肌收缩力和心搏量的药物,如多巴胺 20～40 mg 加入 200 mL 5％葡萄糖溶液中静脉滴注,或 2～10 μg/(kg·min)以微量泵静脉维持输入,依血压情况逐渐调整剂量;亦可用多巴酚丁胺 2.5～15 μg/(kg·min)微量泵静脉输入或滴注。

(四)利尿治疗

急性期多应用襻利尿药,如呋塞米(速尿)20～80 mg、布美他尼(丁尿胺)1～3 mg、托拉塞米(特苏尼)20～60 mg 等静脉推注以减轻前负荷,并每日口服上述药物辅助利尿。同时可服用有醛固酮拮抗作用的保钾利尿药,如螺内酯(安体舒通)20 mg,每天 3 次,以加强利尿效果,减少电解质紊乱。症状稳定后可应用噻嗪类利尿药,如氢氯噻嗪 50～100 mg 与上述襻利尿药隔日交替口服,减少耐药性。

(五)扩血管治疗

应从小剂量起谨慎应用,以免引起低血压。若合并左心力衰竭可应用硝普钠 6.25 μg/min 起微量泵静脉维持输入,依病情及血压数值逐渐调整剂量,起到同时扩张小动脉和静脉的作用,有效地减低心室前、后负荷;合并急性心肌梗死可应用硝酸甘油 5～10 μg/min 或硝酸异山梨酯 50～100 μg/min 静脉滴注或微量泵维持输入,以扩张静脉系统,降低心脏前负荷。口服硝酸酯类或 ACEI 类等药物亦可根据病情适当加用,剂量依个体调整。

(六)保肝治疗

对于肝脏淤血肿大,肝功能异常伴黄疸或腹腔积液的患者,可应用还原型谷胱甘肽 600 mg 加入 250 mL 5％葡萄糖溶液中每日 2 次静脉滴注,或多烯磷脂酰胆碱(易善复)465 mg(10 mL)加入 250 mL 5％葡萄糖溶液中每日 1～2 次静脉滴注,可同时静脉注射维生素 C 5～10 g,每天 1 次,并辅以口服葡醛内酯(肝太乐)、肌苷等药物,加强肝脏保护作用,逆转肝细胞损害。

(七)针对原发病的治疗

由于引起急性右心功能不全的原发疾病各不相同,治疗时需有一定的针对性。如急性肺栓塞应考虑 rt-PA 或尿激酶溶栓及抗凝治疗,必要时行急诊介入或外科手术(见肺栓塞章节);特发性肺动脉高压应考虑前列环素、内皮素-1 受体拮抗剂、磷酸二酯酶抑制剂、一氧化氮吸入等针对性降低肺动脉压及扩血管治疗;急性右室心肌梗死应考虑急诊介入或 rt-PA、尿激酶溶栓治疗。

慢性肺源性心脏病急性发作应考虑抗感染及改善通气、稀释痰液等治疗;先心病、瓣膜性心脏病应考虑在心力衰竭症状改善后进一步外科手术治疗;心脏移植患者,术前应严格评价血流的动力学参数,判断肺血管阻力及经扩血管治疗的可逆性,并要求术前肺血管处于最大限度的舒张状态,术后长时间应用血管活性药物,如前列环素等。

总之,随着诊断及治疗水平的提高,急性右心功能不全已在临床工作中得到广泛认识,且治疗效果明显改善,对患者整体病情的控制起到了一定的帮助。

第三节　收缩性心力衰竭

慢性收缩性心力衰竭,传统称之为充血性心力衰竭,是指心脏由于收缩和舒张功能严重低下或负荷过重,使泵血明显减少,不能满足全身代谢需要而产生的临床综合征,出现动脉系统供血不足和静脉系统淤血甚至水肿,伴神经内分泌系统激活的表现。心力衰竭根据其产生机制可分为收缩功能(心室泵血功能)衰竭和舒张功能(心室充盈功能)衰竭两大类;根据病变的解剖部位可分为左心力衰竭、右心力衰竭和全心衰竭;根据心排出量(CO)高低可分为低心排出量心力衰竭和高心排出量心力衰竭;根据发病情况可分为急性心力衰竭和慢性心力衰竭。

一、左心力衰竭

左心力衰竭是指由于左心室心肌病变或负荷增加引起的心力衰竭。通常是由于大面积心肌急慢性损伤、缺血和(或)梗死产生心室重塑致左心室进行性扩张伴收缩功能进行性(或急性)降低所致,临床以动脉系统供血不足和肺淤血甚至肺水肿为主要表现。心功能代偿时,症状较轻,可慢性起病,急性失代偿时症状明显加重,通常起病急骤,在有(或无)慢性心力衰竭基础上突发急性左心力衰竭肺水肿。病理生理和血流动力学特点为每搏输出量(SV)和心排出量明显降低,肺毛细血管楔压(PCWP)或左心室舒张末压(LVEDP)异常升高($\geqslant 25$ mmHg),伴交感神经系统和肾素－血管紧张素－醛固酮系统(RAAS)为代表的神经内分泌系统的激活。高心排出量心力衰竭时 SV、CO 不降低。

(一)病因

(1)冠状动脉粥样硬化性心脏病(简称冠心病),大面积心肌缺血、梗死或顿抑(stunned-myocardium),或反复多次小面积缺血、梗死或顿抑,或慢性心肌缺血冬眠(hibernatingmyo-cardium)时。

(2)高血压心脏病。

(3)中、晚期心肌病。

(4)重症心肌炎。

(5)中、重度心脏瓣膜病如主动脉瓣或(和)二尖瓣的狭窄或(和)关闭不全。

(6)中、大量心室或大动脉水平分流的先天性或后天性心脏病如室间隔缺损、破裂、穿孔、主肺动脉间隔缺损、动脉导管未闭(PDA)和主动脉窦瘤破裂。

(7)高动力性心脏病,如甲亢、贫血、脚气病和动静脉瘘。

(8)急性肾小球肾炎和输液过量等。

(9)大量心包积液心脏压塞时(属"极度"的舒张性心力衰竭范畴)。

(10)严重肺动脉高压或合并急性肺栓塞,右室压迫左室致左室充盈受阻时(也属"极度"舒张性心力衰竭范畴)。

（二）临床表现

1. 症状

呼吸困难是左心力衰竭的主要症状，是由于肺淤血或肺水肿所致。程度由轻至重表现为：轻度时活动中气短乏力、不能平卧或平卧后咳嗽，咳白色泡沫痰，坐起可减轻或缓解；重度时夜间阵发性呼吸困难、端坐呼吸、心源性哮喘和急性肺水肿。急性肺水肿时多伴咳粉红色泡沫痰或咯血（二尖瓣狭窄时），易致低氧血症和 CO_2 潴留而并发呼吸衰竭，同时伴随心悸、头晕、嗜睡（CO_2 潴留时）或烦躁等体循环动脉供血不足的症状，严重时可发生休克、昏厥甚至猝死。

2. 体征

轻、中度时，高枕卧位。出汗多、面色苍白、呼吸增快、血压升高、心率增快（≥100 次/分钟）、心脏扩大、第一心音减弱、心尖部可闻及 S_3 奔马律，肺动脉瓣区第二心音亢进。若有瓣膜病变，可闻及二尖瓣、主动脉瓣和三尖瓣区的收缩期或舒张期杂音。两肺底或满肺野可闻及细湿啰音或水泡音；吸气时明显，呼气时可伴哮鸣音（心源性哮喘时）。慢性左心力衰竭患者可伴有单侧或双侧胸腔积液和双下肢水肿。脉细速，可有交替脉，严重缺氧时肢端可有发绀。严重急性失代偿左心力衰竭时端坐呼吸、大汗淋漓、焦虑不安、呼吸急促（＞30 次/分钟）；两肺满布粗湿啰音或水泡音（肺水肿时）伴口吐鼻喷粉红色泡沫痰，初起时常伴有哮鸣音，甚至有哮喘（心源性哮喘时）存在。血压升高或降低甚至休克，此时病情非常危重，只有紧急抢救才有望成功。稍有耽搁，患者就可能随时死亡。

（三）实验室检查

1. 心电图（ECG）

窦性心动过速，可见二尖瓣型 P 波、V_1 导联 P 波终末电势增大和左室肥大劳损等反映左心房、室肥厚、扩大以及与所患心脏病相应的变化；可有左、右束支阻滞和室内阻滞；急性、陈旧性梗死或心肌大面积严重缺血，以及多种室性或室上性心律失常等表现。少数情况下，上述 ECG 表现可不特异。

2. 胸部 X 线片

心影增大，心胸比例增加，左心房、室或全心扩大，尤其是肺淤血、间质性肺水肿（Kerley B 线、叶间裂积液）和肺泡性肺水肿，是诊断左心力衰竭的重要依据。慢性心力衰竭时可有上、下腔静脉影增宽，以及胸腔积液等表现。

3. 超声多普勒心动图

可见左心房、室扩大或全心扩大，或有左心室室壁瘤存在；左心室整体或节段性收缩运动严重低下，左室射血分数（LVEF）严重降低（≤40%）；左心室壁厚度可变薄或增厚。有病因诊断价值；重度心力衰竭时，反映 SV 的主动脉瓣区的血流频谱也降低；也可发现二尖瓣或主动脉瓣严重狭窄或反流，或在心室或大动脉水平的心内分流，或大量心包积液，或严重肺动脉高压巨大右室压迫左室等左心力衰竭时的解剖和病理生理基础，对左心力衰竭有重要的诊断和鉴别诊断价值。

4. 血气分析

早期可有低氧血症伴呼吸性碱中毒（过度通气），后期可伴呼吸性酸中毒（CO_2 潴留）。血常规、生化全套和心肌酶学可有明显异常，或正常范围。

（四）诊断和鉴别诊断

依据临床症状、体征，结合胸部 X 线片有典型肺淤血和肺水肿的征象伴心影增大，以及超声心动图左室扩大(内径≥55 mm)和 LVEF 降低(<40％)典型改变,诊断慢性左心力衰竭和急性左心力衰竭肺水肿并不难;难的是对慢性左心力衰竭的病因诊断,特别是对"扩张型"心肌病的病因诊断,需确定原发性、缺血性、高血压性、酒精性、围生期、心动过速性、药物性、应激性、心肌致密化不全和右室致心律失常性心肌病等病因。通过结合病史、ECG、超声心动图、核素心肌显像、心脏 CT 和磁共振成像(MRI)等影像检查综合分析和判断,多能够鉴别。心内膜心肌活检对此帮助不大。同时,也可确定或除外"肥厚型"和"限制型"心肌病的诊断。

心源性哮喘与肺源性哮喘的鉴别十分重要,不可回避。根据肺内"水"与"气"的差别,可在肺部叩诊、胸部 X 线片和湿啰音"有或无"上充分显现,加上病史不同,可得以鉴别。

(五)治疗

急性左心力衰竭通常起病急骤,病情危重而变化迅速,需给予紧急处理。治疗目标是迅速纠正低氧和异常血流动力学状态;消除肺淤血、肺水肿;增加 SV、CO,从而增加动脉系统供血。治疗原则为加压给纯氧、静脉给予吗啡、利尿、扩血管(包括连续舌下含服硝酸甘油 2～3 次)和强心。

经过急救处理,多数患者病情能迅速有效控制,并在半小时左右渐渐平稳,呼吸困难减轻,增快心率渐减慢,升高的血压缓缓降至正常范围,两肺湿啰音渐减少或消失,血气分析恢复正常范围,直到 30 min 左右可排尿 500～1 000 mL。病情平稳后,治疗诱因,防止反弹,继续维持上述治疗并调整口服药(参照慢性左心力衰竭的治疗方案),继续心电、血压和血氧饱和度监测,必要时选用抗生素预防肺部感染。最终应治疗基础心脏病。

二、右心力衰竭

右心力衰竭是由于右心室病变或负荷增加引起的心力衰竭。以肺动脉血流减少和体循环淤血或水肿为表现。大多数右心力衰竭是由左侧心力衰竭发展而来,两者共同形成全心衰竭。其病理生理和血流动力学特点为右室心排出量降低,右室舒张末压或右房压异常升高。

(一)病因

(1)各种原因的左心力衰竭。

(2)急、慢性肺动脉栓塞。

(3)慢性支气管炎、肺气肿并发慢性肺源性心脏病。

(4)原发性肺动脉高压。

(5)先天性心脏病包括肺动脉狭窄(PS)、法洛四联症、三尖瓣下移畸形、房室间隔缺损和艾森门格综合征。

(6)右心室扩张型、肥厚型和限制型或闭塞型心肌病。

(7)右心室心肌梗死。

(8)三尖瓣狭窄或关闭不全。

(9)大量心包积液。

(10)缩窄性心包炎。

(二)临床表现

1. 症状

主要是由于体循环和腹部脏器淤血引起的症状,如食欲缺乏、恶心、呕吐、腹胀、腹泻、右上腹痛等,伴有心悸、气短、乏力等心脏病和原发病的症状。

2.体检

颈静脉充盈、怒张,肝大伴压痛、肝颈静脉反流征(＋),双下肢或腰骶部水肿、腹腔积液或胸腔积液,可有周围性发绀和黄疸。心率快、可闻及与原发病有关的心脏杂音,P_2可亢进或降低(如肺动脉狭窄或法洛四联症)。若不伴左心力衰竭和慢性阻塞性肺疾病合并肺部感染时,通常两肺呼吸音清晰或无干、湿性啰音。

(三)实验室检查

(1)ECG显示P波高尖、电轴右偏、aVR导联R波为主,V_1导联R/S＞1、右束支阻滞等右心房、室肥厚扩大以及与所患心脏病相应的变化,可有多种形式的房、室性心律失常,传导阻滞和室内阻滞,可有QRS波群低电压。有肺气肿时可出现顺钟向转位。

(2)胸部X线检查显示右心房、室扩大和肺动脉段凸(有肺动脉高压时)或凹(如肺动脉狭窄或法洛四联症)等与所患心脏病相关的形态变化;可见上、下腔静脉增宽和胸腔积液征。若无左心力衰竭存在,则无肺淤血或肺水肿征象。

(3)超声多普勒心动图可见右心房、室扩大或增厚,肺动脉增宽和高压,心内解剖异常,三尖瓣和肺动脉瓣狭窄或关闭不全以及心包积液等与所患心脏病有关的解剖和病理生理的变化。

(4)必要时做心导管检查,显示中心静脉压增高(＞15 cmH_2O[①])。

(四)诊断与鉴别诊断

依据体循环淤血的临床表现,结合胸片肺血正常或减少伴右心房、室影增大和超声心动图右心房、室扩张或右室肥厚伴或不伴肺动脉压升高的典型征象,诊断不难。病因诊断的鉴别需要结合临床和多种影像学检查综合判断而定。

(五)治疗

(1)右心力衰竭的治疗关键是原发病和基础心脏病的治疗。

(2)抗心力衰竭的治疗参见全心衰竭部分。

三、全心衰竭

全心衰竭是指左、右心力衰竭同时存在的心力衰竭,传统被称之为充血性心力衰竭。全心衰竭几乎都是由左心力衰竭缓慢发展而来,即先有左心力衰竭,然后出现右心力衰竭;也不除外极少数情况下是由于左、右心室病变同时或先后导致左、右心力衰竭并存之可能。一般来说,全心衰竭的病程多属慢性。其病理生理和血流动力学特点为左、右室心排出量均降低,体、肺循环均淤血或水肿伴神经内分泌系统激活。

(一)病因

(1)同左心力衰竭(参见左心力衰竭)。

(2)不除外极少数情况下有右心力衰竭的病因(参见右心力衰竭)并存。

(二)临床表现

1.症状

先有左心力衰竭的症状(见左心力衰竭),随后逐渐出现右心力衰竭的症状(见右心力衰

---

① 临床上仍习惯用厘米水柱(cmH_2O)表示某些压力单位,$1kPa＝10.20cmH_2O$。全书同。

竭);由于右心力衰竭时,右心排出量下降能减轻肺淤血或肺水肿,故左心力衰竭症状可随右心力衰竭症状的出现而减轻。

2.体检

既有左心力衰竭的体征(见左心力衰竭),又有右心力衰竭的体征(见右心力衰竭)。全心衰竭时,由于右心力衰竭存在,左心力衰竭的体征可因肺淤血或水肿的减轻而减轻。

(三)检查

1.ECG

显示反映左心房、室肥厚扩大为主或左右房、室均肥厚扩大(见左、右心力衰竭)和所患心脏病的相应变化,以及多种形式的房、室性心律失常,房室传导阻滞、束支阻滞和室内阻滞图形。可有 QRS 波群低电压。

2.胸部 X 线检查

心影普大或以左心房、室增大为主,以及与所患心脏病相关的形态变化;可见肺淤血、肺水肿(左心力衰竭),上、下腔静脉增宽和胸腔积液(右心力衰竭)。

3.超声多普勒心动图

可见左、右心房、室均增大或以左心房、室扩大为主,左室整体和节段收缩功能低下,LVEF 降低($<40\%$),并可显示与所患心肌、瓣膜和心包疾病相关的解剖和病理生理的特征性改变。

4.心导管检查(必要时)

肺毛细血管楔压(左心力衰竭时)和中心静脉压(右心力衰竭)均增高,分别大于 18 mmHg 和 15 cmH_2O。

(四)诊断和鉴别诊断

同左、右心力衰竭。

(五)治疗

和左心力衰竭一样,全心衰竭治疗的基本目标是减轻或消除体、肺循环淤血或水肿,增加 SV 和 CO 改善心功能;最终目标不仅要改善症状,提高生活质量,而且要阻止心室重塑和心力衰竭进展,提高生存率。这不仅需要改善心力衰竭的血流动力学,而且要阻断神经内分泌异常激活不良效应。治疗原则为利尿、扩血管、强心并使用神经内分泌阻滞药。治疗措施如下。

(1)去除心力衰竭诱因。

(2)体力和精神上休息与放松。

(3)严格控制静脉和口服液体入量,适当(无须严格)限制钠盐摄入(应用利尿药者可放宽限制),低钠患者还应给予适量咸菜或直接补充氯化钠治疗纠正。

(4)急性失代偿时,给予呼吸机加压吸纯氧和静脉缓慢推注吗啡 3 mg(必要时可重复 1～2 次)。

(5)利尿药:能减轻或消除体、肺循环淤血或水肿,同时可降低心脏前负荷,改善心功能。可选用噻嗪类如氢氯噻嗪 25～50 mg,每天 1 次;襻利尿药,如呋塞米 20～40 mg,每天 1 次;利尿效果不好者可选用布美他尼(丁尿胺)1～2 mg,每天 1 次;或托拉塞米(伊迈格)20～40 mg,每天 1 次;也可选择以上两种利尿药,每两天交替使用,待心力衰竭完全纠正后,可酌情减量并维持。利尿必须补钾,可给缓释钾 1.0 g,每天 2～3 次,与传统保钾利尿药合用,如螺内酯 20～40 mg,每天 1 次;或氨苯蝶啶 25～50 mg,每天 1 次。也应注意低钠低氯血症的预防(不必过分严格限盐),利尿期间仍应严格控制入量直至心力衰竭得到纠正时。螺内酯20～40 mg,每天1次,作为醛固酮拮抗剂,除有上述保钾作用外,更有拮抗肾素－血管紧张素－醛固酮系统(RAAS)的心脏毒性和间质增生作用,能作为神经内分泌拮抗剂阻滞心室重塑,延缓心力衰竭进展。RALES研究显示,螺内酯能使中重度心力衰竭患者的病死率在血管紧张素转化酶抑制剂(ACEI)和β受体阻断药基础上再降低27%,因此,已成为心力衰竭治疗的必用药。需特别注意的是,螺内酯若与ACEI合用时,潴钾作用较强,为预防高钾血症发生,口服补钾量应酌减或减半,并监测血钾水平和肾功能。螺内酯特有的不良反应是男性乳房发育症(gynecomastia),伴有疼痛感,停药后可消失。

(6)血管扩张药:首选血管紧张素转化酶抑制剂(ACEI),除扩血管作用外,还能拮抗心力衰竭时肾素－血管紧张素－醛固酮系统(RAAS)激活的心脏毒性作用,从而延缓心室重塑和心力衰竭的进展,降低了心力衰竭患者的病死率,是慢性心力衰竭患者的首选用药,可选用卡托普利、依那普利、贝那普利、赖那普利和雷米普利等,从小剂量开始渐加至目标剂量,如卡托普利6.25～50 mg,每天3次;依那普利2.5～10 mg,每天2次。不良反应除降低血压外,还有剧烈咳嗽。若因咳嗽不能耐受时,可换用血管紧张素Ⅱ受体(AT-1)拮抗剂,如氯沙坦12.5～50 mg,每天2次,或缬沙坦40～160 mg,每天1次。若缺血性心力衰竭有心肌缺血发作时,可加用硝酸酯类如亚硝酸异山梨酯10～20 mg,每6 h1次;或单硝酸异山梨醇10～20 mg,每天2～3次;若合并高血压和脑卒中史可加用钙通道阻滞药如氨氯地平2.5～10 mg,每天1次。历史上使用的小动脉扩张剂如肼屈嗪,α_1受体阻断药如哌唑嗪不再用于治疗心力衰竭。服药期间,应密切观察血压变化,并根据血压水平来调整用药剂量。

中、重度心力衰竭时可同时应用硝普钠或酚妥拉明或乌拉地尔静脉滴注(见左心力衰竭),心力衰竭好转后停用并酌情增加口服血管扩张药的用量。

(7)正性肌力药:轻度心力衰竭患者,可给予地高辛0.125～0.25 mg,每天1次,口服维持;对中、重度心力衰竭患者,可短期加用正性肌力药物,如静脉内给去乙酰毛花苷注射液、多巴酚丁胺、多巴胺和磷酸二酯酶抑制剂,如氨力农或米力农(见左心力衰竭)等。

(8)β受体阻断药:能拮抗和阻断心力衰竭时的交感神经系统异常激活的心脏毒性作用,从而延缓心室重塑和心力衰竭的进展。大规模临床试验显示,β受体阻断药能使心力衰竭患者的病死率降低35%～65%,故也是治疗心力衰竭之必选,只是应在心力衰竭血流动力学异常得到纠正并稳定后使用,应从小剂量开始,渐渐(每周或每2周加量1次)加量至所能耐受的最大剂量,即目标剂量。可选用卡维地洛3.125～25 mg,每天2次;或美托洛尔6.25～50 mg,每天2次;或比索洛尔1.25～10 mg,每天1次。不良反应有低血压、窦性心动过缓、房室传导阻滞和心功能恶化,故用药期间应密切观察血压、心率、心律和病情变化。

(9)支气管解痉:对伴有支气管痉挛或喘鸣的患者,应用酚间羟异丙肾上腺素(喘啶)或氨茶碱0.1 g,每天3次。

(10)经过上述治疗一段时间(1～2周)后,临床效果不明显甚至出现恶化者,应按难治性心力衰竭处理。

四、难治性心力衰竭

严重的慢性心力衰竭患者,经上述常规利尿药、血管扩张药、血管紧张素转化酶抑制剂和正性肌力药物积极治疗后,心力衰竭症状和体征无明显改善甚至恶化,称为难治性心力衰竭。

其血流动力学特征是严重的肺和体循环的淤血、水肿和 SV、CO 的降低。难治性心力衰竭的处理重点如下。

（一）纠治引起难治性心力衰竭的原因

（1）重新评价并确定引起心力衰竭的心脏病病因，给予纠治。如甲状腺功能亢进或减退、贫血、脚气病、先天性心脏病、瓣膜病、心内膜炎、风湿热等。可通过特殊的内科或外科治疗而得以纠治。

（2）重新评价并确定引起心力衰竭的病理生理机制，有针对性地治疗。如确定以收缩性心力衰竭抑或舒张性心力衰竭为主，前负荷过重抑或后负荷过重为主，有无严重心律失常等。

（3）寻找使心力衰竭加重或恶化的诱因，并加以纠治。如肺部感染、肺栓塞、泌尿道感染、电解质平衡失调、药物的不良反应等。

（4）重新评价已用的治疗措施到位与否，给予加强治疗。如洋地黄剂量是否不足或过量；积极利尿和过分限盐引起了低血钾、低血钠和低血氯使利尿更加困难；是否应用了抑制心肌的或使液体潴留的药物；是否患者饮水或入量过多或未按医嘱服药等。极个别患者出现高血钠、高血氯，机制不明，可能还是摄入或补充氯化钠过多所导致。

（二）加强治疗措施

1. 严格控制液体入量，并加强利尿

24 h 总入量宜控制在 < 1 500 mL，尿量 > 1 500 mL，并使 24 h 出、入量呈负平衡（出量 > 入量）并维持 3～5 d，将体内潴留的钠和水充分排出体外，以逐渐消除严重的肺水肿和组织水肿。每日出、入量负平衡的程度应依据临床和床旁胸部 X 线片所示肺水肿的程度而定，间质性肺水肿应负 500～1 000 mL，肺泡性肺水肿应负 1 000～1 500 mL，极重度肺泡性肺水肿（大白肺）时 24 h 负平衡 1 500～2 000 mL 也不为过。经过 3～5 d 的加强利尿治疗，临床上肺水肿或组织水肿均能明显地减轻或消失，以床旁胸部 X 线片显示肺水肿渐渐减轻或消退的影像为治疗目标和评价标准。加强利尿期间，尿量多时应补钾，可给缓释钾 1.0 g，每天 3 次，也可以 0.3% 左右浓度静脉补钾；尤其特别注意低钠和低氯的预防（不必过分限盐）。若出现低钠（< 130 mmol/L）和低氯（< 90 mmol/L）血症，则利尿效果不好，可使心力衰竭加重，故必须先给予纠正（3% NaCl 100 mL 静脉内缓慢输注），再同时加强利尿，既要纠正低氯和低钠血症，又要排出体内潴留的水和钠。需要强调的是，严格控制液体总入量，比出 > 入量的负平衡对于难治性心力衰竭患者的心功能保护更重要。因为患者保持负 500 mL 液体平衡不变，若入量严格控制在 24 h 内 < 1 500 mL（出量 > 2 000 mL）和控制入量 > 3 000 mL（出量 > 3 500 mL）对心功能的容量负荷完全不同，前者可使心脏前负荷减轻，而后者则会大大加重心脏前负荷。

2. 给予合理足量的血管扩张药治疗

以静脉扩张剂（硝酸酯类）和动脉扩张剂（硝普钠、基因重组脑钠尿肽（BNP）、ACEI 和 α 受体阻断药如酚妥拉明和乌拉地尔）联合应用并给予足量治疗（将血压控制在 100～110/60～70 mmHg），才能充分降低心室前、后负荷，既能大大降低 PCWP 和 LVEDP，又能明显增加 SV 和 CO，达到最佳血流动力学效果。多数患者的心力衰竭会明显好转。

3. 加用正性肌力药物

适用于左室功能严重低下，上述治疗效果差的严重的心力衰竭患者。可使用多巴酚丁胺（5～10 μg/(kg·min)）+硝普钠（10～50 μg/min）或 α 受体阻断药酚妥拉明或乌拉地尔持续静脉滴注，通过正性肌力和降低外周阻力的作用能显著增加 SV 和 CO，同时降低 PCWP 和

LVEDP,明显改善心功能,使心力衰竭明显好转。对于尿量偏少(非低钠和低氯血症所致)或血压偏低(≤90/60 mmHg)的重症心力衰竭伴心源性休克患者,应改用多巴胺(3～15 μg/(kg·min))＋小剂量硝普钠(5～30 μg/min)或α受体阻断药联合持续静脉滴注,除能改善心功能外,还可升压、增加肾血流量并改善组织灌注。

4.血流动力学监测指导治疗

适用于经上述积极治疗依然反应差的重症心力衰竭患者。依据 PCWP、CO 和外周阻力等重要血流动力学指标调整用药方案。若 PCWP 高(>18 mmHg),应加强利尿并使用静脉扩张剂如硝酸酯类,降低左室充盈压,减轻肺水肿;若 CO 低(<5.0 L/min)且外周阻力高(>140 kPa·s/L)应用动脉扩张剂,如硝普钠、重组 BNP 或α受体阻断药(酚妥拉明或乌拉地尔),降低外周阻力,增加 CO,改善心功能;若 CO 低(<5.0 L/min),而外周阻力正常(100～120 kPa·s/L),则应使用正性肌力药物,如多巴酚丁胺或多巴胺,增加心肌收缩力,增加 CO;若 PCWP 高、CO 低、外周阻力高和动脉血压低(<80 mmHg)、已是心源性休克时,则应在多巴胺升压和正性肌力作用的基础上,联合应用动、静脉血管扩张药和利尿药。必要时应考虑插入主动脉内球囊泵(IABP)给予循环支持。

5.纠正低钠、低氯血症

对于严重肺水肿或外周组织水肿而利尿效果不佳者,若是由于严重稀释性低钠血症(<130 mmol/L)和低氯血症(<90 mmol/L)所致,则应在补充氯化钠(每日 3 g 口服或严重时静脉内给予)的基础上应用大剂量的襻利尿药(呋塞米 100～200 mg,或布美他尼 1～3 mg)静脉注射或静脉滴注,边纠正稀释性低钠、低氯血症,边加强利尿效果,可望排出过量水潴留,使心力衰竭改善。对出现少尿或无尿伴有急性肾衰竭、药物治疗难以见效者,可考虑用血液超滤或血液透析或腹膜透析治疗。

6.气管插管和呼吸机辅助呼吸

对严重肺水肿伴严重低氧血症(吸氧状态下 PO_2<50 mmHg)和(或)CO_2潴留(PCO_2>50 mmHg),药物治疗不能纠正者,应尽早使用,既可纠正呼吸衰竭,又有利于肺水肿的治疗与消退。

7.纠正快速心律失常

对伴有快速心律失常如心房颤动、心房扑动心室率快者,可用胺碘酮治疗。

8.左心辅助治疗

对左室心功能严重低下,心力衰竭反复发作,药物治疗难以好转的患者,有条件可考虑行体外膜式氧合(ECMO)、左心辅助治疗,为心脏移植术做准备。

第四节　舒张性心力衰竭

心力衰竭是一个包括多种病因和发病机制的临床综合征。其中,舒张性心力衰竭(diastolic heartfailure,DHF)是近 20 年才得到研究和认识的一类心力衰竭。其主要特点是,有典型的心力衰竭的临床症状、体征和实验室检查证据(如胸部 X 线检查肺淤血表现),而超声心动图等影像检查显示左心室射血分数（LVEF）正常，并除外了瓣膜病和单纯右心力衰竭。研究发现，DHF 患者约占所有心力衰竭患者的 50%。与收缩性心力衰竭（SHF）比较，DHF 有更长的生存期，而且两者的治疗措施不尽相同。

一、舒张性心力衰竭的临床特点

（一）病因特点

DHF 通常发生于年龄较大的患者，女性比男性发病率和患病率更高。最常发生于高血压患者，特别是有严重心肌肥厚的患者。冠心病也是常见病因，特别是由一过性缺血发作造成的可逆性损伤以及急性心肌梗死早期，心肌顺应性急剧下降，左室舒张功能损害。DHF 还见于肥厚型心肌病、糖尿病性心肌病、心内膜弹力纤维增生症、浸润型心肌病（如心肌淀粉样变性）等。DHF 急性发生常由血压短期内急性升高和快速心率的心房颤动发作引起。DHF 与 SHF 可以合并存在，这种情况见于冠心病心力衰竭，既可以因心肌梗死造成的心肌丧失或急性缺血发作导致心肌收缩力急剧下降而致 SHF，也可以由非扩张性的纤维瘢痕替代了正常的可舒张心肌组织，心室的顺应性下降而引起 DHF。长期慢性 DHF 的患者，如同 SHF 患者一样，逐渐出现劳动耐力、生活质量下降。瓣膜性心脏病同样会引起左心室舒张功能异常，特别是在瓣膜病的早期，表现为舒张时间延长，心肌僵硬度增加，甚至换瓣术后的部分患者，舒张功能不全也会持续数年之久，即使此刻患者的收缩功能正常。通常所说的 DHF 是不包括瓣膜性心脏病等的单纯 DHF。

（二）病理生理特点

心脏的舒张功能取决于心室肌的主动松弛和被动舒张的特性。被动舒张特性的异常通常是由心脏的质量增加和心肌内的胶原网络变化共同导致的，心肌主动松弛性的异常与各种原因造成的细胞内钙离子调节异常有关。其结果是心肌的顺应性下降，左心室充盈时间变化，左心室舒张末压增加，表现为左心室舒张末压力与容量的关系曲线变得更加陡直。在这种情况下，中心血容量、静脉张力或心房僵硬度的轻度增加，或它们共同增加即可导致左心房或肺静脉压力骤然增加，甚至引起急性肺水肿。心率对舒张功能有明显影响，心率增快时心肌耗氧量增加，同时使冠状动脉灌注时间缩短，即使是在没有冠心病的情况下，也可引起缺血性舒张功能不全。心率过快时舒张期缩短，使心肌松弛不完全，心室充盈压升高，产生舒张功能不全。

舒张功能不全时的血流动力学改变和代偿机制：舒张功能不全时舒张中晚期左心室内压力升高，左室充盈受限，虽然射血分数正常，但每搏输出量降低，心排出量减少。左心房代偿性收缩增强，以增加左室充盈。长期代偿结果是左房内压力增加，左心房逐渐扩大，到一定程度时发生心房颤动。在前、后负荷突然增加，急性应激，快速房颤等使左室充盈压突然升高时，发生急性失代偿心力衰竭，出现急性肺淤血、水肿，表现出急性心力衰竭的症状和体征。

舒张功能不全的患者，不论有无严重的心力衰竭临床表现，其劳动耐力均是下降的。这主要有两个原因：一是左心室舒张压和肺静脉压升高，导致肺的顺应性下降，这可引起呼吸做功增加或呼吸困难的症状；二是运动时心排出量不能充分代偿性增加，结果导致下肢和辅助呼吸肌的显著乏力。这一机制解释了较低的运动耐力和肺毛细血管楔压（PCWP）变化之间的关系。

（三）临床表现

舒张性心力衰竭的临床表现与收缩性心力衰竭近似，主要为肺循环淤血和体循环淤血的症状和体征,如劳动耐力下降、劳力性呼吸困难、夜间阵发性呼吸困难、颈静脉怒张、淤血性肝肿大和下肢水肿等。胸部 X 线片可显示肺淤血、甚至肺水肿的改变。超声心动图显示 LVEF 大于 50％和左心室舒张功能减低的证据。

(四)诊断

对于有典型的心力衰竭的临床表现,而超声心动图显示左心室射血分数正常(LVEF＞50％)或近乎正常(LVEF 40％～50％)的患者,在除外了瓣膜性心脏病、各种先天性心脏病、各种原因的肺心病、高动力状态的心力衰竭(如严重贫血、甲状腺功能亢进、动静脉瘘等)、心脏肿瘤、心包缩窄或填塞等疾病后,可初步诊断为舒张性心力衰竭,并在进一步检查获得左室舒张功能不全的证据后,确定舒张性心力衰竭的诊断。

超声心动图在心力衰竭的诊断中起着重要的作用,因为物理检查、心电图、胸部 X 线片等都不能够提供用于鉴别收缩或舒张功能不全的证据。超声心动图所测的左心室射血分数正常(LVEF＞50％)或近乎正常(LVEF 40％～50％)是诊断 DHF 的必需条件。超声心动图能够简便、快速地用于鉴别诊断,如明确是否有急性二尖瓣、主动脉瓣反流或缩窄性心包炎等。

多普勒超声能够测量心内的血流速度,这有助于评价心脏的舒张功能。在正常窦性心律条件下,穿过二尖瓣的血流频谱从左心房到左心室有两个波形。E 波:反映左心室舒张早期充盈;A 波:反映舒张晚期心房的收缩。因为跨二尖瓣的血流速度有赖于二尖瓣的跨瓣压差,E 波的速率受到左心室早期舒张和左心房压力的影响。而且,有研究发现,仅在轻度舒张功能不全时可以看出 E/A＜1。一旦患者的舒张功能达到中度或严重损害,则由于左心房压的显著升高,其超声的表现仍为 E/A＞1,近似于正常的图像。由此也可以看出,二尖瓣标准的血流模式对容量状态(特别是左心房压)极度敏感,但是这一速率的变化图像还是能够部分反映左心室的舒张功能(特别是在轻度左心室舒张功能减低时)。其他评价舒张功能的无创检测方法有:多普勒超声评价由肺静脉到左心房的血流状态,组织多普勒显像能够直接测定心肌长度的变化速率。而对于缺血性心脏病患者,心导管技术则可以反映左心室充盈压的增高,在实际应用中,更适合于由心绞痛发作诱发的心力衰竭患者的评价。

DHF 的诊断标准目前还不完全统一。美国心脏病学会和美国心脏病协会(ACC/AHA)建议的诊断标准是:有典型的心力衰竭症状和体征,同时超声心动图显示患者没有心脏瓣膜异常,左心室射血分数正常。欧洲心脏病学会建议 DHF 的诊断应当符合下面 3 个条件:①有心力衰竭的证据;②左心室收缩功能正常或轻度异常;③左心室松弛、充盈、舒张性或舒张僵硬度异常的证据。欧洲心力衰竭工作组和 ACC/AHA 使用的术语"舒张性心力衰竭"有别于广义的"有正常射血分数的心力衰竭",后者包括了急性二尖瓣反流和其他原因的循环充血状态。

在实际工作中,临床医生诊断 DHF 时常常面临挑战。主要是要取得心力衰竭的临床证据,其中,胸片在肺水肿的诊断中有很高的价值。血浆 BNP 和 NT-pro BNP 的检测也有重要诊断价值,心源性呼吸困难患者的血浆 BNP 水平升高,尽管有资料显示,DHF 患者的 BNP 水平增加不如 SHF 患者的增加显著。

二、舒张性心力衰竭的治疗

DHF 的治疗目的同其他各种心力衰竭,即缓解心力衰竭的症状,减少住院次数,增加运动耐量,改善生活质量和预后。治疗措施也同其他心力衰竭,包括三方面的内容:①对症治疗,缓解肺循环和体循环淤血的症状和体征;②针对病因和诱因的治疗,即积极治疗导致 DHF 的危险因素或原发病,如高血压、左心室肥厚、冠心病、心肌缺血、糖尿病等,以及心动过速等,对阻止或延缓 DHF 的进展至关重要;③针对病理生理机制的治疗。在具体的治疗方法上 DHF 有其自己的特点。

(一)急性期治疗的特点

在急性肺水肿时,可以给予氧疗(鼻导管或面罩吸氧)、吗啡、静脉用利尿药和硝酸甘油。需要注意的是,对于 DHF 患者过度利尿可能会导致严重的低血压,因为 DHF 时左心室舒张压与容量的关系呈一个陡直的曲线。如果有严重的高血压,则有必要使用硝普钠等血管活性药物。如果有缺血发作,则使用硝酸甘油和相关的药物治疗。心动过速能够导致心肌耗氧量增加和降低冠状动脉的灌注时间,容易导致心肌缺血,即使是在非冠心病患者;还可因缩短了舒张时间而使左心室的充盈受损。所以,在舒张功能不全的患者,快心室率的心房颤动常常会导致肺水肿和低血压,在一些病例中需要进行紧急心脏电复律。预防心动过速的发生或降低患者的心率,可以积极应用 β 受体阻断药(如比索洛尔、美托洛尔和卡维地洛)或非二氢吡啶类钙通道阻滞药(如地尔硫䓬),剂量依据患者的心率和血压调整。这点与 SHF 时不同,因为 SHF 时 β 受体阻断药要谨慎应用、逐渐加量,并禁用非二氢吡啶类钙通道阻滞药。对大多数 DHF 患者,无论是在急性期还是在慢性期,都不能从正性肌力药物治疗中获益。重组人脑钠尿肽(rh-BNP)是近年来用于治疗急性心力衰竭疗效显著的药物,它具有排钠利尿和扩张血管的作用,对那些急性发作或加重的 SHF 的临床应用收到了肯定的疗效。但对 DHF 的临床研究尚不多。从药理作用上看,它有促进心肌早期舒张的作用,加上排钠利尿、减轻肺淤血的作用,对 DHF 的急性发作可收到显著效果。

(二)长期药物治疗的特点

1. 血管紧张素转化酶抑制剂(ACEI)和血管紧张素 II 受体阻断药(ARB)

不但可降低血压,而且对心肌局部的 RAAS 也有直接的作用,可减轻左心室肥厚,改善心肌松弛性。非常适合用于治疗高血压合并的 DHF,在血压降低程度相同时,ACEI 和 ARB 减轻心肌肥厚的程度优于其他抗高血压药物。

2. β 受体阻断药

具有降低心率和负性肌力作用。对左心室舒张功能障碍有益的机制可能是:①降低心率可使舒张期延长,改善左心室充盈,增加舒张期末容积;②负性肌力作用可降低耗氧量,改善心肌缺血及心肌活动的异常非均一性;③抑制交感神经的血管收缩作用,降低心脏后负荷,也可改善冠状动脉的灌注;④能阻止通过儿茶酚胺引起的心肌损害和灶性坏死。已有研究证明,此类药物可使左心室容积—压力曲线下移,具有改善左心室舒张功能的作用。

目前认为,β 受体阻断药对改善舒张功能最主要的作用来自减慢心率和延长舒张期。在具体应用时可以根据患者的具体情况选择较大的初始剂量和较快地增加剂量。这与 SHF 有明显的不同。在 SHF 患者,β 受体阻断药的机制是长期应用后上调 β 受体,改善心肌重塑,应从小剂量开始,剂量调整常需要 2～4 周。应用 β 受体阻断药时一般将基础心率维持在60～70 次/分钟。

3. 钙通道阻滞药

可减低细胞质内钙浓度,改善心肌的舒张和舒张期充盈,并能减轻后负荷和心肌肥厚,在扩张血管降低血压的同时可改善心肌缺血,维拉帕米和地尔硫䓬等还可通过减慢心率而改善心肌的舒张功能。因此在 DHF 的治疗中,钙通道阻滞药发挥着重要的作用。这与 SHF 不同,由于钙通道阻滞药有一定程度的负性肌力作用而不宜应用于 SHF 的治疗。

4. 利尿药

通过利尿能减轻水钠潴留,减少循环血量,降低肺及体循环静脉压力,改善心力衰竭症状。当舒张性心力衰竭为代偿期时,左心房及肺静脉压增高虽为舒张功能障碍的结果,但同时也是其重要的代偿机制,可以缓解因心室舒张期充盈不足所致的舒张期末容积不足和心排出量的减少,从而保证全身各组织的基本血液供应。如此时过量使用利尿药,可能加重已存在的舒张功能不全,使其由代偿转为失代偿。当 DHF 患者出现明显充血性心力衰竭的临床表现并发生肺水肿时,利尿药则可通过减少部分血容量使症状得以缓解。

5. 血管扩张药

由于静脉血管扩张药能扩张静脉,使回心血量及左室舒张期末容积减小,故对代偿期 DHF 可能进一步降低心排出量;而对容量负荷显著增加的失代偿期患者,可减轻肺循环、体循环压力,缓解充血症状。动脉血管扩张药能有效地降低心脏后负荷,对周围血管阻力增加的患者(如高血压心脏病)可能有效改善心室舒张功能,但对左心室流出道梗阻的肥厚型心肌病患者可能加重梗阻,使心排出量进一步减少。因此,扩张剂的应用应结合实际病情并慎重应用。

6. 正性肌力药物

由于单纯 DHF 患者的左心室射血分数通常正常,因而正性肌力药物没有应用的指征,而且有使舒张性心功能不全恶化的危险,尤其是在老年急性失代偿 DHF 患者中。例如,洋地黄类药物通过抑制 Na^+-K^+-ATP 酶,并通过 Na^+-Ca^{2+} 交换的机制增加细胞内钙离子浓度,在心脏收缩期增加能量需求,而在心脏舒张期增加钙负荷,可能会促进舒张功能不全的恶化。DIG(digitalis investigators group)研究的数据也显示,在使用地高辛过程中,与心肌缺血及室性心律失常相关的终点事件增加。对于那些伴有快室率房颤的 DHF 患者,应用洋地黄是有指征也有益处的。因为可以通过控制心室率改善肺充血及心排出量。

7. 抗心律失常药物

心律失常,特别是快速性心律失常对 DHF 患者的血流动力学常产生很大影响,故预防心律失常的发生对 DHF 患者有重要意义:①快速心律失常增加心肌氧耗,减少冠状动脉供血时间,从而可诱发心肌缺血,加重 DHF,在左心室肥厚者尤为重要;②舒张期缩短使心肌舒张不完全,导致舒张期心室内容量相对增加;③DHF 患者,左心室舒张速度和心率呈相对平坦甚至负性关系,当心率增加时,舒张速度不增加甚至减慢,从而引起舒张末期压力增加。因此当 DHF 患者伴有心律失常时,应根据其不同的病因和病情特点来选用抗心律失常药物。

第五节 高排出量性心力衰竭

高排出量性心力衰竭是一种较常见的临床综合征。正常心脏对运动的反应为增加排出量 4～6 倍而不表现肺静脉淤血症状,然而,受严重心肌、瓣膜和心包疾病影响的心脏,不能代偿心排出量增加的需要。在其他方面无症状的患者中,持续超过正常心排出量需要的情况可引起充血性心力衰竭的症状。有充血性心力衰竭症状,血流动力学检查时心排出量正常或升高的患者,可能出现高排出量性心力衰竭。

引起高排出量性心力衰竭常见的原因有体循环动静脉瘘、贫血性心脏病、脚气性心脏病、甲状腺功能亢进性心脏病等。

一、体循环动静脉瘘

动静脉瘘是指动静脉之间出现不经过毛细血管网的异常通道,血液由高压力动脉流向低压力静脉,常伴有动脉瘤的形成,因此也有动静脉瘤之称。它是引起高排出量性心力衰竭的重要病因之一。

(一)病因与病理解剖

动静脉瘘是指无毛细血管床介于其间的动静脉间的连接。体循环动静脉瘘有先天性和后天性之分,先天性动静脉瘘是由于血管发育畸形,导致动静脉之间有异常交通;后天性动静脉瘘大多由外伤或有创性操作造成,比较常见,早期容易漏诊。梅毒性主动脉瘤破裂时,如穿破上腔静脉、肺动脉、右心房或右心室,其所产生的血流动力学改变与动静脉瘘相同。先天性动脉导管未闭实际上也是动静脉瘘的一种。病理解剖显示动静脉瘘近端的动脉发生扩张,动脉壁变薄,有时可形成动脉瘤。动静脉瘘的静脉也因压力的升高而发生扩张,静脉壁有增厚现象。

(二)病理生理

由于较大的动静脉间(体循环)有直接通道,所以部分动脉血流(20%～50%)就从动脉通过此短路直接进入静脉而不经过毛细血管,使周围血管阻力下降,静脉回流增加,心排出量增加,循环血容量多有增加,循环时间正常或缩短,继发心脏扩大,心力衰竭。病理生理改变明显与否取决于体循环动静脉瘘管口径的大小和瘘口离心脏的距离;瘘口愈大、离心脏近,则其病理生理改变愈为明显。心脏扩大和心力衰竭出现与否亦与上述两个因素有关,但可能也与动静脉瘘存在的时期有关。

(三)临床表现

在动静脉瘘处可闻及连续性、机器样杂音,在收缩期更为明显,多伴有震颤。动静脉瘘处可发生动脉瘤。

收缩压正常或略为升高,舒张压降低,脉压增宽。此外,水冲脉、毛细血管搏动等周围循环体征也多有出现,脉搏多明显增速。因此,临床上如发现明显的脉压增宽现象而无主动脉瓣关闭不全或其他病因可找,应仔细寻找体循环动静脉瘘的存在,特别是在有创伤或外科手术的时候。如用手压瘘使瘘管关闭,则舒张压可立即升高 $1.33\sim1.99$ kPa,脉搏立即缓慢,减慢 $10\sim30$ 次/分钟,心排出量也立即降低(心动过缓反射)。这个反应只持续几分钟,血压升高是因为瘘管被阻塞,血液不能通过瘘管而必须通过微血管,因而周围阻力增加。脉搏频率降低是由于主动脉压的升高刺激了主动脉壁的神经(阿托品可使心动过缓反射消失)。

心脏增大是一种普遍性发现,增大的程度与动脉的大小、瘘孔的口径及瘘的存在时期有关。心脏增大主要是心脏扩张所致,心脏肥厚因素所占地位并不重要,因为瘘管结扎后,增大的心脏可在短期内有明显的缩小。心脏增大的原理是由于静脉回流量增加使心脏的舒张期容积增加,从而引起心脏扩张和肥厚。长期及较大的动静脉瘘患者,可以发生高排出量性心力衰竭。

瘘的近段静脉的压力多不升高,其血液的含氧量可较一般静脉为高。瘘的远段肢体往往有缺血表现,如局部溃疡,甚至局部组织坏死。但因侧支循环的形成与心排出量的增加,肢体的血液供给可以恢复正常,有时可较对侧肢体的血液供应为多,以致有瘘管的肢体的皮肤温度可比对侧为高。先天性动静脉瘘,也称为蔓状血管瘤,可累及全身各个部位,以下肢最为常见,而且大都是多发性的。

(四)诊断

动静脉瘘的诊断除了上述典型的临床表现以外,主要依赖于各种影像学检查。它的影像学诊断手段主要包括以下方面。①胸部 X 线片:是最常用的初筛本病的检查方法;②超声心动图:其敏感性高于胸部 X 线片;③胸部 CT:它对小病灶的检出能力较高,增强 CT 是诊断本病最方便、有效的方法,有助于确诊;④磁共振血管造影;⑤选择性数字减影血管造影:它是诊断的"金标准",但为有创性检查,并受一定的条件限制。以上这些诊断技术相结合,可以更为准确地判断病变的大小、部位、数量、形态,血管壁及管腔内血流的情况,以及血流动力学特点。

(五)治疗

介入放射学、栓塞技术及材料的发展,进一步提高了本病治疗的技术成功率和临床远期疗效。目前,治疗动静脉瘘的方法有:经导管动脉介入栓塞术、经皮穿刺瘤腔内药物硬化治疗、手术切除。其中,经导管动脉介入栓塞术是治疗该病的主要方法,常用的栓塞材料有固体和液体之分,如吸收性明胶海绵、聚乙烯醇泡沫微粒、微弹簧圈及球囊、二氰基丙烯酸正丁酯、无水乙醇、平阳霉素碘油乳剂等;对于局限型先天性动静脉瘘患者应首选手术切除,但手术时必须尽可能保持动脉的完整(静脉部分可以结扎之);而对于病变无法彻底清除或难以手术的患者,可首选经皮穿刺瘤腔内药物硬化治疗。另外,体循环动静脉瘘管易于发生细菌性动脉内膜炎,因此,在必要时应采取预防细菌性动脉炎的措施。

二、贫血性心脏病

贫血性心脏病是由于长期中度以上(血红蛋白低于 70 g/L)贫血引起心脏扩大和(或)心力衰竭等一系列心血管系统的病变。

(一)病理生理

贫血患者会出现血液载氧量的减少,当血液的载氧量降低到一定的限度(血红蛋白低于 70 g/L)并持续一定的时间,可以引起血液循环系统明显的改变。长期严重的慢性贫血可导致贫血性心脏病。严重贫血可以从下列三方面影响心脏:①可引起心排出量增加,外周血管阻力下降,即高排出量型血液循环,从而增加心脏负荷,导致心脏扩大和心肌肥厚,最终进展为充血性心力衰竭;②可诱发心绞痛或导致其他冠状动脉血液供应不足;③可因心肌长期缺血而引起心肌脂肪变性等改变,以致心肌异常松弛、心肌收缩力下降。

(二)临床表现

当血红蛋白为 65～75 g/L 时,患者除了一般贫血的症状之外,常伴有循环系统的表现,可有气急、疲倦、心悸等症状,有时可出现心绞痛。体格检查可发现窦性心动过速,心尖搏动强烈,周围血管扩张,皮肤温暖,水冲脉,脉压增大以及周围血管征。心尖区可闻及收缩期吹风样杂音,是循环血量增加、心脏扩大导致二尖瓣相对性关闭不全所致;心尖区轻度低音调舒张中期杂音,是通过二尖瓣口的血流速度增加所致;或胸骨左缘有轻度高音调、吹风样舒张期杂音,是由于主动脉瓣环扩张所产生。

当血红蛋白低于 30 g/L 时,心脏明显增大,并可出现充血性心力衰竭,特别是在心脏有额外负荷时,如体力劳动、发热、妊娠等,表现为体循环淤血的征象,包括颈静脉怒张、肝大(偶尔可达脐水平)和压痛、腹腔积液、肺底啰音等。

但必须指出,当贫血患者有充血性心力衰竭表现时,首先应考虑到其他器质性心脏病的合并存在,如风湿性心脏病、脚气性心脏病等,因单纯贫血所引起的充血性心力衰竭甚为少见。

(三)实验室检查

中度以上的慢性贫血患者 X 线检查大多有心脏轻至中度增大。当血红蛋白低于 30 g/L 时,心脏可明显扩大,且可以出现肺淤血、肺水肿等征象。心电图可显示低电压、ST 段压低、窦性心动过速、左心前区导联上 T 波平坦或倒置。血常规和外周血涂片检查可用于确定是否存在贫血以及贫血的程度。骨髓检查有助于明确病因。

以上所述的心血管方面改变均是可逆性现象,贫血纠正后,心脏改变可有不同程度的恢复。

(四)治疗

无心力衰竭的贫血性心脏病,心功能处于代偿期,主要是针对贫血进行病因治疗,根据情况补充铁剂、叶酸或维生素 B_{12} 等。

重度贫血性心脏病发生心力衰竭时,除了一般治疗心力衰竭的措施外,还要积极治疗贫血。输血是最主要的治疗手段,应少量多次输血或输入浓缩红细胞混悬液,同时配合使用利尿药,以减少血容量,预防肺水肿。由于属于高排出量型心力衰竭,因此,治疗心力衰竭时以利尿和扩血管为主。应用洋地黄类和非洋地黄类正性肌力药物可促进或加重心力衰竭,所以,只有当利尿药、血管扩张药以及输血治疗无效时才小剂量应用,一般使用快速起效制剂。

三、脚气性心脏病

维生素 B_1(硫胺)缺乏症也称脚气病,常累及神经系统和心血管系统。脚气性心脏病是由于严重的维生素 B_1 缺乏持续 3 个月以上,出现以心血管系统病变为主,以及充血性心力衰竭的心脏病,又称湿型脚气病。

(一)病理解剖

病理改变可因脚气病的严重程度而有差异。可表现为:心肌细胞水肿、变性、坏死;心肌间质水肿;心脏明显增大,尤以右心室的扩张肥大突出。

(二)病理生理

维生素 B_1 是糖类代谢过程中所必需的酶系统的主要成分,是丙酮酸氧化所必需的酶。维生素 B_1 缺乏时,糖类的氧化作用即在丙酮酸阶段停顿,血液内积聚过多的酸性物质,如丙酮酸和乳酸,发生代谢性酸中毒,影响心肌的能量代谢,造成心肌能量供应不足。

维生素 B_1 的缺乏对机体产生以下两种影响:①血液中丙酮酸和乳酸浓度的增加使周围小动脉扩张,周围阻力降低,静脉回流量增多,因而心排出量及心脏工作量都有增加;②心脏的代谢功能衰竭,主要是由于心肌对乳酸盐、丙酮酸盐与氧的利用率降低。因此,维生素 B_1 的缺乏影响了心脏本身及其周围循环。脚气性心脏病属于高动力循环性心脏病。

(三)临床表现

先驱症状有活动后心悸、气促,端坐呼吸,心前区疼痛,心动过速与水肿。病情较重时可突然发生急性心力衰竭,出现烦躁不安、恶心、呕吐、上腹闷胀、发绀、阵发性呼吸困难或急性肺水肿、胸腔积液、皮下水肿、颈静脉怒胀、肝脏肿胀、休克等。体检发现心脏向两侧增大、心前区可闻及收缩期吹风样杂音、第一心音减弱(第一心音减弱加上心动过速可引起胎样心音),右心室性舒张期奔马律及肺动脉瓣区第二心音亢进,脉压因舒张压降低而增大、大动脉上有枪击音、水冲脉与毛细血管搏动等体征。静脉压显著升高。心电图检查除窦性心动过速外,常显示 T 波平坦或倒置、低电压、QT 间期延长等。心功能测定显示高排出量性心力衰竭。

(四)诊断

本病的主要诊断依据是:有 3 个月以上的维生素 B_1 缺乏史,伴或不伴有周围神经炎征象;急骤出现的高排出量性心力衰竭;心脏增大,心律规整,无其他原因可查;维生素 B_1 治疗后症状明显改善。

(五)治疗

主要是补充足量的维生素 B_1,轻症者可口服(每次 5～10 mg,每日 3 次)或肌内注射(每次 50～100 mg,每日 1 次),重症者应给予缓慢静脉注射(50～100 mg 加入 50%葡萄糖中)。有心力衰竭的患者要积极治疗心力衰竭,同时还要纠正导致本病的饮食因素。

四、甲状腺功能亢进性心脏病

甲状腺功能亢进(甲亢)性心脏病是指由于多种原因导致甲状腺激素分泌过多,引起以心血管系统为主要表现的临床综合征。甲亢大多发生于 20～40 岁的女性,男女之比约为 1:5。甲亢性心脏病的患者则多在 40 岁以上,男女比例约为 1:2。

(一)发病机制

甲亢性心脏病的发病机制尚未完全明确。主要是由于甲状腺激素对心肌蛋白的合成、心肌代谢、心肌酶、心肌收缩性、血流动力学和心脏电生理等均有直接作用,以及交感神经系统兴奋性增加和迷走神经兴奋能力障碍,使得甲亢患者的心脏、特别是有基础心脏病的患者,不能承受甲亢时高动力状态的额外负担,也不能满足机体代谢增加的需要,最终导致了甲亢性心脏病的发生。

(二)病理解剖

甲亢中的心脏一般没有明显的病理变化。有甲亢性心脏病者一般皆有心脏肥厚及扩张,在心力衰竭的病例中尤为显著。

(三)病理生理

甲状腺激素增加心肌细胞的蛋白合成,使心肌肥厚,但心肌含水量和胶原都没有增加。甲状腺激素对心肌收缩性的作用是增加心肌收缩率,同时也使每搏输出量增高,故心排出量可有明显的增加。一般认为,甲状腺激素使心肌收缩力增加的主要原因是由于钙离子-磷酸蛋白质复合物形成增多,使肌凝蛋白钙离子激活 ATP 酶活性增高,从而导致肌质网钙离子转运增加而引起的。同时,也与甲状腺激素能增加心肌细胞膜上的肾上腺素能 β 受体的数量有关。以上变化均使左、右心室做功增加,心肌氧耗量增多。较长时间的甲状腺激素分泌过多可导致心脏储备能力下降。

甲亢时,外周血管阻力下降。心排出量增加的原因至少部分与此有关。外周血管扩张是继发于甲亢所致的组织代谢率增高以及热量产生和代谢产物的增加。心排出量增加和外周血管阻力下降使患者的收缩压增大,舒张压下降,因而脉压增大。同时循环时间缩短,血容量增加。

甲状腺激素增加心率,造成心动过速。剂量—效应试验表明,过多的甲状腺激素并不能改变心血管系统组织对儿茶酚胺的敏感性。甲亢患者的心率增快可能是甲状腺激素的毒性作用和交感神经系统兴奋性增高共同作用的结果。为此,普萘洛尔等β受体阻断药可以降低甲亢患者的心率,但不能使之恢复正常。此外,有证据表明,甲亢中的心动过速也与迷走神经兴奋性受损有关。

过多的甲状腺激素分泌所引起的上述变化使心脏功能下降。心脏每次收缩所消耗的能量较正常为多,而效率却极低,逐渐不胜负担,终于导致心力衰竭。甲亢患者出现心力衰竭时,心排出量下降,但其绝对值仍较正常为高,故属高排出量性心力衰竭。有时,病情很严重时,心排出量可降至正常范围之内或低于正常。

心房颤动的发生机制可能是甲状腺激素直接作用于心肌,使心房肌兴奋性增加,不应期缩短而造成。动物实验中,甲状腺激素可以增加心房率,舒张期去极化率并缩短窦房结细胞动作电位时间。

(四)临床表现

甲亢的心脏方面的症状有心悸、呼吸困难和心前区疼痛。心悸常伴有心动过速,有时在颈部也有冲击感。心悸的程度有轻有重,轻的可仅为患者自觉心脏在搏动,重的可为剧烈的心脏冲撞,一般是在情绪激动或进食后出现,但也有一些患者在静息状态下出现。据研究,和正常人相比,甲亢患者的氧耗量较大而肺活量较低,所以在轻度或中度活动后可出现呼吸困难,这与因心力衰竭而发生者不同。心前区疼痛常甚轻微,一般是一种沉重的痛感,但有时可出现典型的心绞痛,常是发作性心律失常所引起,也可以是甲亢增加了原来已有冠状动脉粥样硬化的心脏的负荷所致。这两种疼痛皆常在甲亢治愈后消失。以上几种症状中,以心悸为最多,呼吸困难次之,心前区疼痛较少见。

心房颤动是甲亢的心血管方面的一个重要表现,为产生心力衰竭的重要因素。发作性房颤常提示甲亢的存在,尤其在年轻的患者中更是如此。房颤在毒性结节性甲状腺肿中较为多见。它在45岁以下的患者中较少发生,30岁以下中更少,在男性中比较多见。甲亢病程愈长,房颤的发病率愈高,而与甲亢的严重程度无一定的关系。如不治疗甲亢,对发作性及持久性房颤使用洋地黄或奎尼丁皆不利于控制心室率或消除房颤。满意地控制甲亢后,一般不会再发生阵发性房颤。其他不常见的心律失常有期前收缩、心房扑动、阵发性房性心动过速,甚或阵发性室性心动过速等。

甲亢的心脏体征有心尖搏动强烈,故极易查得。有时搏动的震动极为强烈,扩散于胸壁,扪之有如收缩期震颤。单纯的甲亢心脏不增大,但心音响亮且具有冲击性。第一心音常明显亢进,易与二尖瓣狭窄的第一心音的特征相混淆。心底部的心音也增强。整个心前区常可闻及Ⅱ～Ⅲ级收缩期杂音,在肺动脉瓣区最为显著。收缩期血压升高,舒张压则略降低,以致脉压增大。少数患者的脉压极大,故可见明显的颈动脉搏动、水冲脉、枪击声、毛细血管搏动等周围血管征。心率通常每分钟100～120次,有时可达120～140次,但当达到180～200次时易发生甲状腺危象。心率在活动或情绪激动时显著加快,睡眠和休息时虽有所降低,但仍高于正常。在颈部肿大的甲状腺上,常可听到连续性的血管杂音,提示有动静脉沟通。

单纯的甲亢很少引起心力衰竭,尤其在40岁以下的患者中更为少见;伴有其他病因性心脏病患者的心力衰竭发生率大为增加,可高达25%。发生房颤后心力衰竭的发生率显著增加。甲亢治愈前,通常的心力衰竭的治疗常不见效。心力衰竭的发生率随着甲亢病程的加长而增高,而与后者的严重程度无明显相关。因甲亢时肺动脉及右心室压力均有增高,故甲亢患者的心力衰竭主要表现为右心力衰竭。

除心血管方面外，甲亢的主要表现如典型的突眼、凝视姿态、皮肤湿热、甲状腺增大、肌肉震颤等，对诊断皆甚为重要，但在甲亢性心脏病中有时可不甚明显，甚至无甲状腺肿大或眼部体征。这种隐匿性甲亢如有心力衰竭，可因未能发现甲亢而仅对心力衰竭进行治疗，以致收效不大。

X线检查常示心脏的大小正常，心脏搏动有力。本病导致血流加速致使肺动脉明显扩张。如有长期的房颤或心力衰竭，则可见心影增大。严重心力衰竭时，心影向两侧增大。

心电图常无特殊改变，可见窦性心动过速、心房颤动或其他较为少见的心律失常。有时可见 P 波振幅增加及顶高而圆的 T 波，这是交感神经张力增加的表现。有心脏病变时，可出现 ST 段压低与 T 波平坦或倒置。

（五）诊断

甲亢性心脏病的诊断依据，除有甲亢的佐证外，同时有：①阵发性或持久性心房颤动、心房扑动、心脏增大或心力衰竭者；②排除其他原因的心脏病；③甲亢治愈后，心脏病表现随之消失。

不典型甲状腺功能亢进者，可能仅有心血管疾病方面的表现。因此，凡遇到以下情况应考虑甲亢的可能：①原因不明的阵发性或持久性心房颤动，心室率快而不易被洋地黄类药物控制；②非克山病流行区发生的原因不明的右心力衰竭，或有循环时间不延长的心力衰竭，但患者没有贫血、发热或脚气病等，洋地黄疗效不佳；③无法解释的心动过速；④血压波动而脉压增大者；⑤患有器质性心脏病患者发生心力衰竭，常规治疗疗效不佳者，也应想到甲亢。

因心力衰竭本身有时可增加基础代谢率，甚至可高达 40% 以上，故要证实有无甲亢，除仔细搜寻临床表现外，尚需进行血清游离 T_4 和 T_3、促甲状腺激素（TSH）等的测定。

（六）治疗

甲亢性心脏病的治疗基础是控制甲亢本身，不然心脏病的一般处理对它难以获得满意的疗效。对甲亢合并心力衰竭者，应该是在用洋地黄和利尿药等处理心力衰竭的同时，使用抗甲状腺药物积极治疗甲亢。有心房颤动者，在甲亢未控制前，用电击复律和奎尼丁治疗甚难恢复窦性心律。如药物治疗甲亢已有 1 个月左右或甲状腺切除后已有 2 周，甲亢已满意控制而心房颤动未自动复律，则可试行电击复律或奎尼丁治疗来恢复窦性心律。甲状腺手术前患者有心脏病表现并不是手术禁忌证，对心房颤动也是如此。如有心力衰竭，它在被控制后经过 1 个月左右，即可进行手术。

对甲亢本身的治疗可分为一般支持疗法和减少甲状腺激素分泌治疗。前者包括精神因素的去除、对患者的关怀和安慰、足够的休息、适量的镇静剂、高热量饮食和足够维生素。后者包括抗甲状腺药物、甲状腺次全切除术和放射性碘治疗。

（七）病程及预后

甲亢性心脏病可治愈。即使已发生心力衰竭、在获得确诊后及时处理，也能使患者恢复健康。若未能及时发现，因而治疗未能针对病因，则可使心力衰竭恶化。伴有其他病因心脏病的甲亢，及时治疗甲亢甚为重要。因为，如果将后者治愈，即可避免或延缓心力衰竭的发生。若已有心力衰竭，则也可使对心力衰竭的治疗收效。

第六节 老年人心力衰竭的治疗

心力衰竭是老年人患病和死亡的主要原因。老年人由于心血管系统和其他器官在形态和功能上都发生了所谓的生理变化,常同时并存多系统、多器官疾病,机体内环境的稳定性发生变化,免疫力和各器官的功能均显著下降。因此,老年人心力衰竭的发生率随年龄呈上升趋势。其预后不良,一旦确诊存活 5 年者不足半数。

一、老年人心力衰竭的临床特征

老年人心力衰竭虽然在病因、诊断和治疗原则上与一般成人有很多相同点,但由于其生理特点的因素,也有其特殊性。

1. 发病率高

心力衰竭的发生随年龄增长而增加。在社区研究中,年龄中位数为 75 岁的老年人群心力衰竭发生率很高,年龄达到或超过 65 岁的人群中,6%～10%患有心力衰竭,心力衰竭是老年人住院的最主要原因。老年人由于心肌细胞萎缩、结缔组织增生以及老年性冠状动脉和瓣膜的钙化性病变等,使心肌收缩力降低,心排出量减少,心脏储备力下降,心功能代偿能力差,一旦受到不利因素影响极易发生心力衰竭。

2. 多病因性

老年人心力衰竭的基础病因较多,其中缺血性和高血压性心脏病最为常见。然而,老年人肺源性心脏病(简称肺心病)及心脏瓣膜病变并不少见。由于老年人各脏器功能退化,有时几种疾病同时并存,可影响、掩盖、甚至加重病情。老年心力衰竭患者常见的伴发疾病有肾衰竭、阻塞性肺病、糖尿病、中风和贫血。

3. 多诱因性

除急性心肌梗死等严重心脏病外,因老年人心脏代偿储备功能下降、贫血、甲状腺功能亢进、输血输液过多、情绪激动、劳累、饱餐、不适当使用负性肌力药物,或肺、肾等脏器并发症时,心脏负荷过重,易导致心力衰竭发生。其中,尤以呼吸道感染最为多见,这是因为老年人多患有慢性支气管炎和肺气肿,机体免疫力低下,肺泡呼吸功能下降,口咽部黏膜清除功能降低,易患呼吸道感染。由于发热、呼吸加快、咳嗽,造成低氧血症,使心肌缺氧心脏负荷加重,而发生心力衰竭。心律失常和高血压也是老年人心力衰竭常见的诱因,占 25%～50%,常与心力衰竭互为因果,形成恶性循环。所以,防止呼吸道感染和防治各种心律失常、积极控制高血压,对预防老年人心力衰竭的发生十分重要。

4. 容易误诊

老年人的心力衰竭症状常不典型或无明显症状。呼吸困难往往是心力衰竭的最早主要表现,但老年人由于代谢水平低,体力活动少,即使心力衰竭发生时呼吸困难往往也不明显,有些人只有头晕、心绞痛或心律失常等高血压、冠心病的症状,却没有心悸、气短、呼吸困难等心力衰竭症状;部分患者心力衰竭已达到中度,也可完全无症状。还有些老年人患有多种疾病,这些疾病的症状掩盖了心力衰竭症状,而常被误诊为支气管哮喘、慢性支气管炎、高血压病等,误诊率可达 20%～30%。另外,老年人多伴有脑动脉硬化,当发生心力衰竭时,由于心脏排出量少,可降低脑缺氧的耐受力,从而出现反应迟钝、嗜睡、躁动不安,甚至昏迷,极易误诊为脑血管病。

　　所以,对老年心脏病患者,应把咳嗽、气喘、乏力、肺部啰音、血压升高都视为充血性心力衰竭的临床表现,及时去医院专科检查,以免误诊或漏诊。另外,老年心力衰竭患者白天阵发性呼吸困难也不少见,与夜间阵发性呼吸困难具有同样的临床意义。如果出现极度疲倦不愿行走,或走几步便感到气喘、劳累,应该考虑心力衰竭的存在。

　　5.易发生洋地黄中毒

　　洋地黄类强心药物是治疗心力衰竭的主要药物之一,但老年人发生心力衰竭时,对于洋地黄类药的耐受性较差,极易发生洋地黄中毒,有些患者即使服用维持量,也同样会发生中毒。因为老年人多伴有肝肾功能减退,即使是70岁以上的正常老年人,血尿素氮高于正常值者也占到1/3。因此,一旦发生心力衰竭更容易出现水电解质紊乱及酸碱平衡失调,特别是在使用利尿剂的情况下易导致体内钾的排出过多,导致低血钾、低血镁,增加了对洋地黄的敏感性,更易发生洋地黄蓄积中毒。

　　所以,在老年心力衰竭患者的治疗中,强调洋地黄的用量要个体化,特别是与抗心律失常药物合用时,更要谨慎,并随时进行调整。及时补充钾盐,定期复查血钾水平。对于心功能在NYHA Ⅱ～Ⅲ级的老年心力衰竭患者,尽可能不用洋地黄类药,只用利尿剂、血管紧张素转换酶抑制剂等。血管紧张素转换酶抑制剂能扩张血管,降低血压,增加心排出量,减少回心血量,减轻心脏的前、后负荷;长期应用还能逆转心肌肥厚,对老年洋地黄耐受性差者尤为适宜。

二、老年人心力衰竭的诊断标准

　　早期识别老年人心力衰竭可根据以下几点:①白天尿量减少,夜间尿量增加,体质量有明显增加;②血压较平时高,特别是舒张压升高;③白天站立或坐位时不咳,平卧或夜间卧床后出现干咳;④白天走路稍快或轻微劳动后即感心慌、胸闷、气促;休息时脉搏较平时每分钟增加20次以上,或呼吸每分钟增快4次以上;⑤夜间睡觉时须垫高枕头,呼吸方觉舒适,否则即感胸闷、气促,或睡眠2～3 h后因胸闷、气促而惊醒,坐起或起立片刻后可逐渐好转;⑥咳嗽,痰多呈白色泡沫状,劳累或轻微劳动后尤为明显。

　　老年人的心肌梗死常是无痛性的,多因心肌梗死后左心力衰竭出现胸闷、气促、咳嗽而就诊。如果误作支气管炎治疗,未做心电图等检查,就会造成不良后果。

　　体胖超重的老人,舒张压持续过高的老人,特别易发生左心力衰竭,须引起注意。因为体胖,体液血容量便相对增多,心脏负担则明显加重。如舒张压高,突然感到胸闷、气促,咳出大量白色泡沫痰,也应提防左心力衰竭的可能。

三、老年人心力衰竭的治疗

　　心脏舒张功能障碍是老年人心力衰竭的主要原因。一些报告提示,老年人对于利尿剂、血管紧张素转换酶抑制剂和正性肌力药物的反应不如年轻患者,而治疗后发生不良反应的危险较高。危险一疗效之间关系的不确定性使得用于评价治疗心力衰竭新方法的疗效及安全性的大型临床研究很少包含老年患者。老年人生理、病理生理的特点决定了心力衰竭的特点:①老年人心力衰竭的发病率随年龄增长而增高;②年龄越高,症状越不典型,及时的诊断与鉴别诊断十分重要;③多系统多器官损害并存,各器官的储备功能显著下降,预后差,病死率高;④心肌细胞逐渐萎缩,间质纤维组织增生,心室顺应性减退,舒张功能受损;⑤心输出量较年轻人减少;⑥血管内皮功能反应减弱,外周阻力增加;⑦心脏对神经体液调节反应减弱,更易有神经内分泌异常；⑧心力衰竭危险因素未能很好控制，一些药物（如非甾体抗炎药）的影响。因此，老年人心力衰竭的治疗更应针对老年人的特点来进行。

（一）老年收缩性心力衰竭的治疗

老年收缩性心力衰竭（SHF）的治疗方法在药物选择方面与年轻人原则上是相同的。但由于老年人药代动力学和药效学有变化，治疗时应当更加小心，有时需要降低剂量。肾功能不全时特别需要注意，因为常用的心血管病药物如 ACEI 和地高辛都以活性药物形式从尿中排泄。其他复杂的情况包括合并舒张功能不全、受体功能降低和血压不适当的调整。长期缺乏运动使肌肉减少，饮食习惯的改变减少了热量/蛋白的摄入也增加了老年心力衰竭患者治疗的复杂性。常见病因治疗包括抗缺血（药物、冠脉血运重建、室壁瘤手术矫正等）、瓣膜疾病（修补或换瓣）及其他原发疾病（控制血压、纠正贫血、甲状腺功能亢进治疗等）的控制。同时，注意去除诱因包括控制感染、控制心律失常特别是心房颤动伴快速室率、预防肺梗死及电解质紊乱等因素及改善生活方式。

1. 利尿剂

由于肾小球滤过率的降低，噻嗪类利尿剂通常对老年人的疗效较差。噻嗪类利尿剂或襻利尿剂吸收的减少和生物利用度的降低或排泄的增加可以减缓起效时间、延长作用时间或有时减低药物作用。另外，利尿剂经常引起体位性低血压和（或）进一步降低肾功能。保钾利尿剂（如阿米洛利和氨苯喋啶）清除减缓，在老年患者联合使用保钾利尿剂和血管紧张素转换酶抑制剂或非甾体抗炎药时发生高钾血症的几率较高。此外，老年患者应用强利尿剂治疗时发生尿失禁和尿潴留并不少见，前列腺肥大者，可发生严重尿潴留，需引起注意。

2. 血管紧张素转换酶抑制剂

全部老年收缩性心力衰竭患者必须应用 ACEI，包括无症状性心力衰竭，射血分数<45%者，除非有禁忌证或不能耐受；ACEI 的剂量需从小剂量开始，如能耐受则每隔 3～7 d 剂量加倍。制订剂量需个体化，其目标剂量或最大耐受量不以患者治疗反应来决定，应以耐受量为依据，然后长期维持应用。一般来说，血管紧张素转换酶抑制剂对老年患者的疗效是好的，耐受性也好。由于发生低血压的几率较大，而且大多数血管紧张素转换酶抑制剂排泄较慢，因此增加剂量时更应当小心。如果条件允许，在开始使用血管紧张素转换酶抑制剂时应当监测立位和坐位血压、肾功能和血钾水平。门诊患者也需这样小心使用。

3. β-受体阻滞剂

目前大量临床证据表明，对心力衰竭治疗有效的 β-受体阻滞剂有比索洛尔、美托洛尔和卡维地洛。所有慢性收缩性心力衰竭，NYHA Ⅱ～Ⅲ级患者，左室射血分数为 35%～40%且病情稳定者，除非有禁忌证或不能耐受，均需应用 β-受体阻滞剂；NYHA Ⅳ级患者，待病情稳定无液体潴留后再用。如出现早期不良反应或心力衰竭加重，可调整剂量或加用利尿剂，心率约可维持在静息时 55 次/分钟。靶剂量因人而异，应达最大耐受量。老年患者如果没有 β-受体阻滞剂的禁忌证，例如病窦综合症、房室传导阻滞和阻塞性肺病，则对于 β-受体阻滞剂的耐受性很好。目前，在心力衰竭时使用的 β-受体阻滞剂是通过肝、肾排泄的，在肾功能降低时不需要减少剂量。但在开始使用 β-受体阻滞剂时应当从低剂量开始，缓慢增加剂量，一般不需要随年龄的增加而调整剂量。

4. 洋地黄制剂

慢性心力衰竭中使用的洋地黄为地高辛，一般是在应用利尿剂、ACEI 基础上加用地高辛或β-受体阻滞剂,更多应用于伴有快速心室率的心房颤动患者。与传统观念相反,适量地高辛是安全的,耐受性好,不良反应见于大剂量时,尚无证据支持应用地高辛血清浓度测定指导选择地高辛的合适剂量。老年患者对地高辛的作用较敏感。洋地黄主要通过肾脏清除,年龄>70岁时其半衰期可以增加2~3倍,因此70岁以上老年人或肾功能减退者宜给0.125 mg/d或隔日1次。

5.醛固酮拮抗剂

NYHAⅣ级老年心力衰竭患者,可考虑应用小剂量的螺内酯20 mg/d,应在使用ACEI和利尿剂基础上应用,使用过程应约每5天监控1次血钾(血钾应<5 mmol/L、血肌酐<250 μmol/L)。

6.血管紧张素Ⅱ受体阻滞剂

目前认为ARB治疗心力衰竭效应约相当于ACEI,但不宜作为首选取代ACEI,在患者对ACEI的不良反应不能耐受时,建议可以应用ARB作为替代药物。对β-受体阻滞剂有禁忌的心力衰竭患者,ACEI可与ARB合用。

7.静脉环腺苷酸(cAMP)依赖性正性肌力药

包括β-肾上腺素能受体激动剂(如多巴酚丁胺)、磷酸二酯酶抑制剂(如氨力农、米力农),仅短期(3~7d)应用于严重(NYHAⅣ级)或难治性心力衰竭患者。

8.血管扩张剂

适用于NYHAⅢ~Ⅳ级的慢性老年收缩性心力衰竭患者,尤其对瓣膜反流性心脏病(二尖瓣、主动脉瓣关闭不全)、室间隔缺损可减少反流或分流,增加前向输出量。如硝普钠、乌拉地尔尤其对急性收缩性心力衰竭和(或)伴有高血压者效果更好。后者可增加肾血流量,对心率影响极小,并有降低肺动脉压的良好作用,但效果因人而异。动脉括张剂不宜用于阻塞性瓣膜病及左室流出道梗阻的患者,宜用静脉扩张剂;急性心肌梗死或心肌缺血引起的心力衰竭亦可选用硝酸酯类血管扩张剂。

肺水肿和(或)严重顽固性心力衰竭大量液体潴留的患者,持续静脉-静脉的超滤治疗一般只可暂时改善症状。

(二)老年舒张性心力衰竭的治疗

舒张性心力衰竭(DHF)是一组具有心力衰竭的症状和体征、射血分数正常或轻度受损而舒张功能异常的临床综合征,在老年人中发病率和病死率很高,是严重危害老年人身体健康的重要疾病。由于目前尚缺乏大规模随机、双盲、对照、多中心临床试验,老年DHF的治疗往往是经验性和对症性的,仍然存在很大争议。

寻找和治疗基础疾病是DHF治疗的关键。目前已知引起老年DHF的常见疾病有高血压、缺血性心脏病、糖尿病、各种类型心动过速、高龄等。其中,高血压是已知导致DHF最常见的危险因素,有研究表明,抗高血压治疗可明显降低老年DHF的发病率。另外,针对其他常见疾病的治疗如使用扩血管药物、积极控制血糖、控制心室率和恢复窦性心律等都有益于老年DHF患者症状和预后的改善。

1.肾素-血管紧张素-醛固酮系统(RAAS)拮抗剂

目前研究认为,RAAS过度激活是DHF发生、发展的关键因素。除体液潴留外,RAAS可影响成纤维细胞活性、细胞内钙离子转运和心肌僵硬度,从而导致心肌纤维增生,致心肌肥厚、心脏重塑。

ACEI 可减轻后负荷,逆转心肌肥厚,防止血管和心肌重塑,从而改善左室舒张功能。理论和临床研究均提示 ACEI 治疗 DHF 是有效的,尤其适用于治疗高血压病导致的老年 DHF。Philbin 等曾对 10 家医院 721 名老年 DHF 患者(平均年龄为 75 岁,66％为女性)进行的回顾性研究表明,ACEI 组的 6 个月病死率降低 54％,再次住院率降低 19％。HOPE 试验表明,合并有糖尿病的老年心血管病患者使用雷米普利治疗可明显降低 DHF 的发生率。一项跟踪调查表明,患有陈旧性心肌梗死的老年 DHF 患者在应用利尿剂的同时给予依那普利治疗可明显提高运动耐量,提高左室射血分数,改善左室舒张功能。然而,MinZi 等在一项随机、双盲临床试验中将 74 名老年 DHF 患者(平均年龄为 78 岁)随机分为喹那普利组和安慰剂组,6 个月后两组在运动耐量和生活质量改善方面无明显差别。目前正在进行的相关临床试验将为 ACEI 治疗老年 DHF 提供更多循证医学依据。

CHARM-Preserved 试验对 2 500 例 DHF 患者进行安慰剂与坎地沙坦对比研究,发现坎地沙坦治疗使 DHF 患者住院的危险性降低 14％,住院治疗比例和住院次数均显著减少。一些小样本研究提示厄贝沙坦、缬沙坦、氯沙坦等均可增加 DHF 患者的运动耐量,改善左室舒张功能和预后。

理论上醛固酮拮抗剂可降低后负荷,并已在大规模临床试验(RALES)中证实具有抗心肌纤维化和减少心脏重量作用,可以改善舒张功能。但目前尚缺乏治疗老年 DHF 患者的临床证据,而且联合应用 β-受体阻滞剂和 ACEI 时再加用醛固酮是否过度抑制神经体液激素而增加发病率和病死率还有待进一步研究。

2. 钙离子拮抗剂

非二氢吡啶类钙离子拮抗剂在减弱心肌收缩力的同时,延缓心肌细胞传导,改善心肌收缩与舒张的协调,从而改善左室舒张功能,而且这类药物中维拉帕米与地尔硫䓬还能减慢心室率,改善舒张期充盈,更具优越性。因此,钙离子拮抗剂可用于 DHF,尤其适合伴有心绞痛、高血压、心律失常的老年 DHF 患者,但应避免用于合并 SHF 的患者,且应短期使用,以免反射性激活交感肾上腺系统。在一项有 15 例 DHF 患者样本的临床试验中,使用维拉帕米治疗 3 个月,左心室充盈率达到高峰时间缩短,运动耐量增加,心力衰竭症状改善。但是,目前仍无大规模临床试验证明钙离子拮抗剂对降低老年 DHF 患者的发病率和病死率有明显作用。

3. 利尿剂

能有效降低总血容量而改善心力衰竭症状。但是,老年 DHF 患者对容量负荷的变化非常敏感,轻度降低舒张期容量就可引起血压明显下降和心输出量明显减少,使左室功能进一步恶化。并且长期应用利尿剂可引起神经激素活性增加,因此,老年 DHF 患者在应用利尿剂时应十分谨慎,仅在出现肺淤血症状时短期应用最小的有效剂量,且症状缓解后应逐渐减量,有研究表明突然停用利尿剂可使心力衰竭症状复发的几率明显增加。

4. β-受体阻滞剂

理论上,β-受体阻滞剂能有效抑制交感神经系统和 RAAS 过度激活,减少儿茶酚胺对心肌的毒性作用,并使 β-受体水平上调,增加心肌对儿茶酚胺的敏感性,因此,可逆转心室重塑。内皮素(ET)受体拮抗剂通过维护心肌细胞的钙离子稳定,纠正心力衰竭心肌收缩速度降低,抑制 ET 促丝裂作用,可防止和逆转心肌肥厚。一氧化氮供体对心肌具有弛缓效应。以上药物均可改善舒张功能,但仍有待进一步研究确定疗效。

老年 DHF 患者由于舒张末期压力升高使心房内容积和压力增大,房颤发生率明显升高。

而在心室舒张功能受损的情况下,心房收缩产生的血液充盈可以占到左室舒张期充盈总量的50%,因此,房颤可明显降低舒张期左室充盈血量而使心输出量降低。另外,房颤使心室率增加减少了左室的充盈时间,进一步加重舒张功能障碍。应使用心脏电复律治疗或抗心律失常药物,如乙胺碘呋酮和β-受体阻滞剂,特别是索他洛尔可作为预防复发的首选药物。

(三)DHF 与 SHF 的治疗区别

许多用于治疗 DHF 的药物实际上与治疗 SHF 的药物相同。不过这些药物的作用原理、药物对病理生理学过程产生的影响和药物剂量在 SHF 和 DHF 治疗中可能会完全不同。例如,β-受体阻滞剂用于 DHF 时的主要作用是减慢心率、延长舒张期和改善运动时的血流动力学;用于 SHF 时的主要作用是改善心肌收缩力和左室重塑;用于 SHF 时,必须长时间缓慢调整 β-受体阻滞剂的剂量,而用于 DHF 时则在短时间内控制心率。利尿剂除用于治疗 SHF 以外,还可治疗 DHF,但用于 DHF 的剂量通常较小。有的药物只能用于治疗其中的一种心力衰竭,如包括地尔硫䓬、维拉帕米在内的钙离子拮抗剂对 SHF 无益,但目前认为,它们均可用于治疗 DHF。

第二章　心律失常

第一节　室性心动过速

室性心动过速(ventricular tachycardia,VT)简称室速,是临床上较为严重的一类快速性心律失常,大多数发生于器质性心脏病患者,可引起血流动力学变化。若未能得到及时有效的治疗,可导致心源性猝死。室速也可见于结构正常的无器质性心脏病患者。

一、定义和分类

室性心动过速(室速),是指发生于希氏束分叉以下的束支、普肯野纤维、心室肌的快速性心律失常。目前室速的定义大多采用 Wellens 的命名方法,将室速定义为频率超过 100 次/分钟、自发、连续 3 个或 3 个以上的室性期前搏动或程序刺激诱发的至少连续 6 个室性期前搏动。

室速的分类方法较多,各有其优、缺点,但尚无统一的国际标准。根据室速的心电图表现、持续时间、发作方式、对血流动力学的影响、病因等不同特征可将室速分为不同的类型。

(一)根据室速发作的心电图形态分类

1. 单形性室速

单形性室速是指室速发作时 QRS 波群形态在心电图同一导联上单一而稳定,既可呈短阵性(非持续性),也可呈持续性。有一些患者在多次发作心动过速时,QRS 波群形态并非一致,但只要每次心动过速发作时的 QRS 波群形态单一,均可确定为单形性室速。

大部分的室速属单形性,根据 QRS 波群的形态可分为右束支传导阻滞型室速和左束支传导阻滞型室速。右束支传导阻滞型室速是指 V_1 导联的 QRS 波群呈 rsR′、qR、RS 型或 RR′型,而 V_1 导联的 QRS 波群呈 QS、rS 或 qrS 型则称为左束支传导阻滞型室速。

2. 多形性室速(polymorphic VT)

多形性室速是指室速发作时 QRS 波群在心电图同一导联上出现 3 种或 3 种以上形态。根据室速发作前基础心律的 QT 间期长短可进一步将多形性室速分为两种类型:①尖端扭转型室性心动过速(torsade de pointes,Tdp):室速发作前的 QT 间期延长,发作时 QRS 波群沿着一基线上下扭转;②多形性室性心动过速:室速发作前的 QT 间期正常,发作时心电图同一导联上出现 3 种或 3 种以上形态的 QRS 波群。

近些年一些学者发现,有些多形性室速患者表现为极短联律间期,无明显器质性心脏病依据。窦性心律时 QT 间期、T 波、U 波均正常,常常具有极短的联律间期,其病因尚不明确,有的发生机制可能为触发活动。

3. 双向性室速(bidirectional VT)

双向性室速是指室速发作时心电图的同一导联上 QRS 波群呈现两种形态并交替出现,表现为肢体导联 QRS 波群主波方向交替发生正负相反的改变,或胸前导联 QRS 波群呈现左、右束支传导阻滞图形并交替变化。双向性室速在临床上比较少见,主要见于严重的器质性心脏病(如扩张型心肌病、冠心病等)或洋地黄中毒,该型室速患者的基本心律失常为心房颤动。发生在正常人的双向性室速意义不太清楚,有人认为可能对预示心脏骤停具有一定的意义。

(二)根据室速的发作时间分类

根据室速发作的持续时间和血流动力学改变,可分为 2 种类型。

1.持续性室速(sustained VT)

持续性室速是指心动过速的发作时间达到或超过 30 s 以上,或虽未达到 30 s 但发作时心动过速引起严重血流动力学改变。

由于此型多见于器质性心脏病患者,室速的发作时间较长,常伴有严重血流动力学改变,患者出现心慌、胸闷、昏厥等症状,需要立即体外直流电复律。

若室速不间断发作,虽然其间有窦性心律但大部分时间为室速,称为无休止性室速。它是持续性室速的一种严重类型,发作时间持续 24 h 以上,使用各种抗心律失常药物或体外直流电复律等均不能有效终止心动过速的发作。多见于冠心病或扩张型心肌病患者,预后不良,病死率很高。

2.非持续性室速(non-sustained VT)

非持续性室速是指室速发作持续时间较短,持续时间在 30 s 内能自行终止者。此型在临床上十分常见,在无器质性心脏病患者中占 0~6%,在器质性心脏病患者中占 13%。由于持续时间较短,一般不出现昏厥等严重血流动力学改变的症状,患者常仅有心慌、胸闷等不适。

(三)根据有无器质性心脏病分类

1.病理性室速

各种器质性心脏病导致的室速。根据引起室速的病因,可分为冠心病室速、心肌病室速、药物性室速、右心室发育不良性室速等。

2.特发性室速

发生在形态和结构正常的心脏的室速。根据发生部位,可分为左心室特发性室速和右心室特发性室速。

(四)根据发作方式分类

可分为阵发性室速(又称为期前收缩型室速)及非阵发性室速(又称为加速性室性自主心律)。

(五)根据室速发作的血流动力学和预后分类

1.良性室速

室速发作时未造成明显血流动力学障碍,发生心源性猝死的危险性很低。主要见于无器质性心脏病患者。

2.潜在恶性室速

非持续性但反复发作的室速,不常导致血流动力学障碍,但可能引起心源性猝死,患者大多有器质性心脏病的客观依据。

3.恶性室速

反复发作持续性室速,造成明显血流动力学障碍,表现为黑矇、昏厥或昏厥前期、心功能不全恶化、心绞痛发作甚至猝死。常发生在心脏扩大、LVEF 小于 30%的患者。常见类型有多形性室速、尖端扭转型室速、束支折返性室速等。

(六)根据室速的发生机制分类

1.折返性室速

由折返机制引起的室速,折返是室速最常见的发生机制。

2.自律性增高性室速

由心室内异位起搏点自律性增高引起的室速,见于加速性室性自主心律。

3.触发活动性室速

由后除极引起的室速,主要见于由长 QT 间期综合征引起的尖端扭转型室速、洋地黄中毒引起的室速。

(七)特殊命名的室速

特殊命名的室速包括束支折返性室速、维拉帕米敏感性室速或分支型室速、儿茶酚胺敏感性室速、致心律失常性右心室发育不良性室速、尖端扭转型室速、并行心律性室速、无休止性室速、多形性室速、双向性室速。

二、病因和发病机制

(一)病因

1.器质性心脏病

器质性心脏病是室速的主要病因,约 80%的室速具有器质性心脏病的病理基础。最常见为冠心病,特别是急性心肌梗死及陈旧性心肌梗死伴有室壁瘤或心功能不全。其次为心肌病、心力衰竭、急性心肌炎、二尖瓣脱垂、心瓣膜病、先天性心脏病等。

2.药物

除 β-受体阻滞剂外,各种抗心律失常药物都可能引起室速。常见的有 I_a、I_c 类抗心律失常药、索他洛尔等。拟交感神经药,洋地黄制剂、三环类抗抑郁药等大剂量使用时也可出现室速。

3.电解质紊乱、酸碱平衡失调

特别是低钾血症时。

4.其他病因

如先天性、获得性长 QT 间期综合征,麻醉,心脏手术和心导管操作等。

5.特发性

约 10%的室速无器质性心脏病客观依据和其他原因可寻,称为特发性室速。少数正常人在运动和情绪激动时也可出现室速。

(二)发生机制

室速的发生机制包括折返、触发活动和自律性增高。冠心病心肌缺血及心肌梗死、心肌病等由于心肌缺血、缺氧、炎症、局部瘢痕形成、纤维化导致传导缓慢,为折返提供了形成条件,细胞外钾离子、钙离子浓度的改变,pH 降低等也影响心肌的自律性和传导性,可成为室速的诱因并参与折返的形成。触发活动是除折返外的另一种重要机制,尖端扭转型室速、洋地黄制剂中毒可能与触发活动有关。自律性增高是部分室速的发生机制。在急性心肌梗死早期,室性心律失常的发生机制包括折返、自律性增高和触发活动,陈旧性心肌梗死单形性持续性室速的机制多为折返,非持续性室速的机制可能与单形性持续性室速不同。致心律失常性右心室发育不良的室速机制可能为折返,特发性室速的发生机制主要为触发活动,也可能包括折返和自律性增高。

三、临床表现

室速发作的临床表现主要取决于室速是否导致血流动力学障碍,与室速发生的频率、持续时间、有无器质性心脏病及其严重程度、原有的心功能状态等有关。

临床上,大多数患者室速发作为阵发性,其临床特征是发病突然,一般会突感心悸、心慌、胸闷、胸痛等心前区不适,头部或颈部发胀及跳动感,严重者还可出现精神不安、恐惧、全身乏力、面色苍白、四肢厥冷,甚至黑矇、昏厥、休克、阿-斯综合征发作,少数患者可致心脏性猝死。也有少数患者症状并不明显。若为非器质性心脏病引起者,持续时间大多短暂,症状也较轻,可自行恢复或经治疗后室速终止,虽然反复发作但预后一般良好。而具有较严重的器质性心脏病基础者,在心动过速发作后可因心肌收缩力减弱,心室和心房的收缩时间不同步,心室的充盈和心输出量明显减弱,患者可迅速出现心力衰竭、肺水肿或休克等严重后果,有的甚至可发展为心室颤动而致心脏性猝死。

室速发作时,体格检查可发现心率一般为 $130 \sim 200$ 次/分钟,也有的较慢,约为 70 次/分钟,少数患者的频率较快,可达 300 次/分钟,节律多较规则,有的不绝对规则(如多形性室速发作时),心尖部第一心音和外周脉搏强弱不等,可有奔马律和第一、第二心音分裂,有的甚至只能听到单一的心音或大炮音。第一心音响度和血压随每一次心搏而发生变化,提示心动过速时发生了房室分离,是室性心动过速发作时较有特征性的体征。有些室速发作时,因 QRS 波群明显增宽而第一、第二心音呈宽分裂,可见颈静脉搏动强弱不等,有时可见颈静脉搏动出现大炮波,比心尖部搏动频率慢。

四、心电图表现

室速的心电图主要有以下表现。

(1)3 个或 3 个以上连续出现畸形、增宽的 QRS 波群,QRS 时间一般 $\geqslant 0.12$ s,伴有继发性 ST-T 改变。少数起源于希氏束分叉处的室速,QRS 时间可不超过 0.12 s。QRS 波群前无固定 P 波,心室率>100 次/分钟,常为 $130 \sim 250$ 次/分钟。有些特殊类型室速的心室率低至70 次/分钟,少数高达 300 次/分钟。单形性室速 RR 间距规整,一般相差<20 ms,而多形性室速 RR 间距往往不规则,差别较大。

(2)大多数患者室速发作时的心室率快于心房率,心房和心室分离,P 波与 QRS 波群无关或埋藏在增宽畸形的 QRS 波群及 ST 段上而不易辨认。部分患者可呈现 1∶1 室房传导,也有部分患者呈现室房 2∶1 或文氏传导阻滞。

(3)心室夺获:表现为室速发作伴有房室分离时,偶有适时的窦性激动下传心室,出现所谓提前的窦性心搏,QRS 波群为室上性,其前有 P 波且 PR 间期>0.12 s。

(4)室性融合波:系不完全性心室夺获,由下传的窦性激动和室性异位搏动共同激动心室而形成,图形介于窦性和室速的 QRS 波群之间。心室夺获和室性融合波是室速的可靠证据,但发生率较低,仅见于 5% 左右的患者。

(5)室速常由室性期前收缩诱发,即在发作前后可出现室性期前收缩,后者 QRS 波群形态与室速相同、近似或者不一致。少数情况下,室速也可由室上性心动过速诱发。

五、室速的诊断和鉴别诊断

室速的诊断主要依靠心电图表现,病史、症状、体征等临床资料可为诊断提供线索,应与宽 QRS 波群的室上性心动过速鉴别,诊断不明确时对有适应证的患者需进行心脏电生理检查才能确诊。

(一)临床资料

一般而言,室速大多发生在有器质性心脏病的患者,而室上性心动过速患者多无器质性心脏病的依据。冠心病心肌梗死、急性心肌炎、心肌病、心力衰竭等患者发生的宽 QRS 波群心动过速,室速的可能性大。而心脏形态、结构正常,心动过速反复发作多年,甚至从年轻时就有发作,尤其是不发作时心电图有预激综合征表现者,室上性心动过速的可能性较大。发作时刺激迷走神经能终止心动过速者,大多是室上性心动过速;有时室速呈 1:1 室房传导,刺激迷走神经虽然不能终止心动过速,但可延缓房室结传导.如果心动过速时室房由 1:1 传导转变为 2:1或文氏传导,则有助于室速的诊断。

体格检查时如颈静脉出现大炮波,第一心音闻及大炮音,有助于室速的诊断。

(二)心电图检查

室速发作时 QRS 波群增宽,间期≥0.12 s,表现为宽 QRS 波群心动过速。此外,室上性心动过速伴室内差异性传导,原有束支传导阻滞伴发的室上性心动过速、旁路前向传导的房性心动过速、心房扑动、心房颤动及预激综合征逆向性房室折返性心动过速均可见其 QRS 波群增宽。由于不同原因的宽 QRS 波群心动过速,其治疗和预后不尽相同,如果诊断错误导致治疗严重失误,则可能出现严重不良后果。因此,室速应与这些宽 QRS 波群的室上性心动过速相鉴别。临床上,室速是宽 QRS 波群心动过速的最常见类型,约占 80%。对于任何一例宽 QRS 波群心动过速在没有依据表明是其他机制所致以前,均初步拟诊为室速。除非有差异性传导的证据,否则不宜轻易诊断室上性心动过速伴室内差异性传导。

在临床实践中,绝大多数宽 QRS 波群心动过速可以通过仔细分析 12 导联心电图进行正确诊断,但有少数患者在进行鉴别诊断时仍然十分困难。利用希氏束电图及心脏电生理检查不但能区分室性与室上性心动过速,还可以了解心律失常的发生机制是折返还是自律性增高。室上性心动过速时,V 波前都有 H 波,且 HV 间期都大于 30 ms。室速时,V 波与 H 波是脱节的,可以出现以下几种图形:①H 波与 V 波同时出现,H 波隐藏在 V 波之中,不易被发现,或者 H 波在 V 波之前出现,但 HV 间期小于 30 ms,其 H 波来自窦性搏动而 V 波来自室性搏动;②H 波在 V 波后出现,H 波是室性搏动逆行激动希氏束产生的,H 波后可有心房夺获;③A 波后有 H 波,但 H 波与其后的 V 波无关,HV 时间变化不定,两者是脱节的。利用心房调搏法,给心房以高于室率的频率刺激,使心室夺获。如果夺获的 QRS 波为窄的心室波,则证明原来的宽 QRS 波为室速。

六、治疗

(一)一般治疗原则

室速发作时,一部分患者可能病情很凶险,导致血流动力学障碍,出现严重症状甚至危及生命,必须立即给予药物或直流电复律及时有效地终止发作;另一部分患者可以没有症状或者只有很轻微的症状,体检时血压无明显降低,不做任何处理,血流动力学也未见有恶化迹象。

研究表明,许多抗心律失常药物有致心律失常作用,长期使用并不能减少室性心律失常的发生率,甚至增加病死率。因此,在选择治疗措施前,需要根据室速发作时患者的血流动力学状况、有无器质性心脏病,准确评估室速的风险,并采取合理的治疗对策:持续性室速患者,无论有无器质性心脏病,均应积极处理;器质性心脏病患者,无论是持续性室速还是非持续性室速,均应治疗;无器质性心脏病患者发生的非持续性室速,如无症状或血流动力学障碍,可不必药物治疗。其治疗原则主要有以下方面:

(1)立即终止发作:包括药物治疗、直流电复律等方法。

(2)尽力去除诱发因素:如低钾血症、洋地黄中毒等。

(3)积极治疗原发病:切除心室壁瘤,控制伴发的心功能不全等。

(4)预防复发。

(二)终止发作

1.药物治疗

血流动力学稳定的室速,一般先采取静脉给药。

(1)发生于器质性心脏病患者的非持续性室速很可能是恶性室性心律失常的先兆,应该认真评估预后并积极寻找可能存在的诱发因素。治疗主要针对病因和诱因,即治疗器质性心脏病和纠正如心力衰竭、电解质紊乱、洋地黄中毒等诱因。对于上述治疗措施效果不佳且室速发作频繁、症状明显者,可以按持续性室速应用抗心律失常药,以预防或减少发作。

(2)发生于器质性心脏病患者的持续性室速大多预后不良,容易引起心脏性猝死。除了治疗基础心脏病、认真寻找可能存在的诱发因素外,必须及时治疗室速本身。应用的药物为胺碘酮、普鲁卡因胺、β-受体阻滞剂和索他洛尔。心功能不全患者首选胺碘酮,心功能正常者也可以使用普罗帕酮,药物治疗无效时应及时使用电转复。

(3)无器质性心脏病、无心功能不全患者可以选用胺碘酮,也可以考虑应用 I_a 类抗心律失常药(如普鲁卡因胺)或 I_c 类抗心律失常药(如普罗帕酮、氟卡尼等);特殊病例可选用维拉帕米或普萘洛尔、艾司洛尔、硫酸镁静脉注射。在无明显血流动力学紊乱、病情不很紧急的情况下,也可选用口服给药,如 β-受体阻滞剂、I_b 类抗心律失常药美西律或 I_c 类抗心律失常药普罗帕酮等。

(4)尖端扭转型室性心动过速(TdP):首先寻找并处理引起 QT 间期延长的原因,如血钾、血镁浓度降低或药物作用等,停用一切可能引起或加重 QT 间期延长的药物。采用药物终止心动过速时,首选硫酸镁,无效时,可试用利多卡因、美西律或苯妥英钠静脉给药。上述治疗效果不佳者行心脏起搏,可以缩短 QT 间期,消除心动过缓,预防心律失常进一步加重。异丙肾上腺素能加快心率,缩短心室复极时间,有助于控制扭转型室速,但可能使部分室速恶化为室颤,使用时应小心,适用于获得性 QT 间期延长综合征患者、心动过缓所致 TdP 而没有条件立即行心脏起搏者。

(5)洋地黄类药物中毒引起的室速应立即停用该类药物,避免直流电复律,给予苯妥英钠静脉注射;无高钾血症的患者应给予钾盐治疗;镁离子可对抗洋地黄类药物中毒引起的快速性心律失常,可静脉注射镁剂。

2.电学治疗

(1)同步直流电复律:对持续性室速,无论是单形性或多形性,有血流动力学障碍者不考虑药物终止,而应立即同步电复律。情况紧急(如发生昏厥、多形性室速或恶化为室颤)或因

QRS 波群严重畸形而同步有困难者,也可进行非同步转复。

(2)抗心动过速起搏:心率在 200 次/分钟以下,血流动力学稳定的单形性室速可以置右心室临时起搏电极进行抗心动过速起搏。

(三)预防复发

包括药物治疗、导管射频消融及外科手术切除室壁瘤等。

可以用于预防的药物包括胺碘酮、利多卡因、β-受体阻滞剂、普罗帕酮、美西律、硫酸镁、普鲁卡因胺等。在伴有器质性心脏病的室速中,可用 β-受体阻滞剂或胺碘酮,β-受体阻滞剂也可以和其他抗心律失常药如胺碘酮等合用。由于 CAST 试验已证实心肌梗死后抗心律失常药物(恩卡尼、氟卡尼、莫雷西嗪)治疗可增加远期病死率,因此心肌梗死后患者应避免使用恩卡尼、氟卡尼、莫雷西嗪。无器质性心脏病的室速患者,如心功能正常,也可选用普罗帕酮。

有血流动力学障碍的顽固性室速患者,在有条件的情况下,宜安装埋藏式心脏转复除颤器(ICD)。CASH 和 AVID 试验结果表明,ICD 可显著降低器质性心脏病持续性室速患者的总病死率和心律失常猝死率,效果明显优于包括胺碘酮在内的抗心律失常药物。

七、特殊类型的室性心动过速

(一)致心律失常性右心室发育不良的室性心动过速

致心律失常性右心室发育不良(arrhythmogenic right ventricular dysplasia,ARVD),又称为致心律失常性右心室心肌病,是一种遗传性疾病,也可能与右心室感染性心肌炎、右心室心肌变性或心肌进行性丧失有关。在文献中曾被称为羊皮纸心、Uhl 畸形、右心室脂肪浸润或脂肪过多症、右心室发育不良、右心室心肌病。其最常见的病理改变是右心室心肌大部分被纤维脂肪组织所替代,并伴有散在的残存心肌和纤维组织;右心室可有局限性或弥散性扩张,在扩张部位存在不同程度的心肌变薄,而左心室和室间隔一般无变薄,也可有局限性右心室室壁瘤形成。ARVD 主要发生于年轻的成年人,尤其是男性,大多在 40 岁以前发病。临床主要表现为伴有左束支传导阻滞的各种室性心律失常,如反复发作性持续性室性心动过速;也可出现房性心律失常,如房性心动过速、心房扑动、心房颤动。患者常表现为昏厥和猝死,昏厥和猝死的原因可能是心室颤动,晚期可发展为心力衰竭。患者最重要的心电图异常为右胸前导联 $V_1 \sim V_3$ T 波倒置、Epsilon 波及心室晚电位阳性。右心室心肌病的诊断依据为超声心动图、螺旋 CT、心脏磁共振、心室造影等检查发现局限性或广泛性心脏结构和功能异常,仅累及右心室、无瓣膜病、先天性心脏病、活动性心肌炎和冠状动脉病变,心内膜活检有助于鉴别诊断。

该病发作期的急性治疗与持续性室速的治疗相同,维持治疗可用 β-受体阻滞剂、胺碘酮,也可两者联用,但效果不确切。也有采用射频消融治疗的报道,但容易复发和出现新型室速,不作为常规手段。有昏厥病史、心脏骤停生还史、猝死家族史或不能耐受药物治疗的患者,应考虑安装 ICD。

(二)尖端扭转型室性心动过速

尖端扭转型室性心动过速(torsade pointes,TdP)是多形性室速的一个典型类型,一般发生在原发性或继发性 QT 间期延长的患者,主要临床特征是反复昏厥,有的甚至猝死。其病因、发生机制、心电图表现和治疗与其他类型室速不同。1966 年,Dessertenne 根据该型室速发作时的心电图特征而命名。

正常人经心率校正后 QT 间期(Q-Tc)的上限为 0.40 s,当 Q-Tc 大于 0.40 s 时即为 QT

间期延长,又称为复极延迟。目前认为,TdP 与心室的复极延迟和不均一有关,其中 QT 间期延长是导致 TdP 的主要原因之一,因此,将 QT 间期延长并伴有反复发生的 TdP 称为长 QT 综合征(LQTS)。

1. 长 QT 间期综合征的分类

LQTS 一般分为先天性和后天性两类。

(1)先天性 LQTS 又可分为 QT 间期延长伴有先天性耳聋(Jervell-Lange-Nielson 综合征)和不伴有耳聋(Romano-Ward 综合征),两者都有家族遗传倾向,患者多为儿童和青少年。一般在交感神经张力增高的情况下发生 TdP,被认为是肾上腺素能依赖性。

(2)后天性 LQTS 通常发生在服用延长心肌复极的药物后或有严重心动过缓、低钾/低镁血症等情况下,多为长间歇依赖性,触发 TdP 通常在心率较慢或短-长-短的 RR 间期序列时。

有关 TdP 的发生机制仍有争议,目前认为主要与早期后除极引起的触发活动和复极离散度增加导致的折返有关。先天性 LQTS 的发生机制与对肾上腺素能或交感神经系统刺激产生异常反应有关。某些引起先天性 LQTS 的因素是由于单基因缺陷改变了细胞内钾通道调节蛋白的功能,导致 K^+ 电流如 I_{Kr}、I_{Ks} 或 I_{to} 等减少和(或)内向除极 Na^+/Ca^{2+} 流增强,动作电位时间和 QT 间期延长,出现早期后除极。在早期后除极幅度达阈电位时,引起触发活动而出现 TdP。后天性 LQTS 因复极离散度增加的折返机制和早期后除极的触发活动等引起 TdP。

2. 心电图特点

TdP 时 QRS 波振幅变化,并沿等电位线扭转,频率为 200~250 次/分钟,常见于心动过速与完全性心脏阻滞,LQTS 除有心动过速外,尚有心室复极延长伴 QT 间期超过 500 ms。室性期前收缩始于 T 波结束时,由 R-on-T 引起 TdP,TdP 经过数十次心搏可以自行终止并恢复窦性心律,或间隔一段时间后再次发作,TdP 也可以恶化成心室搏动。患者静息心电图上 U 波往往明显。

3. LQTS 的治疗

对 LQTS 和 TdP 有效治疗的基础是确定和消除诱因或纠正潜在的有害因素。其后在弄清离子机制的基础上,一个适当的治疗计划就可以常规展开。将来特殊的治疗可能针对减弱引起早期后除极的离子流进行,现在的治疗一般着眼于抑制或阻止早期后除极的产生和传导,可通过增强外向复极 K^+,加强对内向 Na^+ 或 Ca^{2+} 的阻滞,或抑制早复极电流从起点向周围心肌的传导实现。

(1)K^+ 通道的激活:实验已证实早期后除极和 TdP 可被 K^+ 通道的开放所抑制,但临床尚未证实。似乎有效的短期治疗包括采用超速起搏、利多卡因或注射异丙肾上腺素以增强 K^+,但异丙肾上腺素注射对于先天性 LQTS 是禁忌。

(2)Na^+ 通道的阻断:TdP 可被具有 Na^+、K^+ 双重阻滞功能的 I_a 类药物诱发,但可被单纯 Na^+ 通道阻滞剂抑制。

(3)Ca^{2+} 通道的阻滞:在先天性 Ca^{2+} 依赖性和心动过缓依赖性 TdP 中,维拉帕米可抑制心室过早除极并减少早期后除极振幅。

(4)镁:静脉用镁是临床上一种抑制 TdP 的安全有效的方法。其作用可能是通过阻断 Ca^{2+} 或 Na^+ 电流来实现的,与动作电位时程缩短无关。

(5)异丙肾上腺素注射:肾上腺素能刺激对先天性 LQTS 相关的 TdP 是禁忌的。但临床上,异丙肾上腺素注射对长间歇依赖性很强的 LQTS 经常是有效的。虽然小剂量可能增强早期后除极所需的除极电流,但大剂量可以增强外向 K^+ 电流,加快心率和复极,抑制早期后除极和 TdP。

(6)起搏:对先天性和后天性 LQTS 持续的超速电起搏是一种有效的治疗方法。可能因为加强了复极或阻止长的间歇,从而抑制早期后除极。

(7)肾上腺素能阻滞和交感神经节切除术:所有先天性 LQTS 可采用 β-受体阻滞剂治疗。有些权威专家认为高位左胸交感神经节切除术在单纯药物治疗失败的病例中可作为首选或辅助治疗。在心脏神经支配中占优势的左侧交感神经被认为是先天性 LQTS 的发病基础。在临床上,β-受体阻滞剂禁忌用于后天性 LQTS,因其可减慢心率。

(8)电复律器-除颤器的植入:伴有先天性 LQTS 的高危患者或不能去除诱因的后天性 LQTS 患者,可能需要埋植一个电复律器-除颤器。有复发性昏厥、有过心脏停搏而幸存的或内科治疗无效的患者应被视为高危患者。

(三)加速的室性自主心律

加速的室性自主心律又称为加速的室性自搏心律、室性自主性心动过速、非阵发性室性心动过速或心室自律过速、加速的室性逸搏心律、心室自搏性心动过速、缓慢的室性心动过速等。

加速性室性自主心律是由于心室的异位节律点自律性增高而接近或略微超过窦性起搏点的自律性而暂时控制心室的一种心动过速。其频率一般为 60～130 次/分钟。由于室性异位起搏点周围不存在保护性的传入阻滞,因此会受到主导节律的影响。只有当异位起搏点自律性增高又无传出阻滞并超过窦性心律的频率时,心电图才显示室性自主心律,一旦窦性心律的频率增快而超过异位起搏点的自律性即可激动心室而使这种心动过速被窦性心律取代。与折返性室速不同,加速性的性自主心律的心室搏动有逐渐"升温-冷却"的特征,不会突然发生或终止。由于其频率不快,与窦性心律接近,因此可与窦性心律竞争,出现心室夺获或室性融合波。

心电图特征是:①宽大畸形的 QRS 波群连续出现 3 个或 3 个以上,频率为 60～130 次/分钟;②心动过速的持续时间较短,大多数患者的发作仅为 4～30 个心搏;③心动过速常常以舒张晚期的室性期前收缩或室性融合波开始,QRS 波群的前面无恒定的 P 波,部分 QRS 波群之后可见逆行性 P′波,有时以室性融合波结束,并随之过渡到窦性心律;④室速可与窦性心律交替出现,可出现心室夺获或室性融合波。

加速的室性自主心律在临床上比较少见,绝大多数发生在器质性心脏病如急性心肌梗死、心肌炎、洋地黄中毒或高钾血症等患者,偶见于正常人。在急性心肌梗死溶栓再灌注治疗时,若出现加速的室性自主心律,可视为治疗有效的指标之一。其发作时间短暂,多在 4～30 个室性心搏后消失,一般不会发展为心室颤动,也无明显血流动力学障碍,因此这类心律失常本身是良性的,预后较好,不需要治疗。治疗主要针对原有的基础心脏病。

(四)束支折返性室性心动过速

束支折返性室性心动过速是由左右束支作为折返环路的组成部分而构成的大折返性室性心动过速,其折返环由希氏束-普肯野系统和心室肌等组成,具有明确的解剖学基础。其心动过速也表现为持续性单形性室性心动过速。自从 1980 年首次报告 1 例束支折返性心动过速以后,临床报告逐渐增多。一般仅见于器质性心脏病患者,最多见于中老年男性扩张型心肌病患者,也可见于缺血性心脏病、瓣膜病、肥厚型心肌病、Ebstein 畸形患者,此外也可见于希氏束-普肯野系统传导异常伴有或不伴有左心室功能异常患者。其发生率约占室性心动过速的

6%左右。因此,在临床上并不少见。

心电图上束支折返性室性心动过速发作时,频率较快,一般为 200 次/分钟以上,范围在 170~250 次/分钟;多呈完全性左束支传导阻滞图形,电轴正常或左偏,少数可呈右束支传导阻滞图形;若出现束支阻滞,心动过速即终止。平时室速不发作时,一般均有房室传导功能障碍,如 PR 间期延长,呈一度房室传导阻滞;QRS 波群增宽,多呈类似左束支传导阻滞图形。

由于绝大多数束支折返性室性心动过速患者都有较严重的器质性心脏病,心功能常有不同程度的恶化,因此,一旦室速发作,患者常常有明显的临床症状,如心慌、胸闷、胸痛、低血压、黑矇、昏厥,甚至发生心脏性猝死。体格检查主要是原发性心脏病的体征,束支折返性室性心动过速发作时,常常出现心功能不全的体征。其确诊有赖于心内电生理检查。束支折返性室性心动过速发作时如不能得到及时有效的控制,常常呈加速的趋势,易转化为心室扑动或心室颤动。

束支折返性室性心动过速的治疗手段与其他类型室速相类似,但是药物疗效不佳;而导管射频消融阻断右束支是根治左束支传导阻滞型室速的首选方法,成功率近 100%;极少数患者需安装 ICD。

第二节　室上性心动过速

室上性心动过速(室上速,SVT)是最常见的一种心动过速,其电生理机制也是认识得最清楚的。根据电生理分类,SVT 由房室结折返、房室折返和房性心动过速组成。本节主要针对狭义上的室上速,即房室结折返和房室折返性心动过速的电生理机制及射频消融进行简单介绍。

一、房室结折返性心动过速(AVNRT)

AVNRT 的电生理基础是房室结双径路。房室结双径路被认为是房室结传导功能性纵向分离的电生理现象,可能与房室结的复杂结构形成了非均一性的各向异性有关。

(一)房室结双径路的诊断

典型的房室结双径路表现为:在高位右房的 S_1S_2 刺激中,当 S_1S_2 缩短 10~20 ms,而出现 A_2H_2 突然延长 50 ms 以上,即出现房室传导的跳跃现象。若跳跃值仅 50 ms,诊断应慎重。此时若同时伴有心房回波或诱发 SVT,且能除外隐匿性旁路和房内折返;或连续两个跳跃值都是 50 ms,则可诊断。

当高位右房的 S_1S_2 刺激无跳跃现象,应加做以下检查。当出现下述表现时,亦可诊断。

(1)心房其他部位(如冠状窦)S_1S_2 刺激出现跳跃现象。

(2)RVA 的 S_1S_2 刺激出现 V_2A_2 的跳跃现象。快慢型 AVNRT 患者常有此现象。

(3)给 S_2S_3 刺激,或刺激迷走神经,或给予阿托品、异丙肾上腺素、腺苷三磷酸等药物后,出现跳跃现象,或诱发出 AVNRT。

此外,若观察到以下现象,也是诊断房室结双径路的证据。

1）窦性心律或相似频率心房起搏时，发现长短两种 PR 或 AH 间期，二者相差在 50 ms 以上。

2）心房或心室期前刺激，偶尔观察到双重反应（1∶2 传导），前者表现为 1 个 A_2 后面有两个 V_2；后者为 1 个 V_2 后有两个 A_2。

3）心房或心室快速起搏，房室结正传或逆传出现 3∶2 以上的文氏传导时，观察到 AH 或 VA 间期出现跳跃式延长，跳跃值在 50 ms 以上。

（二）AVNRT 的类型与电生理特性

虽然房室结双径路是 AVNRT 的电生理基础，但要形成 AVNRT，还需要快径路与慢径路在不应期与传导速度上严格地匹配。这就是为什么临床上没有 SVT 的病例，电生理检查中，25% 可以出现房室结双径路现象的原因。根据快慢径路在 AVNRT 中传导方向的不同，可以分为两型：慢快型和快慢型。

1. 慢快型

慢快型又称常见型，占 AVNRT 的 95%。它的电生理特点是正传发生在慢径路，而逆传发生在快径路。由于快速的逆传，使心房的激动发生在心室激动的同时，或稍后，或稍前。因此，心电图上逆行 P 波大多数重叠在 QRS 波中（占 48%）或紧随其后（占 46%），少数构成 QRS 波的起始部（占 2%）。在心内电生理记录可以发现，逆传心房激动呈中心型，最早激动出现在房室交界区（即记录希氏束电图（HBE）的部位）；HBE 的 AH＞HA 间期，VA＜70 ms，甚至为负值。

2. 快慢型

快慢型又称少见型，仅占 AVNRT 的 5%。它的电生理特点是正传发生在快径路，逆传发生在慢径路，因而逆 P' 波远离 QRS 波，而形成长的 RP' 间期。心内电生理检查，逆传心房激动也是中心型，但最早激动点是冠状静脉窦（CS）口；HBE 的 AH＜HA 间期。此时，需与房性心动过速、慢传导的隐匿性房室旁路参与的房室折返性心动过速（即 PJRT）相鉴别。

（三）AVNRT 诊断要点

1. 常见型 AVNRT

（1）房性、室性期前刺激，或用引起房室结正向文氏周期的频率进行心房起搏，可诱发和终止。

（2）心房程序刺激，房室结正向传导出现跳跃现象。

（3）发作依赖于临界长度的 AH 间期，即慢径路一定程度的正向缓慢传导。

（4）逆向性心房激动最早点在房室连接区，HBE 的 VA 间期为 $-40 \sim +70$ ms。

（5）逆行 P' 波重叠在 QRS 波中，或紧随其后，少数构成 QRS 波的起始波。

（6）心房、希氏束与心室不是折返所必需。兴奋迷走神经可减慢，然后终止 SVT。

2. 少见型 AVNRT

（1）房性、室性期前刺激，或用引起房室结逆向文氏周期的频率进行心室起搏，可诱发和终止。

（2）心室程序刺激，房室结逆向传导出现跳跃现象。

（3）发作依赖于临界长度的 HA 间期，即慢径路一定程度的逆向缓慢传导。

（4）逆向性心房激动最早点在 CS 口。

（5）逆行 P' 波的 RP' 间期长于 $P'R$ 间期。

(6)心房、希氏束和心室不是折返所必需,兴奋迷走神经可减慢并终止 SVT,且均阻滞于逆向传导的慢径路。

(四)AVNRT 的心电图表现

1.慢快型 AVNRT 的心电图有以下表现

(1)P 波埋于 QRS 波中。各导联无 P′波,但由于 P′波的记录与辨认有时非常困难,因而仅凭心电图判断有无 P′波常常难以做到。

(2)SVT 时的心电图与窦性心律时比较:常常可以发现 QRS 波群在 Ⅱ、Ⅲ、aVF 导联多 1个 S 波(假 S 现象),在 V_2 导联多 1 个 r′波(假 r′现象),这两种现象虽然出现率不太高,但诊断的可靠性相当高。

(3)若各导联有 P′波,RP′间期<80 ms,与 AVRT 的区别在于后者的 RP′间期>80 ms。当 RP′间期为 80 ms 左右时,诊断应谨慎,因二者在此范围中有重叠。

2.快慢型 AVNRT 的心电图表现

与房速(AT)和 PJRT 一样,仅凭心电图无法区分。

此外,由于 AVNRT 多见于女性,女:男约为 7:3,因而仅凭心电因诊断男性患者为 AVNRT 应谨慎。

(五)AVNRT 的鉴别诊断

AVNRT 需要与间隔部位起源的房速(AT)或间隔部旁路参与的房室折返性心动过速(AVRT)以及加速的结性心律失常相鉴别。

(1)心动过速时心房与心室激动的时间关系:V-A 间期<65 ms 可排除 AVRT,但不能区别开 AVNRT 和 AT。

(2)室房传导特征:心室程序刺激无递减传导特性,强烈提示有房室旁路,但如有明确递减传导特性,不能排除慢旁路的存在。

(3)希氏束旁刺激:刺激方法是以较高电压(脉宽)刺激希氏束旁同时夺获心室肌和希氏束或右束支(HB-RB),然后逐渐降低电压,使起搏只夺获心室肌,不夺获 HB-RB,观察心房激动顺序,刺激信号至 A 波(SA)以及 H-A 间期变化。如 S-A 间期和心房激动顺序均不变,提示房室旁路逆传;如 S-A 间期延长,H-A 间期不变,而且心房激动顺序也不变,提示无房室旁路,激动经房室结逆传;如心房激动顺序不同提示既有旁路也有房室结逆传。

(4)心动过速时希氏束不应期内心室期前刺激(RS₂ 刺激):希氏束不应期内心室期前刺激影响心房激动(使心房激动提前或推后)或终止心动过速时未夺获心房,均提示房室之间除房室结之外还有其他连接,即房室旁路,但刺激部位远离旁路时会有假阴性。

(5)心室超速起搏可以拖带心动过速,并有 QRS 融合波者提示 AVRT。

以上几个方面的检查有助于 AVNRT 与 AVRT 的鉴别,在排除 AVRT 之后,间隔部起源心动过速的鉴别主要集中在房速与 AVNRT 之间。如心室超速起搏不夺获心房常提示为房速,若能夺获心房,但停止心室起搏后心房激动呈 A-A-V 关系也提示心动过速为房速。非间隔起源房速易于鉴别,心房激动顺序呈偏心性,区别于不同类型的 AVNRT。

(六)典型 AVNRT 的消融

慢径消融治疗 AVNRT 的成功率高,房室传导阻滞发生率低,已成为 AVNRT 的首选治疗方法。不同类型 AVNRT 均可通过慢径消融取得成功,消融可以通过解剖定位或慢径电位指导完成,而目前最常用的方法是将两种方法结合,通过解剖法首先进行初步定位,之后结合心内电图标测，寻找关键的靶点。

解剖定位指导的消融方法：首先将标测消融导管送至心室，慢慢向下并回撤导管至 CS 开口水平，之后回撤并顺时针旋转使消融导管顶端位于 CS 开口和三尖瓣环之间，并稳定贴靠，局部心内电图呈小 A，大 V 波，A/V 在（0.25～0.7）：1，A 波通常碎裂、多幅。

慢径电位指导的消融方法：心内电图指导下的慢径消融是指将标测导管置于 CS 开口和三尖瓣环之间，标测所谓的慢径电位区域作为消融靶点。Jackman 和 Haissaguerre 分别介绍了两种不同形态的慢径电位。Jackman 等描述的慢径电位是一种尖锐快波，窦性心律时位于小 A 波终末部，通常只能在 CS 口周围＜5 mm 的直径范围内记录到。Haissaguerre 等描述的慢径电位是一种缓慢、低频、低幅波，在 CS 口前面的后间隔或中间隔区域可以记录到。

消融终点：①房室结前传跳跃现象消失，并且不能诱发 AVNRT；②房室结前传跳跃现象未消失，跳跃后心房回波存在或消失，但在静脉滴注异丙肾上腺素条件下不能诱发心动过速；③消融后新出现的持续性一度或一度以上房室传导阻滞。

消融成功标准：①房室结前传跳跃现象消失，并且不能诱发 AVNRT；②房室结前传跳跃现象未消失，跳跃后心房回波存在或消失，但在静脉滴注异丙肾上腺素条件下不能诱发心动过速；③消融后无一度以上房室传导阻滞。

二、房室折返性心动过速（AVRT）

AVRT 的电生理机制是由于房室间存在附加旁路，导致电兴奋在心房、心脏传导系统、心室和房室旁路所组成的大折返环中做环形运动。因此，AVRT 的解剖学基础是房室旁路。房室旁路的产生是由于胚胎发育时，二尖瓣环和三尖瓣环这两个纤维环未能完全闭合，在未闭合处便出现心房肌与心室肌相连，即房室旁路。左前间隔处是主动脉瓣环与二尖瓣环间的纤维连续（亦称心室膜）、二尖瓣环在此处不会发生不闭合。因而，除此处之外，二尖瓣环与三尖瓣环的任何部位都能出现房室旁路。

（一）房室旁路的电生理特性

如前所述，房室旁路的组织学本质是普通心肌，因而，它的电生理特性与心房肌和心室肌基本相同，而与心脏传导系统不同。其与房室结传导特性的区别在于，前者表现为全或无传导，而后者是递减传导（亦称温氏传导），即房室旁路的传导时间不随期前刺激的提前而延长，而房室结呈现明显延长。这是鉴别是否存在房室旁路的最根本的电生理依据。

房室旁路的传导方向，可以是双向，也可以是单向。单向中，大多数为仅有逆向传导，少数为仅有正向传导，这可能是由于旁路的心室端电动势大于心房端的缘故。旁路的传导可以持续存在，也可以间断存在。当旁路有双向传导时，患者表现为典型的预激综合征：窦性心律时的心电图有 δ 波（心室预激），且有 SVT 发作。当旁路仅有正向传导时，患者表现为仅有心室预激，而无 SVT（此时临床不应诊断预激综合征，应诊断为心室预激）。当旁路仅有逆向传导时，患者无心室预激，而仅有 SVT（此时临床最好采用隐匿性房室旁路的诊断而不用隐匿性预激综合征的诊断，因为患者没有心室预激）。当旁路存在时，是否发生 SVT，还取决于旁路的不应期、传导速度与房室结是否匹配。一般来说，正传不应期旁路长于房室结，而逆传不应期旁路则短于或等于房室结。这正是 AVRT 中大多数为顺向型，极个别是逆向型的原因。

在间歇性预激中，患者表现为一段时间心电图有 δ 波，一段时间 δ 波消失。这有两种可能：①旁路的正向传导呈间歇性；②旁路的正传实际上始终存在。但由于旁路位于左侧，当房室结传导较快时,δ波过小而误认为δ波消失;当房室结传导较慢时,δ波加大而显现。另外,δ波也可表现为与心跳按一定比例出现,多数为2:1。这是由于旁路的正传不应期过长所致。

所谓隐匿性预激也有两种情况:一种是隐匿性旁路;一种是左侧显性旁路。但由于房室结正传始终较快,δ波太小而误认为是隐匿性预激,后者在刺激迷走神经或注射腺苷三磷酸后就表现为显性预激。

根据近年来电生理的研究,无一人能证实 James 束(即房结束)的存在。心电图中 PR 间期<0.12 s 而无 SVT 者,实际上都是房室结传导过快。所谓 L-C-L 综合征(PR 间期<0.12 s,且有 SVT 发作),实际上是房室结传导过快伴 AVNRT 或 AVRT。因此,James 束实际上可能并不存在,只是根据心电图无δ波的短 PR 间期的一种推论而已。

另一种特殊旁路 Mahaim 束,以往根据心电图有δ波,但 PR 间期>0.12 s 推论它应该是结室束或束室束。但近年电生理研究和射频消融术已证实,结室束或束室束是极少见的,它大多数是连接于右房与右束支远端之间的房束旁路,但它的传导特性不是全或无的,而具有一定程度的递减传导。它一般只有正传而无逆传,因而多引起逆向型房室折返性心动过速。

从电生理特性和组织学考虑,Mahaim 束实际上是异常存在的发育不健全的副房室传导系统。

还有一种特殊的慢传导的隐匿性旁路,其逆传十分缓慢,当冲动经旁路、心房抵达房室结时,房室结不应期已过,又可使冲动下传。因而,这种患者的 SVT 十分容易发作且不易终止,故称为无休止的房室交界区折返性心动过速(PJRT)。虽然发作时心电图类似于房速或 AVNRT,但实质上仍是 AVRT。据近年来电生理研究和射频消融术的结果,PJRT 的旁路大多数位于冠状静脉窦口附近,与房室结双径路的慢径路位置相同,因而还需与快慢型 AVNRT 鉴别。少数也可位于其他部位,如前间隔或游离壁。

总之,就大多数的房室旁路而言,其全或无传导特性明显地有别于房室结的显著递减性传导特性。但对于少数特殊旁路或少数房室结传导能力过强者,这种传导特性的区别变得很不明显,对于这些个别患者在进行心电生理检查和射频消融术时,应特别注意仔细鉴别,以免误判。

(二)AVRT 的类型

1. 顺向型 AVRT(O-AVRT)

此型 AVRT 是以房室传导系统为前传支,房室旁路为逆传支的房室间大折返。其发生的条件为:房室旁路的前传不应期长于房室结,而逆传不应期短于房室结,而且房室传导系统(主要是房室结)的前传速度较慢。由于大多数旁路的不应期都有上述特点,而房室结的前传速度与不应期又能受自主神经影响而满足上述条件,因此,95%的 AVRT 都是顺向型的,由于隐性旁路只能逆传,因而它参与的 AVRT 必然都是顺向型的。

2. 逆向型 AVRT(A-AVRT)

A-AVRT 是少见的房室折返性心动过速,发生于房室旁路有前向传导功能的患者。电生理检查中经心房和心室刺激均能诱发和终止这种房室折返性心动过速。心动过速的前传支为显性房室旁路,由此引起心室激动顺序异常而显示宽大畸形的 QRS 波,结合心腔内各部位电图的特点易与 O-AVRT 并发功能性束支传导阻滞和室性心动过速鉴别。目前电生理研究和射频消融结果均证实 A-AVRT 患者常存在多条房室旁路,而且心动过速的前传支和逆传支由不同部位的房室旁路构成。

3.持续性交界性心动过速(PJRT)

PJRT 实际上是一种特殊的房室折返性心动过速,具有递减传导性能的房室旁路参与室房传导是心动过速的电生理基础。PJRT 的 P 波或 A 波远离 QRS 波或 V 波,而位于下一个心室激动波之前,与部分房性心动过速和少见型房室结折返性心动过速有某些相似之处,消融前进行鉴别诊断甚为重要。①鉴别室房传导途径:心室多频率或不同 S_1S_2 间期刺激时其室房之间没有 H 波,这一特点说明室房传导不是沿 AVN-HPS 途径传导。因此观察 H 波清楚的 HBE 导联在心室刺激时无逆传 H 波,提示存在房室旁路室房传导。②比较心房顺序:心室刺激或心动过速的心房激动顺序异常无疑可确定心动过速的性质。房室慢旁路仅少数位于左、右游离壁,多数位于间隔区(尤其是冠状静脉窦口附近)。因此应在冠状静脉窦口附近详细标测,寻找到最早心房激动部位有助于诊断。③心动过速与 H 波同步刺激心室是否改变心房激动周期(AA 间期):房性心动过速或房室结折返性心动过速,与 H 波同步刺激心室因恰逢希氏束不应期而不能逆传至心房,故 AA 间期不受影响。如为房室折返性心动过速,则于希氏束不应期刺激心室仍能逆传至心房,并使 AA 间期改变。由于 PJRT 系房室慢旁路逆向传导,因此心室刺激可使 AA 间期缩短或延长。

4.多旁路参与的 AVRT

多条房室旁路并不少见,约占预激综合征患者的 10%。电生理检查中,出现下述情况提示存在多条旁路:①前传的 δ 波在窦性心律、房颤或不同心房部位起搏时,出现改变;②逆向心房激动有两个以上最早兴奋点;③顺向型 AVRT 伴间歇性前传融合波;④前传预激的位置与顺向型 AVRT 时逆传心房的最早激动位置不符合;⑤逆向型 AVRT 的前传支为间隔旁路(因为典型的逆向型 AVRT 的前传支都是游离壁旁路)和(或)逆向型 AVRT 的周长明显短于同一患者的顺向型 AVRT 的周长。

在多旁路参与的 AVRT 中,各条旁路所起的作用可能是不同的。既可以是两种顺向型 AVRT,以其中一条为主,另一条为辅;也可以是仅一种顺向型 AVRT,另一条旁路只是旁观者。当主旁路被阻断后,次旁路才参与形成 AVRT。以上情况是最常见的多旁路情况。有时两条旁路可以是一条作为前传支,另一条作为逆传支,形成不典型的逆向型 AVRT。

遇到多旁路患者应进行详尽的电生理检查。若进行射频消融术,应首先阻断引起 AVRT 或 δ 波明显的旁路;然后,在情况变得比较简单后,再确定另一条旁路的位置并消融。

(三)左侧房室旁路消融术

左侧旁路包括左游离壁(简称左壁)、左后间隔和极少数左中间隔旁路。左壁旁路,特别是左侧壁旁路最常见,而且操作也较其他部位的旁路简单。

大多数左侧旁路消融术采取左室途径,即经股动脉左室二尖瓣环消融,又称为逆主动脉途径。

1.股动脉置鞘

常选取右侧股动脉穿刺置入鞘管,鞘管内径应比大头导管外径大 1 F。股动脉置入鞘管后应注意抗凝,常规注射肝素 3 000～5 000 U,手术延长 1 h 应补充肝素 1 000 U。

2.导管跨瓣

大头导管经鞘管进入动脉逆行至主动脉弓处应操纵尾端手柄,使导管尖端弯曲成弧,继续推送导管至主动脉瓣上,顺时针轻旋并推进导管,多数病例中能较容易地跨过主动脉瓣进入左室。

3. 二尖瓣环标测

导管进入左室后,应在右前斜位透视,使导管尖端位于二尖瓣环下并接触瓣环。局部电图记录到清楚的 A 波和高大的 V 波,提示大头导管尖端从心室侧接触瓣环。进一步操作可在右前斜或左前斜透视下标测二尖瓣环的不同部位。

4. 有效消融靶点

放电消融 10 s 内可阻断房室旁路,延长放电 30 s 以上可完全阻断房室旁路的部位为有效消融靶点。

靶电图的识别:靶电图是指大头电极在放电成功部位(即"靶点")双极记录到的心内电图。从二尖瓣环不同部位的横截面得知,在游离壁部位心房肌紧靠房室环而且与其他组织相比,所占比例较大,而在左后间隔部位,心房肌距房室环较远,所占比例也较少。因此,游离壁部位的靶电图,A 波较大,其与 V 波振幅之比应为 $1:4\sim1:2$;而左后间隔部位的靶电图,A 波较小,A∶V 为 $1:6\sim1:4$,甚至刚能见到 A 波就能成功。对于显性旁路,除了 A 波达到上述标准外,A 波还应与 V 波相连,二者间无等电位线。此外,记录到旁路电位,V 波起始点早于体表心电图的 QRS 波起始点,亦是可供参考的靶电图标准。隐匿性旁路与显性旁路逆传功能的标测,可采用窦-室-窦标测法。前后窦性心律的靶电图,其 A 波大小应达到上述标准;中间心室起搏的靶电图,V 波应与其后的 A 波相连,二者间无等电位线。

5. 放电消融旁路

当靶电图符合上述标准后,即可试消融 10 s。显性旁路在窦性心律下放电,同时注意体表心电图 δ 波是否消失。由于左侧旁路绝大多数为 A 型预激,因而最好选择 V_1 导联进行观察。δ 波消失时,原有的以 R 波为主的图形立即变成以 S 波为主的图形,变化十分明显,容易发现。也可以观察冠状静脉窦内电图,当 δ 波消失时,原来相连的 A 波与 V 波立即分开,二者之间出现距离,这种变化也十分明显,容易发现。隐匿性旁路一般采用在心室起搏下放电,起搏周长多用 400 ms,频率过快可能引起大头电极移位。试放电中注意观察冠状静脉窦内电图,VA 逆传但不能保持 $1:1$,或虽然是 $1:1$,但 V 波与 A 波间距离突然加大都表明放电成功。试消融成功后,继续加强消融 60 s 以上。

6. 穿间隔左房途径

利用房间隔穿刺术,可建立股静脉至左房途径达到于二尖瓣心房侧消融左游离壁房室旁路的目的。完成心腔内置管和消融前电生理评价后,进行房间隔穿刺术,大头导管再经鞘管进入左房进行消融。

7. 并发症

左侧旁路消融术的并发症发生率为 $0.86\%\sim4\%$。可分为三种类型:①血管穿刺所致并发症,股动脉损伤最常见;②瓣膜损伤和心脏穿孔;③与射频消融直接有关的并发症。

(四)右壁旁路消融术

(1)由于房室环在透视下无标志,只能依据靶电图来判定大头电极是否在瓣环的心房侧。靶电图的标准为:A 波与 V 波紧密相连,二者振幅之比为 $1:3\sim2:3$。显性预激的靶电图在实际观察中,最大的困难是不易确定哪个成分是 A 波,哪个成分是 V 波。正确的方法是同步记录冠状静脉窦内电图,将靶电图与之对照,凡在冠状静脉窦内电图 A 波之前的为靶电图 A 波成分,与 A 波同时发生的为靶电图 V 波成分。

(2)由于大头电极在显性旁路附近记录到的电图区别不大,只有相互比较才能看出。因此,在经验不足时,最好用两根大头导管在旁路附近做交替标测:固定二者之中记录的 V 波较早的导管,移动 V 波较晚的导管,直到找不到 V 波更早的位置。隐匿性旁路应采用前述的窦-室-窦标测法。一旦确定旁路位置,最好在荧光屏上做标记,并保持电极头与患者体位不变。操纵大头导管的方法一般是先将大头电极送至房室环的心室侧,并保持在标记的旁路处,观察着记录的心内电图缓慢后撤,待 A 波振幅够大时停止后撤,然后利用轻微旋转大头导管来控制大头电极位于瓣环房侧,顺钟向旋转可使大头电极略向心室方向移动,逆钟向旋转则向心房方向移动。

(3)由于大头电极在房室环心房侧都难以紧贴心内膜,故输出功率应增大,一般选用 30~35 W,甚至可增至 50 W。若在放电过程中出现 δ 波时隐时现的情况,说明大头电极不稳定,此时术者应用手指稳住导管,同时加大输出功率,延长放电时间。最好能更换新的加硬导管,提高稳定度,使 δ 波在放电的 10 s 内消失,且无时隐时现的情况。

(五)旁路阻断的验证方法与标准

1.前传阻断

体表心电图 δ 波消失和心内电图的 A 波与 V 波之间距离明显加大。

2.逆传阻断

相同频率的心室起搏,消融前 1:1 逆传在消融后再不能保持,或虽然保持 1:1 逆传,但 V 波与逆传 A 波间的距离明显加大。判断有困难时,加做心室程序刺激,室房逆传由消融前的全或无传导变为消融后的递减传导。

显性旁路必须同时达到上述 1、2 两条,隐置性旁路只需达到第 2 条即可。

第三节 窦性心动过速

正常窦房结发放冲动的频率易受自主神经的影响,且取决于交感神经与迷走神经的相互作用。此外,还受其他许多因素的影响,包括缺氧、酸中毒、温度、机械张力和激素(如三碘甲状腺原氨酸)等。窦性心率一般 60~100 次/分钟,成人的窦性心率超过 100 次/分钟即为窦性心动过速(sinus tachycardia),包括生理性窦性心动过速和不适当窦性心动过速。生理性窦性心动过速(physiologicalsinustachycardia)是一种人体对适当的生理刺激或病理刺激的正常反应,是常见的窦性心动过速。不适当窦性心动过速(inappropriate sinus tachycardia)是指静息状态下窦性心率持续增快,或窦性心率的增快与生理、情绪、病理状态或药物作用水平无关或不相一致,是少见的一种非阵发性窦性心动过速。

一、原因

生理性窦性心动过速与生理、情绪、病理状态或药物作用有关。健康人运动、情绪紧张和激动、体力活动、吸烟、饮酒、喝茶和咖啡,及感染、发热、贫血、失血、低血压、血容量不足、休克、缺氧、甲状腺功能亢进、呼吸功能不全、心力衰竭、心肌炎和心肌缺血等均可引起窦性心动过速。药物的应用如儿茶酚胺类药物、阿托品、氨茶碱和甲状腺素制剂等也是引起窦性心动过速的原因。其发生机制通常认为是由于窦房结细胞舒张期 4 相除极加速引起了窦性心动过速。窦房结内起搏细胞的位置上移也可使发放冲动的频率增加。

不适当窦性心动过速见于健康人。其发生机制可能是窦房结本身的自律性增高，或者是自主神经对窦房结的调节失衡，表现为交感神经兴奋性增高，迷走神经张力减低。也见于导管射频消融治疗房室结折返性心动过速术后。

二、临床表现

生理性窦性心动过速时，频率通常逐渐加快，再逐渐减慢至正常，心率一般 100～180 次/分钟，有时可高达 200 次/分钟。刺激迷走神经的操作如按摩颈动脉窦、Valsalva 动作等均可使窦性心动过速逐渐减慢，当增高的迷走神经张力减弱或消失时，心率可恢复到以前的水平。患者大多感觉心悸不适，其他症状取决于原发疾病。不适当窦性心动过速患者绝大多数为女性，约占 90%。主要症状为心悸，也可有头晕、眩晕、先兆昏厥、胸痛、气短等不适表现。轻者可无症状，只是在体格检查时发现；重者活动能力受限制。

三、心电图与电生理检查

（一）生理性窦性心动过速

生理性窦性心动过速表现为窦性 P 波，频率＞100 次/分钟，PP 间期可有轻度变化，P 波形态正常，但振幅可变大或高尖。

PR 间期一般固定。心率较快时，有时 P 波可重叠在前一心搏的 T 波上。

（二）不适当窦性心动过速

诊断有赖于有创性和无创性的检查。

（1）心动过速及其症状呈非阵发性。

（2）动态心电图提示患者出现持续性窦性心动过速，心率超过 100 次/分钟。

（3）P 波的形态和心内激动顺序与窦性心律时完全相同。

（4）排除继发性窦性心动过速的原因，如甲状腺功能亢进等。

四、治疗

（一）生理性窦性心动过速

生理性窦性心动过速的治疗主要在于积极查找并去除诱因，治疗原发疾病，如戒烟、避免饮酒、勿饮用浓茶和咖啡；感染者应予以控制，发热者应退热，贫血者应纠治，血容量不足者应补液等。少数患者可短期服用镇静剂，必要时选用 β-受体阻滞剂、非二氢吡啶类钙通道阻滞剂等以减慢心率。

（二）不适当窦性心动过速

该病是否需要治疗主要取决于患者症状。药物治疗首选 β-受体阻滞剂，非二氢吡啶类钙通道阻滞剂也能奏效。对于症状明显、药物疗效不佳的顽固性不适当窦性心动过速患者，有报道采用导管射频消融改善窦房结功能取得了较好的效果。利用外科手术切除窦房结或闭塞窦房结动脉的方法进行治疗也有成功的个案报道。

第四节　期前收缩

期前收缩(prematurebeats)也称早搏、期外收缩或额外收缩,是指起源于窦房结以外的异位起搏点提前发出的激动。期前收缩是临床上最常见的心律失常。

一、期前收缩的分类

期前收缩可起源于窦房结(包括窦房交界区)、心房、房室交界区和心室,分别称为窦性、房性、房室交界性和室性期前收缩。前3种起源于希氏束分叉以上,统称为室上性期前收缩。室性期前收缩起源于希氏束分叉以下部位。在各类期前收缩中,以室性期前收缩最为常见,房性和交界性期前收缩次之,而窦性期前收缩极为罕见,且根据心电图不易做出肯定的诊断。

(1)根据期前收缩发生的频度可分为偶发和频发期前收缩。一般将每分钟发作<5次称为偶发期前收缩,每分钟发作≥5次称为频发期前收缩。

(2)根据期前收缩的形态可分为单形性和多形性期前收缩。

(3)依据发生部位分为单源性和多源性期前收缩,单源性期前收缩是指期前收缩的形态和配对间期均相同,而多源性期前收缩的形态和配对间期均不同。

期前收缩与主导心律心搏成组出现称为“联律”。“二联律”“三联律”和“四联律”指主导心律搏动和期前收缩交替出现:每个主导心律搏动后出现一个期前收缩称为二联律;每两个主导心律搏动后出现一个期前收缩称为三联律;每3个主导心律搏动后出现一个期前收缩称为四联律。两个期前收缩连续出现称为成对的期前收缩,3~5次期前收缩连续出现称为成串或连发的期前收缩。一般将≥3次连续出现的期前收缩称为心动过速。

期前收缩按照发生机制可分为自律性增高、触发激动和折返激动。目前认为折返激动是期前收缩发生的主要原因,也是大部分心动过速发生的主要机制。

二、期前收缩的病因

期前收缩可发生于正常人,但器质性心脏病患者更常见,也可以由心脏以外的因素诱发。期前收缩可以发生于任何年龄,在儿童相对少见,但随着年龄增长发病率升高,在老年人较多见。炎症、缺血、缺氧、麻醉、心导管检查、外科手术和左心室假腱索等均可使心肌受到机械、电、化学性刺激而发生期前收缩。期前收缩常见于冠心病、心肌病、风湿性心脏病、肺心病、高血压左心室肥厚、二尖瓣脱垂患者,尤其是在发生急性心肌梗死和心力衰竭时。洋地黄、酒石酸锑钾、普鲁卡因胺、奎尼丁、三环类抗抑郁药中毒等也可以引起期前收缩。电解质紊乱可诱发期前收缩,特别是低钾。期前收缩也可以因神经功能性因素引起,如激烈运动、精神紧张、长期失眠,过量摄入烟、酒、茶、咖啡等。

三、临床表现

期前收缩患者的主要症状是心悸,表现为短暂心搏停止的漏搏感。偶发期前收缩者可以无任何症状,或仅有心悸、“停跳”感。期前收缩次数过多者可以有头晕、乏力、胸闷甚至昏厥等症状。

心脏体检听诊时,发现节律不齐,有提前出现的心脏搏动,其后有较长的停搏间歇。期前收缩的第一心音可明显增强,也可减弱,主要与期前收缩时房室瓣的位置有关。第二心音大多减弱或消失。室性期前收缩因左、右心室收缩不同步而常引起第一第二心音的分裂。期前收缩发生越早,心室的充盈量和搏出量越少,桡动脉搏动也相应地减弱,甚至完全不能扪及。

四、心电图检查

(一)窦性期前收缩

窦性期前收缩(sinusprematurebeats)是窦房结起搏点提前发放激动或在窦房结内折返引起的期前收缩。

心电图特点:①在窦性心律的基础上提前出现 P 波,与窦性 P 波完全相同;②期前收缩的配对间期多相同;③等周期代偿间歇,即代偿间歇与基本窦性周期相同;④期前收缩下传的 QRS 波群多与基本窦性周期的 QRS 波群相同,少数也可伴室内差异性传导而呈宽大畸形。

(二)房性期前收缩

房性期前收缩(atrialprematurebeats)是起源于心房并提前出现的期前收缩。

心电图特点:①提前出现的心房波(P'波),P'波有时与窦性 P 波很相似,但是多数情况下二者有明显差别;当基础窦性节律不断变化时,房性期前收缩较难判断,但房波(P'波与窦性 P 波)之间形态的差异可提示诊断;发生很早的房性期前收缩的 P'波可重叠在前一心搏的 T 波上而不易辨认造成漏诊,仔细比较 T 波形态的差别有助于识别 P'波。②P'R 间期正常或延长。③房性期前收缩发生在舒张早期,如果适逢房室交界区仍处于前次激动过后的不应期,该期前收缩可产生传导的中断(称为未下传的房性期前收缩)或传导延迟(下传的 P'R 间期延长,>200 ms);前者表现为 P'波后无 QRS 波群,P'波未能被识别时可误诊为窦性停搏或窦房阻滞。④房性期前收缩多数呈不完全代偿间歇,因 P'波逆传使窦房结提前除极,包括房性期前收缩 P'波在内的前后两个窦性下传 P 波的间距短于窦性 PP 间距的 2 倍,称为不完全代偿间歇;若房性期前收缩发生较晚或窦房结周围组织的不应期较长,P'波未能影响窦房结的节律,期前收缩前后两个窦性下传 P 波的间距等于窦性 PP 间距的两倍,称为完全代偿间歇。⑤房性期前收缩下传的 QRS 波群大多与基本窦性周期的 QRS 波群相同,也可伴室内差异性传导而呈宽大畸形。

(三)房室交界性期前收缩

房室交界性期前收缩是起源于房室交界区并提前出现的期前收缩。提前的异位激动可前传激动心室和逆传激动心房(P 波)。

心电图特点:①提前出现的 QRS 波群,形态与窦性相同,部分可伴室内差异性传导而呈宽大畸形;②逆行 P'波可出现在 QRS 波群之前(P'R 间期<0.12 s)、之后(RP 间期<0.20 s),也可埋藏在 QRS 波群之中;③完全代偿间歇,因房室交界性期前收缩起源点远离窦房结,逆行激动常与窦性激动在房室交界区或窦房交界区发生干扰,窦房结的节律不受影响,表现为包含房室交界性期前收缩在内的前后两个窦性 P 波的间距等于窦性节律 PP 间距的两倍。

(四)室性期前收缩

室性期前收缩(ventricularprematurebeats)是由希氏束分叉以下的异位起搏点提前激动产生的期前收缩。

心电图特点:①提前发生的宽大畸形的 QRS 波群,时限通常≥0.12 s,T 波方向多与 QRS 波群的主波方向相反;②提前的 QRS 波群前无 P 波或无相关的 P 波;③完全代偿间歇,因室性期前收缩很少能逆传侵入窦房结,故窦房结的节律不受室性期前收缩的影响,表现为包含室性期前收缩在内的前后 2 个窦性下传搏动的间距等于窦性节律 RR 间距的 2 倍。

室性期前收缩可表现为多种类型:①插入性室性期前收缩:这种期前收缩发生在两个正常窦性搏动之间,无代偿间歇;②单源性室性期前收缩:起源于同一室性异位起搏点的期前收缩,形态和配对间期完全相同;③多源性室性期前收缩:同一导联出现两种或两种以上形态和配对间期不同的室性期前收缩;④多形性室性期前收缩:在同一导联上配对间期相同但形态不同的室性期前收缩;⑤室性期前收缩二联律:每一个室性期前收缩和一个窦性搏动交替发生,具有固定的配对间期;⑥室性期前收缩三联律:每两个窦性搏动后出现一个室性期前收缩;⑦成对的室性期前收缩:室性期前收缩成对出现;⑧R-on-T 型室性期前收缩:室性期前收缩落在前一个窦性心搏的 T 波上;⑨室性反复心搏:少数室性期前收缩的冲动可逆传至心房,产生逆行 P 波(P′波),后者可再次下传激动心室,形成反复心搏;⑩室性并行心律:室性期前收缩的异位起搏点以固定间期或固定间期的倍数规律地自动发放冲动,并能防止窦房结冲动的入侵,其心电图表现为室性期前收缩的配对间期不固定而 QRS 波群的形态一致,异位搏动的间距有固定的倍数关系,偶有室性融合波。

五、诊断

患者的心悸等不适症状可提示期前收缩的诊断线索。体检时心脏听诊大多容易诊断期前收缩。频发的期前收缩有时不易与心房颤动等相鉴别,但后者心室律更为不整齐;运动后心率增快时部分期前收缩可减少或消失。心搏呈二联律者,大多数由期前收缩引起,此外也可以是房室传导阻滞 3∶2 房室传导。

心电图检查是明确期前收缩诊断的重要步骤,并能进一步确定期前收缩的类型。尤其是某些特殊类型的期前收缩,如未下传的房性期前收缩、插入性期前收缩、多源性期前收缩等,更需要心电图确诊。

六、治疗

(一)窦性期前收缩

通常不须治疗,应针对原发病处理。

(二)房性期前收缩

一般不须治疗,频繁发作伴有明显症状或引发心动过速者,应适当治疗。主要包括去除诱因、消除症状和控制发作。患者应避免劳累、精神过度紧张和情绪激动,戒烟戒酒,不要饮用浓茶和咖啡。有心力衰竭时应适当给予洋地黄制剂。治疗的药物可酌情选用 β-受体阻滞剂、钙通道阻滞剂、普罗帕酮及胺碘酮等。

(三)房室交界性期前收缩

通常不须治疗。由心力衰竭引起的房室交界性期前收缩,适当给予洋地黄制剂即可控制。频繁发作伴有明显症状者,可酌情选用 β-受体阻滞剂、钙通道阻滞剂、普罗帕酮等。起源于房室结远端的期前收缩,有可能由于发生在心动周期的早期而诱发快速性室性心律失常,这种情况下,治疗与室性期前收缩相同。

(四)室性期前收缩

首先应积极消除引起室性期前收缩的诱因、治疗基础疾病。室性期前收缩本身是否需要治疗取决于室性期前收缩的临床意义。

（1）临床上大多数室性期前收缩患者无器质性心脏病,室性期前收缩不增加这类患者心源性猝死的危险,可视为良性室性期前收缩,如果无明显症状则不需要药物治疗。对于这些患者,不应过分强调治疗室性期前收缩,以避免引起过度紧张焦虑。如果患者症状明显,则给予治疗,目的在于消除症状。患者应避免劳累、精神过度紧张和焦虑,戒烟戒酒,不饮用浓茶和咖啡等,鼓励适当的活动,如果无效则应给予药物治疗,包括镇静剂、抗心律失常药物等。β-受体阻滞剂可首先选用,如果室性期前收缩随心率的增加而增多,β-受体阻滞剂特别有效。无效时可改用的其他药物有美西律、普罗帕酮等。

患者无器质性心脏病客观依据,若室性期前收缩起源于右心室流出道,可首选 β-受体阻滞剂,也可选用普罗帕酮;若室性期前收缩起源于左心室间隔,首选维拉帕米。对于室性期前收缩频发、症状明显、药物治疗效果不佳的患者,可考虑导管射频消融治疗,大多数患者能取得良好的效果。

（2）发生于急性心肌梗死早期的室性期前收缩,尤其是频发、成对、多源、R-on-T 型室性期前收缩,应首先静脉使用胺碘酮,也可选用利多卡因。如果急性心肌梗死患者早期出现窦性心动过速伴发室性期前收缩,则早期静脉使用 β-受体阻滞剂等能有效减少心室颤动的发生。室性期前收缩发生于某些暂时性心肌缺血的情况下,如变异型心绞痛、溶栓和冠状动脉介入治疗后的再灌注心律失常等,可静脉使用利多卡因。

器质性心脏病伴轻度心功能不全（LVEF 40％～50％）时发生的室性期前收缩,如果无症状,原则上积极治疗基础心脏病,并去除诱因,不必针对室性期前收缩采用药物治疗。如果症状明显,可选用 β-受体阻滞剂、美西律、普罗帕酮、莫雷西嗪、胺碘酮。

器质性心脏病合并中重度心力衰竭时发生的室性期前收缩,心源性猝死的危险性增加。β-受体阻滞剂对于减少室性期前收缩的疗效虽不明显,但能降低心肌梗死后猝死的发生率。胺碘酮对于心肌梗死后心力衰竭伴有室性期前收缩的患者能有效抑制室性期前收缩,致心律失常作用发生率低,对心功能抑制轻微,可小剂量维持使用以减少不良反应的发生。CAST 试验结果显示,某些 I_c 类抗心律失常药物用于治疗心肌梗死后室性期前收缩,尽管药物能有效控制室性期前收缩,但是总病死率反而显著增加,原因是这些药物本身具有致心律失常作用。因此,心肌梗死后室性期前收缩应当避免使用 I 类,特别是 I_c 类抗心律失常药物。

二尖瓣脱垂患者常见室性期前收缩,但很少出现预后不良,治疗可依照无器质性心脏病并发室性期前收缩的处理原则。如患者合并二尖瓣反流及心电图异常表现,发生室性期前收缩时有一定的危险,可首先选用 β-受体阻滞剂,无效时再改用 I 类或 III 类抗心律失常药物。

第五节　窦房结折返性心动过速

窦房结折返性心动过速是由于窦房结内或其周围组织发生折返而形成的心动过速,一般占室上性心动过速的 5％～10％。可见于各年龄组,尤其是高龄者,无明显性别差异。常见于器质性心脏病患者,冠心病、心肌病、风心病尤其是病态窦房结综合征是常见病因,也可见于无器质性心脏病患者。

一、心电图表现

心动过速呈阵发性,中间夹杂窦性搏动,多由房性期前收缩诱发和终止。P波形态与窦性P波相同或非常相似。P波常重叠在T波或ST段,有时不易与窦性P波区别。频率大都在80～200次/分钟,平均为130～140次/分钟。PR间期与心动过速的频率有关。心动过速的RR间期比PR间期长。PR间期比窦性心律时稍有延长,通常在正常参考值范围内并保持1∶1房室传导,可伴有文氏现象。刺激迷走神经可使心动过速减慢,然后突然终止。在心动过速终止前可出现房室传导时间延长或发生房室传导阻滞,但不影响窦房结折返。

二、诊断

窦房结折返性心动过速的诊断有赖于有创性和无创性心脏电生理检查。房性期前收缩后出现心动过速,而P波形态与窦性P波相同,应考虑窦房结折返性心动过速的诊断。以下特点高度提示窦房结折返性心动过速。

(1)心动过速及其症状呈阵发性。

(2)P波形态与窦性P波相同,其向量方向是从上向下、从右向左。

(3)心房激动顺序与窦性心律时相同,是从高向低、从右向左。

(4)心房期前刺激可诱发和终止心动过速。

(5)心动过速的诱发不需要房内或房室结传导时间的延长。

(6)心动过速可被迷走神经刺激或腺苷终止。

三、治疗

由于心动过速的频率较慢,症状轻微或无症状,许多患者并未就医。对于有症状的患者,如果是与焦虑所致心动过速有关,可给予镇静药物和β-受体阻滞剂。刺激迷走神经的方法、β-受体阻滞剂、非二氢吡啶类钙通道阻滞剂、洋地黄、腺苷、胺碘酮等能有效终止和预防发作。对于顽固病例,可采用导管射频消融部分或全部房室结的方法进行治疗。

第六节　非阵发性房室交界性心动过速

非阵发性房室交界性心动过速(non-paroxysmal AV junctional tachycardia)的发生与房室交界区异位起搏点的自律性增高或触发活动有关。其发生与终止过程缓慢,故称非阵发性。常在窦性心率变慢、房室交界区异位起搏点的自律性超过窦房结时开始,窦性心率加快时可暂停或终止。

一、病因

最常见的病因是洋地黄中毒,通常发生于器质性心脏病患者,如急性下壁心肌梗死、急性风湿热、心肌炎、低钾血症、慢性阻塞性肺疾病及心脏手术后。此外,偶见于正常人。也常出现在房室结折返性心动过速进行导管射频消融过程中。

二、临床表现

很少引起血流动力学改变,患者多无症状,临床表现与心率和原发疾病的病因有关。体征取决于心房和心室的关系及两者的频率。第一心音可以稳定或出现变化,颈静脉可出现或不出现大炮 a 波。

三、心电图表现

非阵发性房室交界性心动过速的 QRS 波群形态与窦性心律时相同,频率为 70~130 次/分钟,在经过短暂的心率加快后节律常规则。洋地黄中毒引起者常合并房室交界区文氏型传导阻滞,因而心室律变得不规则。房室交界区的异位激动虽可逆传心房,但心房多由窦房结、心房或房室交界区的第 2 个异位起搏点控制,心室由房室交界区发出的激动控制,因此可出现干扰性房室分离和房性融合波。

四、治疗

非阵发性房室交界性心动过速通常能自行消失,如果患者能耐受则只需密切观察。因不会引起明显的血流动力学障碍,一般不需特殊治疗,主要是针对原发疾病进行治疗。对于洋地黄中毒者立即停药,应用钾盐、苯妥英钠、利多卡因、β-受体阻滞剂治疗。对于其他病因引起者,可选用 I$_a$、I$_c$ 或 III 类抗心律失常药物。

第七节 心房颤动

心房颤动(atrial fibrillation,AF)简称房颤,是指心房无序除极、电活动丧失,产生快速无序的颤动波,导致心房无有效收缩,是最严重的心房电活动紊乱。有学者研究表明,30 岁以上患者 20 年内发生心房颤动的总儿率为 2%,60 岁以后发病率显著增加,平均每 10 年发病率增加 1 倍。目前国内房颤的流行病学资料较少,一项对 14 个自然人群房颤现状的大规模流行病学调查显示,房颤发生率为 0.77%。在所有房颤患者中,房颤发生率按病因分类,非瓣膜性、瓣膜性和孤立性房颤所占比例分别为 65.2%、12.9% 和 21.9%。非瓣膜性房颤发生率明显高于瓣膜性房颤和孤立性房颤,其中 1/3 为阵发性房颤,2/3 为持续或永久性房颤。

一、病因和发病机制

房颤的病因与房扑相似。阵发性房颤可见于无器质性心脏病患者,而持续性房颤则多伴有器质性心脏病,如高血压心脏病、风湿性心脏病、冠心病、心肌病等。其他病因尚有房间隔缺损、肺栓塞,二尖瓣、三尖瓣狭窄或关闭不全,慢性心功能不全使心房扩大,及涉及心脏的中毒性、代谢性疾病,如甲状腺功能亢进性心脏病、心包炎、酒精中毒等。亦可见于胸腔手术后、胸部外伤,甚至子宫内的胎儿亦可发生。少数患者病因不明,称为特发性房颤。

房颤的发生机制主要涉及两个方面。一是房颤的触发因素(trigger),包括交感神经和副交感神经刺激、心动过缓、房性期前收缩或心动过速、房室旁路和急性心房牵拉等。二是房颤发生和维持的基质(substrate),这是房颤发作和维持的必要条件,以心房有效不应期的缩短和心房扩张为特征的电重构和解剖重构是房颤持续的基质,重构变化可能有利于形成多发折返子波(multiple-wavelet)。此外,还与心房某些电生理特性变化有关,包括有效不应期离散度增加、局部阻滞、传导减慢和心肌束的分隔等。

随着对局灶驱动机制、心肌袖、电重构的认识,及非药物治疗方法的不断深入,目前认为房颤是多种机制共同作用的结果。①折返机制:包括多发子波折返学说和自旋波折返假说。②触发机制:由于异位局灶自律性增强,通过触发和驱动机制发动和维持房颤,而绝大多数异位兴奋灶(90%以上)在肺静脉内,尤其是左、右上肺静脉。组织学上可看到肺静脉入口处的平滑肌细胞中有横纹肌成分,即心肌细胞呈袖套样延伸到肺静脉内,而且上肺静脉比下肺静脉的袖套样结构更宽、更完善,形成心肌袖(myocardialsleeve)。肺静脉内心肌袖是产生异位兴奋的解剖学基础。腔静脉和冠状静脉窦在胚胎发育过程中也可形成肌袖,并有可以诱发房颤的异位兴奋灶存在。异位兴奋灶也可以存在于心房的其他部位,包括界嵴(cristaterminalis)、房室交界区、房间隔、Marshall韧带和心房游离壁等。③自主神经机制:心房肌的电生理特性不同程度地受自主神经系统的调节,自主神经张力改变在房颤中起着重要作用。部分学者称其为神经源性房颤,并根据发生机制的不同将其分为迷走神经性房颤和交感神经性房颤两类。前者多发生在夜间或餐后,尤其多见于无器质性心脏病的男性患者;后者多见于白昼,多由运动、情绪激动和静脉滴注异丙肾上腺素等诱发。迷走神经性房颤与不应期缩短和不应期离散性增高有关;交感神经性房颤则主要是由于心房肌细胞兴奋性增高、触发激动和微折返环形成。而在器质性心脏病中,心脏生理性的迷走神经优势逐渐丧失,交感神经性房颤更为常见。

二、房颤的分类

临床上常根据病因、起病时间、心室率、自主神经作用、发生机制及部位等对房颤进行分类。然而,到目前为止仍没有一种分类方法能满足所有的要求。目前,临床上常将房颤分为初发房颤、阵发性房颤、持续性房颤、永久性房颤。①初发房颤(initial eventAF):首次发现,不论其有无症状和能否自行复律;②阵发性房颤(paroxysmal AF):持续时间<7 d,一般<48 h,多为自限性;③持续性房颤(persistent AF):持续时间>7 d,常不能自行复律,药物复律的成功率较低,常需电转复;④永久性房颤(permanent AF):复律失败或复律后24 h内又复发的房颤,可以是房颤的首发表现或由反复发作的房颤发展而来,对于持续时间较长、不适合复律或患者不愿意复律的房颤也归于此类。有些房颤患者不能获得准确的房颤病史,尤其是无症状或症状轻微者,常采用新近发生的(recent onset)或新近发现的(recent discovered)房颤来命名,新近发生的房颤也可指房颤持续时间<24 h。房颤的一次发作事件是指发作持续时间>30s。

三、临床表现

房颤是临床上最为常见的心律失常之一。充血性心力衰竭、瓣膜性心脏病、卒中病史、左心房扩大、二尖瓣和主动脉瓣功能异常、经治疗的高血压及高龄是房颤发生的独立危险因素。阵发性房颤可见于器质性心脏病患者,尤其是在情绪激动时,或急性酒精中毒、运动、手术后,但更多见于器质性心脏病患者。持续性房颤患者多有心血管疾病,最常见于二尖瓣病变、高血压性心脏病、房间隔缺损、冠心病、肺心病等。新近发生的房颤则应考虑甲状腺功能亢进等代谢性疾病。

心房无序的颤动失去了有效的收缩与舒张,心房泵血功能恶化或丧失,加之房室结对快速心房激动的递减传导,引起心室极不规则的反应。因此,心室律(率)紊乱、心功能受损和心房附壁血栓形成是房颤患者的主要病理生理特点。房颤可有症状,也可无症状,即使是对于同一患者也是如此。房颤引起的症状由多种因素决定,包括发作时的心室率、心功能、伴随的疾病、房颤持续时间及患者感知症状的敏感性等。其危害主要有三方面:①引起胸闷、心悸、体力下降等症状;②降低心泵功能;③导致系统栓塞等严重并发症。

严重时可出现低血压、心绞痛、急性肺水肿、昏厥甚至猝死。

大多数患者有心悸、呼吸困难、胸痛、疲乏、头晕和黑蒙等症状,由于心房利钠肽的分泌增多还可引起多尿。部分房颤患者无任何症状,偶然的机会或者出现房颤的严重并发症如卒中、栓塞或心力衰竭时才被发现。有些患者有左心室功能不全的症状,可能继发于房颤时持续的快速心室率。昏厥并不常见,但却是一种严重的并发症,常提示存在窦房结功能障碍及房室传导功能异常、主动脉瓣狭窄、肥厚型心肌病、脑血管疾病或存在房室旁路等。

典型的房颤体征为心律绝对不规则、第一心音强弱不等、脉搏短绌。如果房颤患者心室率突然变得规整,应怀疑它可能转变成窦性心律、房性心动过速、下传比例固定的心房扑动或交界性、室性心动过速。

四、心电图诊断

房颤的心电图特点为:①P波消失,仅见心房电活动呈振幅不等、形态不一的小的不规则的基线波动,称为f波,频率为350～600次/分钟;②QRS波群形态和振幅略有差异,RR间期绝对不等。其原因在于大量心房冲动由于波振面的冲突而相互抵消,或侵入房室结,使房室结对后来的冲动部分地不起反应,阻滞在房室交界区未下传到心室(即隐匿性传导,导致心室律不规则),此时决定心室反应速率的主要因素是房室结的不应期和最大起搏频率。

房颤时的心室率取决于房室结的电生理特性,迷走神经和交感神经的张力水平,及药物的影响等。在未经治疗的房室传导正常的患者,则伴有不规则的快速心室反应,心室率通常为100～160次/分钟。当患者伴有预激综合征时,房颤的心室反应有时超过300次/分钟,可导致心室颤动。如果房颤合并房室传导阻滞,由于房室传导系统发生不同程度的传导障碍,可以出现长RR间期。房颤持续过程中,心室节律若快且规则(超过100次/分钟),提示交界性或室性心动过速;若慢且规则(30～60次/分钟),提示完全性房室传导阻滞。如出现RR间期不规则的宽QRS波群,常提示存在房室旁路前传或束支阻滞。当f波细微、快速而难以辨认时,经食管或心腔内电生理检查将有助诊断。

五、治疗

房颤患者的治疗目标是减少血栓栓塞和控制症状。后者主要是控制房颤时的心室率和(或)恢复及维持窦性心律。其治疗主要包括以下5方面。

(一)复律治疗

对阵发性、持续性房颤和经选择的慢性房颤患者,转复为窦性心律是所希望的治疗终点。

初发48 h内的房颤多推荐应用药物复律,时间更长的则采用电复律。对于房颤伴较快心室率并且症状重、血流动力学不稳定的患者,包括伴有经房室旁路前传的房颤患者,则应尽早或紧急电复律。伴有潜在病因的患者,如甲亢、感染、电解质紊乱等,在病因未纠正前,一般不予复律。

1.药物复律

新近发生的房颤用药物转复为窦性心律的成功率可达 70% 以上，但持续时间较长的房颤复律成功率较低。静脉注射伊布利特复律的速度最快，用 2 mg 可使房颤在 30 min 内或以后的 30～40 min 内转复为窦性心律，比静脉注射普鲁卡因胺或索他洛尔的疗效更好。依布利特的主要不良反应是尖端扭转型室性心动过速，对心动过缓、低钾血症、低镁血症、心室肥厚、心力衰竭者及女性患者应慎用。静脉应用普罗帕酮、普鲁卡因胺和胺碘酮也可复律。胺碘酮复律的速度较慢，虽然控制心室率的效果在给予 300～400 mg 时已达到，但静脉给药剂量≥1 g 约需要 24 h 才能复律。对持续时间较短的房颤，I 类抗心律失常药物氟卡尼和普罗帕酮在 2.5 h 复律的效果优于胺碘酮，而氟卡尼和普罗帕酮的复律效果无差异。快速静脉应用艾司洛尔（Esmolol）对复律房颤有效，而洋地黄制剂对复律无效。

目前最常用于复律的静脉药物有普罗帕酮、胺碘酮和依布利特。静脉应用抗心律失常药物时应行心电监护。如有心功能不良或器质性心脏病，首选胺碘酮；如心功能正常或无器质性心脏病，可首选普罗帕酮，也可用氟卡尼或索他洛尔。对于症状不明显的房颤患者也可口服抗心律失常药物进行复律。

对新近发生的房颤采用药物复律，需要仔细分析患者的临床情况，对拟用的抗心律失常药物的药理特性要有充分了解。无器质性心脏病的房颤患者静脉应用或口服普罗帕酮是有效和安全的，而对有缺血性心脏病、左心室射血分数降低、心力衰竭或严重传导障碍的患者，应该避免应用 I 类药物。胺碘酮、索他洛尔和新 III 类抗心律失常药物如伊布利特和多非利特，复律是有效的，但有少数患者（1%～4%）可能并发尖端扭转型室性心动过速，因此在住院期间进行复律较为妥当。对房颤电复律失败或早期复发的病例，在择期行电复律前应先应用胺碘酮、索他洛尔等药物以提高房颤复律的成功率。对房颤持续时间≥48 h 或持续时间不明的患者，在复律前后均应常规应用华法林抗凝治疗。

2.直流电复律

（1）体外直流电复律：体外（经胸）直流电复律对房颤转复为窦性心律十分有效和简便，并且只要操作得当则相对安全。主要的适应证是药物复律失败的阵发性或持续性房颤且必须维持窦性心律者，对于心室率快、症状重且有血流动力学恶化倾向的房颤患者常作为一线治疗。起始能量以 150～200 J 为宜，如复律失败，可用更高的能量。电复律必须与 R 波同步。

房颤患者经适当的准备和抗凝治疗，电复律并发症很少，但也可发生包括体循环栓塞、室性期前收缩、非持续性或持续性室性心动过速、窦性心动过缓、低血压、肺水肿及暂时性 ST 段抬高等症状、体征。体外电复律对左心室功能严重损害的患者要十分谨慎，因为有发生肺水肿的可能。体外直流电复律的禁忌证包括洋地黄毒性反应、低钾血症、急性感染性或炎性疾病、未代偿的心力衰竭及未满意控制的甲状腺功能亢进等。恢复窦性心律后可进一步了解窦房结功能状况或房室传导情况。如果患者疑有房室传导阻滞或窦房结功能低下，电复律前应有预防性心室起搏的准备。

（2）心内直流电复律：自 1993 年以来，复律的低能量（<20 J）心内电击技术已用于临床。该技术采用两个表面积大的导管电极，分别置于右心房（负极）和冠状静脉窦（正极）。其中一根电极导管也可置于左肺动脉作为正极，或者因冠状静脉窦插管失败作为替代（正极）。对房颤的各种亚组患者，包括体外直流电复律失败的房颤患者，复律的成功率可达 70%～89%。

该技术也可用于对电生理检查或导管消融过程中发生的房颤进行复律,但放电必须与 R 波准确同步。

(3)电复律与药物联合应用:对于反复发作的持续性房颤,约有 25％的患者电复律不能成功,或虽复律成功,但窦性心律仅能维持数个心动周期或数分钟后又转为房颤,另有 25％的患者复律成功后 2 周内复发。

若电复律失败,可在应用抗心律失常药物后再次体外电复律,必要时考虑心内电复律。与电复律前给予安慰剂或频率控制药物比较,胺碘酮可提高电复律的成功率,复律后房颤复发的比例也降低。给予地尔硫䓬、氟卡尼、普鲁卡因胺、普罗帕酮和维拉帕米并不提高复律的成功率,对电复律成功后预防房颤复发的作用也不明确。有研究提示,在电复律前 28 d 给予胺碘酮或索他洛尔,两者对房颤自发复律和电复律的成功率效益相同(P＝0.98)。对房颤复律失败或早期复发的病例,推荐在择期复律前给予胺碘酮、索他洛尔。

(4)植入型心房除颤器:心内直流电复律的研究已近 20 年,为了便于重复多次尽早复律,20 世纪 90 年代初已研制出一种类似植入型心律转复除颤器(implantable cardioverter defibrillator,ICD)的植入型心房除颤器(implantable atrial defibrillator,IAD)。IAD 发放低能量(＜6 J)电击,以尽早有效地终止房颤,恢复窦性心律,尽可能减少患者的不适感觉。尽管动物实验和早期的临床经验表明,低能量心房内除颤对阵发性房颤、新近发生的房颤或慢性房颤患者都有较好的疗效(75％～80％),能减少房颤负荷和住院次数,但由于该技术为创伤性的治疗方法、费用昂贵,且不能预防复发,因此不推荐常规使用。

(二)维持窦性心律

无论是阵发性还是持续性房颤,大多数房颤在转复成功后都会复发,因此,通常需要应用抗心律失常药物预防房颤复发以维持窦性心律。常选用 I_a、I_c 及Ⅲ类(胺碘酮、索他洛尔)抗心律失常药物及导管消融预防复发。

在使用抗心律失常药物前,应注意检查有无心血管疾病和其他相关因素。首次发现的房颤、偶发房颤或可以耐受的阵发性房颤,很少需要预防性用药。β-受体阻滞剂对仅在运动时发生的房颤比较有效。

在选择抗心律失常药物进行窦性心律的长期维持治疗时,首先要评估药物的有效性、安全性及耐受性。有研究提示,现有的抗心律失常药物在维持窦性心律中,虽可改善患者的症状,但有效性差,不良反应较多,且不降低总病死率。

在考虑疗效的同时,药物选择还需密切注意和妥善处理以下问题。

1.对脏器的毒性作用

普罗帕酮、氟卡尼、索他洛尔、多非利特、丙吡胺对脏器的毒性作用相对较低,如患者应用胺碘酮治疗,则需注意并尽可能防止胺碘酮对脏器的毒性作用。

2.致心律失常作用

一般说来,在结构正常的心脏,I_c 类抗心律失常药物很少诱发室性心律失常。在有器质性心脏病的患者,致心律失常作用的发生率较高,其发生率及类型与所用药物和本身心脏病的类型有关。Ⅰ类抗心律失常药物一般应当避免在心肌缺血、心力衰竭和显著心室肥厚的情况下使用。选择药物的原则如下。

(1)若无器质性心脏病,首选 I_c 类抗心律失常药物;索他洛尔、多非利特、丙吡胺和阿齐利特可做为第二选择。

（2）若伴高血压，药物的选择与第一条相同；若伴有左心室肥厚，有可能引起尖端扭转型室性心动过速，故胺碘酮可做为第二选择，但对有显著心室肥厚（室间隔厚度≥14 mm）的患者，Ⅰ类抗心律失常药物不适宜使用。

（3）若伴心肌缺血，避免使用Ⅰ类抗心律失常药物。可选择胺碘酮、索他洛尔，也可选择多非利特与β-受体阻滞剂合用。

（4）若伴心力衰竭，应慎用抗心律失常药物，必要时可考虑应用胺碘酮或多非利特，并适当加用β-受体阻滞剂。

（5）若合并预激综合征（WPW综合征），应首选对房室旁路行射频消融治疗。

（6）对迷走神经性房颤，丙吡胺具有抗胆碱能活性，疗效肯定；不宜使用胺碘酮，因该药具有一定的β-受体阻断作用，可加重该类房颤的发作。对交感神经性房颤，β-受体阻滞剂可做为一线治疗药物。此外，还可选用索他洛尔和胺碘酮。

（7）对孤立性房颤可先试用β-受体阻滞剂；普罗帕酮、索他洛尔和氟卡尼的疗效肯定；胺碘酮和多非利特仅作为替代治疗。在药物治疗过程中，若出现明显不良反应或患者要求停药，则应该停药；如药物治疗无效或效果不肯定，应及时停药。鉴于目前已有的抗心律失常药物的局限性和现有导管消融研究的结果，在维持窦性心律方面经导管消融优于药物治疗。

（三）控制过快的心室率

药物维持窦性心律和控制心室率的研究显示，没有发现控制心室率在病死率和生活质量方面逊于维持窦性心律的治疗。主要原因可能是复律并维持窦性心律治疗过程中的风险，尤其是抗心律失常药物的不良反应，抵消了维持窦性心律所带来的益处，故在降低房颤复发率的同时并没有改善患者的预后。因此，长期用药时应评价抗心律失常药物的益处和风险。对于部分房颤患者而言，心室率控制后可显著减轻或消除症状，改善心功能，提高生活质量。控制心室率在以下情况下可做为一线治疗：①无转复窦性心律指征的持续性房颤；②房颤已持续数年，在没有其他方法干预的情况下（如经导管消融治疗），即使转复为窦性心律也很难维持；③抗心律失常药物复律和维持窦性心律的风险大于房颤本身；④心脏器质性疾病，如左心房内径大于55 mm，二尖瓣狭窄等，如未纠正，很难长期保持窦性节律。

控制房颤患者过快心室率，使患者静息时心室率维持在60～80次/分钟，运动时维持在90～115次/分钟，可采用洋地黄制剂、钙通道阻滞剂（地尔硫䓬、维拉帕米）及β-受体阻滞剂单独应用或联合应用、某些抗心律失常药物。β-受体阻滞剂是房颤时控制心室率的一线药物，钙拮抗剂如维拉帕米和地尔硫䓬也是常用的一线药物，对控制运动时快速心室率的效果比地高辛好，β-受体阻滞剂和地高辛合用控制心室率的效果优于单独使用。洋地黄制剂（例如地高辛）对控制静息时的心室率有效，但对控制运动时的心室率无效，仅用于伴有慢性心力衰竭的房颤患者，对其他房颤患者不单独作为一线药物。对伴有房室旁路前传的房颤患者，禁用钙拮抗剂、洋地黄制剂和β-受体阻滞剂，因房颤时心房激动经房室结前传受到抑制后可使其经房室旁路前传加快，致心室率明显加快，产生严重血流动力学障碍，甚或诱发室性心动过速和（或）心室颤动。对伴有房室旁路前传且血流动力学不稳定的房颤患者，首选直流电复律；血流动力学异常不明显者，静脉注射普罗帕酮、胺碘酮或普鲁卡因胺。为了迅速地控制心室率，可经静脉应用β-受体阻滞剂或维拉帕米、地尔硫䓬。对于发作频繁、药物不能控制的快速心室率患者或不能耐受药物治疗且症状严重的患者，可考虑导管消融改良房室结以减慢心室率、消融房室结阻断房室传导后植入永久性人工心脏起搏器治疗。

(四)抗凝治疗

房颤是卒中的独立危险因素,房颤患者发生卒中的危险是窦性心律者的5～6倍。在有血栓栓塞危险因素的房颤患者中,应用华法林进行抗凝治疗是目前唯一可明确改善患者预后的药物治疗手段。任何有血栓栓塞危险因素的房颤患者如无抗凝治疗禁忌证,均应给予长期口服华法林治疗,并使其国际标准化比率(INR)维持在2.0～3.0,而最佳值为2.5左右,75岁以上患者的INR宜维持在2.0～2.5。INR<1.5不可能有抗凝效果;INR>3.0出血风险明显增加。对年龄<65岁无其他危险因素的房颤患者可不予以抗凝剂,65～75岁无危险因素的持续性房颤患者可给予阿司匹林300～325 mg/d预防治疗。对阵发性或持续性房颤,如行复律治疗,当房颤持续时间在48 h以内,复律前不需要抗凝。当房颤持续时间不明或≥48 h,临床可有两种抗凝方案:一种是先开始华法林抗凝治疗,使INR达到2.0～3.0三个星期后复律。在3周有效抗凝治疗之前,不应开始抗心律失常药物治疗;另一种是行经食管超声心动图检查,且静脉注射肝素,如果没有发现心房血栓,可进行复律。复律后肝素和华法林合用,直到INR≥2.0停用肝素,继续应用华法林。在转复为窦性心律后几周,患者仍然有全身性血栓栓塞的可能,不论房颤是自行转复为窦性心律或是经药物或直流电复律,均需再行抗凝治疗至少4周,复律后在短时间内心房的收缩功能尚未完全恢复。

华法林抗凝治疗可显著降低缺血性脑卒中的发生率,但应注意其出血性事件的危险,对每例患者应当评估风险/效益比。华法林初始剂量2.5～3 mg/d,2～4 d起效,5～7 d达治疗高峰。因此,在开始治疗时应隔天监测INR,直到INR连续2次在目标范围内,然后每周监测2次,共1～2周。稳定后,每月复查2次。华法林剂量根据INR调整。如果INR低于1.5,则增加华法林的剂量;若高于3.0,则减少华法林的剂量。华法林剂量每次增减的幅度一般在0.625 mg/d以内,剂量调整后需重新监测INR。由于华法林的药代动力学受多种食物、药物、酒精等的影响,因此,华法林的治疗需长期监测和随访,将INR控制在治疗范围内。

阿司匹林有预防血栓栓塞事件的作用,但其效果远比华法林差,仅应用于对华法林有禁忌证或者脑卒中的低危患者。因阿司匹林与华法林联合应用的抗凝作用并不优于单独应用华法林,而出血的危险却明显增加,因此不建议两者联用。氯吡格雷也可用于预防血栓形成,临床多用75 mg顿服,其优点是不需要监测INR,出血危险性低,但预防脑卒中的效益远不如华法林,即使氯吡格雷与阿司匹林合用,其预防卒中的作用也不如华法林。

(五)非药物治疗

对一部分反复发作、症状较重而药物治疗效果不理想的患者,可选择进行非药物治疗,包括心房起搏、导管消融及心房除颤器等。

第八节　窦性心动过缓

由窦房结控制的心率,成人每分钟小于60次者,称为窦性心动过缓(sinus bradycardia)。

一、病因

窦性心动过缓常因为迷走神经张力亢进或交感神经张力减弱及窦房结器质性疾病引起。

常见原因如下所示。

(1)正常情况:健康青年人不少见,尤其是运动员或经常锻炼的人,也见于部分老年人。正常人在睡眠时心率可降至 35～40 次/分钟,尤以青年人多见,并可伴有窦性心律不齐,有时可以出现 2 s 或更长的停搏。颈动脉窦受刺激也可引起窦性心动过缓。

(2)病理状态:颅内压增高(如脑膜炎、颅内肿瘤等)、黄疸、急性感染性疾病恢复期、眼科手术、冠状动脉造影、黏液性水肿、低盐、Chagas 病、纤维退行性病变、精神抑郁症等。窦性心动过缓也可发生于呕吐或血管神经性昏厥。

(3)各种原因引起的窦房结及窦房结周围病变。

(4)药物影响:迷走神经兴奋药物、锂剂、胺碘酮、β-受体阻滞剂、可乐定、洋地黄和钙拮抗剂等。

二、临床表现

一般无症状。心动过缓显著或伴有器质性心脏病者,可有头晕、乏力,甚至昏厥,可诱发心绞痛甚至心力衰竭。心率一般在 50 次/分钟左右,偶有低于 40 次/分钟者。急性心肌梗死时 10%～15% 可发生窦性心动过缓,若不伴有血流动力学失代偿或其他心律失常,心肌梗死后的窦性心动过缓比窦性心动过速可能更为有益,常为一过性并多见于下壁或右室心肌梗死。窦性心动过缓也是溶栓治疗后常见的再灌注性心律失常,但心脏停搏复苏后的窦性心动过缓常提示预后不良。

三、心电图表现

(1)P 波在 QRS 波群前,形态正常,为窦性。

(2)PP 间期(或 RR 间期)超过 1 s;无房室传导阻滞时 P－R 间期固定且超过 0.12 s,为 0.12～0.20 s,常伴有窦性心律不齐。

四、治疗

无症状者可以不治疗,有症状者针对病因治疗。窦性心动过缓出现头晕、乏力等症状者,可对症治疗,常用阿托品 0.3～0.6 mg,每日 3 次,或沙丁胺醇 2.4 mg,每日 3 次口服。长期窦性心动过缓引起充血性心力衰竭或心输出量降低的患者则需要电起搏治疗。心房起搏保持房室顺序收缩比心室起搏效果更佳。

对于持续性窦性心动过缓,起搏治疗比药物治疗更为优越,因为没有一种增快心率的药物长期应用能够安全有效而无明显不良反应。

第九节　窦性停搏或窦性静止

窦房结在某个时间内兴奋性低下,不能产生激动而使心脏暂时停止活动,称为窦性停搏(sinus pause)或窦性静止(sinus arrest)。

一、病因

迷走神经张力增高、颈动脉窦过敏、高血钾；使用洋地黄、奎尼丁、乙酰胆碱等药物；也见于各种器质性心脏病、窦房结变性、纤维化导致窦房结功能障碍。

二、临床表现

临床症状轻重不一，轻者无症状或偶尔出现心搏暂停，严重者窦房结活动长时间停顿，心脏活动依靠下级起搏点维持。如果下级起搏点功能低下，则长时间心脏停搏，可出现头晕，近乎昏厥，短暂昏厥甚至阿-斯综合征。

三、心电图表现

(1)在正常的窦性心律中，突然出现较长时间的间歇，长间歇中无 P 波出现。

(2)间歇长短不等，前后 PP 距离与正常的 PP 距离不呈倍数关系。

(3)长间歇中往往出现交界性或室性逸搏心律，发作间歇心电图可无异常。

四、治疗

窦性停搏可以自然恢复正常或在活动后转为正常，也可引起猝死。有症状的窦性停搏，针对病因治疗，如停用有关药物，纠正高血钾。频繁出现时可用阿托品、麻黄碱或异丙肾上腺素治疗。有昏厥发作者或慢性窦房结病变者常需永久起搏器治疗。

第十节 窦房传导阻滞

窦房传导阻滞(sinoatrial block)是窦房结与心房之间发生的阻滞，属于传导障碍，是窦房结内形成的激动不能使心房除极或使心房除极延迟，属少见的心律失常。由于窦房结的激动受阻没有下传至心房，心房和心室都不能激动，使心电图上消失一个或数个心动周期，P 波、QRS 波及 T 波都不能看到。急性窦房传导阻滞的病因为急性心肌梗死、急性心肌炎、洋地黄或奎尼丁类药物作用和迷走神经张力过高。慢性窦房传导阻滞常见于冠心病、原发性心肌病、迷走神经张力过高或原因不明的窦房结综合征。按阻滞的程度不同，窦房传导阻滞分为 3 度。

一、Ⅰ度窦房传导阻滞

Ⅰ度窦房传导阻滞为激动自窦房结发出后，延迟传至心房，即窦房传导的延迟现象。由于常规体表心电图上看不见窦房结激动，故一度窦房传导阻滞在心电图上无法诊断。

二、Ⅱ度窦房传导阻滞

窦房结激动有部分被阻滞，而未能全部下传至心房，心电图上消失一个或数个 P 波，又可以分为 2 型。

(一)Ⅱ度实房传导阻滞一型(即莫氏或 MobitzⅠ型)

心电图表现：①PP 间距较长的间歇之前的 PP 间距逐渐缩短，以脱漏前的 PP 间距最短；

②较长间距的 PP 间距短于其前的 PP 间距的两倍;③窦房激动脱漏后的 PP 间距长于脱漏前的 PP 间距,PR 间期正常且固定。此型应与窦性心律不齐相鉴别,后者无以上规律并且往往随呼吸而有相应的变化。

(二)Ⅱ度窦房传导阻滞二型(即莫氏或 MobitzⅡ型)

心电图上表现为窦性 P 波脱漏,间歇长度约为正常 PP 间距的两倍或数倍。

三、Ⅲ度窦房传导阻滞(完全性窦房传导阻滞)

心电图上无窦性 P 波。若无窦房结电图难以确定诊断。此型在体表心电图上无法和房室交界性心律(P 波与 QRS 波相重叠)或窦性静止相区别。但如果用阿托品后出现Ⅱ度窦房传导阻滞则可考虑该型。

治疗主要针对病因。轻者无须治疗,心动过缓严重者可以用麻黄碱、阿托品或异丙肾上腺素等治疗。顽固而持久并伴有昏厥或阿-斯综合征的患者应安装起搏器。

第十一节　房内传导阻滞

房内传导阻滞(intra-atrial block,IAB)是指窦房结发出的冲动在心房内传导时延迟或中断,可分为完全性传导阻滞和不完全性传导阻滞两种。

一、病因

心房肌群的纤维化、脂肪化、淀粉样变的退行性病变;左心房和(或)右心房的肥大或扩张;心房肌的急性或慢性炎症;心房肌的急慢性缺血或心肌梗死。

二、临床特点

(一)不完全性心房内传导阻滞

多发生于二尖瓣狭窄、某些先天性心脏病和心肌梗死。心电图示 P 波增宽(>0.12 s),有切迹,P 波的前半部或后半部振幅减低或增高。由于冲动在房内传导延迟,可有 PR 间期延长。因房内传导和不应期的不均匀,可以引起心房内折返性心动过速。

(二)完全性心房内传导阻滞(完全性心房分离)

由于房内传导完全阻滞,出现左、右心房激动完全分离。窦房结冲动仅传到一侧心房,并下传心室产生 QRS 波,而另一侧则由心房异位起搏点控制,形成与窦性 P 波并行的另一组心房波,频率慢且不能下传激动心室。心电图特点具体如下。

(1)同一导联有两种 P 波,一种为窦性,其后有 QRS 波;另一种为心房异位的小 P′波,其频率慢,规律性差,不能下传激动心室。

(2)右心房波是窦性冲动下传引起右心房激动的表现,呈窦性,左心房波为扑动或颤动。

(3)心房波的一部分呈扑动,另一部分呈颤动。

心房分离常发生于危重患者,出现后可于数小时或数天内死亡。但在应用洋地黄等药物过量或中毒时,经过及时纠正治疗心房分离可消失并恢复。

心房分离需要与房性并行心律相鉴别,房性并行心律的 P 波较窦性 P 波稍大或等大,心房分离的 P′波小而不易看清。房性并行心律 PP 间期较恒定,常出现夺获、融合,心房分离则无。迷走神经刺激术可使房性并行心律减慢,而对心房分离无影响。

三、治疗

心房内传导阻滞本身不需治疗,治疗主要针对原发病。完全性心房内传导阻滞极罕见,多见于临终前,预后差。常在记录心电图后短时间内死亡。

第十二节　房室传导阻滞

房室间的传导障碍统称房室传导阻滞(atrial-ventricular block),是指冲动从心房传到心室的过程中异常延迟,传导被部分阻断或完全阻断。

房室传导过程中(即心房内、房室结、房室束及束支-普肯野系统),任何部位的传导阻滞都可以引起房室传导阻滞。从解剖生理的角度看,房室结、房室束与束支的近端为传导阻滞的好发部位。房室结的结区传导速度慢而且不均匀,房室束的主干(或称穿入部分)位于两个房室瓣的瓣环间,手术损伤、先天性缺损或瓣环钙化均可累及这个部分,并且房室束的主干、分支、终末部分及左束支前后分支与右束支的近端均呈小束支状,范围不大的病变可以累及全支,甚至同时累及二、三支。

来自心房的冲动经房室束及三分支快速地同时传导至左右心室。三分支的一支或两支传导阻滞并不引起房室传导阻滞,当三分支同时发生同等或不同程度的传导阻滞时,可以形成不同程度的房室传导阻滞合并束支传导阻滞。

房室传导阻滞的分类:①按照阻滞程度分类:分为不全性与完全性房室传导阻滞;②按照阻滞部位分类:分为房室束分支以上与房室束分支以下阻滞两类,其病因、临床表现、发病规律和治疗各不相同;③按照病程分类:分为急性和慢性房室传导阻滞,慢性还可以分为间断发作型与持续发作型;④按照病因分类:分为先天性与后天性房室传导阻滞。从临床角度看,按阻滞程度和阻滞部位分类不但有利于估计阻滞的病因、病变范围和发展规律,还能指导治疗,比较切合临床实际。

一、病因

(一)先天性房室传导阻滞

主要见于孤立性先天性房室传导阻滞、合并其他心脏畸形的先天性心脏传导系统缺损、Kearns-Sayre 综合征。

(二)原发性房室传导阻滞

主要见于特发性双束支纤维化、特发性心脏支架退行性变。

(三)继发性房室传导阻滞

主要见于各种急性心肌炎性病变(如急性风湿热、细菌性和病毒性心肌炎)、急性心肌缺血或坏死性病变（如急性心肌梗死）、迷走神经功能亢进、缺氧、电解质紊乱（如高血钾）、药物作用（如洋地黄、奎尼丁、普鲁卡因胺等）、损伤性病变（心脏外科手术及射频消融术）及传导系统钙化等原因导致的房室传导阻滞。儿童及青少年房室传导阻滞的主要原因为急性心肌炎和炎症所致的纤维性病变，少数为先天性。老年人持续房室传导阻滞的病因以原因不明的传导系统退行性变较为多见。

二、病理

Ⅰ度及Ⅱ度一型房室传导阻滞，其阻滞部位多在房室结（或房室束），病理改变多不明显或为暂时性的房室结缺血、缺氧、水肿或轻度炎症；Ⅱ度二型房室传导阻滞阻滞部位多在两侧束支；Ⅲ度房室传导阻滞阻滞部位多在两侧束支，病理改变较广泛而严重，且持久存在，包括传导系统的炎症或局限性纤维化。急性大面积心肌梗死时，累及房室束、左右束支，引起坏死的病理改变。如果病理改变为可逆的，则阻滞可以在短期内恢复，否则呈持续性。此外，先天性房室传导阻滞患者中可见房室结或房室束的传导组织完全中断或阙如。

三、分型

房室传导阻滞可以发生在窦性心律或房性、交界性、室性异位心律中。冲动自心房向心室方向发生传导阻滞（前向传导或下传阻滞）时，心电图表现为 PR 间期延长，或部分甚至全部 P 波后无 QRS 波群。

（一）Ⅰ度房室传导阻滞

Ⅰ度房室传导阻滞（A-VB）是指激动从窦房结发出后，可以经心房传导到心室，并产生规则的心室律，仅传导时间延长。心电图上 PR 间期在成人超过 0.20 s，老年人超过 0.21 s，儿童超过 0.18 s。Ⅰ度房室传导阻滞可以发生于心房、房室结、房室束、左右束支及末梢纤维的传导系统中的任何部位。据统计发生在房室结的阻滞约占 90%，因为房室结的传导纤维呈网状交错，激动在传导中相互干扰，易使传导延迟。在房室束中，由于传导纤维呈纵行排列，所以传导速度较快，正常不易受到阻滞，但在房室束发生病变时，也可使房室传导延迟。发生在束支及末梢部位的阻滞约占 6%，发生机制多为传导系统相对不应期的病理性延长。心房率的加速或颈动脉窦按摩引起的迷走神经张力增高可导致Ⅰ度房室传导阻滞转化为Ⅱ度一型房室传导阻滞，反之，Ⅱ度一型房室传导阻滞在窦性心率减慢时可以演变为Ⅰ度房室传导阻滞。

1. 心电图特点

PR 间期大于 0.20 s，每次窦性激动都能传到心室，即每个 P 波后都有一个下传的 QRS 波。PR 间期显著延长时，P 波可以隐伏在前一个心搏的 T 波内，引起 T 波增高、畸形、切迹，或延长超过 PP 间距，而形成一个 P 波越过另一个 P 波传导。后者多见于快速房性异位心律。显著窦性心律不齐伴二度Ⅰ型房室传导阻滞时，PR 间期可以随着其前面的 RP 间期的长或短而相应地缩短或延长。如果体表心电图显示 QRS 波群的时间与形态正常，则房室传导延迟几乎均发生于房室结，而非希氏束本身；如果 QRS 波群呈现束支阻滞图形，传导延迟可能发生于房室结和（或）希普系统，希氏束电图有助于后一类型的传导阻滞的正确定位。

2. 希氏束电图特点

希氏束电图可反映阻滞部位：①心房内阻滞：PA 间期＞60 ms，而 AH 和 HV 间期都正常；②房室结传导阻滞（最常见）：AH 间期延长（＞140 ms），而 PA、HV 间期正常；③希氏束内阻滞:HH′间期延长(>20 ms);④束支阻滞:HV间期延长>60 ms。

3.鉴别

希氏束近端阻滞与希氏束远端阻滞的临床意义:绝大多数一度房室传导阻滞系希氏束近端阻滞,见于各种感染性心肌炎、风心病和冠心病患者,或迷走神经张力亢进的正常人,表现为AH间期延长而HV间期正常,预后良好。而当希氏束电图示HV间期延长,则提示希氏束远端阻滞,预后较前者差。

(二)Ⅱ度房室传导阻滞

Ⅱ度房室传导阻滞是激动自心房至心室的传导有中断,即一部分室上性激动因阻滞而发生QRS波群脱漏,同时也可伴有房室传导的现象,属于不完全性房室传导阻滞中最常见的一种类型。P波与QRS波群可成规则的比例(如3:1,5:4等)或不规则比例。Ⅱ度房室传导阻滞的心电图表现可以分为两型,即莫氏一型(Mobitz一型)和莫氏二型(Mobitz二型)。

1.莫氏一型房室传导阻滞

莫氏一型房室传导阻滞又称文氏型阻滞(Wenckebach block)。心电图的基本特点是:PR间期逐渐延长,以致出现一个P波后的QRS波脱漏,其后的PR间期重新回到最短(可以正常,也可不正常)。从PR间期最短的心动周期开始到出现QRS波脱漏的心动周期为止,称为一个文氏周期。这种文氏周期反复出现,称为文氏现象(Wenckebach phenomenon)。

(1)心电图特点:P波和下传的QRS波的比例可以用数字表示,如4:3阻滞,表示每4个P波有3个下传,脱漏1个。其特征可归纳为:①PR间期逐渐延长,直至脱漏一次,脱漏前PR间期最长,脱漏后的PR间期最短;②PR间期逐渐延长的增加量逐次减少,由此出现RR间期逐渐缩短的现象;③含有未下传的QRS波的RR间期小于最短的RR间期的2倍。

(2)希氏束电图特点:莫氏一型房室传导阻滞的部位约80%在希氏束的近端,表现为AH间期进行性延长,直至完全阻滞,而HV间期正常。少数患者也可以在希氏束本身或希氏束远端阻滞,表现为HH或HV间期延长直至完全阻滞。

(3)临床意义:注意鉴别不典型的文氏阻滞。对于PR间期不是逐渐延长而是相对稳定的文氏阻滞,易误诊为莫氏二型房室传导阻滞,此时应仔细测量QRS波脱落前的一个PR间期与脱落后的一个PR间期,如果后者短于前者,应属于莫氏一型房室传导阻滞。莫氏一型房室传导阻滞一般预后良好,只需针对病因治疗而不需要特殊处理。对于远端阻滞而伴有昏厥等临床症状者,应引起重视,随访观察。

2.莫氏二型房室传导阻滞

房、室呈比例的传导中断,多发生于房室结以下的传导系统病变时,其次为房室结,主要由于心脏的传导系统绝对不应期呈病理性延长,少数的相对不应期也有延长,致使PR间期延长。如房室呈3:1或3:1以上阻滞,称为高度房室传导阻滞。

(1)心电图特点:PR间期固定(多数情况下PR间期正常,但也可以延长),若干个心动周期后出现一个QRS波脱漏,长RR间期等于短RR间期的2倍。房室传导比例可固定,如3:1或3:2,也可不定,如3:2到5:4等。下传的QRS波可正常或宽大畸形。

(2)希氏束电图特点:莫氏二型阻滞部位大多在希氏束远端,约占70%。①希氏束近端阻滞的特点:AH间期延长,但下传的HV间期正常,QRS波也正常,说明冲动可下传,在房室结呈不完全阻滞,而A波不能下传时A波后无H波;②希氏束远端阻滞:AH间期正常,HV间期延长,冲动不能下传时,心搏的H波后无V波。

(3)临床意义:莫氏二型房室传导阻滞多发生在希氏束远端,常为广泛的不可逆性病变所致,易发展为持续的高度或完全性房室传导阻滞。预后较莫氏一型房室传导阻滞差,有昏厥者需安装心脏起搏器治疗。

莫氏一型和莫氏二型房室传导阻滞需进行鉴别,尽管两者都属于Ⅱ度房室传导阻滞,但是由于阻滞部位多不相同,前者大部分在房室结,而后者几乎都在希氏束-普肯野系统,因而,两者的治疗和预后显著不同。在心电图中的鉴别关键是有下传的 QRS 波的 PR 间期是否恒定。在 PP 间期恒定的情况下,凡 PR 间期固定不变者,可判断为莫氏二型房室传导阻滞。如果 PP 间期不恒定,PR 间期在莫氏二型房室传导阻滞中的变化也不会超过 5 ms。具体鉴别见下。

一型。①病变性质:多见于功能改变、炎症、水肿;②病因:下壁心肌梗死、心肌炎、药物、迷走神经功能亢进;③PR 间期:脱漏前 PR 间期逐渐延长,至少脱漏前 PR 间期比脱漏后的第一次 PR 间期延长;④QRS 波群:多正常;⑤对血流动力学影响:较少,症状不明显;⑥治疗:病因治疗,一般不需人工起搏器;⑦预后:常为一过性,多能恢复,预后较好。

二型。①病变性质:多见于坏死,纤维化,钙化,退行性病变;②病因:前间壁心肌梗死、原发性传导系统疾病、心肌病;③PR 间期:下传搏动的 PR 间期固定;④QRS 波群:长宽大畸形(可呈束支阻滞图形);⑤对血流动力学影响:较严重,可出现昏厥、黑矇、阿-斯综合征;⑥治疗包括病因治疗和对症治疗,必要时考虑人工起搏;⑦预后:多为永久性并进行性加重,预后较差。

(三)近乎完全性房室传导阻滞

绝大多数 P 波后无 QRS 波群,心室基本由房室交界处或心室自主心律控制,QRS 波群形态正常或呈束支传导阻滞型畸形增宽。在少数 P 波后有 QRS 波群,形成一个较交界处或心室自主心律提早的心搏,称为心室夺获(ventricular capture)。心室夺获的 QRS 波群形态与交界处的自主心律相同,而与心室自主心律不同。

(四)Ⅲ度房室传导阻滞

Ⅲ度房室传导阻滞又称完全性房室传导阻滞。心房的冲动完全不能下传到心室,因此心房受窦房结或房颤、房扑、房速控制而独自搏动,心室则受阻滞部位以下的逸搏点控制,形成缓慢而匀齐的搏动,在心电图表现为 P 波与 QRS 波完全无关,各自搏动的现象,即房室分离(atrioventricular dissociation)。

Ⅲ度房室传导阻滞多发生在房室交界部,房室束分叉以上(高位)约占 28%,房室束分叉以下(低位)约占 72%。Ⅲ度房室传导阻滞多为严重的传导系统病变,少数为暂时性的完全性房室传导阻滞,多为高位阻滞,即 QRS 波群不增宽,可由传导系统暂时缺血引起。而低位的完全性房室传导阻滞 QRS 波群增宽畸形,且心室频率缓慢,几乎都是持久性的完全性房室传导阻滞。常见于冠心病、心肌炎后心肌病变、心脏手术后或其他器质性心脏病等。

1.心电图特点

心房激动完全不能下传到心室。即全部 P 波不能下传,P 波和 QRS 波没有固定关系,PP 间距和 RR 间距基本规则,心房频率较快,PP 间期较短,而心室由低位起搏点激动,心室频率缓慢,每分钟 30~50 次。心室自主心律的 QRS 波群形态与心室起搏部位有关。如果完全阻滞在房室结内,则起搏点在希氏束附近,心电图特点是 QRS 波不宽,心室率在 40 次/分钟以上。如果完全阻滞在希氏束以下或三束支处,则起搏点低,QRS 波增宽畸形,心室率在 40 次/分钟以下,且易伴发室性心律失常。

如起搏点位于左束支，QRS波群呈右束支传导阻滞型；如起搏点位于右束支，QRS波群呈左束支传导阻滞型。心室起搏点不稳定时，QRS波形态和RR间距可多变。心室起搏点自律功能暂停则引起心室停搏，心电图上仅表现为一系列P波。在房颤的心电图中，如果出现全部导联中RR间期都相等，则应考虑有Ⅲ度房室传导阻滞的存在。完全性房室传导阻滞时偶有短暂的超常传导表现。心电图表现为一次交界处或心室逸搏后出现一次或数次P波下传至心室的现象，称为韦金斯基现象。发生机制为逸搏作为对房室传导阻滞部位的刺激，可使该处心肌细胞的阈电位降低，应激性增高，传导功能短暂改善。

2.希氏束电图特点

完全性房室传导阻滞的希氏束电图可以确定阻滞的具体部位，分为希氏束近端、希氏束内和希氏束远端。①希氏束近端阻滞：少见，多为先天性疾病引起。希氏束电图表现为AH阻滞（房室结内阻滞），A波后无H波，而V波前有H波，HV固定，A波与V波无固定关系。②希氏束内阻滞：A波后有H波，AH固定且正常，A波与V波无关，HH'中断，每个V波前有H'波，V波可以正常。③希氏束远端阻滞：表现为HV阻滞，绝大多数为完全性房室传导阻滞。特征为A波后无V波，AH固定，但H波不能下传，其后无V波，完全阻滞于HV之间。

3.鉴别诊断

希氏束近端阻滞和远端阻滞的鉴别：①临床症状：有昏厥或阿-斯综合征者，多为希氏束远端阻滞；长期稳定，症状轻的多为希氏束近端阻滞。②心电图QRS波宽大畸形者多为远端阻滞，而QRS波小于0.11 s多为近端阻滞。③室性逸搏心率＞45次/分钟多为近端阻滞，而心率在40次/分钟左右或以下者多为远端阻滞。Ⅲ度房室传导阻滞还应与干扰性房室分离相鉴别，后者是一种生理性传导阻滞。二者的鉴别要点在于前者的心房率大于心室率，而后者的心房率小于心室率。

四、临床表现

Ⅰ度房室传导阻滞很少有症状，听诊第一心音可略减弱。Ⅱ度房室传导阻滞可有心脏停顿或心悸感，听诊可有心音脱漏，脉搏也相应脱漏，心室率缓慢时可有头晕、乏力、易疲倦、活动后气促，甚至短暂昏厥。Ⅲ度房室传导阻滞时症状较明显，除上述症状外，还可以进一步出现心脑供血不足的表现，如智力减退、心力衰竭等。Ⅲ度房室传导阻滞造成血流动力学的影响取决于心室逸搏频率的快慢。在希氏束分支以上的Ⅲ度房室传导阻滞起搏点频率较快，可达40～60次/分钟，且心室除极顺序正常，对血流动力学影响较小，患者多不出现昏厥。而在希氏束分支以下的Ⅲ度房室传导阻滞，逸搏心率缓慢，20～40次/分钟，甚至更低，且心室收缩协调性差，血流动力学影响显著，患者出现昏厥、阿-斯综合征，甚至猝死，此外尚可有收缩压增高、脉压增宽、颈静脉搏动、心音不一致，及心脏增大等体征，偶可闻及心房音。三度房室传导阻滞的特异性体征是心室率缓慢且规则，并伴有第一心音强弱不等，特别是突然出现的增强的第一心音，即"大炮音"，是由于房室收缩不同步造成的，当房室收缩相距较近时（PR间期0.04～0.10 s），第一心音明显增强。

心室率过慢、心室起搏点不稳定或心室停搏时，可有短暂的意识丧失。当心室停搏较长时间，可出现昏厥、抽搐和发绀，即所谓的阿-斯综合征发作。迅速恢复心室自主心率可立即终止发作，神志也可立即恢复，否则将导致死亡。

五、治疗

房室传导阻滞的治疗方法原则上取决于房室传导阻滞发生的原因（病因是否能消除）、病程（急性还是慢性）、阻滞的程度（完全性阻滞还是不完全性阻滞）及伴随症状。房室束分支以上阻滞形成的一至二度房室传导阻滞并不影响血流动力学状态，主要针对病因治疗。房室束分支以下阻滞者，不论是否引起房室传导阻滞，均必须结合临床表现和阻滞的发展情况慎重考虑电起搏治疗。

急性房室传导阻滞的病因常为急性下壁心肌梗死，急性心肌炎或其他心外因素，如药物影响或电解质紊乱等。多数情况传导系统的损伤是可以恢复的。因此，对于无明显血流动力学障碍的Ⅰ度或Ⅱ度一型房室传导阻滞可以不必处理。Ⅱ度二型和Ⅲ度房室传导阻滞应根据阻滞部位和心室率采取相应的措施。如果心率能达到 50 次/分钟，QRS 波正常者，可以给予阿托品，每 4 h 口服 0.3 mg，尤其适于迷走神经张力过高引起的阻滞，必要时肌内或静脉注射，每 4～6 h 0.5～1.0 mg；对于血压偏低的患者可以选用异丙肾上腺素滴注；对于心室率不足 40 次/分钟，QRS 波宽大畸形者，房室传导阻滞部位在希氏束以下的，对药物反应差，应考虑临时起搏器治疗。预防或治疗房室传导阻滞引起的阿-斯综合征发作，宜用异丙肾上腺素溶液静脉滴注，使心率控制在 60～70 次/分钟。

慢性房室传导阻滞的治疗，主要视阻滞部位、阻滞程度及伴随症状而定，无症状的Ⅰ度或Ⅱ度一型房室传导阻滞一般不需治疗。若下传的 QRS 波宽大，不能排除有双束支阻滞的，应加强观察，定期随访，必要时进行心电生理检查，特别是已经发生昏厥的患者。慢性Ⅱ度二型房室传导阻滞，因阻滞部位多在希氏束分支以下，心室率缓慢，常伴有头晕、乏力等症状，当发展为Ⅲ度房室传导阻滞时，易发生阿-斯综合征，故应早期植入永久起搏器治疗。慢性Ⅲ度房室传导阻滞，心室率不超过 60 次/分钟，在希氏束分支以下者心率仅为 20～40 次/分钟，可频繁发生昏厥，应尽快安装永久心脏起搏器治疗。

第十三节　室内传导阻滞

室内传导阻滞（intraventricular block）是指阻滞发生在希氏束以下的传导系统，简称室内阻滞，其共同特征是 QRS 波时限延长。

心室内传导纤维包括希氏束远端的左、右束支及两侧的心室普肯野纤维。希氏束在室间隔上端分出左、右束支。右束支较为纤细，沿室间隔右侧心内膜下走行至右心室心尖部再分支至右心室的乳头肌及游离壁。左束支在主动脉下方穿出室间隔膜部后发出很多分支，在室间隔内膜下呈扇形展开，主要分为两组纤维：①前上部分纤维组称为前分支（anterior fascicle），分布于室间隔的前、上部分及左心室前壁及侧壁内膜下；②后下部分纤维组称为后分支（posterior fascicle），分布于室间隔的后下部及左心室下壁、后壁内膜下；③还有一组纤维进入室间隔中部，该组纤维或由左束支分出，或起自前分支或后分支，称为间隔支（septal fascicle）。

室内阻滞可以发生在室内传导纤维的任何部位，可以为一个束支（如左束支或右束支）、一个分支(如左束支的前分支、后分支或间隔支)、数个分支阻滞,或数个分支发生完全性阻滞而其他分支发生不完全性阻滞,也可为完全的室内双束支传导阻滞。正常冲动经房室束及 3 分支系统几乎同时到达心室肌,室内传导时间为 0.08 s,不超过 0.10 s。左、右心室中如果有一侧束支发生阻滞,心脏就先兴奋健侧,然后再通过室间隔传至阻滞侧,需要增加 40~60 ms,这就使正常的心室内传导时间由 60~80 ms 延长到 120 ms 以上,使 QRS 波明显增宽。正常心脏的不应期右束支比左束支延长约 16%,一般右束支的不应期最长,依次为右束支>左束支前分支>左束支后分支>左束支间隔支。在传导速度方面,左右束支相差 25 ms 以内,心电图上 QRS 波范围正常。如相差 20~40 ms,则 QRS 波稍宽,呈部分传导阻滞的图形改变,如相差 40~60 ms,则 QRS 波明显增宽(>120 ms),QRS 波呈完全性束支阻滞的图形。临床上习惯根据 QRS 波的时限是否大于 120 ms 而将束支传导阻滞分为完全性或不完全性。实际上也可以像房室传导阻滞那样分为Ⅰ度、Ⅱ度、Ⅲ度(完全性)。

一、右束支传导阻滞

发生于右束支传导系统内的阻滞性传导延缓或阻滞性传导中断称为右束支传导阻滞(right bundle branch block,RBBB)。右束支传导阻滞远较左束支传导阻滞多见,可见于各年龄组。任何因素使右束支传导变慢或组织损毁使右心室除极在左心室之后,即可出现右束支传导阻滞。最常见的原因有高血压、冠心病、糖尿病、心肌炎、心肌病、先天性心脏病、心脏手术及药物毒性反应等。

(一)心电图特点

右束支传导阻滞后,心室除极的初始向量不受影响,室间隔及左心室仍按正常顺序除极,只是右心室最后通过心肌传导缓慢,所以右束支传导阻滞心电图只是 QRS 波的后半部有变化。在心向量图上 QRS 波最后部分出现了一个向右前突出的、缓慢进行的"附加环"。

完全性右束支传导阻滞的心电图表现有:① QRS 波时间延长,等于或大于 0.12 s。② QRS 波形态改变,具有特征性。右侧胸前导联 V_1、V_2 开始为正常的 rs 波,继以一个宽大的 R' 波,形成由 rsR' 组成的"M"形综合波。V_5、V_6 导联 R 波窄而高,S 波甚宽而且粗钝。Ⅰ导联有明显增宽的 S 波。③继发性 ST 段、T 波改变,在有宽大的 R 波或 R' 波的导联如 V_1、aVR 导联,ST 段压低,T 波倒置,而在有增宽的 S 波的导联如 V_5、V_6、Ⅰ、aVL 等导联 ST 段轻度升高,T 波直立;④ QRS 波电轴正常。

(二)希氏束电图特点

(1)V 波的时间大于 0.12 s,提示心室除极时间延长。

(2)AH 和 HV 时间正常,提示激动从房室结-希氏束-左束支的传导时间是正常的;如果 HV 延长,则表示经左束支下传时间延长。

(3)经左心室记录左束支电位,同时经希氏束电极记录右束支电位,可以证实右束支传导阻滞。

(三)诊断

临床诊断困难,可有第二心音分裂,吸气相更为明显,确诊依靠心电图。

(四)临床意义

由于右束支的特殊生理解剖结构,右束支传导阻滞较常见,可见于正常人,而多数完全性右束支传导阻滞是由器质性心脏病所致,见于右心室受累的各种疾病。儿童发生右束支传导阻滞,应结合超声心动图除外先天性心脏病。发生右束支传导阻滞后,原发性 ST-T 改变被部分或完全掩盖。左、右束支同时发生阻滞可以导致阻滞型心室停搏。各种大手术后突发的右束支传导阻滞应高度警惕急性肺栓塞。应用普罗帕酮等药物以后发生的右束支传导阻滞是药物的毒性反应。

(五)治疗

右束支传导阻滞本身无特殊治疗,主要针对病因治疗。

二、左束支传导阻滞

发生于左束支传导系统内的阻滞性传导延缓或阻滞性传导中断,称为左束支传导阻滞(left bundle branch block,LBBB)。左束支的主干短而粗,由前降支的前穿隔支和后降支的后穿隔支双重供血,这是左束支传导阻滞少见的原因。

一旦发生了左束支传导阻滞,就意味着左束支的受损范围广泛,因此其临床意义远较右束支传导阻滞重要。绝大多数左束支传导阻滞是由器质性心脏病引起,常见的病因有急性心肌梗死、原发性高血压、心肌病、原发性传导束退变、低血钾或高血钾等。左束支传导阻滞的好发部位主要在左束支主干与希氏束交界处。

左束支传导阻滞时,心室激动顺序一开始就是异常的,室间隔的除极开始于右侧,穿过室间隔自右前向左后方进行。心室壁传导正常而迅速且两侧协调的除极程序、顺序发生了变化,左心室的除极不再通过左束支及其普肯野纤维传导,而是由右束支的激动经室间隔心肌向左后方的左侧心室壁进行缓慢迂回的除极,整个心室的除极时间明显延长。左束支传导阻滞时,心室除极向量环总的特点是向左后方突出、时间延长。

(一)心电图特点

完全性左束支传导阻滞的心电图表现有:①QRS 波时间延长,大于 0.12 s。②QRS 波形态改变,具有诊断意义。由于正常除极开始的室间隔自左后向右前的向量消失,而横面向量一开始就是由右前向左后方,这就决定了胸前导联的以下变化。右侧胸前导联 V_1、V_2 呈现宽大而深的 QS 波或 rS 波(r 波极其微小),V_5、V_6 导联中没有 q 波而表现为一宽阔而顶端粗钝的 R 波。Ⅰ 导联有明显增宽的 R 波或有切迹,S 波常不存在。③继发性 ST 段、T 波改变,有宽大 R 波的导联中 ST 段压低,T 波倒置;而在 QRS 波主波向下的导联中,ST 段抬高,T 波高耸;④QRS波电轴正常或轻度左偏。

具有上述图形特点而 QRS 波时间<0.12 s,则称为不完全性左束支传导阻滞。

(二)希氏束电图特点

(1)V 波的时间大于 0.12 s,提示心室内除极时间延长。

(2)AH 和 HV 时间正常,提示激动从房室结-希氏束-右束支的传导时间是正常的;如果 HV 延长,则表示经左束支完全阻滞后经右束支的传导也有不完全性阻滞下传。

(3)同时经左心和右心记录左束支电位,可以证实左束支的电位显著晚于右束支(超过 40 ms)。

(三)诊断

持续性左束支传导阻滞本身可以没有症状,但是某些间歇性、阵发性左束支传导阻滞可以引起心悸、胸闷症状。临床可有第二心音的反常分裂(吸气时分裂减轻,呼气时加重)或有收缩期前奔马律。

（四）临床意义

左束支传导阻滞常代表心脏有弥散性病变，多见于左心室病变如冠心病、原发性高血压、扩张型心肌病等，预后较差。完全性左束支传导阻滞可以掩盖心肌梗死、心肌缺血、左心室肥厚的心电图特征。对于缺血性胸痛患者新发生的左束支传导阻滞，应考虑心肌梗死，迅速评估溶栓禁忌证，尽快进行抗缺血治疗和再灌注治疗。

（五）治疗

左束支传导阻滞本身无特殊治疗，主要针对病因，预后取决于原有心脏病的程度。

三、左前分支传导阻滞

发生于左束支前分支的阻滞性传导延缓或阻滞性传导中断，称为左前分支阻滞（left anterior fascicular block，LAFB）。在左束支的左前分支、左后分支和间隔支3分支传导系统中，左前分支阻滞最常见，可能与左前分支的生理解剖特点有关。左前分支细长，走行于左心室流出道，由于血流压力较大易受损伤，并且仅有单一血管供血易受缺血性损害。左前分支的不应期最长，容易引起传导延缓。正常情况下，冲动到达左束支后，同时由两组分支向左心室内膜传出，QRS综合除极向量指向左下方。如果两组分支之一受到损伤，则QRS向量就偏向该分支支配的区域，因为这一区域最后除极。左前分支阻滞时，左心室开始除极后，冲动首先沿左后分支向下方传导，使室间隔的后下部及隔面内膜除极，然后通过普肯野纤维向左上传导以激动左前分支所支配的室间隔前半部、心室前侧壁及心尖部。因此，QRS初始向量（一般不超过0.02 s）向下向右，QRS综合向量指向左上，额面QRS环逆钟向运行，向量轴位于$-90°$～$-30°$。

（一）心电图特点

（1）QRS波电轴显著左偏$-90°$～-30（也有学者认为在$-90°$～$-45°$），多在$-60°$。显著电轴左偏既是左前分支阻滞的主要特征，也是诊断左前分支阻滞的主要条件。

（2）QRS波形态改变：Ⅰ、aVL导联呈qR型，其q波不超过0.02 s；Ⅱ、Ⅲ、aVF导联呈rS型；aVL导联的R波最高，其高度大于Ⅰ和aVR导联。

（3）QRS波不增宽或轻度增宽，不超过0.11 s。

（二）希氏束电图特点

单纯左前分支阻滞时，希氏束电图的AH和HV时间正常，提示激动从房室结-希氏束-右束支和左后分支传导时间是正常的；如果HV延长，则表示右束支和左后分支也有不完全性阻滞。

（三）诊断与鉴别诊断

诊断主要依靠心电图。左前分支阻滞应与引起电轴左偏的各种疾病相鉴别，如肺气肿、左心室肥大、直背综合征、下壁心肌梗死等。左前分支阻滞可以使小范围的下壁心肌梗死受到掩盖，即Ⅱ、Ⅲ、aVF导联的QRS波不出现q波。同时，下壁心肌梗死也可使合并存在的左前分支阻滞表现不出来，如Ⅱ、Ⅲ、aVF导联的QS波相当深而Ⅰ、aVL导联的R波很高，须考虑下壁梗死伴有左前分支阻滞。鉴别诊断应结合临床和前后心电图动态改变综合考虑。

（四）临床意义

左前分支与右束支解剖位置较近，并共同接受冠状动脉左前降支供血，因此，右束支传导阻滞合并左前分支阻滞常见。常见病因是冠心病，其他还有原发性高血压、先天性心脏病、心肌病等。少数左前分支阻滞无明显器质性心脏病的证据。

四、左后分支传导阻滞

发生于左束支后分支的阻滞性传导延缓或阻滞性传导中断,称为左后分支阻滞(left posterior fascicular block,LPFB)。左后分支阻滞没有左前分支阻滞多见,因为左后分支又短又宽,位于左心室压力较低的流出道,血供较丰富,不易发生损害。左后分支阻滞时,激动沿左前分支传导到左心室,再通过普肯野纤维传导到左后分支支配的左心室下部。因此,QRS波的初始向量(0.02 s)向左并略向上,终末向量指向右后下方,综合QRS向量介于+90°~+120°,QRS环顺钟向运行。左后分支阻滞的程度越严重,QRS波电轴右偏的程度越明显。

(一)心电图特点

(1)QRS波电轴右偏,在+90°~+120°。

(2)QRS波形态改变:Ⅰ、aVL导联呈rS型;Ⅱ、Ⅲ、aVF导联呈qR型,其q波不超过0.02 s;V_1、V_2导联可呈正常的rS型,S波变浅;V_5、V_6导联q波可消失,R波振幅减少,S波增宽,呈顺钟向转位图形。

(3)QRS波不增宽或轻度增宽,不超过0.11 s,合并右束支传导阻滞时QRS波时间大于0.12 s。

(二)希氏束电图特点

单纯左后分支阻滞时,希氏束电图的AH和HV时间正常,即激动从房室结-希氏束-右束支和左前分支传导到心室的时间是正常的;如果HV延长,则表示左后分支阻滞的同时伴有左前分支和右束支不完全性阻滞。

(三)诊断与鉴别诊断

诊断主要依靠以上心电图特征。除上述特征外,尚需除外健康的体型瘦长者,及垂位心、右心室肥厚、广泛前壁心肌梗死、肺气肿、肺心病等患者。右心室肥厚者电轴多显著右偏>120°,S_1很深,aVR、V_1、V_2导联R波振幅增高,V_5、V_6导联S波增宽,临床上有引起右心室肥厚的疾病,如肺心病、先天性心脏病、肺动脉高压等;广泛前壁心肌梗死也可以引起电轴右偏,但QRS波形态改变与左后分支阻滞不同,Ⅰ、aVL导联呈QS、Qr、QR型、Ⅱ、Ⅲ、aVF导联不一定有小q波,冠状动脉造影多阳性。临床上有下列情况方可做出诊断:①同一次或两次心电图记录有电轴左偏与右偏的QRS波,电轴右偏时有上述心电图特点;②体型肥胖、高血压、冠心病尤其有左心室肥厚而电轴右偏;③右束支或左束支传导阻滞伴有电轴高度右偏。

(四)临床意义

左后分支的生理解剖结构决定其较少发生缺血性改变,因而如果发生损害,往往表示有较广泛严重的心肌损害,常与不同程度的右束支传导阻滞和左前分支阻滞合并存在,容易发展成为完全性房室传导阻滞。

五、双束支传导阻滞

左束支传导阻滞加右束支传导阻滞,称为双束支传导阻滞(bilateral bundle branch block,BBBB)。

(一)心电图特点

理论上讲,每侧束支阻滞都可以有Ⅰ、Ⅱ、Ⅲ度之分,两侧阻滞程度不同则可以形成许多组合：①双侧传导延迟程度一致,同为一度,表现为 PR 间期延长,QRS 波正常。②两侧传导延迟程度不一致,则表现为 PR 间期延长,并有传导慢的一侧束支阻滞的 QRS 波改变。PR 间期延长的程度决定于传导较快的一侧的房室传导时间,QRS 波增宽的程度则取决于两侧束支传导速度的差异。一般来说,如果一侧激动的时间晚于对侧 0.04～0.05 s 以上,将出现本侧的完全性束支阻滞的 QRS 波,时限大于 0.12 s;如果较对侧延迟时间为 0.02～0.03 s,则该侧出现不完全性束支阻滞的 QRS 波,时限小于 0.12 s。③两侧均为Ⅱ度或一侧为Ⅰ度另一侧为Ⅱ度、Ⅲ度,则出现程度不同的房室传导阻滞与束支阻滞。④双侧完全阻滞,房室分离,P 波后无对应的 QRS 波,呈完全性房室传导阻滞图形。

(二)希氏束电图特点

心电图上已呈现一侧束支阻滞,而希氏束电图上显示 HV 延长则说明另一侧束支也有不完全性阻滞。

(三)诊断

当一次心电图或前后对照中能见到同时有完全性左束支传导阻滞合并有完全性右束支传导阻滞的图形,伴或不伴有房室传导阻滞,可以肯定有双侧束支传导阻滞。如仅见到一侧束支阻滞兼有 PR 间期延长或房室传导阻滞,只能作为双侧束支阻滞可疑,因为此时房室传导阻滞可以由房室结、房室束病变引起,若希氏束电图显示仅有 AH 延长而 HV 正常,可以否定双侧束支阻滞。

(四)临床意义

双束支阻滞多由严重的心脏疾病所致,如急性心肌梗死、心肌炎、心肌病等,易发展为完全性房室传导阻滞。

(五)治疗

双侧束支阻滞需考虑安装人工心脏起搏器。

六、三分支传导阻滞

心肌弥散性病变可以侵犯右束支、左前分支及左后分支,使三者都出现传导障碍,称为三分支传导阻滞(trifascicular block)。

(一)心电图特点

PR 间期延长、右束支传导阻滞加上左束支分支阻滞和 QRS 波漏搏。根据各支阻滞程度及是否同步可以组合成若干种类型,在此不一一详述。

(二)希氏束电图特点

心电图上有 2 束支阻滞的患者,如果第 3 支传导功能正常的话,希氏束电图的 HV 正常。如果希氏束电图显示 HV 延长,说明第 3 支也呈不完全性阻滞。

(三)临床意义

三分支阻滞的预后不良,常伴有昏厥等血流动力学异常的症状,易发展为Ⅲ度房室传导阻滞。

(四)治疗

根据情况应及时安装人工心脏起搏器。

第十四节 逸搏和逸搏心律

窦房结或其他高位起搏点自律性降低或丧失或传导阻滞时,次级起搏点受上级起搏点的高频抑制现象得以解除,次级起搏点按其固有频率被动地发出冲动而产生心搏,仅发放 1～2 个心搏时,称之为逸搏(escape);而连续发放 3 个或 3 个以上的心搏时,称逸搏心律(escape rhythm)。

逸搏和逸搏心律是一种被动性异位心搏及异位心律,其自律性强度属 2 级,都是继发于窦房结或高位(高频)起搏点的停搏、传出阻滞、下行性阻滞(如Ⅱ度或Ⅲ度房室传导阻滞)或心动过缓。由于频率抑制的解除,其他自律性低、频率较慢的潜在起搏点的激动得以发放为有效激动,继而形成逸搏和逸搏心律。逸搏是一种生理性代偿,是一种具有保护作用的生理现象,表明心脏具有产生激动的后备能力。

逸搏和逸搏心律常见于窦房结自律性减低或Ⅱ度以上窦房或房室传导阻滞时,亦见于迷走神经张力增高、病态窦房结综合征、麻醉、洋地黄及奎尼丁等药物中毒、冠心病、心肌病和心肌炎等。

心脏四大起搏点(窦房结、心房、交界区和心室)本身都有固定周期。其中窦房结自律性最高。在没有保护机制的作用下,通过其频率抑制作用使窦房结占据优势地位,而形成单一的窦性心律。单一心律的本质是频率抑制现象,即高频起搏点的激动侵入低频起搏点,抑制了低频激动的形成,使其激动始终不能聚集成熟而发放,故低频起搏点成为无效起搏点。换言之,正常时的窦性心律实际上是高频起搏点窦房结对低频的异位起搏点实施了一系列的节律重整来实现的。当窦房结或其他高频起搏点的激动未能到达低频起搏点时,由于频率抑制作用的解除,其他自律性较低、频率较慢的起搏点的潜在激动得以成熟而发放冲动,形成逸搏或逸搏心律。

根据不同起搏点的位置,逸搏和逸搏心律可以分为房性、房室交界区性及室性 3 种。最常见的是房室交界区性逸搏,室性或房性逸搏少见。常见逸搏心律的特点:①QRS 波前无 P 波;②各个 QRS 波的形态相同;③心率较慢,起搏点的位置越靠下心率越慢,QRS 波的形态越畸形。

一、房性逸搏与房性逸搏心律

(一)房性逸搏

当窦房结激动的形成或传导发生阻滞时,心房中的异位起搏点将从正常的频率抑制效应中解脱出来,以其固有频率产生舒张期自动除极,形成 1 次或连续 2 次激动,该激动仍经正常的房室传导系统下传到心室,这种逸搏称为房性逸搏(atrial escape)。

1.心电图特征

房性逸搏常出现在两阵窦性心律或两阵异位心律之间。

(1)在较一基本心动周期为长的间歇之后出现一个房性 P′、QRS、T 波群。

(2)P′波形态与窦性 P 波不同,其形态特点视房性异位起搏点而异,可直立、双相或倒置,频率在 50～60 次/分钟。

(3)P′R 间期＞0.12 s。

(4)QRS 波群形态与窦性心律下传者相同。P′波形态相同者,为单源性房性逸搏。P′形态在两种以上者,称为多源性房性逸搏。

2.临床意义

房性逸搏属于被动性房性心律失常,表明心房有潜在的起搏功能,对机体有保护作用。房性逸搏的临床意义取决于原发性心律失常。

(二)房性逸搏心律

当窦性停搏时间较长,房性逸搏连续出现 3 次或 3 次以上,称为房性逸搏心律。其特点是在窦性心率减慢以后出现,又于窦性心率加快后消失。

1.心电图特征

(1)窦性 P 波消失,连续出现 3 次或 3 次以上的房性 P′波,其特征与房性逸搏相同。

(2)心房率与心室率相同,缓慢而规则,伴有房性心律不齐者例外。

(3)PP′间期与逸搏前间歇相同,频率为 50～60 次/分钟。

(4)P′波常呈多源性,一般房室传导(P′R 间期)与室内传导(QRS 波群)和窦性激动相同。

2.临床意义

房性逸搏心律常发生于夜间睡眠或午休时。多无临床意义,发生于窦性停搏基础上的房性心律见于多种类型心脏病。多导联同步记录。各导联 PP 间期不等,长短交替出现,长 PP 间期相等;而短 PP 间期不等,各有其固定形态的 P 波及 PR 间期(0.16 s 及 0.18 s),提示为心房逸搏-夺获心律,此种心电图极易误诊为房性期前收缩二联律。

二、交界性逸搏与交界性逸搏心律

(一)交界性逸搏

当窦性停搏、窦性心动过缓及不齐、窦性阻滞、不完全性房室传导阻滞及期前收缩搏动后的代偿间歇等使心室搏动发生过长的间歇时,交界性起搏点便逃脱窦房结的控制而发出 1～2 次异位搏动,其逸搏周期在 1.0～1.5 s 之间者,称为交界性逸搏。

1.心电图特征

(1)在一个较长的间歇后出现一个 QRS 波群。

(2)QRS-T 波的形态与由窦性下传者相同,偶伴有室内差异性传导则可宽大畸形。

(3)QRS 波群前后可见逆行 P′波,P′波在 QRS 波群前 P′R 间期<0.12 s,P′波在 QRS 波群后 R-P′间期<0.20 s,或 QRS 波群前后无 P′波可见,此时 QRS 波群形态应正常。

(4)交界性逸搏前偶尔可以出现窦性 P 波,但 PR 间期<0.10 s,表明两者无关,此系交界性逸搏与窦性激动发生了房性干扰所致。

2.临床意义

交界性逸搏继发于其他心律失常之后,对机体具有保护作用。其临床意义取决于病因和原发性心律失常。

(二)交界性逸搏心律

当交界性逸搏连续出现 3 次或 3 次以上时,称为交界性逸搏心律。

1.心电图特征

(1)窦性 P 波消失,或虽有窦性 P 波,但有高度或完全性房室传导阻滞,出现 3 次或 3 次以上的室上性 QRS-T 波,其特点与交界性逸搏相同。

（2）心室率缓慢，节律均匀，频率在 40～60 次/分钟，RR 间期与逸搏前间歇相同。若有两种不同的逸搏频率则应考虑为交界区内游走心律。

2.临床意义

交界性逸搏心律是一种生理性的保护机制，与室性逸搏心律比较，交界性逸搏心律具有较强的自律性、稳定性、可靠性和有效性。有成千上万的房室传导阻滞患者依靠交界性逸搏心律维持着日常生活和工作。与窦性心律并存或有逆行 P′波的交界性逸搏心律可见于正常人，也可见于器质性心脏病患者。无心房波的交界性逸搏心律易见于器质性心脏病，如冠心病、心肌梗死、病窦综合征、洋地黄中毒、心脏手术后等。

三、室性逸搏与室性逸搏心律

（一）室性逸搏

当窦房结与交界区均处于抑制状态而自律性异常降低时，室性起搏点被动地发出激动，引起心室除极和复极，而产生一个或两个延迟出现的室性 QRS 波群，其逸搏周期在 1.5～3.0 s，称为室性逸搏。室性逸搏具有保护作用，可以避免因较长时间的停搏引起的循环功能障碍。

1.心电图特征

（1）在一个较窦性周期长的间歇后，出现一个宽大畸形的室性 QRS 波，QRS 波群时间多在 0.12～0.16 s，ST 段、T 波方向与 QRS 波群主波方向相反。

（2）QRS 波群宽大畸形，但其程度与激动点位置及室内传导快慢有关。位置高或室内传导良好则畸形不明显。

（3）室性逸搏的 QRS 波群前后多无相关的 P 波。偶有室性融合波，但 PR 间期亦短于其他的窦性 PR 间期，QRS 波群形态则介于窦性与室性 QRS 波群之间。

（4）室性逸搏偶有逆传至心房者，此时畸形 QRS 波群后有逆行 P′波，RP′间期＞0.20 s。

2.临床意义

室性逸搏是继发的被动性心律失常，对机体有保护作用，其临床意义取决于病因及原发性心律失常。基础心律异常缓慢，伴发室性逸搏，心室长间歇或昏厥发作者应植入人工心脏起搏器。

（二）室性逸搏心律

室性逸搏连续出现 3 次或 3 次以上，频率为 20～40 次/分钟，称为室性逸搏心律。

1.心电图特征

（1）心室率缓慢，频率为 20～40 次/分钟，节律可规则。起搏点越低，则频率越慢且节律越不规则，越易继发心室停搏或全心停搏。

（2）QRS 波群宽大畸形，时限≥0.12 s，ST 段、T 波方向与 QRS 波群主波方向相反。起搏点越低，QRS 波群宽大畸形越明显，尤其是在严重心脏病临终期，QRS 波群时限超过 0.16 s。如果在心室内有两个以上的逸搏起搏点，则可产生两种以上形态不同的 QRS 波。

2.临床意义

室性逸搏心律多见于器质性心脏病患者，也见于高血钾、奎尼丁中毒、完全性房室传导阻滞或临终期患者，一旦出现，多提示预后不良。

3.治疗

室性逸搏心律的自律性极不稳定，易导致心室停搏。高血钾或临终前的心室逸搏心律极慢且不规则,心输出量显著下降,可引起低血压、休克或阿-斯综合征,紧急对症治疗可在心肺复苏的基础上静脉推注乳酸钠或异丙肾上腺素。由希氏束分支以下阻滞所致完全性房室传导阻滞而产生的心室逸搏心律容易突发心室停搏,引起阿-斯综合征,应安装人工起搏器治疗。

第十五节　病态窦房结综合征

病态窦房结综合征(sick sinus syndrome, SSS)简称病窦,又称窦房结功能障碍(sinus node dysfunction),是因窦房结及其周围组织病变,或者由于各种外在因素导致窦房结冲动形成或传导障碍而产生的多种心律失常临床综合征。临床中多见于老年患者,其表现形式多样:可急性产生,或缓慢形成;病程迁延或间歇出现。

一、病因

病窦的病因较为复杂,包括如下几种。

1. 心脏疾患

冠心病、心肌炎、心包炎、心肌病、先天性心脏病、传导系统退行性病变等。

2. 内分泌或系统性疾病

淀粉样变性、血色病、硬皮病、系统性红斑狼疮、甲状腺功能减退等。

3. 药物或电解质紊乱

β-受体阻滞剂、钙通道阻滞剂、抗心律失常药物及交感神经阻滞剂(可乐定、甲基多巴)、高血钾及高钙血症等。

4. 自主神经系统紊乱

迷走神经张力增高、血管迷走性昏厥及颈动脉高敏综合征等。

5. 其他

外伤、手术及导管消融等。

二、临床表现

可见于任何年龄,老年人多见。起病隐匿,发展缓慢,病程可长达数年甚至数十年。早期多无症状,当心率缓慢影响了主要脏器如心脏、脑部供血时,则可引发明显的临床症状。

脑部供血不足时可以出现头晕、记忆力减退、一过性黑矇、近似昏厥或昏厥。严重者可出现抽搐乃至猝死。心脏方面多表现为心悸,部分患者可出现心力衰竭或心绞痛。骨骼肌供血不足时则可出现四肢乏力、肌肉酸痛等症状,常因不突出而被忽略。

三、心电图表现

可有多种心电图表现,其中以严重而持久的窦性心动过缓最为常见,同时多伴发快速性心律失常,特别是心房颤动。部分患者也可并发房室传导阻滞或室内阻滞。

1. 窦性心动过缓

心率常小于 50 次/分钟,运动时心率亦不能相应提高,多低于 90 次/分钟。

2.窦性停搏

心电图上表现为 P 波脱落和较长时间的窦性静止,其长间歇与基础窦性心动周期不成倍数关系,多伴交界性或室性逸搏。

3.窦房传导阻滞

理论上可分为三度,但一度和三度窦房传导阻滞体表心电图上不能诊断,故临床上仅见于二度窦房传导阻滞,可分为:莫氏Ⅰ型和莫氏Ⅱ型。其中莫氏Ⅰ型的特点为:PP 间期逐渐缩短,直至一次 P 波脱落;P 波脱落前的 PP 间期最短;长的 PP 间期短于最短 PP 间期的 2 倍;P 波脱落后的 PP 间期长于脱落前的 PP 间期。莫氏Ⅱ型的特点为:PP 间期不变,可见一个长的 PP 间期;长的 PP 间期与基础 PP 间期之间存在倍数关系。

4.心动过缓-心动过速综合征(bradycardia-tachycardia syndrome)

心动过缓-心动过速综合征简称慢-快综合征,在窦性心动过缓的基础上,可伴有阵发性心房颤动、心房扑动或室上性心动过速。在心动过速终止时,伴有一个较长的间歇。此类患者中,昏厥常见。心电图特点为:在窦性心动过缓的基础上,间歇出现阵发性房颤、房扑或室上性心动过速;心动过速终止时,窦性心律恢复缓慢状态,可出现窦性停搏、房性或交界性逸搏甚至室性逸搏心律。严重者可反复发作昏厥或发生猝死。此型应与心动过速-心动过缓综合征(简称快-慢综合征)相鉴别。在后者,基础窦房结功能正常,在心动过速(阵发性房颤、房扑或室上速)终止时,可出现较长的间歇;患者甚至出现一过性黑矇或昏厥。

5.并发其他部位阻滞

在缓慢的窦性心律基础上,可伴发心脏其他部位的阻滞,如房室结、束支或室内阻滞。并发房室传导阻滞时,部分学者将其称为"双结病变"。心电图特点为:在缓慢窦性心律基础上(符合病窦标准),并发出现下列情况:如 PR 间期 0.24 s;无诱因出现二度或二度以上房室传导阻滞;完全性右束支、左束支或室内传导阻滞等。

四、实验室检查

病窦综合征的患者往往起病隐匿,发展缓慢。早期多无相关的临床症状而容易被漏诊,也有部分患者因症状间歇发作,难以捕捉而给临床诊断带来困难,因此需要通过各种实验室手段来检测窦房结的功能,以帮助临床诊断及鉴别诊断。

(一)体表心电图

常规的体表心电图检查,对于临床十分必要。它可提供非常有用的临床线索及诊断价值,但因心电图记录时间短暂,若患者间歇发作,则容易漏诊或忽略一过性心律失常。

(二)动态心电图

动态心电图是评判窦房结功能是否正常的有效检测方法。它比常规体表心电图记录的时间更长,可持续记录 24 h、48 h 甚至 72 h,因而可捕捉到间歇出现的缓慢性窦性心律失常如窦性停搏或窦房传导阻滞等,并证实这些心律失常与临床症状之间的关系,也可提供其他一些心电图信息,如 ST-T 改变。

(三)心电监测系统

对于临床症状不突出或间歇发作的患者,即便应用了动态心电图,有时亦难以捕捉到一过性心律失常,因而有必要使用记录时间较长或实时的心电监测系统包括电话监测心电图和植入式 Holter 检查。这些情况下,该系统可能更为有效。

(四)运动负荷试验

在评判窦房结功能状态时,除了强调检测其自律性高低的同时,还应注意其在运动状态下心率的变化能力即心率的变异性是否正常。运动负荷试验检查的目的就是根据运动后的心率增加能否达到预计心率,通常采用根据年龄计算最大心率的 Burce 方案。运动后的最大心率大于 120 次/分钟,则可排除病窦;若运动后的最大心率小于 90 次/分钟,则提示窦房结功能低下。

(五)药物试验

药物试验包括阿托品和异丙肾上腺素试验。通常情况下,静脉注射阿托品 2 mg(或 0.04 mg/kg,不超过 3 mg)后,分别记录注射后 1 min、2 min、3 min、4 min、5 min、10 min、15 min、20 min、30 min 时刻的心电图,计算最小和最大的心率。若最大心率低于 90 次/分钟,则认为窦房结功能低下。如试验中或试验后出现了窦性停搏、窦房传导阻滞或交界性逸搏,则可明确病窦的诊断。由于该方法较为简单且容易实施,故在基层医院应用较为广泛。但需要注意的是,该方法诊断病窦的特异性不高,因而存在一定的假阳性率,分析时应谨慎。

临床上,部分学者提出也可静脉应用异丙肾上腺素检测窦房结功能。具体方法是:每分钟静脉滴注异丙肾上腺素 $1\sim4$ μg,观察心率变化。如出现频发或多源室性早搏、室性心动过速或异丙肾上腺素剂量已达 4 μg/min,而最大心率仍未达到 100 次/分钟时,则可考虑窦房结功能低下。

(六)固有心率测定

有学者提出应用心得安和阿托品同时阻断交感神经和迷走神经后,就可使窦房结自身的内在特性显露。具体方法为:给予受试者经静脉滴注 0.2 mg/kg 的普萘洛尔(心得安),滴注速度为 1 mg/min,10 min 后再在 2 min 内静脉推注 0.04 mg/kg 的阿托品,观察 30 min 内的心率。窦房结固有心率与年龄相关。也可用校正的回归方程大致推算受试者窦房结固有心率的正常值。预计固有心率(IHRp)= 118.1 -(0.57×年龄),其 95% 的可信区间为计算值的 14%(小于 45 岁)或 18%(大于 45 岁)。若低于此值则提示窦房结功能低下。

(七)心脏电生理检查

心脏电生理检查包括食管和心内电生理检查。可测定窦房结恢复时间(sinus nodal recovery time,SNRT)和窦房传导时间(sinoatrial conduction time,SACT)。其原理为窦房结细胞的自律性具有超速抑制的作用,超速抑制的刺激频率越快,对窦房结的抑制越明显。故当心房的超速刺激终止后,最先恢复的应是窦性节律。从最后一个心房刺激信号开始至第一个恢复的窦性 P 波之间的距离,被称为窦房结恢复时间。它反映了窦房结细胞的自律性高低。

试验的方法为:停用可能影响检查结果的心血管活性药物如拟交感胺类药物、氨茶碱和阿托品类制剂以及抗心律失常类药物至少 5 个半衰期以上。在受试者清醒空腹状态下,插入食管或心内电极导管,待心率稳定后,用快于自身心率 20 次/分钟的频率开始刺激,逐渐增加刺激的频率。每次刺激至少持续 30 s,两次刺激间隔至少 1 min,终止刺激后观察窦性节律的恢复情况。正常成人的 SNRT<1500 ms,若大于此值则提示窦房结功能低下。为排除自身心率的影响,也可采用校正的窦房结恢复时间(CSNRT)即用测量的 SNRT 减去基础窦性周期,CSNRT 正常值应小于 550 ms。

窦房传导时间的计算方法较为复杂,临床上有 Strass 和 Narula 两种方法。Strass 法具体方法为：应用 RS₂ 刺激即每感知 8 个自身窦性 P 波后，发放一个房性早搏刺激。在 Ⅱ 区反应内记录和测量窦性基础周长（A_1A_1）、早搏联律间期（A_1A_2）和回复周期（A_2A_3），Ⅱ 反应＝不完全代偿间期（$A_1A_1 + A_2A_3 < 2A_1A_1$）。Narula 法是取一个平均的窦性周长（记录 10 次基础窦性周长取其平均值），然后用略快于基础窦性频率 5～10 次/分钟的频率连续刺激心房（连续发放 8～10 个刺激脉冲），停止刺激后测量。SNRT 的正常值通常小于 120 ms。

（八）直立倾斜试验

对疑似血管迷走性昏厥特别是心脏抑制型的患者，也可考虑行直立倾斜试验。

五、诊断

由于病窦是一多种心律失常组合的临床综合征，因而必须结合患者的临床症状、心电图及电生理检查结果综合考虑。若能证实临床症状如头晕、一过性黑矇及昏厥与缓慢性窦性心律失常密切相关，则可确定病窦的诊断。

六、治疗

（一）病因治疗

部分患者病因明确，如服用抗心律失常药物、电解质紊乱及甲状腺功能减退等，这些均可通过纠正其病因而使窦房结功能恢复。

（二）对症治疗

对于症状轻微或无症状的患者，可随访观察而无须特殊处理。对于部分症状不明显且不愿接受起搏器治疗的患者，也可给予提高心率的药物如抗胆碱能制剂阿托品、山莨菪碱和 β 受体激动剂异丙肾上腺素、沙丁胺醇（舒喘灵）和氨茶碱等。

（三）起搏治疗

对于临床症状明显的病窦患者，起搏治疗具有十分重要的作用。需要强调的是，起搏治疗的主要目的在于缓解因心动过缓引发的相关临床症状和提高患者的生活质量。起搏器植入的适应证应有严格的指征，对于临床症状明显且其病因不可逆转或需要服用某些抗心律失常药物控制快速性心律失常的病窦患者均可考虑植入心脏永久起搏器治疗。起搏器植入治疗时，应优先选择生理性起搏模式的起搏器如 AAIR、AAI、DDD 或 DDDR 型起搏器。已有研究证实，心室起搏可增加病窦患者发生房颤的概率。此外，心室起搏特别是心尖部起搏由于心室激动顺序的异常和血流动力学的异常均可影响患者的心脏功能，而引发心脏的病理生理改变，因此临床中应尽量避免或减少心室起搏。

第十六节　长 QT 间期综合征

一、概述

长 QT 间期综合征（LQTS）患者心脏结构正常，表现为 QT 间期延长和 T 波异常，心律失常发作时多呈典型的尖端扭转型室性心动过速(TdP)，易发昏厥和猝死。多数 LQTS 先证者静息 12 导联心电图有 QT 间期延长，但也有 10%～40% 的患者静息时 QT 间期正常，称为"隐匿型"LQTS。运动试验、儿茶酚胺激发试验以及 Holter 动态心电图有助于提高诊断的敏感性。LQTS 的患病率约为 1/2500，男性多在青春期之前、女性多在青春期之后出现临床症状，不予治疗的有症状患者 10 年病死率可达 50%。目前已发现 13 个 LQTS 致病基因。其中 KCNQ1(LQT1)、KCNH2(LQT2)及 SCN5A(LQT3)为常见的致病基因，约占遗传性 LQTS 患者的 75%；其他 4～13 型 LQTS 仅约占 5%，散发(或新发)突变的发生率小于 5%～10%。同时有耳聋表型的 Jervell and Lange-Nielsen 综合征(JLNS)患者患病率约为百万分之一。药物诱发的继发性 LQTS 中，有 10%～20% 的患者存在基因突变，新生儿猝死综合征(SIDS)的基因突变率可达 50%。我国在最近 10 年已发表了 39 个 LQTS 的基因突变点。

二、临床表现

LQTS 在 20 岁以前发病的占 60%；男性占 24%，女性占 76%。发病症状包括昏厥、黑矇、心悸、胸闷及头晕等；诱发因素包括情绪紧张或激动，劳累、运动或体力劳动，突然惊吓/电话铃响，休息或睡眠，使用延长 QT 间期的药物等。遇到下列情况需要怀疑 LQTS：①头昏目眩或昏厥前兆反复发作；②情绪波动、体力活动或压力引起的昏厥；③伴随胸痛或心悸的昏厥；④不明病因的癫痫；⑤令人无法解释的溺水；⑥先天性耳聋；⑦婴儿心动过缓；⑧有昏厥、癫痫或猝死的家族史；⑨婴儿猝死综合征的同胞兄妹；⑩已知 LQTS 患者的直系亲属。

三、LQTS 的诊断

依据家族史，不明原因的昏厥和 QTc 延长，基因筛查等进行诊断。对于 QTc 处于临界值的患者($0.44\ s < QTc < 0.47\ s$)，需进一步检查确诊。Valsalva 试验可能会引起隐性 LQT 患者 QT 间期延长、显著 U 波、T 波电交替或室性心律失常。24 h Holter 记录可能发现 QT 间期延长。运动试验可能诱发 QTc 延长。对高度可疑患者进行遗传学检测可能 50%～60% 阳性。LQTS 患者的 T 波时程和形态常呈多变特点，显著 U 波、T-U 融合波也常见。如果一个患者评分为 2～3 分，建议做系列 ECG 跟踪。QT 间期随年龄和性别有所不同，男性 QTc 小于女性。但婴幼儿和儿童的 QTc 值稳定，显示无性别差异。

四、遗传性 LQTS 的治疗

1. TdP 的紧急处理

大多数 TdP 可以由直流电击来终止，预防 TdP 复发是关键。紧急措施包括停用可能诱发 TdP 的药物、抑制早期后除极(EAD)、提高基础心率、服用镇静剂等。

采用 2 g 硫酸镁溶于 20 mL10% 的葡萄糖溶液中静脉注射。对无症状的室性期前收缩二联律患者(即将发生 TdP)注射速度要慢(2 g/2 min)；而对 TdP 正在发作过程中的患者注射速度要快(2 g/(30～60 s))。隔 5～15 min 可再次给药 2 g。也可 3～10 mg/min 持续静点，但大剂量时注意中毒反应。丧失膝反射是镁中毒的信号。严重中毒会出现低血压、昏睡，甚至心搏骤停。补镁的同时要补钾，使血清钾水平 >4.5 mmol/L。利多卡因对 TdP 患者的有效率约 50%。提高基础心率临时起搏最有效，开始时起搏频率设在 100～140 次/分钟，心律失常得到控制后，起搏频率设在可预防室性期前收缩的最低频率。在获得性 LQTS 患者，异丙肾上腺素可以提高基础心率预防 TdP 的复发；而在先天性 LQTS 患者，β-受体阻断药是有效药物。恐惧也能引起心律失常,所以镇静很重要,麻醉可能有助于缓解"心律失常风暴"。

2.遗传性 LQTS 的长期治疗

LQTS 的标准治疗是避免诱发因素,抗肾上腺素能治疗(β-受体阻断药,左心交感神经切除术 LCSD),对少数病例,需要辅以起搏器或埋藏式心脏复律除颤器(ICD)治疗。避免诱发因素主要包括噪声、强烈的情绪波动和压力过大,限制参加竞技性体育运动,鼓励患者在体力活动或热天时饮用电解质丰富的液体,避免和纠正可能延长 QT 间期的药物等。

3.β-受体阻断药

β-受体阻断药是首选治疗,又是长期甚至终生治疗。β-受体阻断药应使用到可耐受的最大剂量。几乎所有的 β-受体阻断药都有效,但国外以普萘洛尔[2～4 mg/(kg·d)]和纳多洛尔[0.5～1 mg/(kg·d)]为最常用。国内最普遍的是普萘洛尔和美托洛尔。运动试验时的峰值心率下降30%可能为 β-受体阻断药到达最大合适剂量的指标之一。β-受体阻断药的合适剂量应保持在能控制症状为度。应通过临床表现、Holter 跟踪、运动试验等定期评价治疗效果。使用最大耐受量的 β-受体阻断药,可使长期病死率降到6%。β-受体阻断药对胎儿的危险性是 C 级,即风险很低但不是零。首选长效普萘洛尔,但其他 β-受体阻断药也可选用。

4.左心交感神经切除术(LCSD)

β-受体阻断药无效者可以进行 LCSD 手术,术后6个月内 QTc 是否大于500 ms 是衡量患者术后危险性高低的重要指标。

5.心脏起搏和 ICD

起搏器预防心动过缓或停搏有效预防心动过缓依赖性 TdP 的发生,增加 β-受体阻断药可耐受剂量。如果在上述治疗后仍有昏厥发作,或者昏厥发作是由于 β-受体阻断药疗效不确切的 LQT3 型所致,植入 ICD 是 I 类适应证。

6.其他治疗探索

对 LQT3 患者钠通道阻滞药,如美西律,可能有一定疗效;普萘洛尔＋钾镁合剂＋鱼油可改善 LQT2 患者症状;对 LQT2 和 LQT1 患者,应用钾通道开放剂或增加细胞外钾浓度可能有益;射频消融只是消除诱发 TdP 的室性期前收缩;基因介入治疗只在实验阶段。

第三章 心脏瓣膜病

第一节 二尖瓣关闭不全

一、病因

二尖瓣关闭不全(mitral incompetence,MI)严格来说不是一种原发病、而是一种临床综合征。任何引起二尖瓣复合装置包括二尖瓣环、瓣膜、腱索、乳头肌病变的因素都可导致二尖瓣关闭不全,其诊断容易但确定病因难。按病程进展的速度和病程的长短可分为急性和慢性。

(一)慢性病变

慢性二尖瓣关闭不全进展缓慢、病程较长,病因包括以下几点。

(1)风湿性心脏病,在不发达国家风湿性心脏病引起者占首位,其中半数以上合并二尖瓣狭窄。

(2)退行性病变,在发达国家,二尖瓣脱垂为最多见原因;二尖瓣黏液样退行性变、二尖瓣环及环下区钙化等退行性病变也是常见原因。

(3)冠心病,常见于心肌梗死致乳头肌功能不全。

(4)其他少见原因,先天性畸形、系统性红斑狼疮、风湿性关节炎、心内膜心肌纤维化等。

(二)急性病变

急性二尖瓣关闭不全进展快、病情严重、病程短,病因包括以下几点。

(1)腱索断裂,可由感染性心内膜炎二尖瓣脱垂、急性风湿热及外伤等原因引起。

(2)乳头肌坏死或断裂,常见于急性心肌梗死致乳头肌缺血坏死而牵拉作用减弱。

(3)瓣膜毁损或破裂,多见于感染性心内膜炎。

(4)心瓣膜替换术后人工瓣膜裂开。

二、病理生理

由于风湿性炎症使二尖瓣瓣膜纤维化、增厚、萎缩、僵硬、畸形,甚至累及腱索和乳头肌使之变粗、粘连、融合缩短,致使瓣膜在心室收缩期不能正常关闭,血液由左心室向左心房反流,病程长者尚可见钙质沉着。

(一)慢性病变

慢性二尖瓣关闭不全者,依病程进展可分为左心室代偿期、左心室失代偿期和右心力衰竭期 3 个阶段。

二尖瓣关闭不全时,在心室收缩期左心室内的血流存在两条去路,即通过主动脉瓣流向主动脉和通过关闭不全的二尖瓣流向左心房。这样,在左心房舒张期,左心房血液来源除通过四条肺静脉回流外,还包括左心室反流的血液而使其容量和压力负荷增加。由于左心房顺应性好,在反流血液的冲击下,左心房肥大,缓解了左心房压力的增加,且在心室舒张期,左心房血液迅速注入左心室而使容量负荷迅速下降,延缓了左心房压力的上升,这实际上是左心房的一种代偿机制,体积增大而压力正常,可使肺静脉与肺毛细血管压长期维持正常。与急性二尖瓣关闭不全相比,肺淤血发生晚、较轻,患者主述乏力而呼吸困难。对于左心室,在心室收缩期由于反流,使得在舒张期时由左心房流入左心室的血液除了正常肺循环回流外还包括反流的部分,从而增加了左心室的容量负荷。早期左心室顺应性好,代偿性扩大而使左心室舒张末期压力上升不明显,且收缩时左心室压力迅速下降,减轻了室壁紧张度和能耗而有利于代偿。左心室这种完善的代偿机制,可在相当长时间(大于 20 年)无明显左心房肥大和肺淤血,左心输出量维持正常而无临床症状。但一旦出现临床症状说明病程已到一定阶段,心输出量迅速下降而致头昏、困倦、乏力,迅速出现左心力衰竭、肺水肿、肺动脉高压和右心力衰竭,心功能达 Ⅳ级,成为难治性心力衰竭,病死率高,患者出现呼吸困难、体循环淤血症状。

(二)急性病变

急性二尖瓣关闭不全早期反流量大,进展迅速,左心房、左心室容量和压力负荷迅速增加,没有经过充分的代偿即出现急性左心力衰竭,使得心输出量迅速下降,心室压力上升,左心房及肺静脉压迅速上升,导致肺淤血和肺间质水肿。患者早期即出现呼吸困难、咯血等左心力衰竭和肺淤血症状,病程进展迅速,多较快死于急性左心力衰竭。由于来不及代偿,左心房、左心室肥大不明显,X 线检查示左心房、左心室大小正常,反流严重者可见肺淤血和肺间质水肿征象。

三、临床表现

(一)症状

1.慢性病变

患者由于左心良好的代偿功能而使病情有无症状期长,有症状期短的特点。

(1)代偿期:左心代偿功能良好,心输出量维持正常,左心房压力及肺静脉压也无明显上升,患者可多年没有明显症状,偶有因左心室舒张末期容量增加而引起的心悸。

(2)失代偿期:患者无症状期长,通常情况下,从初次感染风湿热到出现明显二尖瓣关闭不全的症状,时间可长达 20 年之久。但一旦出现临床症状即说明已进入失代偿期。随着左心功能的失代偿,心输出量迅速下降,患者出现疲劳、头昏、乏力等症状。左心室舒张末期压力迅速上升,左心房、肺静脉及肺毛细血管压上升,引起肺淤血及间质水肿,出现劳力性呼吸困难,开始为重体力劳动或剧烈运动时出现,随着左心力衰竭的加重,出现夜间阵发性呼吸困难及端坐呼吸等。

(3)右心力衰竭期:肺淤血及肺水肿使肺小动脉痉挛硬化而出现肺动脉高压,继而引起右心力衰竭,患者出现体循环淤血症状,如肝大、上腹胀痛、下肢水肿等。

2.急性病变

轻度二尖瓣反流仅有轻度劳力性呼吸困难。严重反流,病情常短期内迅速加重,患者出现呼吸困难,不能平卧,咯粉红色泡沫痰等急性肺水肿症状,随后可出现肺动脉高压及右心力衰竭征象。处理不及时,则心输出量迅速下降出现休克,患者常迅速死亡。

(二)体征

1.慢性病变

(1)代偿期:心尖搏动:呈高动力型,左心室肥大时向左下移位。

心音：①瓣叶缩短所致的重度关闭不全（如风湿性心脏病），S_1 常减弱。②S_2 分裂，代偿期无肺动脉高压时，由于左心室射血时间缩短，主动脉提前关闭，产生 S_2 分裂，吸气时明显；失代偿产生肺动脉高压后，肺动脉瓣延迟关闭可加重 S_2 分裂。③心尖区可闻及 S_3，大约出现在第二心音后 $0.10\sim0.18$ s，是中重度二尖瓣关闭不全的特征性体征，卧位时明显，其产生是由于血液大量快速流入左心室使之充盈过度，引起肥大的左心室壁振动所致。

心脏杂音：心尖区全收缩期吹风样杂音，是二尖瓣关闭不全的典型体征。其强度取决于瓣膜损害程度、反流量及左心房、室压差，可以是整个收缩期强度均等，也可以是收缩中期最强，然后减弱。杂音在左心力衰竭致反流量小时可减弱，在吸气时由于膈下降，心脏顺时针转位，回左心血流量减少，杂音相应减弱，呼气时相反。

杂音一般音调高、粗糙、呈吹风样、时限长，累及腱索或乳头肌时呈乐音样。其传导与前后瓣的解剖位置结构和血液反流方向有关，在前交界和前瓣损害时，血液反流至左心房的左后方，杂音可向左腋下和左肩胛间区传导；后交界区和后瓣损害时，血液冲击左心房的右前方，杂音可传导至肺动脉瓣区和主动脉瓣区；前后瓣均损害时，血液反流至左心房前方和左右侧，杂音向整个心前区和左肩胛间部传导。

心尖区舒张中期杂音，系由于发生相对性二尖瓣狭窄所致。通过变形的二尖瓣口血液的速度和流量增加，产生一短促、低调的舒张中期杂音，多在 S_3 之后，无舒张晚期增强，S_3 和它的出现提示二尖瓣关闭不全为中至重度。

（2）失代偿期（左心力衰竭期）：心前区可触及弥散性搏动，心尖区可闻及舒张期奔马律，全收缩期杂音减弱。

（3）右心力衰竭期：三尖瓣区可闻及收缩期吹风样杂音。由于右心力衰竭，体静脉血回流障碍产生体循环淤血，患者可有颈静脉怒张、搏动，肝大，肝颈静脉回流征阳性，腹腔积液及下垂性水肿等。

2. 急性病变

患者迅速出现左心力衰竭，甚至出现肺水肿或心源性休克，常迅速死亡。

四、辅助检查

（一）心电图检查

病情轻者无明显异常，重者 P 波延长，可有双峰，同时左心室肥大、电轴左偏，病程长者心房颤动较常见。急性者，心电图可正常，窦性心动过速常见。

（二）X 线检查

慢性二尖瓣关闭不全早期，左心房、左心室形态正常，晚期左心房、左心室显著增大且与病变严重程度成比例，有不同程度肺淤血及间质水肿，严重者有巨大左心房，肺动脉高压和右心力衰竭征象。偶可见瓣膜瓣环钙化，随心脏上下运动，透视可见收缩时左心房膨胀性扩大。

急性者心脏大小正常，反流严重者可有肺淤血及间质水肿征象，1~2 周内左心房、左心室开始扩大；一年还存活者，其左心房、左心室扩大已达慢性患者程度。

（三）超声心动图检查

1. M 型 UCG

急性者心脏大小正常，慢性者可见左心房、左心室肥大，左心房后壁与室间隔运动幅度增强。

2.二维 UCG 检查

二维 UCG 检查可确定左心室容量负荷,评价左心室功能和确定大多数病因,可见瓣膜关闭不全,有裂隙,瓣膜增厚变形、回声增强,左心房、左心室肥厚,肺动脉增宽。

3.多普勒 UCG 检查

多普勒 UCG 检查可见收缩期血液反流,并可测定反流速度,估计反流量。

(四)心导管检查

一般没有必要,但可评估心功能和二尖瓣关闭不全的程度,确定大多数病因。

五、并发症

急性者较快出现急性左心力衰竭,慢性者与二尖瓣狭窄相似,以左心力衰竭为主,但出现晚,一旦出现则进展迅速。感染性心内膜炎较常发生(>20%),体循环栓塞少见,常由感染性心内膜炎引起,心房颤动发生率高达 75%,此时栓塞较常见。

六、诊断与鉴别诊断

(一)诊断

根据典型的心尖区全收缩期吹风样杂音伴有左心房、左心室肥大,诊断应不困难。但应结合起病急缓、患者年龄、病情严重程度、房室肥大情况及相应辅助检查来确定诊断及明确病因。

(二)鉴别诊断

1.相对性二尖瓣关闭不全

由扩大的左心室及二尖瓣环所致,但瓣叶本身活动度好,无增厚、粘连等。杂音柔和,多出现在收缩中、晚期。常有高血压、各种原因的主动脉瓣关闭不全或扩张型心肌病、心肌炎、贫血等病因。

2.二尖瓣脱垂

可出现收缩中期喀喇音-收缩晚期杂音综合征。喀喇音是由于收缩中期、拉长的腱索在二尖瓣脱垂到极点时骤然拉紧,瓣膜活动突然停止所致。杂音是由于收缩晚期,瓣叶明显突向左心房,不能正常闭合所致。轻度脱垂时可仅有喀喇音,较重时喀喇音和杂音均有,严重时可只有杂音而无喀喇音。

3.生理性杂音

杂音一般为 1~2 级,柔和、短促,位于心尖和胸骨左缘。二尖瓣关闭不全的临床表现及实验室检查与血流动力学变化密切相关,血流动力学发展的每一阶段,均可引起相应的临床表现及实验室检查结果。

七、治疗

(一)内科治疗

急性者一旦确诊,经药物改善症状后应立即采取人工瓣膜置换术,以防止变为慢性而影响预后,积极的内科治疗仅为手术争取时间。

慢性患者由于长期无症状,一般仅需定期随访,避免过度的体力劳动及剧烈运动,限制钠盐摄入,保护心功能,对风心病患者积极预防链球菌感染与风湿活动及感染性心内膜炎。如出现心功能不全的症状,应合理应用利尿剂、ACE 抑制剂、洋地黄、β-受体阻滞剂和醛固酮受体拮抗剂。血管扩张剂,特别是减轻后负荷的血管扩张剂,通过降低左心室射血阻力,可减少反流量,增加前向心输出量,从而产生有益的血流动力学作用。慢性患者可用 ACE 抑制剂,急性者可用硝普钠、硝酸甘油或酚妥拉明静脉滴注。洋地黄类药物宜用于心功能Ⅱ、Ⅲ、Ⅳ级的患者,对伴有快心室率心房颤动者更有效。晚期的心力衰竭患者可用抗凝药物防止血栓栓塞。心律失常的处理参见相关章节。

(二)外科治疗

人工瓣膜替换术是几乎所有二尖瓣关闭不全病例的首选治疗。

八、预后

慢性二尖瓣关闭不全患者代偿期较长,可达 20 年。一旦失代偿,病情进展迅速,心功能恶化,成为难治性心力衰竭。

内科治疗后 5 年生存率为 80%,10 年生存率近 60%,而心功能Ⅳ级患者,内科治疗 5 年生存率仅 45%。

急性二尖瓣关闭不全患者多较快死于急性左心力衰竭。

第二节 二尖瓣狭窄

一、病因与病理

(一)风湿热

虽然近几十年来风湿性心脏瓣膜病的发生率逐年降低,但仍是临床上二尖瓣狭窄(mitral stenosis,MS)的常见病因。风湿性心脏病患者中约 25% 为单纯二尖瓣狭窄,40% 为二尖瓣狭窄并二尖瓣关闭不全。其中女性患者占 2/3。一般而言,从急性风湿热发作到形成重度二尖瓣狭窄,至少需 2 年,在温带气候大多数患者能保持十年以上的无症状期。风湿热反复多次发作者易罹患二尖瓣狭窄。

风湿性二尖瓣损害,早期病理变化为瓣膜交界处和基底部发生水肿、炎症及赘生物形成,随后由于纤维蛋白的沉积和纤维性变,发生瓣叶交界处粘连、融合、瓣膜增粗、硬化、钙化、腱索缩短并相互粘连,限制瓣膜的活动与开放,致使瓣口狭窄,与鱼嘴或纽孔相似。一般后瓣病变程度较前瓣重,后瓣显著增厚、变硬、钙化、缩短,甚至完全丧失活动能力,而前瓣仍能上下活动者并不罕见。

(二)二尖瓣环及环下区钙化

常见于老年人退行性变。尸检发现,50 岁以上人群中约 10% 有二尖瓣环钙化,其中糖尿病患者尤其多见,女性比男性多 2~3 倍,超过 90 岁的女性患者二尖瓣环钙化率高达 40% 以上。偶见于年轻人,可能与合并 Maffan 氏综合征或钙代谢异常有关。

瓣环钙化可影响二尖瓣的正常启闭,引起狭窄和(或)关闭不全。钙化通常局限于二尖瓣的瓣环处,多累及后瓣。然而,最近研究表明,老年人二尖瓣环钙化,其钙质沉着主要发生于二尖瓣环的前方及后方,而非真正的瓣环处,钙化延伸至膜部室间隔或希氏束及束支时,可引起心脏传导功能障碍。

(三)先天性发育异常

单纯先天性二尖瓣狭窄甚为少见。

(四)其他罕见病因

如结缔组织疾病、恶性类癌瘤、多发性骨髓瘤等。

二、病理生理

正常人二尖瓣开放时瓣口面积为 $4\sim6\ cm^2$,当瓣口面积小于 $2.5\ cm^2$ 时,才会出现不同程度的临床症状。临床上根据瓣口面积不同,将二尖瓣狭窄分为轻度($2.5\sim1.5\ cm^2$)、中度($1.5\sim1.0\ cm^2$)、重度($<1.0\ cm^2$)狭窄。根据二尖瓣狭窄程度和代偿状态分为如下 3 期。

1.左心房代偿期

轻度二尖瓣狭窄时,只需在心室快速充盈期、心房收缩期存在压力梯度,血液便可由左心房充盈左心室。因此左心房发生代偿性扩张及肥大以增强收缩力,延缓左心房压力的升高。此期内,临床上可在心尖区闻及典型的舒张中、晚期递减型杂音,收缩期前增强(左心房收缩引起)。患者无症状,心功能完全代偿,但有二尖瓣狭窄的体征(心尖区舒张期杂音)和超声心动图改变。

2.左心房衰竭期

随着二尖瓣狭窄程度的加重,左心房代偿性扩张、肥大及收缩力增强难以克服瓣口狭窄所致血流动力学障碍时,房室压力梯度必须存在于整个心室舒张期,房室压力阶差在 2.7 kPa(20 mmHg)以上,才能维持安静时心输出量,因此左心房压力升高。由于左心房与肺静脉之间无瓣膜存在,当左心房压力升至 $3.3\sim4.0$ kPa($25\sim30$ mmHg)时,肺静脉与肺毛细血管压力亦升至 $3.3\sim4.0$ kPa($25\sim30$ mmHg),超过血液胶体渗透压水平,引起肺毛细血管渗出。若肺毛细血管渗出速度超过肺淋巴管引流速度,可引起肺顺应性下降,发生呼吸功能障碍和低氧血症。同时,血浆及血细胞渗入肺泡内,可引起急性肺水肿,出现急性左心房衰竭表现。本期患者可出现劳力性呼吸困难,甚至端坐呼吸、夜间阵发性呼吸困难,听诊肺底可有湿啰音,胸部 X 线检查常有肺淤血和(或)肺水肿征象。

3.右心力衰竭期

长期肺淤血可使肺顺应性下降。早期,由于肺静脉压力升高,可反射性引起肺小动脉痉挛、收缩,肺动脉被动性充血而致动力性肺动脉高压,尚可逆转。晚期,因肺小动脉长期收缩、缺氧,致内膜增生、中层肥厚,肺血管阻力进一步增高,加重肺动脉高压。肺动脉高压虽然对肺毛细血管起着保护作用,但明显增加了右心负荷,使右心室壁肥大、右心腔扩大,最终引起右心力衰竭。此时,肺淤血和左心房衰竭的症状反而减轻。

三、临床表现

(一)症状

1.呼吸困难和乏力

当二尖瓣狭窄进入左心房衰竭期时,可产生不同程度的呼吸困难和乏力,是二尖瓣狭窄的主要症状。前者为肺淤血所引起,后者是心输出量减少所致。早期仅在劳动、剧烈运动或用力时出现呼吸困难,休息即可缓解,常不引起患者注意。

随狭窄程度的加重,日常生活甚至静息时也感气促,夜间喜高枕,甚至不能平卧,须采取半卧位或端坐呼吸,上述症状常因感染(尤其是呼吸道感染)、心动过速、情绪激动、心房颤动诱发或加剧。

2.心悸

心慌和心前区不适是二尖瓣狭窄的常见早期症状。早期与偶发的房性期间收缩有关,后期发生心房颤动时心慌常是患者就诊的主要原因。自律性或折返活动引起的房性期间收缩,可刺激左心房易损期而引起心房颤动,由阵发性逐渐发展为持续性。而心房颤动又可引起心房肌的弥散性萎缩。导致心房增大及不应期、传导速度的更加不一致,最终导致不可逆心房颤动。快心室率心房颤动时,心室舒张期缩短,左心室充盈减少,左心房压力升高,可诱发急性肺水肿的发生。

3.胸痛

15%的患者主诉胸痛,其产生原因有:①心输出量下降,引起冠状动脉供血不足,或伴冠状动脉粥样硬化和(或)冠状动脉栓塞;②右心室压力升高,冠状动脉灌注受阻,致右心室缺血;③肺动脉栓塞,常见于右心力衰竭患者。

4.咯血

咯血发生于10%患者。二尖瓣狭窄并发的咯血有如下几种。

(1)突然出血,出血量大,有时称为肺卒中,却很少危及生命。因为大出血后,静脉压下降,出血可自动停止。此种咯血是由于突然升高的左心房和肺静脉压,传至薄而扩张的支气管静脉壁使其破裂所致,一般发生于病程早期。晚期,因肺动脉压力升高,肺循环血流量有所减少,该出血情况反而少见。

(2)痰中带血,二尖瓣狭窄患者,因支气管水肿罹患支气管炎的机会增多,若支气管黏膜下层微血管破裂,则痰中带有血丝。

(3)粉红色泡沫痰,急性肺水肿的特征性表现,是肺泡毛细血管破裂,血液、血浆与空气互相混合的缘故。

(4)暗红色血液痰,病程晚期,周围静脉血栓脱落引起肺栓塞时的表现。

5.血栓栓塞

左心房附壁血栓脱落引起动脉栓塞,是二尖瓣狭窄常见的并发症。在抗凝治疗和手术治疗时代前,二尖瓣病变患者中,约有1/4死亡继发于栓塞,其中80%见于心房颤动患者。若为窦性心律,则应考虑一过性心房颤动及潜在感染性心内膜炎的可能。35岁以上的患者合并心房颤动,尤其伴有心输出量减少和左心耳扩大时是形成栓子的最危险时期,主张接受预防性抗凝治疗。

6.吞咽困难、声嘶

增大的左心房压迫食管,扩张的左肺动脉压迫左喉返神经所致。

7.感染性心内膜炎

增厚、钙化的瓣膜少发。

8.其他

肝大、体静脉压增高、水肿、腹腔积液,均为重度二尖瓣狭窄伴肺血管阻力增高及右心力衰竭的症状。

（二）体征

重度二尖瓣狭窄患者常有"二尖瓣面容"——双颧呈绀红色。右心室肥大时,心前区可扪及抬举性搏动。

1.二尖瓣狭窄的心脏体征

（1）心尖搏动正常或不明显。

（2）心尖区 S_1 亢进是二尖瓣狭窄的重要特点之一,二尖瓣狭窄时,左心房压力升高,舒张末期左心房室压力阶差仍较大,且左心室舒张期充盈量减少,二尖瓣前叶处于心室腔较低位置,心室收缩时,瓣叶突然快速关闭,可产生亢进的拍击样 S_1。S_1 亢进且脆,说明二尖瓣前叶活动尚好,若 S_1 亢进且闷,则提示前叶活动受限。

（3）开瓣音,亦称二尖瓣开放拍击音,由二尖瓣瓣尖完成开放动作后瓣叶突然绷紧而引起,发生在二尖瓣穹隆进入左心室的运动突然停止之际。

（4）心尖部舒张中、晚期递减型隆隆样杂音,收缩期前增强,是诊断二尖瓣狭窄的重要体征。心室舒张二尖瓣开放的瞬间,左心房室压力梯度最大,产生杂音最响,随着左心房血液充盈到左心室,房室压力梯度逐渐变小,杂音响度亦逐渐减轻,最后左心房收缩将 15%～25% 的血液灌注于左心室,产生杂音的收缩期前增强部分。心房颤动患者,杂音收缩期前增强部分消失。但据 Criley 氏报道,此时若左心房压力超过左心室压力 1.3 kPa(10 mmHg)或更高,则可有收缩期前增强部分。

二尖瓣狭窄的舒张期杂音于左侧卧位最易听到,对于杂音较轻者,可嘱运动、咳嗽、用力呼气或吸入亚硝酸异戊酯等方法使杂音增强。拟诊二尖瓣狭窄而又听不到舒张期杂音时,可嘱患者轻微运动（仰卧起坐 10 次）后左侧卧位,或左侧卧位后再深呼吸或干咳数声,杂音可于最初 10 个心动周期内出现。杂音响度还与瓣口狭窄程度及通过瓣口的血流量和血流速度有关。在一定限度内,狭窄愈重,杂音愈响,但若狭窄超过某一范围,以致在左心室形成漩涡不明显或不引起漩涡,反而使杂音减轻或消失,后者即所谓的"无声性二尖瓣狭窄"。

2.肺动脉高压和右心室肥大的体征

（1）胸骨左缘扪及抬举性搏动。

（2）P_2 亢进、S_2 分裂,肺动脉高压可引起 S_2 的肺动脉瓣成分亢进,肺动脉压进一步升高时,右心室排血时间延长,S_2 分裂。

（3）肺动脉扩张,于胸骨左上缘可闻及短的收缩期喷射性杂音和递减型高调哈气性舒张早期杂音（Graham－Steell 杂音）。

（4）右心室肥大伴三尖瓣关闭不全时,胸骨左缘四五肋间有全收缩期吹风样杂音,吸气时增强。

四、辅助检查

1.心电图检查

中、重度二尖瓣狭窄,可显示特征性改变。左心房肥大表现为 P 波时限大于 0.12 s,并呈双峰波形,即所谓"二尖瓣型 P 波",是二尖瓣狭窄的主要心电图特征,可见于 90% 的显著二尖瓣狭窄伴窦性心律者。心房颤动时,V_1 导联颤动波幅超过 0.1 mV,也提示存在心房肥大。

右心室收缩压低于 9.3 kPa(70 mmHg)时右心室肥大少见;介于 9.3～13.3 kPa(70～100 mmHg)时,约 50% 患者可有右心室肥大的心电图表现;超过 13.3 kPa(100 mmHg)

时,右心室肥大的心电图表现一定出现。

心律失常在二尖瓣狭窄患者早期可表现为房性期间收缩,频发和多源房性期间收缩往往是心房颤动的先兆,左心房肥大的患者容易出现心房颤动。

2. X 线检查

轻度二尖瓣狭窄心影可正常。

左心房肥大时,正位片可见增大的左心房在右心室影后面形成一密度增高的圆形阴影,使右心室心影内有双重影。食管吞钡检查,在正位和侧位分别可见食管向右向后移位。

肺动脉高压和右心室肥大时,正位片示心影呈"梨形",即"二尖瓣型"心,尚可见左主支气管上抬。肺部表现主要为肺淤血,肺门阴影加深。由于肺静脉血流重新分布,常呈肺上部血管阴影增多而下部减少。肺淋巴管扩张,在正位及左前斜位可见右肺外下野及肋膈角附近有水平走向的纹状影,即 Kerley B 线,偶见 Kerley A 线(肺上叶向肺门斜行走行的纹状影)。此外,长期肺淤血尚可引起肺野内含铁血黄素沉积点状影。

严重二尖瓣狭窄和老年性瓣环及环下区钙化者,胸片相应部位可见钙化影。

3. 超声心动图(UCG)检查

UCG 是诊断二尖瓣狭窄较有价值的无创伤性检查方法,有助于了解二尖瓣的解剖和功能情况。

M 型 UCG:①直接征象,二尖瓣前叶活动曲线和 EF 斜率减慢,双峰消失,前后叶同向运动,形成所谓"城墙样"图形;②间接征象,左心房肥大,肺动脉增宽,右心房、右心室肥大。

二维 UCG:①直接征象,二尖瓣叶增厚,回声增强,活动僵硬,甚至钙化,二尖瓣舒张期开放受限,瓣口狭窄,交界处粘连;②间接征象,瓣下结构钙化,左心房附壁血栓。

多普勒 UCG:二尖瓣口可测及舒张期高速射流频谱,左心室内可有湍流频谱,测定跨二尖瓣压力阶差可判定狭窄的严重程度。彩色多普勒检查可显示舒张期二尖瓣口高速射流束及多色镶嵌的反流束。

经食道 UCG:采用高频探头,直接在左心房后方探查,此法在探查左心房血栓方面更敏感,可达 90% 以上。

4. 心导管检查

仅在决定是否行二尖瓣球囊扩张术或外科手术治疗前,需要精确测量二尖瓣口面积及跨瓣压差时才做心导管检查。

5. 其他检查

抗链球菌溶血素 O(ASO)滴度 1∶400 以上、红细胞沉降率加快、C 反应蛋白阳性等,尤见于风湿活动患者。长期肝淤血患者可有肝功能指标异常。

二尖瓣狭窄的临床表现及实验室检查与血流动力学变化密切相关,血流动力学发展的每一阶段,均可引起相应的临床表现及实验室检查结果。

五、并发症

1. 心房颤动

见于晚期患者,左心房肥大是心房颤动持续存在的解剖学基础。出现心房颤动后,心尖区舒张期隆隆样杂音可减轻,且收缩期前增强消失。心房颤动早期可能是阵发性的,随着病程发展多转为持续性心房颤动。

2.栓塞

多见于心房颤动患者，以脑梗死多见，栓子也可到达全身其他部位。

3.急性肺水肿

这是重度二尖瓣狭窄严重而紧急的并发症，病死率高。往往由于剧烈体育活动、情绪激动、感染、妊娠或分娩、快心室率心房颤动等诱发，可导致左心室舒张充盈期缩短，左心房压升高，进一步引起肺毛细血管压升高，致使血浆渗透到组织间隙或肺泡，引起急性肺水肿。患者突发呼吸困难、不能平卧、发绀、大汗、咳嗽及咯粉红色泡沫样浆液痰，双肺布满湿啰音，严重者可昏迷或死亡。

4.充血性心力衰竭

晚期50%～75%患者发生右心充血性心力衰竭，是此病常见的并发症及主要致死原因。呼吸道感染为心力衰竭常见诱因，年轻女性妊娠、分娩常为主要诱因。临床上主要表现为肝区疼痛、食欲缺乏、黄疸、水肿、尿少等症状，体检有颈静脉怒张、肝大、腹腔积液及下肢水肿等。

5.呼吸道感染

二尖瓣狭窄患者，常有肺静脉高压、肺淤血，因此易合并支气管炎、肺炎。

6.感染性心内膜炎

单纯二尖瓣狭窄较少发生。风湿性瓣膜病患者在行牙科手术或其他能引起菌血症的手术时，应行抗生素预防治疗。

六、诊断与鉴别诊断

根据临床表现，结合有关实验室检查，尤其是超声心动图检查多能做出诊断。但应与其他引起心尖部舒张期杂音的疾病相鉴别。

七、治疗

狭窄程度轻无明显临床症状者，无须治疗，应适当避免剧烈运动，风湿热后遗症者应预防风湿热复发。有症状的二尖瓣患者，应予以积极治疗。

（一）内科治疗

1.一般治疗

适当休息，限制钠盐入量（2 g/d），使用利尿剂，通过减轻心脏前负荷改善肺淤血症状。

急性肺水肿的处理：洋地黄的应用需谨慎，因洋地黄可增强右心室收缩力，有可能使右心室射入肺动脉内的血量增多，导致肺水肿的加重，但可应用常规负荷量的1/2～2/3，其目的是减慢心率而非增加心肌收缩力，以延长舒张期，改善左心室充盈，提高左心室搏出量。适合于合并快心室率心房颤动和室上性心动过速者。

栓塞性并发症的处理：有体循环栓塞而不能手术治疗的患者，可口服抗凝剂，如华法林等。对于有栓塞危险的患者，包括心房颤动、40岁以上伴巨大左心房者，也应接受口服抗凝药治疗。心律失常的处理：快心室率心房颤动应尽快设法减慢心室率，可使用洋地黄类药物，若疗效不满意，可联合应用地尔硫䓬、维拉帕米或β-受体阻滞剂。对于轻度二尖瓣狭窄患者不伴巨大左心房，心房颤动＜6个月，可考虑药物复律或电复律治疗。

2.介入治疗

经皮球囊二尖瓣成形术（PBMV）是治疗二尖瓣狭窄划时代的进展，患者无须开胸手术，痛苦小,康复快,且具有成功率高、疗效好的特点。

（1）PBMV的适应证：①中、重度单纯二尖瓣狭窄,瓣叶柔软,无明显钙化,心功能Ⅱ、Ⅲ级是PBMV最理想的适应证;轻度二尖瓣狭窄有症状者亦可考虑;心功能Ⅳ级者需待病情改善,能平卧时才考虑。②瓣叶轻、中度钙化并非禁忌,但若严重钙化且与腱索、乳头肌融合者,易并发二尖瓣关闭不全,因此宜做瓣膜置换手术。③合并慢性心房颤动患者,心腔内必须无血栓。④合并重度肺动脉高压,不宜外科手术者。⑤合并轻度二尖瓣关闭不全,左心室无明显肥大者。⑥合并轻度主动脉瓣狭窄或关闭不全,左心室无明显肥大者。

（2）PBMV禁忌证：①合并中度以上二尖瓣关闭不全;②心腔内有血栓形成;③严重钙化,尤其瓣下装置病变者;④风湿活动;⑤合并感染性心内膜炎;⑥妊娠期,因放射线可影响胎儿,除非心功能Ⅳ级危及母子生命安全;⑦全身情况差或合并其他严重疾病;⑧合并中度以上的主动脉瓣狭窄和（或）关闭不全。

（二）外科治疗

目的在于解除瓣口狭窄,增加左心搏出量,改善肺血循环。

手术指征：凡诊断明确,心功能Ⅱ级以上,瓣口面积小于$1.2 \, cm^2$而无明显禁忌证者,均适合手术治疗。严重二尖瓣狭窄并发急性肺水肿患者,如内科治疗效果不佳,可行急诊二尖瓣扩张术。

八、预后

疾病的进程差异很大,从数年至数十年不等。预后主要取决于狭窄程度及心脏肥大程度,是否多瓣膜损害及介入、手术治疗的可能性等。

一般而言,首次急性风湿热发作后,患者可保持10～20年无症状。然而,出现症状后如不积极进行治疗,其后5年内病情进展非常迅速。研究表明,有症状的二尖瓣狭窄患者5年病死率为20％,10年病死率为40％。

第三节　三尖瓣狭窄

一、病因

三尖瓣狭窄病变较少见,几乎均由风湿病所致,小部分病因有三尖瓣闭锁、右房肿瘤。临床特征为症状进展迅速,类癌综合征常同时伴有三尖瓣反流;偶尔,右心室流出道梗阻可由心包缩窄、心外肿瘤及赘生物引起。

风湿性三尖瓣狭窄几乎均同时伴有二尖瓣病变,在多数患者中主动脉瓣亦可受累。

二、病理生理

风湿性三尖瓣狭窄的病理变化与二尖瓣狭窄相似,腱索有融合和缩短,瓣叶尖端融合,形成一隔膜样孔隙。

当运动或吸气使三尖瓣血流量增加时及当呼气使三尖瓣血流减少时,右房和右心室的舒张期压力阶差即增大。若平均舒张期压力阶差超过 0.7 kPa(5 mmHg)时,即足以使平均右房压升高而引起体静脉淤血,表现为颈静脉充盈、肝大、腹腔积液和水肿等体征。

三、临床表现

(一)症状

三尖瓣狭窄致低心输出量可引起疲乏,体静脉淤血可引起恶心呕吐、食欲缺乏等消化道症状及全身不适感,由于颈静脉搏动的巨大"a"波,使患者感到颈部有搏动感。

(二)体征

主要体征为胸骨左下缘低调隆隆样舒张中晚期杂音,也可伴舒张期震颤,可有开瓣拍击音。增加体静脉回流方法可使之更明显,呼气及 Valsalva 动作使之减弱。

四、辅助检查

(一)X 线检查

主要表现为右房明显扩大,下腔静脉和奇静脉扩张,但无肺动脉扩张。

(二)心电图检查

示 II、V_1 导 P 波电压增高;由于多数三尖瓣狭窄患者同时合并有二尖瓣狭窄,故心电图亦常提示双侧心房肥大。

(三)超声心动图检查

其变化与二尖瓣狭窄时观察到的相似,M 型超声心动图常显示瓣叶增厚,前叶的 EF 斜率减慢,舒张期与隔瓣示矛盾运动、三尖瓣钙化和增厚;二维超声心动图对诊断三尖瓣狭窄较有帮助,其特征为舒张期瓣叶呈圆顶状,增厚、瓣叶活动受限。

五、诊断及鉴别诊断

根据典型杂音、右心房扩大及体循环淤血的症状和体征,一般即可做出诊断,对诊断有困难者可行右心导管检查,若三尖瓣平均跨瓣舒张压差高于 0.3 kPa(2 mmHg),即可诊断为三尖瓣狭窄。应注意与右房黏液瘤、缩窄性心包炎等疾病相鉴别。

六、治疗

限制钠盐摄入及应用利尿剂,可改善体循环淤血的症状和体征;如狭窄显著,可行三尖瓣分离术或经皮球囊扩张瓣膜成形术。

第四节 主动脉瓣关闭不全

一、病理生理

主动脉瓣关闭不全引起的基本血流动力学障碍是由于舒张期左心室内压力大大低于主动脉,故大量血液反流回左心室,使左心室舒张期负荷加重,左心室舒张期末容积逐渐增大,容量负荷过度。早期收缩期左心室每搏量增加,射血分数正常,晚期左心室进一步扩张,心肌肥厚,当左心室收缩减弱时,每搏量减少,左心室舒张期末压力升高,最后导致左心房、肺静脉和肺毛细血管压力升高,出现肺淤血。主动脉瓣反流明显时,主动脉舒张压明显下降,冠脉灌注压降低,心肌供血减少,进一步使心肌收缩力减弱。

(一)左心室容量负荷过度

主动脉瓣关闭不全时,左心室在舒张期除接纳从左心房流入的血液外,还接受从主动脉反流的血液,造成左心室舒张期充盈量过大,容量负荷过度。左心室的代偿能力是影响病理生理改变的重要因素,也决定了急、慢性主动脉瓣关闭不全血流动力学障碍的明显差异。

1.急性主动脉瓣关闭不全

左心室顺应性及心腔大小正常,面对舒张期急剧增加的充盈量,左心室来不及发生代偿性扩张和肥大,导致舒张期充盈压显著增高,迫使左心房压、肺静脉和肺毛细血管压力升高,引起呼吸困难和肺水肿,并导致肺动脉高压和右心功能障碍,此时患者表现出体循环静脉压升高和右心力衰竭的症状和体征。

当左心室舒张末期压力超过 $4.0\sim5.3$ kPa($30\sim40$ mmHg)时,可使二尖瓣提前关闭,对肺循环有一定的保护作用,但效力有限。由于急性者左心室舒张末容量仅能有限的增加,即使左心室收缩功能正常或增加,并有代偿性心动过速,心输出量仍减少。

2.慢性主动脉瓣关闭不全

主动脉反流量逐渐增大,左心室充分发挥代偿作用,通过 Frank-Starling 定律调节左心室容量-压力关系,使总的左心室心搏量增加。长期左心室舒张期充盈过度,使心肌纤维被动牵张,刺激左心室发生离心性心肌肥大,心脏重量明显增加,心腔明显扩大。

代偿期扩张肥大的心肌收缩力增强,能充分将心腔内血液排出,每搏量明显增加,前向血流量、射血分数及收缩末期容量正常。

由于主动脉反流血量过大及肥大心肌退行性变和纤维化,左心室舒张功能受损。当左心室容量负荷超过心肌的代偿能力时,进入失代偿期。此时,心肌顺应性降低,心室舒张速度减慢,左心室舒张末压升高,左心房压和肺循环压力升高,引起肺淤血和呼吸困难。同时,心肌收缩力减弱,每搏量减少,前向血流量及射血分数降低。左心室收缩末期容量增加是左心收缩功能障碍的敏感指标之一。

(二)脉压增宽

慢性主动脉瓣关闭不全时,因左心室充盈量增加,每搏量增加,主动脉收缩压升高,而舒张期血液向左心室反流又使主动脉舒张压降低,压差增大。当主动脉舒张压 <6.7 kPa(50 mmHg)时,提示有严重的主动脉瓣关闭不全。急性主动脉瓣关闭不全时,因心肌收缩功能受损,主动脉收缩压不高甚至降低,而左心室舒张末压明显升高,主动脉舒张压正常或轻度降低,压差可接近正常。

(三)心肌供血减少

由于主动脉舒张压降低和左心室舒张压升高,冠状动脉灌注压降低;左心室壁张力增加压迫心肌内血管,使心肌供血减少。交感神经兴奋反射性引起心率加快及心肌肥大和室壁张力增加又再次增加心肌耗氧量,故主动脉瓣关闭不全患者可出现心肌缺血和心绞痛,多出现在主动脉瓣关闭不全的晚期。

二、临床表现

（一）症状

主动脉瓣关闭不全患者一旦出现症状，往往有不可逆的左心功能不全。

1. 心悸和头部搏动

心脏冲动的不适感可能是最早的主诉，由于左心室明显增大，左心室每搏量明显增加，患者常感受到强烈的心悸。情绪激动或体力活动引起心动过速时，每搏量增加明显，此时症状更加突出。由于脉压显著增大，患者常感身体各部有强烈的动脉搏动感，尤以头颈部为甚。

2. 呼吸困难

劳力性呼吸困难出现表示心脏储备能力已经降低，以后随着病情进展，可出现端坐呼吸和夜间阵发性呼吸困难，在合并二尖瓣病变时此症状更加明显。

3. 胸痛

由于冠脉灌注主要在舒张期，所以主动脉舒张压决定了冠脉流量。重度主动脉瓣关闭不全患者舒张压明显下降，特别是夜间睡眠时心率减慢，舒张压下降进一步加重，冠脉血流更加减少。此外，胸痛发作还可能与左心室射血时引起升主动脉过分牵张或心脏明显增大有关。

4. 眩晕

当快速变换体位时，可出现头晕或眩晕，昏厥较少见。

5. 其他

如疲乏、过度出汗，尤其在夜间心绞痛发作时出现，可能与自主神经系统改变有关。晚期右心力衰竭时可出现食欲缺乏、腹胀、下肢水肿、胸腔积液、腹腔积液等。

（二）体征

1. 视诊

颜面较苍白，头部随心脏搏动频率上下摆动（De-Musset's sign）；指（趾）甲床可见毛细血管搏动征；心尖冲动向左下移位，范围较广，且可见有力的抬举样搏动；右心力衰竭时可见颈静脉怒张。

2. 触诊

（1）颈动脉搏动明显增强，并呈双重搏动。

（2）主动脉瓣区及心底部可触及收缩期震颤，并向颈部传导。胸骨左下缘可触及舒张期震颤。

（3）颈动脉、桡动脉可触及水冲脉（Corrigan's pulse），即脉搏呈现高容量并迅速下降的特点，尤其是将患者前臂突然高举时更为明显。

（4）肺动脉高压和右心力衰竭时，可触及增大的肝脏，肝颈静脉回流征可阳性，下肢指凹性水肿。

3. 叩诊

心界向左下扩大。

4. 听诊

（1）主动脉舒张期杂音，为一与第二心音同时开始的高调叹气样递减型舒张早期杂音，坐位并前倾和深呼气时明显。一般主动脉瓣关闭不全越严重，杂音的时间越长，响度越大。轻度反流时，杂音限于舒张早期，音调高。中度或重度反流时，杂音粗糙，为全舒张期。杂音为音乐时,提示瓣叶脱垂、撕裂或穿孔。

（2）心底部及主动脉瓣区常可闻及收缩期喷射性杂音,较粗糙,强度 2/6～4/6 级,可伴有震颤,向颈部及胸骨上凹传导,为极大的每搏量通过畸形的主动脉瓣膜所致,并非由器质性主动脉瓣狭窄所致。

（3）Austin-Flint 杂音:心尖区常可闻及一柔和、低调的隆隆样舒张中期或收缩前期杂音,即 Austin-Flint 杂音,此乃由于主动脉瓣大量反流,冲击二尖瓣前叶,使其振动和移位,引起相对性二尖瓣狭窄;同时主动脉瓣反流与左心房回流血液发生冲击、混合,产生涡流所致。此杂音在用力握拳时增强,吸入亚硝酸异戊酯时减弱。

（4）当左心室明显扩大时,由于乳头肌外移引起功能性二尖瓣反流,可在心尖区闻及全收缩期吹风样杂音,向左腋下传导。

（5）心音:第一心音减弱,第二心音主动脉瓣成分减弱或阙如,但梅毒性主动脉炎时常亢进。由于舒张早期左心室快速充盈增加,心尖区常有第三心音。

（6）周围血管征听诊:股动脉枪击音（Traube sign）;股动脉收缩期和舒张期双重杂音（Duroziez sign）;脉压增大（Hill sign）。

三、辅助检查

（一）X 线检查

急性期心影多正常,常有肺淤血或肺水肿征。慢性主动脉瓣关闭不全常有以下特点。

（1）左心室明显增大,心脏呈主动脉型。

（2）升主动脉普遍扩张,可以波及主动脉弓。

（3）透视下主动脉搏动明显增强,与左心室搏动配合呈"摇椅样"摆动。

（4）左心房可增大,肺动脉高压或右心力衰竭时,右心室增大并见肺静脉充血、水肿。

（二）心电图检查

轻度主动脉瓣关闭不全者心电图可正常。严重者可有左心室肥大和劳损,电轴左偏。Ⅰ、aVL、$V_{5\sim6}$ 导联 Q 波加深,ST 段压低和 T 波倒置;晚期左心房增大,也可有束支阻滞。

（三）超声心动图检查

对主动脉瓣关闭不全及左心室功能评价很有价值,还可显示二叶式主动脉瓣、瓣膜脱垂、破裂或赘生物形成及升主动脉夹层等,有助于病因的判断。

1.M 型超声检查

显示舒张期二尖瓣前叶和室间隔纤细扑动,为主动脉瓣关闭不全的可靠诊断征象。但敏感度低。

2.二维超声检查

可显示瓣膜和升主动脉根部的形态改变,可见主动脉瓣增厚,舒张期关闭对合不佳,有助于病因确定。

3.彩色多普勒超声

由于舒张早期主动脉压和左心室舒张压间的高压差,主动脉瓣反流导致很高流速（超过 4 m/s）的全舒张期湍流。彩色多普勒超声探头在主动脉瓣的心室侧可探及全舒张期高速血流,为最敏感的确定主动脉瓣反流方法,并可通过计算反流量与每搏量的比例,判断其严重程度。

(四)主动脉造影

当无创技术不能确定反流程度并且考虑外科治疗时,可行选择性主动脉造影,可半定量反流程度。升主动脉造影提示:舒张期造影剂反流至左心室,可以显示左心室扩大。根据造影剂反流量可以估计关闭不全的程度。①Ⅰ度:造影剂反流仅限于主动脉口附近,一次收缩即可排出;②Ⅱ度:造影剂反流于左心室中部,一次收缩即可排出;③Ⅲ度:造影剂反流于左心室全部,一次收缩不能全部排出。

(五)磁共振显像

诊断主动脉疾病如主动脉夹层极准确。可目测主动脉瓣反流射流,可半定量反流程度,并能定量反流量和反流分数。

四、诊断和鉴别诊断

发现典型的主动脉瓣关闭不全的舒张期杂音伴周围血管征即可诊断,超声心动图可明确诊断。主动脉瓣舒张早期杂音应与下列杂音和疾病鉴别。

1. Graham－Steell 杂音

见于严重肺动脉高压伴肺动脉扩张所致肺动脉瓣关闭不全,常有肺动脉高压体征,如胸骨左缘抬举样搏动、第二心音肺动脉瓣成分亢进等。

2. 肺动脉瓣关闭不全

胸骨左缘舒张期杂音吸气时增强,用力握拳时无变化。颈动脉搏动正常,肺动脉瓣区第二心音亢进,心电图示右房和右心室肥大,X 线检查示肺动脉主干突出。多见于二尖瓣狭窄及房间隔缺损。

3. 冠状动静脉瘘

可闻及主动脉瓣区舒张期杂音,但心电图及 X 线检查多正常,主动脉造影可见主动脉与右心房、冠状窦或右心室之间有交通。

4. 主动脉窦瘤破裂

杂音与主动脉瓣关闭不全相似,但有突发性胸痛,进行性右心功能衰竭,主动脉造影及超声心动图检查可确诊。

五、并发症

(1)充血性心力衰竭为主动脉瓣关闭不全的主要死亡原因。一旦出现心功能不全的症状,往往在 2～3 年内死亡。

(2)感染性心内膜炎:较常见。

(3)室性心律失常:较常见。

六、治疗

(一)内科治疗

1. 预防感染性心内膜炎

避免上呼吸道感染及全身感染,防止发生心内膜炎。

2. 控制充血性心力衰竭

避免过度的体力劳动及剧烈运动,限制钠盐摄入。无症状患者出现左心室扩大,特别是LVEF 降低时,应给予地高辛。

3.控制高血压

控制高血压至关重要,因为它可加重反流程度。当伴发升主动脉根部扩张时,高血压也可促进主动脉夹层的发生。目前研究证实,应用血管扩张药特别是血管紧张素转换酶抑制药(ACEI)能防止或延缓左心扩大,逆转左心室肥厚,防止心肌重构。

(二)外科治疗

主动脉瓣关闭不全,一旦心脏失去代偿功能,病情将急转直下,多数在出现心力衰竭后2年内死亡。主动脉瓣关闭不全的彻底治疗方法是主动脉瓣置换术。

第五节　主动脉瓣狭窄

一、病理生理

正常主动脉瓣口面积超过 3.5 cm^2 ,当瓣口面积减小为 1.5 cm^2 时,为轻度狭窄; 1.0 cm^2 时为中度狭窄; $<1.0 \text{ cm}^2$ 时为重度狭窄。主动脉瓣狭窄引起的基本血流动力学改变是收缩期左心室血液流出受阻,进而左心室压力增高,严重时左心房压、肺动脉压、肺毛细血管楔嵌压及右心室压均可上升,心输出量减少,造成心力衰竭和心肌缺血。

(一)左心室壁增厚

主动脉瓣狭窄时收缩期左心室血液流出受阻,左心室压力负荷增加,左心室代偿性通过进行性室壁向心性肥厚以平衡左心室收缩压升高,维持正常收缩期室壁应力和左心室心输出量。

(二)左心房肥厚

左心室舒张末压进行性升高后,左心房后负荷增加,左心房代偿性肥厚,肥厚的左心房在舒张末期的强有力收缩有利于左心室的充盈,使左心室舒张末容量增加,达到左心室有效收缩时所需水平,以维持心搏量正常。左心房有力收缩也可使肺静脉和肺毛细血管内压力避免持续性增高。

(三)左心室功能衰竭

主动脉瓣狭窄晚期,左心室壁增厚失代偿,左心室舒张末容量增加,最终由于室壁应力增高,心肌缺血和纤维化等导致左心室功能衰竭。

(四)心肌缺血

严重主动脉瓣狭窄引起心肌缺血,机制为:①左心室壁增厚、心室收缩压升高和射血时间延长,增加心肌耗氧;②左心室肥厚,心肌毛细血管密度相对减少;③舒张期心腔内压力增高,压迫心内膜下冠状动脉;④左心室舒张末压升高致舒张期主动脉-左心室压差降低,减少冠状动脉灌注压。

二、临床表现

(一)症状

主动脉瓣狭窄症状出现晚,由于左心室代偿能力较强,相当长的时间内患者可无明显症状,直至瓣口面积小于 1 cm² 才出现临床症状,主要表现为呼吸困难、心绞痛、昏厥三联征,有15％～20％患者发生猝死。

1.呼吸困难

劳力性呼吸困难为晚期肺淤血引起的常见首发症状,见于 90％的有症状患者,主要由于左心室顺应性降低和左心室扩大,左心室舒张期末压力和左心房压力上升,引起肺毛细血管楔嵌压和肺动脉压增高所致,以后随着病程发展,可发生夜间阵发性呼吸困难、端坐呼吸和急性肺水肿。

2.心绞痛

见于 60％有症状患者,常由运动诱发,休息后缓解,多为劳力性心绞痛。主要由于瓣口严重狭窄,心输出量下降,平均动脉压降低,使冠状动脉血流量减少,活动时不足以代偿增加的耗氧量,造成心肌缺血缺氧。极少数由瓣膜的钙质栓塞冠状动脉引起。

3.昏厥

轻者为黑矇,可为首发症状。多发生于直立、运动中或运动后即刻,由于脑缺血引起。机制为运动时周围血管扩张,而狭窄的主动脉瓣口限制心输出量的增加;运动致心肌缺血加重,使左心室收缩功能降低,心输出量减少;运动时左心室收缩压急剧上升,过度激活心室内压力感受器,通过迷走神经传入纤维兴奋血管减压反应,导致外周血管阻力降低;运动停止后回心血量减少,左心室充盈量及心输出量进一步减少;休息后由于心律失常导致心输出量骤减也可导致昏厥。

4.其他症状

主动脉瓣狭窄晚期可出现心输出量降低的各种表现,如明显的疲乏、虚弱、周围性发绀。血栓栓塞及胃肠道出血主要多见于老年退行性主动脉瓣钙化男性患者,妇女少见。

(二)体征

1.视诊

心尖冲动位置正常或在腋中线以内,为缓慢的抬举样心尖冲动,若心尖冲动很活跃,则提示同时合并有主动脉瓣或二尖瓣关闭不全。

2.触诊

心尖区可触及收缩期抬举样搏动,左侧卧位时可呈双重搏动,第 1 次为心房收缩以增加左心室充盈,第 2 次为心室收缩,持续而有力。心底部可触及收缩期震颤,在坐位、胸部前倾、深呼气后屏气时易触及,胸骨上窝、颈动脉和锁骨下动脉处也可触及。脉搏较特殊,为细脉或迟脉,与强有力的心尖冲动不相称,脉率较低,在心力衰竭时可低于 70 次/分钟。

3.叩诊

心浊音界正常,心力衰竭时向左扩大。

4.听诊

(1)胸骨右缘第 2 肋间可听到低调、粗糙、响亮的喷射性收缩期杂音,呈递增、递减型,第一心音后出现,收缩中期达到最响,以后逐渐减弱,主动脉瓣关闭前终止。胸骨右缘第 2 肋间或胸骨左缘第 3 肋间最响,杂音向颈动脉及锁骨下动脉传导,有时向胸骨下端或心尖区传导。通常杂音越长、越响,收缩高峰出现越迟,主动脉瓣狭窄越严重。合并心力衰竭时,通过瓣口的血流速度减慢,杂音变轻而短促。主动脉瓣狭窄杂音在吸入亚硝酸异戊酯或平卧时增强,在应用升压药或站立时减轻。

（2）瓣膜活动受限或钙化明显时，主动脉瓣第二心音减弱或消失，也可出现第二心音逆分裂。

（3）左心室扩大和左心力衰竭时可闻及第三心音（舒张期奔马律）。

（4）左心室肥厚和舒张期末压力升高时，肥厚的左心房强有力收缩产生心尖区明显的第四心音。

三、辅助检查

（一）X 线检查

左心缘圆隆，心影不大。升主动脉根部发生狭窄后扩张，透视下可见主动脉瓣钙化。晚期心力衰竭时左心室明显扩大，左心房扩大，肺动脉主干突出，肺静脉增宽及肺淤血的征象。

1. 左心室增大

心尖部下移和（或）左心室段圆隆是左心室增大的轻度早期征象。由于左心室增大，心脏向右呈顺钟向转位，心脏呈"主动脉"型。

2. 升主动脉扩张

升主动脉根部因长期血流的急促喷射而发生狭窄后梭形扩张，使右上纵隔膨凸，侧位透视下可见主动脉钙化。

3. 肺淤血征象

晚期心力衰竭可出现左心室明显扩大，左心房扩大，肺动脉主干突出，肺静脉增宽及肺淤血的征象，表现为肺纹理普遍增多、增粗、边缘模糊，以中下肺野明显；肺门影增大，上肺门影增宽明显；肺野透光度降低；肺内含铁血黄素沉着、钙化。

（二）心电图检查

大约 85% 的患者有左心室肥厚的心电图表现，伴有继发性 ST-T 改变，左心房肥厚、房室阻滞、室内阻滞（左束支传导阻滞或左前分支阻滞）、心房颤动及室性心律失常。

多数患者左胸导联中 T 波倒置，并有轻度 S-T 段压低，系左心室收缩期负荷过重的表现。左胸导联中的 S-T 段压低超过 0.3 mV，提示存在严重的左心室肥厚。左心房肥厚心电图表现为 V_1 导联 P 波的负性部分明显延迟。其他心电图表现如房室阻滞主要是钙化浸润范围从主动脉瓣扩大到传导系统，在男性主动脉瓣钙化中较多见。

（三）超声心动图检查

M 型超声诊断此病不敏感和缺乏特异性。二维超声心动图探测主动脉瓣异常敏感，有助于显示瓣叶数目、大小、增厚、钙化、瓣环大小、瓣口大小和形状等。彩色多普勒测定通过主动脉瓣的最大血流速度，可计算平均和跨膜压差及瓣口面积，对瓣膜狭窄程度进行评价。

1. M 型超声检查

可见主动脉瓣叶增厚、钙化、开放受限，瓣膜开放幅度＜15 mm，瓣叶回声增强提示瓣膜钙化。

2. 二维超声检查

可观察左心室向心性肥厚，主动脉瓣收缩呈向心性穹形运动，并能明确先天性瓣膜畸形、鉴别瓣膜狭窄原因。

3. 多普勒超声检查

多普勒超声可准确测定主动脉瓣口流速，计算跨瓣压力阶差，评价瓣膜狭窄程度。彩色多普勒超声可帮助区别二尖瓣反流和主动脉狭窄的血流。连续多普勒超声提示主动脉瓣流速超过 2 m/s，又无过瓣血流增加（如主动脉瓣反流、动脉导管未闭等）时，是诊断主动脉瓣狭窄的根据之一。

(四)心导管检查

当超声心动图不能确定狭窄程度并考虑人工瓣膜置换时，应行心导管检查。将导管经股动脉置于主动脉根部及左心室，可探测左心室腔与主动脉收缩期压力阶差，并可推算出主动脉瓣口面积，从而明确狭窄程度。但对于重度主动脉瓣狭窄患者，应将导管经股静脉送入右心，经房间隔穿刺进入左心室，测左心室—主动脉收缩期峰压差。如怀疑合并冠状动脉病变，应同时行冠脉造影。

四、诊断及鉴别诊断

发现主动脉瓣狭窄典型的心底部喷射样收缩期杂音及震颤，即可诊断主动脉瓣狭窄。超声心动图检查可明确诊断。

1. 主动脉瓣收缩期杂音与下列疾病相鉴别

①二尖瓣关闭不全：心尖区全收缩期吹风样杂音，向左腋下传导；吸入亚硝酸异戊酯后杂音减弱。第一心音减弱，主动脉瓣第二心音正常。②三尖瓣关闭不全：胸骨左缘下端闻及高调的全收缩期杂音，吸气时回心血量增加可使杂音增强，呼气时减弱。③肺动脉瓣狭窄：于胸骨左缘第 2 肋间可闻及粗糙响亮的收缩期杂音，常伴收缩期喀喇音，肺动脉瓣区第二心音减弱并分裂，主动脉瓣区第二心音正常。④主动脉扩张：见于各种原因如高血压、梅毒所致的主动脉扩张。可在胸骨右缘第 2 肋间闻及短促的收缩期杂音，主动脉瓣区第二心音正常或亢进，无第二心音分裂。

2. 主动脉瓣狭窄还应与其他左心室流出道梗阻性疾病相鉴别

①先天性主动脉瓣上狭窄：杂音最响在右锁骨下，杂音和震颤明显传导至胸骨右上缘和右颈动脉，喷射音少见；②先天性主动脉瓣下狭窄：常合并轻度主动脉瓣关闭不全，无喷射音，第二心音非单一性；③肥厚梗阻性心肌病：杂音为收缩中晚期喷射性杂音，胸骨左缘最响，不向颈部传导。

五、并发症

(一)感染性心内膜炎

多见于先天性二叶式主动脉瓣狭窄，老年妇女钙化性主动脉瓣狭窄发病率较男性低，合并感染性心内膜炎危险性亦较低。

(二)心律失常

有 10% 的患者可发生心房颤动，致左心房压升高和心输出量明显减少，可致严重低血压、昏厥或肺水肿。左心室肥厚、心内膜下心肌缺血或冠状动脉栓塞可致室性心律失常。

(三)充血性心力衰竭

有 50%～70% 的患者死于心力衰竭。发生左心力衰竭后，自然病程明显缩短，因此终末期的右心力衰竭少见。

(四)心脏性猝死

多发生于先前有症状者，无症状者发生猝死少见。

（五）胃肠道出血

15％～25％的患者有胃肠道血管发育不良,可合并胃肠道出血。多见于老年患者,出血为隐匿性或慢性。人工瓣膜置换术后出血停止。

六、治疗

无症状的轻度狭窄患者每2年复查一次,应包括超声心动图定量测定,中重度狭窄的患者应避免体力活动,每6～12个月复查一次。

（一）并发症内科治疗

1. 心律失常

因左心房增大,约有10％的患者可发生房性心律失常。如有频发房性期前收缩,应积极给予抗心律失常药物以预防心房颤动的发生。主动脉瓣狭窄的患者不能耐受心房颤动,一旦出现,病情会迅速恶化,发生低血压、心绞痛或心电图显示心肌缺血,故应及时用电转复或药物转复为窦性心律。其他有症状或影响血流动力学的心律失常也应积极治疗。

2. 感染性心内膜炎

对于风湿性心脏病患者,应积极预防风湿热。如已并发亚急性或急性感染性心内膜炎,治疗同二尖瓣关闭不全。

3. 心力衰竭

应限制钠盐摄入,使用洋地黄制剂和利尿药。利尿药使用需慎重,因过度利尿使血容量减少,降低主动脉瓣狭窄患者心输出量,导致严重的直立性低血压。扩张小动脉药物也应慎用,以防血压过低。

（二）介入治疗——经皮球囊主动脉瓣成形术(PBAV)

由于PBAV操作病死率3％,1年病死率45％,故临床上应用远不如PBMV,它主要治疗对象为高龄、有心力衰竭和手术高危患者,对于不适于手术治疗的严重钙化性主动脉瓣狭窄的患者仍可改善左心室功能和症状。适应证:①儿童和青年的先天性主动脉瓣狭窄;②不能耐受手术者;③重度狭窄危及生命;④明显狭窄伴严重左心功能衰竭的手术过渡;⑤手术禁忌的老年主动脉瓣狭窄钙化不重的患者。常用方法是经皮股动脉穿刺后将球囊导管沿动脉逆行送至主动脉瓣,用生理盐水与造影剂各半的混合液体充盈球囊,裂解钙化结节,伸展主动脉瓣环和瓣叶,撕裂瓣叶和分离融合交界处,减轻狭窄和症状。成形术后主动脉瓣口面积一般可比术前增加$0.2～0.4$ cm^2,术后再狭窄率为42％～83％。

（三）外科治疗

治疗关键是解除主动脉瓣狭窄,降低跨瓣压力阶差。常用有两种手术方法:一是人工瓣膜置换术;二是直视下主动脉瓣交界分离术。

第四章 心肌疾病

第一节 肥厚型心肌病

一、概述

肥厚型心肌病(HCM)是以心肌肥厚为特征。典型者左心室肥厚,尤以室间隔肥厚为甚,偶尔可呈向心性肥厚。左心室腔容积正常或缩小。偶尔病变发生于右心室。根据左心室流出道有无梗阻可分为梗阻型和非梗阻型两种。本病为遗传性心肌病之一,通常为常染色体显性遗传。临床症状及心电图均无特异性,临床诊治较为困难,预后差,且易发生严重心律失常,每年约有 1% 的患者发生猝死。

二、病因与病理生理

(一)病因

目前多数学者认为,本病是常染色体显性遗传疾病。若同时伴高血压时,高血压可能仅为触发因素而非病因。

1. 遗传

本病有明显的家族性发病倾向,一个家族可有多人发病,提示与遗传有关。本病患者中可见到 HLA 抗原的遗传基因型。相关研究发现,至少有 10 种不同的基因与本病相关。致病基因大多是编码肌原纤维节蛋白异常。迄今已发现有多达 150 种以上的不同基因突变。

2. 内分泌异常

遗传缺陷可引起儿茶酚胺与交感神经系统异常,研究发现,本病易伴发神经嵴组织疾病、甲亢或胰岛素分泌过多、高血压,用 β 受体阻断药治疗有效。高儿茶酚胺血症可导致心肌肥厚和心肌坏死。故有学者认为,肥厚型心肌病是因内分泌紊乱所致。

(二)病理生理

肥厚型心肌病的病理改变主要包括左室流出道梗阻、左室舒张功能障碍,心肌缺血和心律失常。几种改变常同时存在并相互作用,故使临床表现呈多样化。

1. 左室流出道梗阻

在收缩期,肥厚的室间隔使左心室流出道狭窄。在非梗阻型,此种影响尚不明显,在梗阻型者比较突出。心室收缩时,肥厚的室间隔肌凸入心室腔,在左心室,使处于流出道的二尖瓣前叶与室间隔靠近而向前移位,引起左心室流出道狭窄与二尖瓣关闭不全。流出道梗阻在收缩期造成左心室腔与流出道之间压力阶差,而流出道与主动脉间无压力阶差。有些患者在静息时无明显流出道梗阻,而运动后梗阻明显。

2. 舒张功能异常

肥厚的心肌顺应性减低,舒张能力减退,使心室舒张期充盈发生障碍,导致舒张末压升高。

由于舒张期心腔僵硬度增高,左室扩张度减低,故心搏量减少,充盈压增高使心室壁内冠状动脉受压。快速充盈期延长,充盈速率与充盈量均减小。

3. 心肌缺血

由于心肌肥厚,心肌需氧量超过冠状动脉血供,室壁内冠状动脉受压狭窄或肌桥压缩,加之舒张期过长,心室壁内张力增高等多种因素导致冠状动脉血流减少引起心肌缺血,继而发生心绞痛或心肌梗死。

三、临床表现

起病多缓慢,约1/3有家族史。男性明显多于女性,症状大多出现于30~40岁之前,多数患者无症状或仅有轻微症状,随年龄增加症状日趋明显。某些患者首发临床症状可以是猝死。

(一)主要症状

1. 呼吸困难

90%有症状患者出现呼吸困难。多在劳累后出现,严重者呈端坐呼吸或夜间阵发性呼吸困难。其原因为左心室顺应性减低,舒张末期压升高,继而肺静脉压升高,肺淤血之故。若室间隔肥厚伴发二尖瓣关闭不全可加重肺淤血。

2. 心前区疼痛

大约有3/4的患者出现心前区疼痛。常于劳累后出现,类似心绞痛,可典型或不典型,含化硝酸甘油后症状加重。主要由于肥厚心肌需氧增加而冠状动脉供血相对不足,以及心室壁内张力增高,室壁内冠状动脉受压冠状动脉血流减少等多种因素所致。

3. 头晕与昏厥

头晕与昏厥多在活动时发生,是由于心率加快,使原已舒张期充盈欠佳的左心室舒张期进一步缩短,加重充盈不足,心排出量减低,致血压下降所致。此外,活动或情绪激动时由于交感神经兴奋使肥厚的心肌收缩加强,加重流出道梗阻,使心排出量锐减从而引起症状。

4. 乏力、心悸

患者感心跳剧烈,可能由于心功能减退或心律失常所致。

5. 心力衰竭及猝死

心力衰竭及猝死多见于晚期患者,由于心肌顺应性减低,心室舒张末期压力显著增高,继而心房压升高,且常合并心房颤动。晚期患者心肌纤维化广泛,心室收缩功能也减弱,易发生心力衰竭与猝死。已证实,肥厚型心肌病是儿童及青年人猝死的常见原因。

(二)体征

在无压力阶差的无症状患者,或心肌轻度肥厚,或心尖肥厚者可无异常体征。临床常见的异常体征表现如下。

(1)心浊音界向左扩大。心尖搏动向左下移位,有抬举性搏动,或有心尖双搏动。

(2)胸骨左缘下段心尖内侧可闻及收缩中期或晚期喷射性杂音,向心尖而不向心底传导,可伴有收缩期震颤,见于有心室流出道梗阻的患者。凡使心肌收缩力增加或减轻心脏负荷时,如给洋地黄类、异丙肾上腺素、亚硝酸异戊酯、硝酸甘油、做 Valsalva 动作、体力劳动后或期前收缩后均可使杂音增强;凡减弱心肌收缩力或增加心脏负荷时,如给血管收缩药,β受体阻断药,下蹲时均可使杂音减弱。约半数患者同时可听到二尖瓣关闭不全的杂音。

(3)第二音可呈反常分裂,是由于左心室射血受阻,主动脉瓣延迟关闭所致。第三心音常见于伴有二尖瓣关闭不全的患者。

四、辅助检查

(一)心电图

(1)仅有 15%~25% 的患者心电图完全正常。约 80% 以上患者出现非特异性 ST-T 改变,少数心尖局限性心肌肥厚者常有巨大倒置的 T 波。

(2)左心室肥厚及左束支传导阻滞也较常见。

(3)异常 Q 波,20%~50% 的患者有深而窄的异常 Q 波。常涉及 V_2~V_6 或 Ⅱ、Ⅲ、aVF 导联,或两者均有。反映不对称性室间隔肥厚,需与心肌梗死相鉴别。

(4)本病也常有各种类型心律失常,包括房颤、房扑等。其中以室性期前收缩最为多见,约 50% 呈多形或成对的室性期前收缩或室性心动过速,部分患者合并预激综合征。

(二)超声心动图表现

1.典型肥厚型梗阻性心肌病

①室间隔呈不对称性肥厚,室间隔厚度与左室后壁厚度之比>(1.3~1.5):1,室间隔厚度至少>15 mm;②二尖瓣前叶在收缩期前移,CD 段呈“驼峰”样改变;③左心室腔缩小,流出道狭窄;④左心室舒张功能障碍,包括顺应性减低,快速充盈时间延长,等容舒张时间延长。运用多普勒法可以了解杂音的起源和计算梗阻前后的压力差。

2.肥厚型非梗阻性心肌病

室间隔明显增厚,也可有前侧游离壁增厚。

3.心尖肥厚型心肌病

心尖肥厚型心肌病是本病的亚型,约占肥厚型心肌病的 25%。左心室舒张末期呈“黑桃”样改变,心尖部肥厚>12 mm。

(三)X 线表现

普通胸片心脏大小正常或增大,心脏大小与心脏及左心室流出道之间的压力阶差成正比,压力阶差越大,心脏亦越大。心脏以左心室肥厚为主,主动脉不增宽,肺动脉段多无明显突出,肺淤血大多较轻,常见二尖瓣钙化。

五、诊断及鉴别诊断

有左心室流出道梗阻的患者因具有特征性临床表现,诊断并不困难。超声心动图检查及心脏磁共振成像是极为重要的无创性诊断方法,无论对梗阻型与非梗阻型的患者都有帮助,室间隔厚度≥18 mm,并有二尖瓣收缩期前移,足以区分梗阻型与非梗阻型病例。心室造影对诊断也有一定价值。临床上在胸骨左缘下段有收缩期杂音是考虑本病的第一线索,用生理动作或药物作用影响血流动力学而观察杂音改变有助于诊断。此外,还需做以下鉴别诊断。

(一)心室间隔缺损

收缩期杂音部位相近,但为全收缩期,心尖区多无杂音,超声心动图、心导管检查及心血管造影可以鉴别。

(二)主动脉瓣狭窄

本病症状和杂音性质与肥厚型心肌病相似,但杂音部位较高,主动脉瓣区常有收缩期喷射音,可向颈部传导,还可能有舒张早期杂音。X 线检查升主动脉扩张。左心导管检查显示收缩期压力差存在于主动脉瓣前后。超声心动图可以明确病变部位。

(三)风湿性二尖瓣关闭不全

心脏杂音与肥厚型心肌病相似,但多为全收缩期杂音,常伴有心房颤动,左心房较大,超声心动图可以明确瓣膜病变程度。

(四)冠心病

与肥厚型心肌病相比,心绞痛,心电图 ST-T 改变与异常 Q 波为两者共有,但冠心病无特征性杂音,多有高血压及高脂血症;超声心动图无室间隔增厚,但可能有节段性室壁运动异常。[201]铊心肌灌注显像显示:运动诱发心肌缺血,肥厚型心肌病与冠心病无法区别,确诊常有赖于冠状动脉造影。

六、治疗

本病的治疗应以缓解症状,预防并发症和减少死亡危险为主要目标。多数患者应进行危险评估分层,其中包括完整的病史询问、体检、二维超声心动图、24～48 h 动态心电图检测和心电图负荷试验。无症状患者是否应接受药物治疗尚不明确。大多数患者只需药物治疗,在有明显症状的所有患者中,经药物治疗后,仅部分患者须介入治疗或外科手术治疗,通常只适用于经最佳药物治疗后,仍有严重症状和流出道压差的患者。

(一)一般治疗

应避免劳累、激动、突然用力,以及避免使用增强心肌收缩力和减轻心脏负荷的药物,如洋地黄类、β受体兴奋药(如异丙肾上腺素)、硝酸甘油等使左心室流出道梗阻加重。

(二)β受体阻断药

使心肌收缩力减弱,减轻流出道梗阻,减少心肌氧耗,增加舒张期心室扩张,且能减慢心率,增加心搏出量。普萘洛尔应用最早,开始每次 10 mg,每日 3～4 次,逐步增大剂量,最多可达每日 200 mg 左右。也可选用美托洛尔和阿替洛尔。目前主张使用β受体阻断药应达到完全的β受体阻断作用。有限的研究结果显示,β肾上腺素受体阻断可预防猝死和降低肥厚型心肌病病死率,即使在无症状患者。但其确切效果尚有待进一步明确。临床上β受体阻断药的效应差异较大,仅有 1/3～2/3 的患者症状得以改善。

(三)钙通道阻滞药

对β受体阻断药治疗无效的患者,钙通道阻滞药对改善症状常常有效,既可减轻左室流出道压差,又能改善舒张期充盈及局部心肌血流。其中维拉帕米最为常用。用法每日 120～480 mg,分 3～4 次口服,可使症状长期缓解。对血压过低、窦房结功能或房室传导功能障碍者慎用。地尔硫草可改善舒张功能和减轻缺血,用量为 30～60 mg,每日 3 次。硝苯地平可用于缓解肥厚型心肌病患者的胸痛。β受体阻断药和钙通道阻滞药联合应用,可产生协同作用,以减少不良反应而提高疗效。

(四)抗心律失常药

抗心律失常药主要用于控制快速室性心律失常与心房颤动,常用药物有胺碘酮。当药物治疗无效时可考虑电复律,该药在心脏成功复律后可减少复发率。

(五)其他药物

通常应避免使用洋地黄类药物,除非合并房颤或收缩功能障碍。以往认为,利尿药可加重流出道压差,应禁忌使用,但新近研究显示,谨慎使用利尿药有助于减轻肺充血症状,特别是当β受体阻断药或钙通道阻滞药合用时。房颤患者若无禁忌证应给予抗凝治疗,约5%的患者发生感染性心内膜炎,尤其当有二尖瓣关闭不全时,感染通常发生于主动脉瓣或二尖瓣,应积极给予抗感染治疗。

(六)DDD 起搏器

植入双腔 DDD 起搏器可能有助于治疗某些有流出道压力阶差和严重症状患者,尤其是老年人。症状通常得以改善,压力阶差平均减少大约 25%。但仅有不超过 10% 的患者适合于此项治疗,且远期效果目前尚不明了。

(七)ICD 植入

在高危患者,尤其是有持续性、单形性室性心动过速的大多数患者,或有猝死危险者应植入 ICD,相关研究发现,ICD 可有效预防猝死。

(八)乙醇室间隔化学消融术(PTSMA)

对于静息状态或运动中有压力阶差的患者,该项治疗有效。通过心导管将乙醇选择性注入间隔支动脉,诱发室间隔凝固性坏死,使室间隔变薄,从而减轻流出道压力阶差和二尖瓣反流,改善心室舒张功能,消退肥厚心肌和减轻症状。目前,全世界已有至少 5 000 例患者进行了 PTSMA,在有经验的心脏中心手术病死率为 0~4%。到 2010 年底,阜外医院 PTSMA 已超过 200 例,手术病死率<1%。PTSMA 在经过选择的患者具有创伤小、治疗效果肯定等特点,显示了广阔的应用前景。

第二节 右心室心肌病

右心室心肌病又称致心律失常性右室心肌病(arrhythmogenic right ventricular cardio-myopathy,ARVC)、致心律失常性右室发育不良、特发性右室心肌发育不良、Uhl 畸形等,是一种病因不明的、以右心室受累为主的心肌疾病,病理上以右心室心肌被纤维或脂肪组织替代为特征,临床上主要表现为各种心律失常,特别是恶性室性心律失常、心源性猝死和心力衰竭。

一、右心室心肌病的临床特点

(一)流行病学特点

右心室心肌病的发病和猝死可见于任何年龄段的患者。一组研究显示,34 例患者发病年龄从 11~84 岁,但主要发生在青年人中,尤其是青年运动员发生该病的比例相对较高;通常男性发病较女性高,特别是在有室性心动过速的患者中这种性别趋势更加明显,有室性心动过速的 13 例患者中,男性占 11 例。某医院心脏移植后确定诊断的 9 例右室心肌病中,有 5 例男性,4 例女性,年龄在 14~56 岁(年龄的高限受到移植适应证的限制)。

(二)病因与发病机制

右室心肌病是单一的疾病还是一组有类似临床特点的疾病尚需进一步研究。目前作为单一疾病理解,其病因和发病机制仍然不清楚。主要有以下可能。

1. 遗传因素

Rakover C 和 Miani D 等分析了右室心肌病患者的家系资料,结果提示它是一种常染色体显性遗传病,基因表达和外显可以发生变化。多个家系连锁分析进一步将基因定位于第 14 号染色体上,认为与 14q23-24、1q42-43、14q12、2q32、3p23 等位点相关。目前已确定 9 种不同的染色体显性遗传与本病相关。然而,这种相关并不能形成有力的因果关系,多数学者认为右室心肌病不是简单地由遗传决定的心肌发育不良所致,而可能是在遗传背景上加上环境因素如感染、免疫等因素共同作用的结果。

2. 感染因素

Burke A P 和 McKenna W J 等认为,感染性和(或)免疫性反应导致了右室心肌的局灶或弥散性炎性坏死,之后由纤维脂肪组织修复和替代原有的心肌组织。认为在特殊的遗传因素作用下,不仅心肌容易受到病毒的侵犯,而且特异地累及右室近外膜心肌。

3. 其他

早年部分学者认为,右室先天性发育不良,右心室壁心肌结构缺陷是本病的病因。近年来对凋亡的研究则提示,右室心肌病患者从出生后,心肌的正常凋亡和修复过程紊乱,心肌细胞发生过度凋亡,丧失的心肌细胞被纤维脂肪组织替代,同时,凋亡过程及其结果导致心肌结构改变,产生传导、复极和去极化等异常心室电活动,使得冲动在心室内传导改变,并产生折返性室性心律失常。

总之,右室心肌病的病因和发病机制仍不清楚。在遗传缺陷前提下,加上获得性的损伤如病毒感染,是右室心肌病的可能机制。

(三)临床表现

临床主要表现为充血性心力衰竭和(或)心律失常。部分患者起病隐匿,表现为劳力性呼吸困难等肺循环淤血症状和肝大、下肢水肿等体循环淤血的症状,患者劳动耐力逐渐下降,心力衰竭进行性加重。有些患者早期仅突出表现为右心力衰竭,出现体循环淤血的症状和体征,后期则由右心力衰竭发展至双侧心室受累的全心衰竭;多数患者开始即表现为双侧心室受累并进行性加重的全心衰竭。部分患者反复发作心悸、乏力等,心电图表现为室性心律失常,如室性期前收缩、短阵室性心动过速,偶尔可见室上性心律失常,且长期反复发作的"良性过程"。部分患者以心搏骤停、猝死为首发症状,检查发现恶性心律失常如持续性室性心动过速、心室扑动、心室颤动,这是右室心肌病导致青年人猝死的重要原因。体格检查早期常常无任何异常,有时可见各种心律失常的表现,可有心力衰竭的体征。

(四)心电图和影像检查

心电图多表现为室性期前收缩、阵发性或持续性室性心动过速,特别是右室源性的室性心动过速(QRS 波群表现为 LBBB),甚至室颤,右胸前导联可有 QRS 综合波时限延长,T 波倒置,很可能是右心室扩张和右室复极不同步导致;部分患者可表现为完全性右束支阻滞、心房颤动、心房扑动等多种心律失常。Marcus F I 等研究发现,信号平均法描记心室晚电位,对几乎所有弥散性病变患者具有诊断价值,对约 74% 的节段性病变患者具有诊断价值。但这些心电图改变在其他心脏病中亦可见到,不具有诊断的特异性。

超声心动图(UCG)对于诊断右室心肌病尚无特异的价值。以充血性心力衰竭为主要表现者,多显示全心扩大,类同于典型的扩张型心肌病表现。以心律失常为突出表现者,M 型超声心动图可见舒张期右室下壁膨出和收缩运动普遍减弱或节段性运动障碍;心尖部呈囊样改变及肺动脉圆锥扩张,特别是在发育不良三角区中,心壁局灶性结构改变具有部位相对特异性,对诊断有一定的帮助。磁共振成像(MRI)能够较好地反映心脏的大体结构,特别是可以无创评价机体组织成分。应用 R 波触发的"黑血、白血"技术支持的 MRI 成像,能够对心肌被纤维脂肪组织替代的右室心肌病做出相对特异的诊断,其诊断价值优于 UCG。MRI 显像在一定程度上能够鉴别组织成分,脂肪替代在成像时表现为特征性信号密度增强,具有无创和可重复性。该技术虽具有高度特异性,但敏感性偏低。

二、右室心肌病的治疗

(一)治疗

右室心肌病的内科治疗主要是对症治疗。对有孤立性右心力衰竭或全心衰竭的患者,可使用利尿药、血管扩张药、强心剂(地高辛、儿茶酚胺和磷酸二酯酶抑制剂)、β 受体阻断药、血管紧张素转化酶抑制剂等治疗(参见慢性心力衰竭的治疗)。对于以心律失常为主要表现者,可用抗心律失常药物,如胺碘酮、美西律等,必要时植入 ICD 预防猝死,部分患者亦可考虑采用射频消融术。如果患者进入心力衰竭终末期,则可以考虑心脏移植手术。

(二)预后

本病的自然病程大致分为:①临床隐匿期:患者仅有"良性心律失常"或者无任何症状,个别患者则以心源性昏厥或猝死为首发表现,此期中的年轻患者在运动时容易出现心电不稳定,导致严重心律失常和猝死发生,因而早期诊断有重要意义,同时,应限制运动量和方式;②明显心电紊乱期:患者表现为严重心律失常,反复出现昏厥,这期心脏性猝死的发生率很高;③慢性心力衰竭期:表现为全心衰竭,似特发性扩张型心肌病;④终末期:患者需要进行心脏移植。

总之,本病预后虽不完全清楚,但多非良性过程,预后不容乐观。

第三节　扩张型心肌病

扩张型心肌病(dilated cardiomyopathy,DCM)是一类以左心室扩大和收缩功能减低为特点的心肌疾病,1995 年由世界卫生组织(WHO)命名,是最常见的心肌病类型,临床上以心力衰竭为主要表现,是目前我国心力衰竭的第 4 位病因,可以出现各种心律失常、血栓栓塞并发症,有较高的猝死发生率,其明确诊断后的 5 年生存率约为 50%。我国资料显示,其年发病率约为1.5/10 万人。

一、病因

扩张型心肌病是一个形态和功能的诊断。1995 年,WHO 和国际心脏病学会联合会(IS-FC)曾将其归为原发性心肌病。近年来,由于分子生物学和分子遗传学研究的深入,对 DCM 的认识逐步深化,2006 年美国心脏学会(AHA)提出了新的分类方法,即依据基因和遗传表现,将 DCM 分为遗传性、混合性和继发性三大类。根据中华医学会 2007 年的"心肌病诊断与治疗建议",扩张型心肌病的病因可分为下列 3 类。

1. 家族遗传性 DCM

约 1/3 的扩张型心肌病患者有家族史，其亲属中有类似的心肌病患者，或经超声心动图检查发现左心室扩大或收缩功能异常。遗传学研究发现，这些患者有基因突变的证据，其遗传规律有常染色体显性遗传、常染色体隐性遗传和 X 染色体连锁遗传。由于这些基因突变所造成的心肌结构蛋白或功能蛋白的异常，使得心脏的整体结构和功能发生异常，并最终表现为扩张型心肌病改变。一些散发的扩张型心肌病患者，虽没有明确的家族史，也可能是基因突变所致，但由于目前遗传学检查还不能常规开展，这部分患者可能得不到明确的遗传学诊断。

2. 继发性 DCM

（1）感染或免疫性损伤：病毒、细菌、真菌、立克次体和寄生虫均可感染心肌或通过免疫反应损害心肌，并最终发展成为 DCM。以病毒性心肌炎最常见，并已经动物模型证实。常见的引起心肌炎的病毒有柯萨奇病毒、流感病毒、腺病毒、巨细胞病毒和人类免疫缺陷病毒等。这些病原微生物感染心肌后可有一个明确的急性心肌炎的临床表现，此后发展为 DCM，也可以呈隐匿性感染而没有急性心肌炎的临床表现，在一段时间后以心力衰竭症状为首发表现。

（2）理化因素损伤：包括乙醇、化疗药物、微波及放射性损伤等对心肌的损害。心肌病变的发生与接触这些理化因素的剂量和时间有关，也与个体对损害的易感性有关。

（3）围生期心肌病：发生于妊娠最后 1 个月和产后 5 个月内的 DCM。确切发病机制不明。

（4）自身免疫性疾病：如系统性红斑狼疮、胶原血管病等，可有心肌的损害而出现 DCM 的各种临床表现。

（5）营养和代谢性疾病：微量元素如硒缺乏、肉毒碱代谢紊乱、糖原累积症等。其中硒缺乏所导致的 DCM 流行于我国克山县附近，被称为地方性心肌病。

（6）内分泌疾病：患嗜铬细胞瘤、甲状腺疾病等因内分泌和代谢的异常而出现 DCM 表现。

3. 特发性 DCM

有 1/3～1/2 的患者找不到明确的病因，被称为特发性扩张型心肌病。在经系统的询问病史和家族史，并经常规检查排除全身性疾病和各种已知原因后可做出此诊断。

二、临床表现

DCM 多起病隐匿，在出现心力衰竭或心律失常的症状时才检查发现，少数患者在临床症状出现之前，因健康检查、其他疾病就诊或因直系亲属中发现 DCM 患者而行超声心动图检查时发现。患者在明确诊断之后的病程中，可在各种诱发因素的作用下而急性加重，并且随时有猝死危险。

（一）症状

1. 心力衰竭的表现

一般表现为活动耐力降低，日常或较重的体力活动如快步行走、提重物、快速上楼和爬山时出现胸闷、气短、心悸、乏力等症状，休息后缓解。可出现夜间阵发性呼吸困难。在一些诱因如劳累、情绪激动、应激或患其他系统疾病时，可急性加重而出现急性左心力衰竭或全心衰竭的表现：气短不能平卧、端坐呼吸、呼吸急促、大汗、咳白色或粉红色泡沫痰、食欲缺乏、腹胀、恶心、呕吐，下肢等下垂部位的可凹性水肿。

2. 心律失常的表现

因各种心律失常而出现心悸、头晕、黑矇等症状，严重者可有昏厥发作。

3.血栓栓塞的表现

合并房颤时可在左心房形成血栓,也可在左心室内形成附壁血栓。这些血栓脱落可造成体循环动脉栓塞并发症,如脑栓塞、肠系膜动脉栓塞、肢体动脉栓塞、心肌梗死等;在一些重症患者因卧床而下肢活动少,可形成下肢静脉血栓,脱落后可造成肺动脉栓塞。

(二)体征

1.心脏体征

心浊音界向左下扩大。可因期前收缩、传导阻滞、房颤等而听诊心律不齐。心音较弱,心尖部可闻及柔和的收缩期吹风样杂音,提示有二尖瓣关闭不全。在窦性心律且心率较快时可闻及舒张期奔马律。合并房颤时表现出心律绝对不齐、心音强弱不等和脉搏短绌等体征。

2.发生急性心力衰竭时的体征

在发生急性左心力衰竭时,可出现呼吸急促、端坐呼吸、肺部湿性啰音和(或)哮鸣音、心尖部舒张期奔马律等。有些患者表现为全心衰竭,出现颈静脉充盈、肝大和压痛、下肢水肿等体循环淤血表现,可有胸腔积液、腹腔积液等体征,严重者出现心源性休克的表现。

3.各种并发症的体征

并发低氧血症时出现口唇发绀;并发高胆红素血症时出现黄疸;并发脑栓塞时出现神经系统的体征。

三、辅助检查

(一)心电图

DCM患者心电图检查几乎均有异常。可见各种心律失常,其中约有40%的患者并发房颤,左束支阻滞或右束支阻滞等室内传导阻滞常见,可见室性期前收缩、非持续性室性心动过速、持续性室性心动过速;在窦性心律者可见房性期前收缩、短阵房性心动过速、阵发性室上性心动过速、阵发性心房颤动或扑动;可见各种缓慢型心律失常,如各种程度的窦房或房室传导阻滞。心电图还常见左心房和左心室扩大的表现,非特异的ST-T改变。有些患者可出现病理性Q波,或胸前导联R波增长不良,需注意与陈旧性心肌梗死相鉴别。

(二)影像学检查

1.胸部X线

呈以左心室扩大为主的心影增大,心胸比大于0.5。可有肺淤血、肺水肿、胸腔积液等征象。

2.超声心动图

超声心动图显示左心室扩大,弥散性室壁运动减弱,左室射血分数(LVEF)降低,常小于45%。常见左心房扩大,二尖瓣轻中度关闭不全。有些患者右心室和右心房亦扩大。部分患者可见左心室附壁血栓。有些患者合并心肌致密化不全。

3.心脏磁共振成像(MRI)检查

主要发现为以左心室扩大为主的心脏扩大,左室壁厚度变薄,左室射血分数减低。有助于明确一些与DCM有类似临床表现的心肌疾病,如心肌致密化不全、致心律失常性右室心肌病等。

4.核素心肌显像

对于一些心电图上有明确病理性Q波的患者,静息核素心肌显像有助于区分心肌梗死。

5.冠状动脉 CT 和造影

对于那些有冠心病危险因素,如 40 岁以上男性或绝经后女性、吸烟史、高血压、糖尿病、高血脂等的患者,ECG 上有病理性 Q 波的患者,冠状动脉 CT 或造影有助于明确是否为冠心病或合并冠脉病变。

四、诊断

1.DCM 的诊断标准

依据 2007 年中华医学会的"心肌病诊断和治疗建议"的标准:①左室舒张末内径(LVEDD)＞55 mm(男性)或＞50 mm(女性);②LVEF＜45％和(或)左心室缩短速率(FS)＜25％。若考虑到身高和体质量的影响,可采用 LVEDD＞2.7 cm/m² 为诊断标准。

体表面积(m²)＝0.006 1×身高(cm)＋0.012 8×体质量(kg)×0.152 9。

2.DCM 的鉴别诊断

DCM 的诊断需在排除由各种确切病因引起的左心室扩大和收缩功能减低的疾病后做出。

(1)冠心病:冠心病所致的左心室扩大和收缩功能减低多有心肌梗死和(或)心绞痛病史以及各种冠心病的易患因素,此时冠心病诊断较容易。在一些患者,可无明确的心肌梗死和心绞痛病史,但有严重的冠脉病变,主要见于那些有冠心病易患因素的患者,如年龄在 40 岁以上的男性和绝经后的女性,有吸烟史,合并糖尿病、高脂血症等。此时应行冠状动脉 CT 或造影检查,以明确是否合并冠心病。对于窦性心律者可行冠状动脉 CT 检查,若为房颤心律,则行冠状动脉造影检查。

(2)瓣膜性心脏病:主动脉瓣狭窄或关闭不全、二尖瓣关闭不全是引起左心室扩大和收缩功能不全的主要病变类型,一般可通过超声心动图检查做出明确诊断,但对于左心室扩大合并单纯二尖瓣关闭不全的患者,需区分是二尖瓣关闭不全引起的左心室扩大还是 DCM 并发的相对性二尖瓣关闭不全。

(3)高血压:是引起左心室扩大的常见原因之一,多数患者先有左心室壁肥厚,再发展为左心室扩张,少数患者在初诊时即表现为左心室扩大和收缩功能不全。对于有明确的高血压病史,或虽无明确的高血压病史,但就诊时血压仍明显升高(≥140/90 mmHg)的患者,则诊断为高血压心力衰竭。

(4)有些类型的 DCM 患者,其发病与一些特殊发病条件有关,如大量饮酒、围生期、心动过速、放射线接触、化疗药物等有关。此时 DCM 作为特异性心肌病而做出具体诊断,如酒精性心肌病、围生期心肌病、心动过速性心肌病、放射性心肌病、药物中毒性心肌病等。对病因不明的 DCM 患者诊断为特发性扩张型心肌病。其中约有 1/3 为家族遗传性。

五、治疗

DCM 在临床上表现为急性失代偿期、慢性稳定期和常规药物治疗难以控制症状的晚期等三个临床特点不同的阶段。不同情况下的治疗要点也有明显不同。

(一)急性失代偿期的治疗

此期的临床特点是有明显的血流动力学异常和钠水潴留所引起的各种症状,如呼吸困难、腹胀、食欲缺乏、恶心、呕吐、下肢水肿,甚至胸腔积液、腹腔积液等。严重者表现为心源性休克。可发生各种严重心律失常。可合并急性呼吸衰竭、急性肾功能不全、急性肝功能异常及各种代谢紊乱。此时的治疗要点是维持血流动力学稳定、纠正各种代谢紊乱、保护各重要器官功能。其治疗措施包括下列方面。

(1)对合并低血压和休克的患者,首先要升高血压,保持收缩压不低于 90 mmHg。可以应用多巴胺、肾上腺素等有升高血压和正性肌力作用的药物。在这些药物效果不佳时,若判断有心脏移植的机会,则可行体外膜式氧合(ECMO)、左室辅助装置等机械支持治疗。

(2)急性左心力衰竭的治疗,在保持血压不低的基础上,适当应用利尿药、扩血管药物,以减轻心脏的前后负荷,消除钠水潴留的相关症状和体征。若肺淤血/水肿重,可静脉应用襻利尿药,如呋塞米、托拉塞米、布美他尼等,并在严格限制液体摄入量的情况下保证液体负平衡,直至钠水潴留的症状和体征消失。扩血管药物可选择硝酸酯类、硝普钠。也可选用兼具利尿作用和扩血管作用的药物重组脑钠尿肽静脉滴注。同时注意纠正水电解质代谢紊乱和酸碱平衡失调。

(二)慢性稳定期的治疗

此期的治疗目标在于保持心功能的稳定并力争心功能逐步好转,降低再住院率和猝死发生率。治疗措施包括药物和非药物治疗。主要治疗药物有 ACEI/ARB、β 受体阻断药、地高辛、口服利尿药、螺内酯和补钾药。特别需要强调的是 ACEI/ARB 和 β 受体阻断药要从小剂量开始,每 2~3 周加量 1 次,逐步增加至目标剂量,在因心率或血压限制而不能到达目标剂量时,应加量至最大耐受量,一般以患者自身无明显不适感觉,不出现低血压和心动过缓的相关症状,收缩压不低于 90 mmHg、心率不低于 55 次/分钟为限度,并以目标剂量或最大耐受量维持治疗。在坚持规范的药物治疗下,多数患者的心功能可维持稳定状态,部分患者的心脏大小可逐步缩小,收缩功能可恢复正常,特别是对发病 6 个月以内、左室舒张末内径在 70 mm 以下的 DCM 患者。非药物治疗有心脏再同步化治疗(CRT),其应用指征是:LVEF<35%、NYHA 心功能分级 Ⅲ~Ⅳ级、QRS 增宽>120 ms 的窦性心律者。为预防血栓栓塞并发症,可口服阿司匹林 100 mg,每天 1 次。对于合并房颤的患者,可口服华发林预防血栓。

由于 DCM 患者的病因不明,难以进行针对性的病因治疗。在慢性稳定期,为避免反复发生心力衰竭的急性加重,日常生活和治疗中需注意避免各种诱发因素。包括:①生活因素,如劳累、过量进水、过饱食、精神心理紧张、便秘和用力大便、酗酒、吸毒等;②医疗因素,如输液和输血过快或过多,不恰当应用负性肌力药物如维拉帕米、地尔硫革、β 受体阻断药等,心脏外的手术,应用非甾体抗炎药,突然停用治疗慢性心力衰竭的药物(特别是在较大剂量时);③其他系统疾病如感染、贫血等;④妊娠和分娩;⑤各种心律失常,如室性心动过速、室颤、房颤或心房扑动伴快速心室率、阵发性室上性心动过速以及严重的心动过缓等,采取有效措施加以预防和控制。

(三)晚期 DCM 患者的治疗

晚期 DCM 是指那些在规范的口服药物治疗下,仍不能维持心功能稳定和消除心力衰竭相关症状的 DCM 患者。此时的 DCM 患者多处于低血压状态,血压常低于 90/60 mmHg,β 受体阻断药和 ACEI/ARB 等药物难以耐受。需持续静脉应用正性肌力药物,如米力农、多巴酚丁胺,或需要机械辅助治疗。此时,应评估心脏移植的可行性和风险,对适合心脏移植的患者做好相应准备,对不适合心脏移植的患者对家属讲明病情,进行临终关怀和治疗。

六、预后

DCM 患者的平均预期寿命约为 5 年。但临床上不同患者之间的实际生存期差别很大,有些患者在发生初次急性失代偿心力衰竭时即迅速恶化,而有些患者可能维持相当稳定的生活达 20 年以上。这可能与不同患者的初始心肌损伤的机制和程度不同以及能否进行长期规范有效的治疗有关。大规模临床研究已经证实,ACEI/ARB、β 受体阻断药、CRT 和 ICD 等治疗已经显著改善了 DCM 患者的预后。小样本的报告显示,对于发病 6 个月内的患者,在这些有效药物的规范治疗下,部分患者心脏大小和收缩功能甚至可以完全恢复正常。

第四节 限制型心肌病

一、限制型心肌病的病因

心肌纤维变性、心肌浸润或心内膜心肌瘢痕组织形成是心脏限制性充盈障碍的主要原因。限制型心肌病(RCM)可以是特发性、遗传性或是各种系统性疾病的结局。多种特异性的原因可导致限制型心肌病,往往原因不明。遗传性 RCM 通常以常染色体显性遗传为特征,有报道显示本病在一些家族中可能与肌钙蛋白 I 基因突变有关。而一些家族中,RCM 与结蛋白基因突变导致的传导性缺陷有关(通常与骨骼肌肉病有关)。此外,有研究显示,RCM 还可通过常染色体隐性遗传,如 HFE 基因变异常可引起血色病或糖原贮积病,另有研究显示,Fabry 病可通过 X 连锁遗传。RCM 继发于系统性疾病的有淀粉样变性、结节病、类癌综合征、硬皮病和蒽环霉素中毒等。不同年龄阶段,常见的限制型心肌病的病因不同,成人最常见的限制型心肌病是心脏淀粉样变性;儿童中常见与放射性或蒽环类药物引起的限制型心肌病;婴幼儿的患者,需注意除外与遗传有关的 Gaucher 病及糖原贮积症等疾病。

二、限制型心肌病的分类

限制型心肌病可分为心肌疾病和心内膜心肌病两大类。其中心肌疾病又可分为:①非浸润型心肌病,包括特发性和家族性心肌病等;②浸润型心肌病:指心肌细胞间有异常物质沉积,如淀粉样变性、Gaucher 病等;③贮积性心肌病:指心肌细胞内贮积异常物质,如血色素沉着病、尼曼匹克病、Fabry 病等。心内膜心肌病又可分为闭塞性及非闭塞性心肌病。

三、临床表现和体格检查

乏力、呼吸困难和运动耐力下降是限制型心肌病的常见主诉,这是由于心室充盈受限导致。严重的患者还会出现水肿、端坐呼吸、肝大、少尿、腹腔积液及消化道淤血的症状。体格检查可见血压偏低、脉压小、颈静脉怒张、Kussmaul 征阳性(吸气时静脉压升高)。心脏浊音界扩大、心律失常、可闻第三心音、第四心音。当合并二、三尖瓣关闭不全时,常会听到二、三尖瓣收缩期反流性杂音。双肺可闻湿啰音。肝大,有时会有腹腔积液。双下肢水肿。

四、辅助检查

(一)心电图

可见电压异常、ST-T 改变、异常 Q 波等。各种心律失常包括窦性心动过速、心房颤动、心房扑动、室性期前收缩、束支传导阻滞等改变。

(二)超声心动图

常见双心房明显扩大,心室壁厚度增厚,室壁运动幅度明显降低,有时可见左心室心尖部内膜回声增强,甚至血栓使心尖部心腔闭塞。房室瓣膜增厚,回声增强。Doppler 超声心动图典型表现为舒张期快速充盈突然终止,可测到二、三尖瓣反流。

(三)胸部 X 线

可见到心房扩大和心包积液导致的心影扩大,并可显示肺淤血和胸腔积液的情况。放射性核素检查可进行心血池显像,测定心脏射血分数、心室容积及心搏量等。CT 扫描、磁共振成像能够准确测定心包厚度,可以用来鉴别限制型心肌病和缩窄性心包炎。心脏磁共振成像(MRI)能够提供有关心肌和心包结构的较为精确的空间分辨率,提供更为全面准确的解剖和组织学信息,是诊断 RCM 中非常有用的无创检查方法。有研究显示,通过延迟增强扫描 MRI(DE-MRI)甚至可以直观判断和评价心内膜心肌的纤维化程度;DE-MRI 提供的较为特征的心内膜下广泛强化(斑马征)将有助于心肌淀粉样变的诊断。

(四)心导管检查

心导管检查是鉴别限制型心肌病和缩窄性心包炎的重要方法。大约有 50% 的 RCM 患者能够和缩窄性心包炎患者一样出现典型"平方根"的心室压力波形。但限制型心肌病典型的表现为左室充盈压超过右心室充盈压达 5 mmHg 以上。这种差别可受运动、输液或 Valsalva 动作的影响而增大。这一点与缩窄性心包炎患者不同。缩窄性心包炎患者的左右心室的舒张压相似,一般不超过 5 mmHg。限制型心肌病的肺动脉收缩压常高于 50 mmHg,而缩窄性心包炎则较低。此外,RCM 患者的右室舒张压平台常较低,而缩窄性心包炎的患者至少达到右室收缩压峰值的 1/3。

(五)心内膜心肌活检

经皮穿刺心内膜心肌活检对诊断和鉴别诊断缩窄性心包炎、心脏淀粉样变性和血色素沉着病等有重要价值。

五、限制型心肌病的鉴别诊断

限制型心肌病,尤其是以右心室病变为主的限制型心肌病,在临床上与缩窄性心包炎表现相似,故应注意进行鉴别。对有急性心包炎、心脏手术、放疗病史、X 线示心包钙化,胸部 CT 或磁共振检查示心包增厚(>4 mm 时有价值)而室壁不厚的患者,支持缩窄性心包炎;而对有多发性骨髓瘤、淀粉样变性、心脏移植等病史或限制型心肌病家族史,心电图上有心房或心室肥大、束支传导阻滞、房室传导阻滞,辅助检查提示室壁增厚而心包不厚,心房明显扩大的患者支持限制型心肌病的诊断。超声心动图、CT 和 MRI 对两者的鉴别有较大帮助,心尖部心腔闭塞及心内膜增厚支持心肌病的诊断。对于困难病例可做心室造影、心导管检查和心内膜心肌活检。

六、限制型心肌病的治疗

(一)对因治疗

对于那些有明确原因的限制型心肌病,应首先治疗其原发病。如对嗜酸性粒细胞增多综合征的患者,嗜酸性粒细胞增多症是该病的始动因素,造成心内膜及心内膜下心肌细胞炎症、坏死、附壁血栓形成、栓塞等继发性改变。因此,治疗嗜酸性粒细胞增多症对于控制病情的进展十分重要。糖皮质激素(泼尼松)、细胞毒药物等,能够有效地减少嗜酸性粒细胞,阻止内膜心肌纤维化的进展。据报道,可以提高生存率。一些与遗传有关的酶缺乏导致的限制型心肌病,还可进行酶替代治疗及基因治疗。

(二)对症治疗

(1)降低心室充盈压:硝酸酯类药物、利尿药可以有效地降低前负荷,减轻肺循环和体循环淤血,降低心室充盈压,减轻症状,改善患者生活质量和活动耐量,但不能改善患者的长期预后。但应当注意,限制型心肌病患者的心肌僵硬度增加,血压变化受心室充盈压的变化影响较大,过度地减轻前负荷会造成心排出量下降,血压下降,病情恶化,故硝酸酯类药物和利尿药应根据患者情况,酌情使用。β受体阻断药能够减慢心率,延长心室充盈时间,降低心肌耗氧量,有利于改善心室舒张功能,可以作为辅助治疗药物,但在限制型心肌病治疗中的作用并不肯定。

(2)本病以舒张功能受限为主,洋地黄类药物无明显疗效,但房颤时,可以用来控制心室率。对于房颤亦可以使用胺碘酮转复,并口服预防。但抗心律失常药物对于预防限制型心肌病患者的猝死无效,亦可置入 ICD 治疗。

(3)抗凝治疗:本病易发生附壁血栓和栓塞,可给予抗凝或抗血小板治疗。

(三)外科治疗

对于严重的心内膜心肌纤维化可行心内膜剥脱术,切除纤维性心内膜。伴有瓣膜反流者可行人工瓣膜置换术。对于有附壁血栓者行血栓切除术。手术病死率为 20%。对于特发性或家族性限制型心肌病伴有顽固性心力衰竭者可考虑行心脏移植。有研究显示,儿童限制型心肌病患者即使没有明显的心力衰竭症状,仍有较大的猝死风险,所以主张对诊断明确的患儿应早期进行心脏移植,可改善预后。

七、预后

引起限制型心肌病的病因较多。在临床中诊断该病,应注意了解患者的家族史,了解患者的既往病史:如有无反复输血史、放射性治疗史、蒽环类药物用药史、是否有转移性肿瘤、肾功能不全病史及骨髓瘤病史等。体格检查除心脏外还应注意有无巨舌、古铜色皮肤、肝脾大等。血常规检查应注意有无嗜酸性粒细胞增多表现。心电图低电压往往提示以淀粉样变为代表的浸润性限制型心肌病;而高电压应注意除外血色素沉着病、Fabry 病、糖原贮积症等贮积性限制型心肌病。

第五节　未定型心肌病

未定型心肌病(unclassified cardiomyopathy,UCM)是指不适合归类于扩张型心肌病、肥厚型心肌病、限制型心肌病和右室心肌病等类型的心肌病,如弹性纤维增生症、非致密性心肌病、线粒体受累、心室扩张甚轻而收缩功能减弱等。

一、心室肌致密化不全

心室肌致密化不全(noncompaction of ventricular myocardium,NVM)是一种先天性心室肌发育不全性心肌病,主要特征为左心室和(或)右心室,腔内存在大量粗大突起的肌小梁及深陷隐窝,常伴或不伴有心功能不全、心律失常及血栓栓塞。1984年,德国的Engberding等通过心血管造影和二维超声检查首次发现一成年女性患者左心室肌发育异常,心肌肌束间如海绵状的血液窦状隙持续存在;1985年,德国的Goebel等提出此类患者病变可能为一种新型疾病,从而引起人们关注。随着类似病例的不断发现,研究者们曾一度将此病称为"海绵样心肌病",直至1990年美国的Chin等将其正式命名为"心室肌致密化不全"。我国于2000年首次报道,其后3年陆续发现30余例,近2年有增多趋势。

(一)病因

NVM病因迄今不明,儿童病例多呈家族性。近年基因学研究认为,它可能与Xq28染色体上的G415基因突变有关,另有报道基因RKBP12、11p15、LMNA等也可能与本病相关。通常在胚胎早期,心肌为由心肌纤维形成的肌小梁和深陷的小梁间隙(即隐窝)交织成的"海绵"样网状结构,其中小梁间隙与心室腔相通,血液通过此通道供应心肌。胚胎发育4～6周后,心肌逐渐致密化,大部分隐窝压缩成毛细血管,形成冠状动脉微循环系统。心肌致密化过程是从心外膜向心内膜、从基底部向心尖部进行的,在此过程中,若某区域心肌致密化停止,将造成相应区域的致密化心肌减少,而由多个粗大的肌小梁取代,导致心肌供血失常,影响心肌收缩功能;而粗大的肌小梁又可使心室壁顺应性下降、舒张功能障碍。另外,心肌结构的变异、血流的紊乱易致心律失常和附壁血栓形成,甚至发生猝死。

(二)病理

病理学特征为心室腔内有大量粗大突起的肌小梁和与心室腔交通的深陷隐窝,组织学表现为隐窝表面覆以内皮细胞并与心外膜相延续。随着病程进展,心脏逐渐扩大,类似于DCM,发展到此阶段仍然可见扩大的心室腔内有大量粗大突起肌小梁和与心室腔交通深陷的隐窝,在心脏超声检查中应当注意这种病变的识别。

(三)临床表现

本病起病隐匿,有些患者出生即发病,有些直至中年时才出现症状,也有终身无症状者。病程的进展由非致密化心肌范围和慢性缺血程度决定,临床表现为进行性收缩和(或)舒张功能障碍、各种类型的心律失常(以快速室性心律失常多见)和系统性血栓栓塞,少数患儿可伴有面部畸形,前额突出、低位耳和高颚弓等。

(四)诊断

由于其临床表现无特异性,冠状动脉造影显示正常,X线和心电图检查很难将其与DCM鉴别,而超声心动图则可显示本病心室肌的异常结构特征与功能。

2001年,Jenni等总结提出以下超声心动图诊断标准:①心室壁异常增厚并呈现两层结构,即薄且致密的心外膜层和厚而非致密的心内膜层,后者由粗大突起的肌小梁和小梁间的隐窝构成,且隐窝与左室腔交通而具有连续性。成人非致密化的心内膜层最大厚度/致密化的心外膜层厚度>0.2,幼儿则>1.4(心脏收缩末期胸骨旁短轴)。②主要受累心室肌(>80%)为心尖部、心室下壁和侧壁。③小梁间的深陷隐窝充满直接来自于左心室腔的血液(彩色多普勒显示),但不与冠状动脉循环交通。④排除其他先天性或获得性心脏病的存在。少数DCM患者和正常心脏心室腔内也可能存在粗大的肌小梁（通常不超过 3 个），此时若无高质量的超声心动图识别，可通过磁共振成像提供更清晰的形态结构和更高的空间分辨率，心血管造影也可明确诊断。此外，这些影像学检查还可有助本病与肥厚型心肌病、心律失常型心肌病、心脏肿瘤和心室附壁血栓的鉴别。在诊断扩张型心肌病时应当注意病因诊断与鉴别诊断。

（五）治疗与预后

目前尚无有效治疗方法。目前主要针对心力衰竭、各种心律失常和血栓栓塞等各种并发症治疗。药物可选用 β-受体阻滞药和血管紧张素转化酶抑制药等抗心力衰竭；同时可使用辅酶 Q_{10} 和 B 族维生素等改善心肌能量代谢；应用阿司匹林或华法林行抗栓治疗；必要时安置 ICD 控制恶性室性心律失常。

Oechslin 等对 34 例有症状成人 NVM 患者随访（44±39）个月，18 例（53%）因心力衰竭住院，12 例（35%）死亡（心力衰竭死亡和猝死各 6 例），14 例（41%）出现室性心律失常，8 例（24%）发生血栓栓塞事件，提示本病预后不良。关注超声心动图对 NVM 特征性病变的识别，提高本病早期诊断水平，有助于延缓患者寿命。由于本病为心室肌发育不良，心脏移植是终末阶段的主要治疗方法。

二、线粒体病累及心脏

线粒体病是指编码线粒体基因出现致病突变或与线粒体疾病相关的核 DNA 损害，导致 ATP 电子传递链酶的缺陷，ATP 产生障碍，线粒体的形态发生改变而出现的一组多系统疾病。该疾病主要累及神经肌肉系统，心肌组织也是最易受累的组织之一。患者在心脏表现为心肌病，包括肥厚型心肌病、扩张型心肌病及左室致密化不全。有学者曾收治一例 16 岁男性线粒体病患者，主要表现为显著的左心室扩大（LVH）、心肌酶水平持续升高、静息及运动时乳酸及丙酮酸水平增高，乳酸与丙酮酸比值＞20，肌肉与心肌活检显示心肌纤维间大量异型的线粒体堆积。

第六节　酒精性心肌病

长期过度饮酒可以引起心力衰竭、高血压、脑血管意外、心律失常和猝死，过量饮酒是西方国家非缺血性扩张型心肌病的第二大病因。据统计，成年人中有一定的酒量者约占 2/3，过量饮酒者在 1/10 以上。

与扩张型心肌病相比，酒精性心肌病（alcoholic cardiomyopathy）若能够早期发现并及早戒酒，可以逆转或中止左心室功能减退。

一、发病机制与病理变化

过度饮酒对心肌损害有 3 种途径：①乙醇或其毒性产物对心肌的直接毒性作用；②营养不良，最常见为硫胺缺乏，引起脚气病性心脏病；③可能与乙醇添加剂（如钴）的毒性有关。乙醇经过肠道吸收后，在肝乙醇脱氢酶作用下，乙醇转化为乙醛，再经乙醛脱氢酶转换为醋酸盐，进入柠檬酸循环,继续氧化分解为 CO_2 和 H_2O。乙醛是导致酒精中毒的主要中间代谢产物。乙醇和乙醛可以干扰细胞功能,涉及 Ca^{2+} 的转运和结合、线粒体的呼吸、心肌脂代谢、心肌蛋白合成及肌纤维的 ATP 酶活性等方面。乙醇通过抑制钙与肌丝之间的相互作用,干扰离体乳头肌的兴奋—收缩偶联,降低心肌收缩性。乙醇的代谢产物在心肌内蓄积还可以干扰心肌的脂代谢。

酒精性心肌病的心脏病变为非特异性改变。大体解剖及镜检与扩张型心肌病相似。酒精性心肌病的心脏可见血管壁水肿和心肌内冠状动脉周围纤维化,因而推测其心肌损害由心肌壁内小冠状动脉缺血所引起。据一组 30 例有多年饮酒史猝死病例的报道,其中 17 例临死时血液内乙醇浓度增高,与醉酒致死者相比,这些患者心室肥厚、局灶性心肌纤维化和心肌坏死及单核细胞浸润更为突出。50%无症状的酒精性心肌病患者有心室肥厚,多数患者早期左心室壁增厚,不伴有心肌收缩功能减退,左心室舒张期末内径仍正常;晚期心室内径增大,室壁无增厚。但是无论心室内径有无增大,所有患者左室舒张末压均有不同程度增高。

乙醇、乙醛不仅可以促使 α-受体张力增高、交感神经兴奋、心率增快、血管收缩,还可能引起心电生理紊乱,心肌细胞膜变性和膜电位改变,尤其同时伴有低血镁和(或)低血钾时,可以导致 Ca^{2+} 运转失调,引起除极延缓和复极不均性传导减慢,成为折返和自律性电生理异常的基础。

二、临床表现

酒精性心肌病常见于 30~55 岁的男性,通常都有 10 年以上过度饮酒史。患者的营养状况因其生活条件而异,可伴有酒精性肝硬化和周围血管疾病。患者首次就诊的症状差异颇大,包括胸痛、心悸、昏厥或栓塞等表现。症状一般为隐匿性,有些患者可出现急性左心力衰竭。疾病早期表现为酒后感到心悸、胸部不适或昏厥,阵发性心房颤动是早期常见表现之一。随着病情进展,心输出量降低,乏力、肢软最为常见。当患者发生心力衰竭时,表现为劳力性或夜间阵发性呼吸困难、气短和端坐呼吸。体循环栓塞多因左室或左房附壁血栓脱落引起,常在大量饮酒后发生。年轻的酒精性心肌病患者猝死可能由室颤所致。

体征主要包括心脏扩大、窦性心动过速、舒张压增高、脉压减小,常伴有室性或房性奔马律。乳头肌功能失调时,心尖区可出现收缩期吹风样杂音。当发生慢性心力衰竭时,可出现肺动脉高压症。右心力衰竭表现轻重不一,多表现为颈静脉怒张和周围水肿。患者常合并有骨骼肌疾病,肌无力症状与心脏表现平行。

在心力衰竭早期,心脏中度扩大,如果不伴乳头肌功能失调所引起的二尖瓣关闭不全,经过治疗肺淤血可获得缓解,心脏大小也有可能恢复正常。

三、辅助检查

(一)心电图检查

常为酒精性心肌病临床前期的唯一表现,多呈非特异性改变。对嗜酒者定期进行心电图普查,有助于本病的早期发现。Ⅰ度房室传导阻滞、室内传导阻滞、左心室肥厚、心前区导联 R 波逐渐减低和复极异常是常见的心电图改变。QT 间期延长占无心力衰竭患者的 42.8%。ST 段和 T 波改变非常多见,一般在停止饮酒后可恢复正常。最常见的心律失常是心房扑动、心房颤动和室性期前收缩。饮酒也可在无酒精性心肌病者中诱发心房颤动和心房扑动。另外,低血钾、低血镁也参与诱发心律失常。猝死患者可能是心室颤动所致。

(二)胸部 X 线检查

无心力衰竭症状期,17.2％的嗜酒患者胸部 X 线显示心脏扩大,对于长期嗜酒者定期进行胸部 X 线片普查,也有助于对本病的早期诊断。胸部 X 线常见表现为心影普遍性增大,合并心力衰竭患者可合并有肺淤血或肺水肿征。晚期患者多有心脏显著扩大、肺淤血和肺动脉高压表现,胸腔积液也常见。

(三)超声心动图检查

超声心动图检查是诊断酒精性心肌病的主要手段。亚临床期,多数患者可有左心室容量增加,室间隔和左心室后壁轻度增厚,左心房内径增大。心力衰竭患者则表现为心脏不同程度扩大,室壁活动减弱,心室功能减退,如左室射血分数和左室周径缩短率降低等。酒精性心肌病的心肌异常声学表现为左心室心肌内散在异常斑点状回声。该征象在伴有左心功能异常的饮酒者中检出率达85.7％,而心功能正常的饮酒者为37.5％($P<0.05$),无饮酒史对照组无此征象。

(四)血流动力学检查

与扩张型心肌病大致相同。较低的心脏指数和较高的左房压力常提示病情较重。

四、诊断

酒精性心肌病的诊断:①符合扩张型心肌病的诊断标准;②长期过量饮酒(WHO 标准:女性>40 g/d,男性>80 g/d,饮酒 5 年以上);③既往无其他心脏病病史;④疾病发现早期戒酒 6 个月后,扩张型心肌病临床状态可得到缓解。饮酒是导致心功能损害的独立原因,建议戒酒 6 个月后再进行临床状态评价。

酒精性心肌病患者常伴有高血压,因为大量饮酒可以引起高血压发病率的增加,两者鉴别诊断主要依据病史。如果高血压的病程难以解释短期内发生的心脏扩大,则应考虑酒精性心肌病的诊断;高血压达到诊断标准的患者,也可以同时诊断高血压病。由于酒精性心肌病常合并有酒精性肝硬化,当患者的腹腔积液难以控制时,除了考虑心力衰竭伴发心源性肝硬化外,还要注意酒精性肝硬化原因。

五、治疗

酒精性心肌病的治疗关键在于早期诊断、立即戒酒。如果出现心功能不全的临床表现仍然持续饮酒,将失去治愈的机会。因本病有维生素 B_1 缺乏的证据,除了戒酒外,可以应用维生素 B_1,20～60 mg,每天 3 次。

因乙醇、乙醛干扰心肌细胞膜的 Ca^{2+} 的转运,钙拮抗药,如地尔硫草、尼群地平可以试用。辅酶 Q_{10} 每日 10～20 mg,因乙醇,乙醛影响线粒体的呼吸,每日 3 次。本病心力衰竭的治疗与扩张型心肌病相同。

六、预后

酒精性心肌病确诊后仍然持续饮酒,预后不良,40％～60％的患者在 3～6 年死亡。据法国对一组心力衰竭入院的 108 例患者的观察,42 例被诊断为酒精性心肌病,其中 2/3 患者在 3 年内死亡;而非酒精性心肌病患者 3 年内死亡仅占 1/3。另一组 64 例嗜酒患者随访 4 年,戒酒患者 4 年病死率为 9％,而持续饮酒患者的病死率达 57％。日本报道 10 例酒精性心肌病患者戒酒后 10 年生存率可达 100％。因此,酒精性心肌病患者早期诊断、立即戒酒,预后较好;戒酒对病程的影响可能与心肌损害的程度有关,心肌损害程度轻者预后更好。

第七节 急性病毒性心肌炎

急性病毒性心肌炎(acute viral myocarditis)是指嗜心性病毒感染引起的、以心肌及其间质非特异性炎症为主,伴有心肌细胞变性、溶解或坏死病变的心肌炎症,病变可累及心脏起搏和传导系统,亦可累及心包膜。近年来,发病率似有逐年增多的趋势,成为危害人们健康的常见病和多发病。尸检资料表明,在青年人猝死者中,心肌炎的检出率为 8.6％～12％。

一、病因

很多病毒都可能引起心肌炎,其中以肠道病毒包括柯萨奇 A、B 组病毒、ECHO 病毒、脊髓灰质炎病毒等为常见,尤其是柯萨奇 B 组病毒(coxsackie virus B,CVB)约占 30％～50％。此外,人类腺病毒、流感、风疹、单纯疱疹、脑炎、肝炎(A、B、C 型)病毒及 HIV 等都能引起心肌炎。病毒性心肌炎的发病机制为病毒的直接作用,包括急性病毒感染及持续病毒感染对心肌的损害;病毒介导的免疫损伤作用,主要是 T 细胞免疫;以及多种细胞因子和一氧化氮等介导的心肌损害和微血管损伤。这些变化均可损害心脏功能和结构。

二、病理

病毒性心肌炎有以心肌病变为主的实质性病变和以间质为主的间质性病变。典型改变是以心肌间质增生、水肿及充血,内有多量炎性细胞浸润等。按病变范围有弥散性和局灶性之分。随临床病情的轻重不同,心肌病理改变的程度也轻重不一。心内膜心肌活检可以提供心肌病变的证据,但有取材局限性和伪差的因素存在,因而影响诊断的准确率。

三、临床表现

病情轻重取决于病变部位、范围及程度,差异甚大。轻者可无症状,重者可致急性心力衰竭、严重心律失常,甚至猝死。老幼均可发病,但以年轻人较易发病。男多于女。

1. 病毒感染表现

10％～80％的病例在发病前 1～3 周有上呼吸道或肠道感染的病史,表现为发热、咽痛、全身酸痛、乏力、易出汗、腹痛、腹泻等症状。部分病例上述症状轻微,常被忽略。少数患者心脏症状与病毒感染症状同时出现。

2. 心脏受累表现

患者有心悸、胸闷、心前区隐痛等症状。临床上诊断的心肌炎中,90％左右以心律失常为主诉或首见症状,其中少数患者可由此而发生昏厥或阿-斯综合征。

极少数患者起病后发展迅速,出现心力衰竭或心源性休克。体检可见:①心律失常:极常见,各种心律失常均可出现,以房性与室性期间收缩最常见,约 50％的患者期间收缩为心肌炎的唯一体征;其次为房室传导阻滞(AVB)。②心脏扩大:轻症不明显,重症心浊音界扩大,心脏扩大显著反映心肌炎广泛而严重。③心率改变:持续性心动过速或过缓,心动过速与体温多不呈比例。④心音改变:心尖区第 1 心音减弱,重症者可出现奔马律;并发心包炎者可闻及心包摩擦音。⑤杂音:心尖区可能有收缩期吹风样杂音或舒张期杂音,前者为发热、贫血、心腔扩大所致,后者系因左室扩大造成的相对性二尖瓣狭窄所致。杂音响度均不超过 3 级。病情好转后即消失。

四、实验室检查

1. 血液常规及生化检查

可有红细胞沉降率增快和白细胞计数增高,两者的出现率分别为 60% 和 25%。个别可有抗链球菌溶血素 O 增高,系与溶血性链球菌合并感染所致。C 反应蛋白可呈阳性。急性期或心肌炎活动期血清肌酸激酶(CK)及其同工酶(CK-MB)、门冬氨酸氨基转移酶(AST)、乳酸脱氢酶(LDH)及其同工酶(LDH_1)可升高,但其敏感性、特异性均较差,现认为对心肌炎的诊断作用不大。血清肌钙蛋白 T(cTnT)、肌钙蛋白 I(cTnI)亦可明显升高,二者对心肌损伤的诊断具有较高的特异性和敏感性,有助于损伤范围和预后的判断。

2. 免疫学检查

应用间接放射免疫分析、酶联免疫吸附试验等技术检测血清中柯萨奇病毒 IgM 抗体,可用于早期诊断。以捕获法固相酶联免疫吸附试验检测柯萨奇病毒 IgM 抗体具有速度快,敏感性高的特点。亦可用类似方法检测血中抗心肌抗体。

3. 病原学诊断

近年来,采用分子生物学检测技术检测病毒基因,以证实心肌炎患者存在的病毒感染。一般检测柯萨奇病毒为主的肠道病毒。常用的检测方法有原位杂交法和逆转录-聚合酶链式反应(RT-PCR)等,检测标本多为心肌活检组织标本。

4. 心电图检查

对心肌炎诊断的敏感性高,但特异性低,往往呈一过性。最常见的心电图变化是 ST 段改变和 T 波异常,但也常出现房性、特别是室性心律失常(如室性期间收缩)。可见房室传导阻滞(AVB),以Ⅰ度 AVB 多见,也可见Ⅱ度和Ⅲ度 AVB。有时伴有室内传导阻滞,多表明病变广泛。多数 AVB 为暂时性,经 1～3 周后消失,但少数病例可长期存在,需要安装永久起搏器。偶尔可见异常 Q 波。某些病例酷似心肌梗死心电图。此外,心室肥大、QT 间期延长、低电压等改变也可出现。

5. X 线

心脏可正常大小,也可有不同程度的扩大,心脏搏动减弱。严重病例可有肺淤血或肺水肿征象。

6. 超声心动图检查

常见的超声心动图表现有室壁厚度增加、心脏普遍性增大、室壁运动普遍性减弱、心脏收缩功能或(和)舒张功能减弱。若为局灶性心肌炎,可表现为区域性室壁运动异常,此时应注意与缺血性心脏病鉴别。

五、诊断

病毒性心肌炎的临床诊断尤其是早期诊断并不容易,其诊断的确立必须建立在有心肌炎的证据和病毒感染的证据基础上。胸闷、心悸常可提示心脏受累,心脏扩大、心律失常或心力衰竭为心脏明显受损的表现,心电图 ST-T 改变与异位心律或传导障碍反映心肌病变的存在。病毒感染的证据是:①有前驱上呼吸道或肠道感染的症状及病史;②有病毒分离的阳性结果或血清中和抗体滴度升高 4 倍以上。同时要排除引起心肌损害的其他病变,如风湿性心肌炎、中毒性心肌炎、结缔组织和代谢性疾病所致的心肌损害,以及原发扩张型心肌病等。

1. 风湿性心肌炎的特点

①有溶血性链球菌感染的症状与证据;②伴有风湿热的其他表现,如游走性关节痛、皮下小结、环形红斑等;③多为全心炎,如有瓣膜损害可有相应的杂音;④抗风湿治疗有效。

2. 原发扩张型心肌病的特点

①无前驱病毒感染病史;②起病慢,病程长;③无病毒感染的实验室证据;④心电图改变为多变、易变,且伴有房室扩大;⑤超声心动图有房室扩大;⑥心肌活组织检查以心肌变性、坏死为主,心肌间质炎症不明显。

六、治疗

病毒性心肌炎的治疗目标是提高治愈率,减少心肌炎后遗症,降低扩张型心肌病的发生率。目前对病毒性心肌炎尚无特效疗法,大多数治疗是经验性的。主要是根据病情采取综合治疗措施,包括以下几个方面。

(一)一般治疗

(1)休息:急性期应尽早卧床休息,这是非常重要的措施,可以减轻心脏的负荷。有严重心律失常、心力衰竭的患者,休息 3 个月以上(卧床休息 1 个月),6 个月内不参加体力劳动。无心脏形态功能改变者,休息半月,3 个月内不参加重体力活动。对于是运动员的患者,应在 6 个月的恢复期内禁止各项运动,直到心脏大小和功能恢复正常。

(2)饮食:进易消化和富含维生素和蛋白质的食物。

(3)吸氧。

(二)抗病毒治疗

在病程早期,如确定有病毒感染,可考虑抗病毒治疗。利巴韦林(三氮唑核苷)通过阻断病毒的一些酶活性,抑制病毒核酸的合成,对阻断病毒复制有一定疗效。干扰素(IFN)具有免疫调节作用,包括调节 T 细胞亚群的分化,激活自然杀伤细胞等。IFN 还可在转录和翻译水平抑制病毒复制,其直接抗病毒活性主要通过诱导细胞产生抗病毒蛋白而干扰病毒复制。

(三)抗菌治疗

因为细菌感染往往是诱发病毒感染的条件因子,而病毒感染后又常继发细菌感染,所以在治疗初期多主张常规应用抗生素如青霉素防治细菌感染。

(四)促进心肌营养和代谢

1. 维生素 C

大剂量维生素 C(5～15 g/d)静脉滴注,具有抗病毒、促进心肌代谢、加速心肌修复的有益作用。连用 2～4 周。

2. 极化液(GIK)疗法

氯化钾 1～1.5 g,胰岛素 8～12 U 加入 10% 葡萄糖液 500 mL 内静脉滴注,每日 1 次,10～14 d 为 1 个疗程。可加用 25% 硫酸镁 5～10 mL 静脉滴注,或用门冬氨酸钾镁替代氯化钾,组成"强化极化液",疗效可能更佳。

3.其他药物

有能量合剂、B族维生素及维生素B_{12}、细胞色素C、辅酶Q_{10}、肌苷、黄芪、丹参等,均可选用。

(五)肾上腺皮质激素及其他免疫抑制剂

因心肌炎在中后期,以免疫反应为主,故许多医师认为免疫抑制治疗可改善预后。现今有20余项非随机对照实验表明免疫抑制治疗有效。但已完成的几项随机对照研究发现肾上腺皮质激素和其他免疫抑制剂如咪唑硫嘌呤治疗无效。免疫抑制治疗不能作为急性病毒性心肌炎的常规疗法。由自身免疫性疾病(如硬皮病、系统性红斑性狼疮、皮肌炎)引起的心肌炎采用本疗法有效。

对急性暴发性心肌炎出现心源性休克、多器官功能障碍等严重并发症者可以短期应用糖皮质激素。对某些慢性炎症性心肌病患者其免疫系统持续活化,临床症状进行性加重,对目前的标准治疗无效者,可试用免疫抑制剂治疗。

(六)对症治疗

心力衰竭时可按常规使用利尿剂、血管扩张剂、血管紧张素转换酶抑制剂等,而洋地黄的用量要偏小,可酌情选用快速型制剂如毛花苷丙。对顽固性心力衰竭患者可选用多巴酚丁胺、米力农等非洋地黄类正性肌力药物。心律失常时根据情况选择抗心律失常药物。对于室性期前收缩、心房颤动等快速型心律失常可选用β-受体阻滞剂、胺碘酮等。持续性室性心动过速、心室扑动、心室颤动时,首选直流电复律或除颤。对于高度房室传导阻滞,尤其是有脑供血不足甚或有阿-斯综合征发作者,应及时安装临时起搏器。

(七)免疫球蛋白

心肌炎和急性心肌病干预研究显示,免疫球蛋白未能改善LVEF、降低病死率。但对儿童患者,经静脉给予大剂量免疫球蛋白似乎可使左室功能更快得到改善以及提高存活率。

(八)免疫吸附治疗

病毒性心肌炎以自身免疫为主时,血液中存在多种抗心肌抗体,如抗β-受体抗体、抗线粒体抗体、抗肌凝蛋白抗体等,这些抗体会加重心肌损害。免疫吸附治疗可选择性去除患者血液中的炎症因子、抗心肌抗体等,对急性重症心肌炎可能有益。

七、预防和预后

生活起居规律、增强体质、防止受凉感冒、防止过度劳累应可以降低病毒性心肌炎的发病率。

因病情不同,急性病毒性心肌炎的预后差异很大。国外发现,在数周至数月内,大多数由天花疫苗接种引起的心肌炎临床表现和实验室检查很快缓解,小部分患者病情不缓解,其中50%发生慢性心力衰竭,25%需心脏移植或死亡,余25%病情改善。心肌炎治疗试验(MTT)发现,经活检证实的心肌炎患者中,1年病死率为20%,4.3年时病死率为56%。临床研究发现,昏厥、束支传导阻滞、LVEF<40%为预后不良的指标。

病毒性心肌炎病程各阶段的时间划分比较困难。一般认为,病程在3个月以内定为急性期,病程3个月至1年为恢复期,1年以上为慢性期。患者在急性期可因严重心律失常、心力衰竭和心源性休克而死亡。部分患者经过数周至数月后病情可趋稳定,但可留有一定程度的心脏扩大、心功能减退、伴或不伴有心律失常或心电图异常等,经久不愈,形成慢性心肌炎,临床上很难与扩张型心肌病鉴别。部分患者病情进行性发展,心腔扩大和心力衰竭致死。也有少数心腔扩大,而无心力衰竭的临床表现,持续数月至数年后,未经治疗,心功能改善并保持稳定。其中一部分患者可能再度病情恶化,预后不佳。成人病毒性心肌炎的临床表现大多较新生儿和儿童病毒性心肌炎为轻,急性期病死率低,大部分病例预后良好。

第五章 高血压

第一节 原发性高血压

高血压是一种以体循环动脉压升高为主要表现的临床综合征,是最常见的心血管疾病。可分为原发性及继发性两大类。在绝大多数患者中,高血压的病因不明,称之为原发性高血压,又称高血压病,占总高血压患者的95%以上;在不足5%的患者中,血压升高是某些疾病的一种临床表现,本身有明确而独立的病因,称之为继发性高血压。

我国高血压的发病率较高,1991年全国高血压的抽样普查显示,血压≥140/90 mmHg(18.7/12.0 kPa)的人占13.49%,美国≥140/90 mmHg(18.7/12.0 kPa)的人占24%。在我国高血压的致死率和致残率也较高。

我国高血压的知晓率、治疗率和控制率均较低。据2000年的资料,我国高血压的知晓率为26.3%;治疗率为21.2%,控制率为2.8%。

一、病因和发病机制

原发性高血压的病因尚未完全阐明,目前认为是在一定的遗传背景下由于多种后天环境因素作用使正常血压调节机制失代偿所致。

(一)遗传和基因因素

高血压病有明显的遗传倾向,据估计人群中至少20%～40%的血压变异是由遗传决定的。流行病学研究提示高血压发病有明显的家族聚集性。双亲无高血压、一方有高血压或双亲均有高血压,其子女高血压发生率分别为3%、28%和46%。单卵双生的同胞血压一致性较双卵双生同胞更为明显。

(二)环境因素

高血压可能是遗传易感性和环境因素相互影响的结果。体质量超重、膳食中高盐和中度以上饮酒是国际上已确定且亦为我国的流行病学研究证实的与高血压发病密切相关的危险因素。平均体质量指数(BMI)中年男性和女性分别为21～24.5和21～25,近10年的BMI均值及超重率有增加的趋势。BMI与血压呈显著相关,前瞻性研究表明,基线BMI每增加1 kg/m²,高血压的发生危险5年内增加9%。每日饮酒量与血压呈线性相关。

膳食中钠盐摄入量与人群血压水平和高血压病患病率呈显著相关性。每天为满足人体生理平衡仅需摄入0.5 g氯化钠。食盐量每天北方为12～18 g,南方为7～8 g,高于西方国家。每人每天食盐平均摄入量增加2 g,收缩压和舒张压分别增高2.0 mmHg(0.3 kPa)和1.2 mmHg(0.16 kPa)。我国膳食钙摄入量低于中位数人群中,膳食钠/钾比值亦与血压呈显著相关。

(三)交感神经活性亢进

交感神经活性亢进是高血压发病机制中的重要环节。动物实验表明,条件反射可形成狗的神经精神源性高血压。长期处于应激状态如从事驾驶员、飞行员、外科医生、会计师、电脑等职业者高血压的患病率明显增加。原发性高血压患者中约40％循环中儿茶酚胺水平升高。长期的精神紧张、焦虑、压抑等所致的反复应激状态及对应激的反应性增强,使大脑皮质下神经中枢功能紊乱,交感神经和副交感神经之间的平衡失调,交感神经兴奋性增加,其末梢释放儿茶酚胺增多。

(四)肾素－血管紧张素－醛固酮系统(RAAS)

体内存在两种RAAS,即循环RAAS和局部RAAS。血管紧张素Ⅱ(AngⅡ)是循环RAAS的最重要成分,通过强有力的直接收缩小动脉或通过刺激肾上腺皮质球状带分泌醛固酮而扩大血容量,或通过促进肾上腺髓质和交感神经末梢释放儿茶酚胺,均可显著升高血压。此外,体内其他激素如糖皮质激素、生长激素、雌激素等升高血压的途径亦主要经RAAS而产生。近年来发现,很多组织,例如血管壁、心脏、中枢神经、肾脏肾上腺中均有RAAS各成分的mRNA表达,并有AngⅡ受体和盐皮质激素受体存在。

引起RAAS激活的主要因素有肾灌注减低,肾小管内液钠浓度减少,血容量降低,低钾血症,利尿剂及精神紧张,寒冷,直立运动等。目前认为,醛固酮在RAAS中占有不可缺少的重要地位。它具有依赖于AngⅡ的一面,又有不完全依赖于AngⅡ的独立作用,特别是在心肌和血管重塑方面。它除了受AngⅡ的调节外,还受低钾、ACTH等的调节。

(五)血管重塑

血管重塑既是高血压所致的病理改变,也是高血压维持的结构基础。血管壁具有感受和整合急、慢性刺激并做出反应的能力,其结构处于持续的变化状态。高血压伴发的阻力血管重塑包括营养性重塑和肥厚性重塑两类。血压因素、血管活性物质和生长因子及遗传因素共同参与了高血压血管重塑的过程。

(六)内皮细胞功能受损

血管管腔的表面均覆盖着内皮组织,其细胞总数几乎和肝脏相当,可看做人体内最大的脏器之一。内皮细胞不仅是一种屏障结构,而且具有调节血管舒缩功能、血流稳定性和血管重塑的重要作用。血压升高使血管壁剪切力和应力增加,去甲肾上腺素等血管活性物质增多,可明显损害内皮及其功能。内皮功能障碍可能是高血压导致靶器官损害及其并发症的重要原因。

(七)胰岛素抵抗

高血压病患者中约有半数存在胰岛素抵抗现象。胰岛素抵抗指的是机体组织对胰岛素作用敏感性和(或)反应性降低的一种病理生理反应,还使血管对体内升压物质反应增强,血中儿茶酚胺水平增加。高胰岛素血症可影响跨膜阳离子转运,使细胞内钙升高,加强缩血管作用。此外,还可影响糖、脂代谢。上述这些改变均能促使血压升高,诱发动脉粥样硬化病变。

二、病理解剖

高血压的主要病理改变是动脉的病变和左心室的肥厚。随着病程的进展,心、脑、肾等重要脏器均可累及,其结构和功能因此发生不同程度的改变。

(一)心脏

高血压病引起的心脏改变主要包括左心室肥厚和冠状动脉粥样硬化。血压升高和其他代谢内分泌因素引起心肌细胞体积增大和间质增生,使左心室体积和重量增加,从而导致左心室肥厚。血压升高和冠状动脉粥样硬化有密切的关系。冠状动脉粥样硬化病变的特点为动脉壁上出现纤维素性和纤维脂肪性斑块,并有血栓附着。随斑块的扩大和管腔狭窄的加重,可产生心肌缺血;斑块的破裂、出血及继发性血栓形成等可堵塞管腔造成心肌梗死。

(二)脑

脑小动脉尤其颅底动脉环是高血压动脉粥样硬化的好发部位,可造成脑卒中,颈动脉的粥样硬化可导致同样的后果。近半数高血压病患者脑内小动脉有许多微小动脉瘤,这是导致脑出血的重要原因。

(三)肾

高血压持续 5~10 年,即可引起肾脏小动脉硬化(弓状动脉硬化及小叶间动脉内膜增厚,入球小动脉玻璃样变),管壁增厚,管腔变窄,进而继发肾实质缺血性损害(肾小球缺血性皱缩、硬化,肾小管萎缩,肾间质炎性细胞浸润及纤维化),造成良性小动脉性肾硬化症。良性小动脉性肾硬化症发生后,由于部分肾单位被破坏,残存肾单位为代偿排泄废物,肾小球即会出现高压、高灌注及高滤过("三高"),而此"三高"又有两面性,若持续存在又会促使残存肾小球本身硬化,加速肾损害的进展,最终引起肾衰竭。

三、临床特点

(一)血压变化

高血压病初期血压呈波动性,血压可暂时性升高,但仍可自行下降和恢复正常。血压升高与情绪激动、精神紧张、焦虑及体力活动有关,休息或去除诱因血压便下降。随病情迁延,尤其是在并发靶器官损害或有并发症之后,血压逐渐呈稳定和持久升高,此时血压仍可波动,但多数时间血压处于正常水平以上,情绪和精神变化可使血压进一步升高,休息或去除诱因并不能使之满意下降和恢复正常。

(二)症状

大多数患者起病隐袭,症状阙如或不明显,仅在体检或因其他疾病就医时才被发现。有的患者可出现头痛、心悸、后颈部或颞部搏动感,还有表现为神经官能症状如失眠、健忘或记忆力减退、注意力不集中、耳鸣、情绪易波动或发怒及神经质等。病程后期心脑肾等靶器官受损或有并发症时,可出现相应的症状。

(三)并发症的表现

左心室肥厚的可靠体征为抬举性心尖搏动,表现为心尖搏动明显增强,搏动范围扩大及心尖搏动左移,提示左心室增大。主动脉瓣区第二心音可增强,带有金属音调。合并冠心病时可发生心绞痛、心肌梗死甚至猝死。晚期可发生心力衰竭。

脑血管并发症是我国高血压病最为常见的并发症,年发病率为(120~180)/10 万,是急性心肌梗死的 4~6 倍。早期可有一过性脑缺血发作(TIA),还可发生脑血栓形成、脑栓塞(包括腔隙性脑梗死)、高血压脑病及颅内出血等。长期持久血压升高可引起良性小动脉性肾硬化症,从而导致肾实质的损害,可出现蛋白尿、肾功能损害,严重者可出现肾衰竭。眼底血管被累及可出现视力进行性减退,严重高血压可促使形成主动脉夹层并破裂,常可致命。

四、实验室和特殊检查

(一)血压的测量

测量血压是诊断高血压和评估其严重程度的主要依据。目前评价血压水平的方法有以下 3 种。

1.诊所偶测血压

诊所偶测血压(简称偶测血压)系由医护人员在标准条件下按统一的规范进行测量,是目前诊断高血压和分级的标准方法。应相隔 2 min 重复测量,以 2 次读数平均值为准,如 2 次测量的收缩压或舒张压读数相差超过 5 mmHg(0.7 kPa),应再次测量,并取 3 次读数的平均值。

2.自测血压

采用无创半自动或全自动电子血压计在家中或其他环境中患者给自己或家属给患者测量血压,称为自测血压,它是偶测血压的重要补充,在诊断单纯性诊所高血压,评价降压治疗的效果,改善治疗的依从性等方面均极其有益。

3.动态血压监测

一般监测的时间为 24 h,测压时间间隔白天为 30 min,夜间为 60 min。动态血压监测提供 24 h,白天和夜间各时间段血压的平均值和离散度,可较为客观和敏感地反映患者的实际血压水平,且可了解血压的变异性和昼夜变化的节律性,估计靶器官损害与预后,比偶测血压更为准确。动态血压监测的参考标准正常值为:24 h 低于 130/80 mmHg(17.3/10.7 kPa),白天低于 135/85 mmHg(18.0/11.3 kPa),夜间低于 125/75 mmHg(16.7/10.0 kPa)。夜间血压均值一般较白天均值低 10%～20%。正常血压波动曲线形状如长柄勺,夜间 2～3 时处于低谷,凌晨迅速上升,上午 6～8 时和下午 4～6 时出现两个高峰,尔后缓慢下降。早期高血压患者的动态血压曲线波动幅度较大,晚期患者波动幅度较小。

(二)尿液检查

肉眼观察尿的透明度、颜色,有无血尿;测比重、pH、蛋白和糖含量,并做镜检。尿比重降低(<1.010)提示肾小管浓缩功能障碍。正常尿液 pH 在 5.0～7.0。某些肾脏疾病如慢性肾炎并发的高血压可在血糖正常的情况下出现糖尿,系由于近端肾小管重吸收障碍引起。尿微量蛋白可采用放免法或酶联免疫法测定,其升高程度,与高血压病程及合并的肾功能损害有密切关系。尿转铁蛋白排泄率更为敏感。

(三)血液生化检查

测定血钾、尿素氮、肌酐、尿酸、空腹血糖、血脂,还可检测一些选择性项目如血浆肾素活性(PRA)、醛固酮。

(四)胸部 X 线片

早期高血压患者可无特殊异常,后期患者可见主动脉弓迂曲延长、左心室增大。胸部 X 线片对主动脉夹层、胸主动脉及腹主动脉缩窄有一定的帮助,但进一步确诊还需做相关检查。

(五)心电图检查

体表心电图对诊断高血压患者是否合并左心室肥厚、左心房负荷过重和心律失常有一定帮助。心电图诊断左心室肥厚的敏感性不如超声心动图,但对评估预后有帮助。

(六)超声心动图(UCG)检查

UCG 能可靠地诊断左心室肥厚,其敏感性较心电图高 7～10 倍。左心室重量指数(LVMI)是一项反映左心肥厚及其程度的较为准确的指标,与病理解剖的符合率和相关性较高。UCG 还可评价高血压患者的心脏功能,包括收缩功能、舒张功能。如疑有颈动脉、外周动脉和主动脉病变,应做血管超声检查;疑有肾脏疾病的患者,应做肾脏 B 超。

（七）眼底检查

可发现眼底的血管病变和视网膜病变。血管病变包括变细、扭曲、反光增强、交叉压迫及动静脉比例降低。视网膜病变包括出血、渗出、视乳头水肿等。高血压眼底改变可分为4级。

Ⅰ级：视网膜小动脉出现轻度狭窄、硬化、痉挛和变细。

Ⅱ级：小动脉呈中度硬化和狭窄，出现动脉交叉压迫征，视网膜静脉阻塞。

Ⅲ级：动脉中度以上狭窄伴局部收缩，视网膜有棉絮状渗出、出血和水肿。

Ⅳ级：视神经乳头水肿并有Ⅲ级眼底的各种表现。

高血压眼底改变与病情的严重程度和预后相关。Ⅲ和Ⅳ级眼底，是急进型和恶性高血压诊断的重要依据。

五、诊断和鉴别诊断

高血压患者应进行全面的临床评估。评估的方法是详细询问病史、做体格检查和实验室检查，必要时还要进行一些特殊的器械检查。

（一）诊断标准和分类

根据1999年世界卫生组织高血压专家委员会（WHO/ISH）确定的标准和中国高血压防治指南（1999年10月）的规定，18岁以上成年人高血压定义：在未服抗高血压药物的情况下收缩压≥140 mmHg（18.7 kPa）和（或）舒张压≥90 mmHg（12.0 kPa）。患者既往有高血压史，目前正服用抗高血压药物，血压虽已低于140/90 mmHg（18.7/12.0 kPa），也应诊断为高血压；患者收缩压与舒张压属于不同的级别时，应按两者中较高的级别分类。

（二）高血压的危险分层

高血压是脑卒中和冠心病的独立危险因素。高血压病患者的预后和治疗决策不仅要考虑血压水平，还要考虑到心血管疾病的危险因素、靶器官损害和相关的临床状况，并可根据某几项因素合并存在时对心血管事件绝对危险的影响，做出危险分层的评估，即将心血管事件的绝对危险性分为4类：低危、中危、高危和极高危。在随后的10年中发生一种主要心血管事件的危险性低危组、中危组、高危组和极高危组分别为低于15%、15%～20%、20%～30%和高于30%。

高血压危险分层的主要根据是弗明翰研究中心的平均年龄为60岁（一般年龄为45～80岁）患者随访10年心血管疾病死亡、非致死性脑卒中和心肌梗死的资料。但西方国家高血压人群中并发的脑卒中发病率相对较低，而心力衰竭或肾脏疾病较常见，故这一危险性分层仅供我们参考。

（三）鉴别诊断

在确诊高血压病之前应排除各种类型的继发性高血压，因为有些继发性高血压的病因可消除，其原发疾病治愈后，血压即可恢复正常。常见的继发性高血压有下列几种类型。

1.肾实质性疾病

慢性肾小球肾炎、慢性肾盂肾炎、多囊肾和糖尿病肾病等均可引起高血压。这些疾病早期均有明显的肾脏病变的临床表现，在病程的中后期出现高血压，至终末期肾病阶段高血压几乎都和肾功能不全相伴发。

因此，根据病史、尿常规和尿沉渣细胞计数不难与原发性高血压的肾脏损害相鉴别。肾穿刺病理检查有助于诊断慢性肾小球肾炎；多次尿细菌培养和静脉肾盂造影对诊断慢性肾盂肾炎有价值。糖尿病肾病者均有多年糖尿病史。

2. 肾血管性高血压

单侧或双侧肾动脉主干或分支病变可导致高血压。肾动脉病变可为先天性或后天性。先天性肾动脉狭窄主要为肾动脉肌纤维发育不良所致;后天性狭窄由大动脉炎、肾动脉粥样硬化、动脉内膜纤维组织增生等病变所致。此外,肾动脉周围粘连或肾蒂扭曲也可导致肾动脉狭窄。此病在成人高血压中不足 1‰,但在骤发的重度高血压和临床上有可疑诊断线索的患者中则有较高的发病率。如有骤发的高血压并迅速进展至急进性高血压、中青年尤其是 30 岁以下的高血压且无其他原因、腹部或肋脊角闻及血管杂音,提示肾血管性高血压的可能。可疑病例可做肾动脉多普勒超声、口服卡托普利激发后做同位素肾图和肾素测定肾动脉造影,数字减影血管造影术(DSA),有助于做出诊断。

3. 嗜铬细胞瘤

嗜铬细胞瘤 90% 位于肾上腺髓质,右侧多于左侧。交感神经节和体内其他部位的嗜铬组织也可发生此病。肿瘤释放出大量儿茶酚胺,引起血压升高和代谢紊乱。高血压可为持续性,亦可呈阵发性。阵发性高血压发作的持续时间从十多分钟至数天,间歇期亦长短不等。发作频繁者一天可数次。发作时除血压骤然升高外,还有头痛、心悸、恶心、多汗、四肢冰冷和麻木感、视力减退、上腹或胸骨后疼痛等。典型的发作可由于情绪改变如兴奋、恐惧、发怒而诱发。年轻人难以控制的高血压,应注意与此病相鉴别。此病如表现为持续性高血压则难与原发性高血压相鉴别。血和尿儿茶酚胺及其代谢产物香草基杏仁酸(VMA)的测定、酚妥拉明试验、胰高血糖素激发试验、可乐宁抑制试验、甲氧氯普胺(灭吐灵)试验有助于做出诊断。超声、放射性核素及电子计算机 X 线体层显像(CT)、磁共振显像可显示肿瘤的部位。

4. 原发性醛固酮增多症

病因为肾上腺肿瘤或增生所致的醛固酮分泌过多,典型的症状和体征见以下 3 个方面。

(1)轻至中度高血压。

(2)多尿尤其夜尿增多、口渴、尿比重下降、碱性尿和蛋白尿。

(3)发作性肌无力或瘫痪、肌痛、抽搐或手足麻木感等。

凡高血压者合并上述 3 项临床表现,并有低钾血症、高血钠性碱中毒而无其他原因可解释的,应考虑此病之可能。实验室检查可发现血和尿醛固酮升高,血浆肾素降低、尿醛固酮排泄增多等。

5. 皮质醇增多症

系肾上腺皮质肿瘤或增生分泌糖皮质激素过多所致。除高血压外,有向心性肥胖、满月脸、水牛背、皮肤紫纹、毛发增多、血糖增高等特征,诊断一般并不困难。24 h 尿中 17-羟及 17-酮类固醇增多,地塞米松抑制试验及肾上腺皮质激素兴奋试验阳性有助于诊断。颅内蝶鞍 X 线检查、肾上腺 CT 扫描及放射性碘化胆固醇肾上腺扫描可用于病变定位。

6. 主动脉缩窄

主动脉缩窄多数为先天性血管畸形,少数为多发性大动脉炎所引起。特点为上肢血压增高而下肢血压不高或降低,呈上肢血压高于下肢血压的反常现象。肩胛间区、胸骨旁、腋部可有侧支循环动脉的搏动和杂音或腹部听诊有血管杂音。胸部 X 线摄影可显示肋骨受侧支动脉侵蚀引起的切迹。主动脉造影可确定诊断。

六、治疗

(一)降压的目标

根据新指南的精神,中青年高血压患者血压应降至 130/85 mmHg(17.3/11.3 kPa)以下。HOT 研究表明,舒张压达到较低目标血压组的糖尿病患者,其心血管病危险明显降低,故伴糖尿病者应把血压降至 130/80 mmHg(17.3/10.7 kPa)以下;高血压合并肾功能不全、尿蛋白超过 1 g/24 h,至少应将血压降至 130/80 mmHg(17.3/10.7 kPa),甚至 125/75 mmHg(16.7/10.0 kPa)以下;老年高血压患者的血压应控制在 140/90 mmHg(18.7/12.0 kPa)以下,且尤应重视降低收缩压。

(二)非药物治疗

高血压应采取综合措施治疗,任何治疗方案都应以非药物疗法为基础。积极有效的非药物治疗可通过多种途径干扰高血压的发病机制,起到一定的降压作用,并有助于减少靶器官损害的发生。非药物治疗的具体内容包括以下几项。

1. 戒烟

吸烟所致的加压效应使高血压并发症如脑卒中、心肌梗死和猝死的危险性显著增加,并降低或抵消降压治疗的疗效,加重脂质代谢紊乱,降低胰岛素敏感性,减弱内皮细胞依赖性血管扩张效应和增加左心室肥厚的倾向。戒烟对心血管的良好益处,任何年龄组在戒烟 1 年后即可显示出来。

2. 戒酒或限制饮酒

戒酒和减少饮酒可使血压显著降低。

3. 减轻和控制体质量

体质量减轻 10%,收缩压可降低 6.0 mmHg(0.8 kPa)。超重 10% 以上的高血压患者体质量减少 5 kg,血压便明显降低,且有助于改善伴发的危险因素如糖尿病、高脂血症、胰岛素抵抗和左心室肥厚。新指南中建议体质量指数(kg/m^2)应控制在 24 以下。

4. 合理膳食

按 WHO 的建议,钠摄入每天应少于 2.4 g(相当于氯化钠 6 g)。通过食用含钾丰富的水果(如香蕉、橘子)和蔬菜(如油菜、苋菜、香菇、大枣等),增加钾的摄入。要减少膳食中的脂肪,适量补充优质蛋白质。

5. 增加体力活动

根据新指南提供的参考标准,常用运动强度指标可用运动时的最大心率达到 180 或 170 次/分钟减去平时心率,如要求精确则采用最大心率的 60%~85% 作为运动适宜心率。运动频度一般要求每周 3~5 次,每次持续 20~60 min 即可。中老年高血压患者可选择步行、慢跑、上楼梯、骑自行车等。

6. 减轻精神压力,保持心理平衡

长期精神压力和情绪忧郁既是导致高血压,又是降压治疗效果欠佳的重要原因。应对患者作耐心的劝导和心理疏导,鼓励其参加体育/文化和社交活动,鼓励高血压患者保持宽松、平和、乐观的健康心态。

(三)初始降压治疗药物的选择

高血压病的治疗应采取个体化的原则。应根据高血压危险因素、靶器官损害及合并疾病等情况选择初始降压药物。

(四)高血压病的药物治疗

1.药物治疗原则

(1)采用最小的有效剂量以获得可能有的疗效而使不良反应减至最小。

(2)为了有效防止靶器官损害,要求一天24 h内稳定降压,并能防止从夜间较低血压到清晨血压突然升高而导致猝死、脑卒中和心脏病发作。要达到此目的,最好使用每日一次给药而有持续降压作用的药物。

(3)单一药物疗效不佳时不宜过多增加单种药物的剂量,而应及早采用两种或两种以上药物联合治疗,这样有助于提高降压效果而不增加不良反应。

(4)判断某一种或几种降压药物是否有效及是否需要更改治疗方案时,应充分考虑该药物达到最大疗效所需的时间。在药物发挥最大效果前过于频繁地改变治疗方案是不合理的。

(5)高血压病是一种终身性疾病,一旦确诊后应坚持终身治疗。

2.降压药物的选择

目前临床常用的降压药物有许多种类。无论选用何种药物,其治疗目的均是将血压控制在理想范围,预防或减轻靶器官损害。"新指南"强调,降压药物的选用应根据治疗对象的个体情况、药物的作用、代谢、不良反应和药物的相互作用确定。

3.临床常用的降压药物

临床常用的药物主要有六大类:利尿剂、α-受体阻滞剂、钙通道道阻滞剂、血管紧张素转换酶抑制剂(ACEI)、β-受体阻滞剂及血管紧张素Ⅱ受体拮抗剂。降压药物的疗效和不良反应情况个体间差异很大,临床应用时要充分注意。具体选用哪一种或几种药物就参照前述的用药原则全面考虑。

(1)利尿剂:此类药物可减少细胞外液容量、降低心输出量,并通过利钠作用降低血压。降压作用较弱,起作用较缓慢,但与其他降压药物联合应用时常有相加或协同作用,常可做为高血压的基础治疗。螺内酯不仅可以降压,而且能抑制心肌及血管的纤维化。

种类和应用方法:有噻嗪类、保钾利尿剂和襻利尿剂3类。降压治疗中比较常用的利尿剂有下列几种:氢氯噻嗪12.5~25 mg,每日一次;阿米洛利5~10 mg,每日一次;吲达帕胺1.25~2.5 mg,每日一次;氯噻酮12.5~25 mg,每日一次;螺内酯20 mg,每日一次;氨苯蝶啶25~50 mg,每日一次。在少数情况下用呋塞米(速尿)20~40 mg,每日2次。

主要适应证:利尿剂可做为无并发症高血压患者的首选药物,主要适用于轻中度高血压,尤其是老年高血压包括老年单纯性收缩期高血压、肥胖及并发心力衰竭患者。襻利尿剂作用迅速,肾功能不全时应用较多。

注意事项:利尿剂应用可降低血钾,尤以噻嗪类和呋塞米为明显,长期应用者应适量补钾(每日1~3 g),并鼓励多吃水果和富含钾的绿色蔬菜。此外,噻嗪类药物可干扰糖、脂和尿酸代谢,故应慎用于糖尿病和血脂代谢失调者,禁用于痛风患者。保钾利尿剂因可升高血钾,应尽量避免与ACEI合用,禁用于肾功能不全者。利尿剂的不良反应与剂量密切相关,故宜采用小剂量。

(2)β-受体阻滞剂:通过减慢心率、减低心肌收缩力、降低心输出量、减低血浆肾素活性等多种机制发挥降压作用。其降压作用较弱,起效时间较长(1~2周)。

主要适应证:主要适用于轻中度高血压,尤其是在静息时心率较快(>80次/分钟)的中青年患者,也适用于高肾素活性的高血压、伴心绞痛或心肌梗死后及伴室上性快速心律失常者。

种类和应用方法:常用于降压治疗的 β-受体阻滞剂有美托洛尔 25～50 mg,每日 1～2 次;阿替洛尔 25 mg,每日 1～2 次;比索洛尔 2.5～10 mg,每日 1 次。选择性 α 和非选择性 β-受体阻滞剂有:拉贝洛尔每次 0.1 g,每日 3～4 次,以后按需增至 0.6～0.8 g,重症高血压可达每日 1.2～2.4 g;卡维地洛 6.25～12.5 mg,每日 2 次。拉贝洛尔和美托洛尔均有静脉制剂,可用于重症高血压或高血压危象而需要较迅速降压治疗的患者。

注意事项:常见的不良反应有疲乏和肢体冷感,可出现躁动不安、胃肠功能不良等。还可能影响糖代谢、脂代谢,因此伴有心脏传导阻滞、哮喘、慢性阻塞性肺部疾患及周围血管疾病患者应列为禁忌;因此类药可掩盖低血糖反应,因此应慎用于胰岛素依赖性糖尿病患者。长期应用者突然停药可发生反跳现象,即原有的症状加重、恶化或出现新的表现,较常见有血压反跳性升高,伴头痛、焦虑、震颤、出汗等,称之为撤药综合征。

(3)钙通道阻滞剂(CCB):主要通过阻滞细胞质膜的钙离子通道、松弛周围动脉血管的平滑肌,使外周血管阻力下降而发挥降压作用。

主要适应证:可用于各种程度的高血压,尤其是老年高血压、伴冠心病心绞痛、周围血管病、糖尿病或糖耐量异常、妊娠期高血压及合并有肾脏损害的患者。

种类和应用方法:应优先考虑使用长效制剂如非洛地平缓释片 2.5～5 mg,每日 1 次;硝苯地平控释片 30 mg,每日 1 次;氨氯地平 5 mg,每日 1 次;拉西地平 4 mg,每日 1～2 次;维拉帕米缓释片 120～240 mg,每日 1 次;地尔硫䓬缓释片 90～180 mg,每日 1 次。由于有诱发猝死之嫌,速效二氢吡啶类钙拮抗剂的临床使用正在逐渐减少,而提倡应用长效制剂。其价格一般较低廉,在经济条件落后的农村及边远地区速效制剂仍不失为一种可供选择的抗高血压药物,可使用硝苯地平或尼群地平普通片剂 10 mg,每日 2～3 次。

注意事项:主要不良反应为血管扩张所致的头痛、颜面潮红和踝部水肿,发生率在 10% 以下,需要停药的只占极少数。踝部水肿系由于毛细血管前血管扩张而非水钠潴留所致。硝苯地平的不良反应较明显且可引起反射性心率加快,但若从小剂量开始逐渐加大剂量,可明显减轻或减少这些不良反应。非二氢吡啶类对传导功能及心肌收缩力有负性影响,因此禁用于心脏传导阻滞和心力衰竭时。

(4)血管紧张素转换酶抑制剂(ACEI):通过抑制血管紧张素转换酶使血管紧张素 Ⅱ 生成减少,并抑制缓激肽,使缓激肽降解。这类药物可抑制循环和组织的 RAAS,减少神经末梢释放去甲肾上腺素和血管内皮形成内皮素;还可做用于缓激肽系统,抑制缓激肽降解,增加缓激肽和扩张血管的前列腺素的形成。这些作用不仅能有效降低血压,而且具有靶器官保护的功能。

ACEI 对糖代谢和脂代谢无影响,血浆尿酸可能降低。即使合用利尿剂亦可维持血钾稳定,因 ACEI 可防止利尿剂所致的继发性高醛固酮血症。此外,ACEI 在产生降压作用时不会引起反射性心动过速。

种类和应用方法:常用的 ACEI 有卡托普利 25～50 mg,每日 2～3 次;依那普利 5～10 mg,每日 1～2 次;苯那普利 5～20 mg,雷米普利 2.5～5 mg,培哚普利 4～8 mg,西那普利 2.5～10 mg,福辛普利 10～20 mg,均每日 1 次。

主要适应证:ACEI 可用来治疗轻中度或严重高血压,尤其适用于伴左心室肥厚、左心室功能不全或心力衰竭、糖尿病并有微量蛋白尿、肾脏损害(血肌酐<265 μmol/L)并有蛋白尿

等患者。本药还可安全地使用于伴有慢性阻塞性肺部疾患或哮喘、周围血管疾病或雷诺现象、抑郁症及胰岛素依赖性糖尿病患者。

注意事项：最常见不良反应为持续性干咳，发生率为 3%～22%。多见于用药早期（数天至几周），亦可出现于治疗的后期，其机制可能由于 ACEI 抑制了激肽酶Ⅱ，使缓激肽的作用增强和前列腺素形成。症状不重应坚持服药，半数可在 2～3 月内咳嗽消失。改用其他 ACEI，咳嗽可能不出现。福辛普利和西拉普利引起干咳少见。其他可能发生不良反应有低血压、高钾血症、血管神经性水肿（偶尔可致喉痉挛、喉或声带水肿）、皮疹及味觉障碍。

双侧肾动脉狭窄或单侧肾动脉严重狭窄、合并高钾血症或严重肾功能衰竭等患者 ACEI 应列为禁忌。因有致畸危险也不能用于合并妊娠的妇女。

（5）血管紧张素Ⅱ受体拮抗剂（ARB）：这类药物可选择性阻断 AngⅡ的Ⅰ型受体而起作用，具有 ACEI 相似的血流动力学效应。从理论上讲，其比 ACEI 存在如下优点：①作用不受 ACE 基因多态性的影响；②还能抑制非 ACE 催化产生的 AngⅡ的致病作用；③促进 AngⅡ与血管紧张素Ⅱ型受体（AT_2）结合发挥"有益"效应。这 3 项优点结合起来将可能使 ARB 的降血压及对靶器官保护作用更有效，但需要大规模的临床试验进一步证实，目前尚无循证医学的证据表明 ARB 的疗效优于或等同于 ACEI。

种类和应用方法：目前在国内上市的 ARB 有 3 类，第一、二、三代分别为氯沙坦、缬沙坦、依贝沙坦。氯沙坦 50～100 mg，每日 1 次，氯沙坦和小剂量氢氯噻嗪（25 mg/d）合用，可明显增强降压效应；缬沙坦 80～160 mg，每日 1 次；依贝沙坦 150 mg，每日 1 次；替米沙坦 80 mg，每日 1 次；坎地沙坦 1 mg，每日 1 次。

主要适应证：适用对象与 ACEI 相同。目前主要用于 ACEI 治疗后发生干咳等不良反应且不能耐受的患者。氯沙坦有降低血尿酸作用，尤其适用于伴高尿酸血症或痛风的高血压患者。

注意事项：此类药物的不良反应轻微而短暂，因不良反应需中止治疗者极少。不良反应为头晕、与剂量有关的体位性低血压、皮疹、血管神经性水肿、腹泻、肝功能异常、肌痛和偏头痛等。禁用对象与 ACEI 相同。

（6）α_1-受体阻滞剂：这类药可选择性阻滞血管平滑肌突触后膜 α_1-受体，使小动脉和静脉扩张，外周阻力降低。长期应用对糖代谢并无不良影响，且可改善脂代谢，升高 HDL-C 水平，还能减轻前列腺增生患者的排尿困难，缓解症状。降压作用较可靠，但是否与利尿剂、β 受体阻滞剂一样具有降低病死率的效益，尚不清楚。

种类和应用方法：常用制剂有哌唑嗪 1 mg，每日 1 次；多沙唑嗪 1～6 mg，每日 1 次；特拉唑嗪 1～8 mg，每日 1 次；乌拉地尔 25～50 mg，每日 2 次。

适应证：目前一般用于轻中度高血压，尤其适用于伴高脂血症或前列腺肥大患者。

注意事项：主要不良反应为"首剂现象"，多见于首次给药后 30～90 min，表现为严重的直立性低血压、眩晕、昏厥、心悸等，系由于内脏交感神经的收缩血管作用被阻滞后，静脉舒张使回心血量减少。首剂现象以哌唑嗪较多见，特拉唑嗪较少见。合用 β-受体阻滞剂、低钠饮食或曾用过利尿剂者较易发生。防治方法是首剂量减半，临睡前服用，服用后平卧或半卧休息60～90 min，并在给药前至少一天停用利尿剂。

其他不良反应有头痛、嗜睡、口干、心悸、鼻塞、乏力、性功能障碍等，常可在连续用药过程中自行减轻或缓解。有研究表明哌唑嗪能增加高血压患者的病死率，因此现在临床上已很少应用。

（五）降压药物的联合应用

降压药物的联合应用已被公认为是较好和合理的治疗方案。

1.联合用药的意义

研究表明,单药治疗使高血压患者血压达标(<140/90 mmHg 或 18.7/12.0 kPa)比率仅为 40%~50%,而两种药物的合用可使 70%~80% 的患者血压达标。HOT 试验结果表明,达到预定血压目标水平的患者中,采用单一药物、两药合用或三药合用的患者分别占30%~40%、40%~50% 和少于 10%,处于联合用药状态约占 68%。

联合用药可减少单一药物剂量,提高患者的耐受性和依从性。单药治疗如效果欠佳,只能加大剂量,这就增加不良反应发生的危险性,且有的药物随剂量增加,不良反应增大的危险性超过了降压作用增加的效益,亦即药物的危险/效益比转向不利的一面。联合用药可避免此种两难局面。

联合用药还可使不同的药物互相取长补短,有可能减轻或抵消某些不良反应。任何药物在长期治疗中均难以完全避免其不良反应,如 β-受体阻滞剂的减慢心率作用,CCB 可引起踝部水肿和心率加快。这些不良反应如能选择适当的合并用药就有可能被矫正或消除。

2.利尿剂为基础的两种药物联合应用

大型临床试验表明,噻嗪类利尿剂可与其他降压药有效地合用,故在需要合并用药时利尿剂可做为基础药物。常采用下列合用方法。

(1)利尿剂＋ACEI 或血管紧张素Ⅱ受体拮抗剂:利尿剂的不良反应是激活肾素-血管紧张素-醛固酮(RAAS),造成一系列不利于降低血压的负面作用。然而,这反而增强了 ACEI 或血管紧张素Ⅱ受体拮抗剂对 RAAS 的阻断作用,亦即这两种药物通过利尿剂对 RAAS 的激活,可产生更强有力的降压效果。此外,ACEI 和血管紧张素Ⅱ受体拮抗剂由于可使血钾水平稍上升,从而能防止利尿剂长期应用所致的电解质紊乱,尤其是低血钾等不良反应。

(2)利尿剂＋β-受体阻滞剂或 α₁-受体阻滞剂:β-受体阻滞剂可抵消利尿剂所致的交感神经兴奋和心率增快作用,而噻嗪类利尿剂又可消除 β-受体阻滞剂或 α₁-受体阻滞剂的促肾滞钠作用。此外,在对血管的舒缩作用上噻嗪类利尿剂可加强 α₁-受体阻滞剂的扩血管效应,而抵消β-受体阻滞剂的缩血管作用。

3.CCB 为基础的两药合用

我国临床,上初治药物中仍以 CCB 最为常用。对此类药一般均有良好反应,CCB 为基础的联合用药在我国有广泛的基础。

(1)CCB＋ACEI:前者具有直接扩张动脉的作用,后者通过阻断 RAAS 和降低交感活性,既扩张动脉,又扩张静脉,故两药在扩张血管上有协同降压作用。二氢吡啶类 CCB 产生的踝部水肿可被 ACEI 消除。两药在心肾和血管保护上,在抗增生和减少蛋白尿上亦均有协同作用。此外,ACEI 可阻断 CCB 所致反射性交感神经张力增加和心率加快的不良反应。

(2)二氢吡啶类 CCB＋β-受体阻滞剂:前者具有的扩张血管和轻度增加心输出量的作用,正好抵消 β-受体阻滞剂的缩血管及降低心输出量作用。两药对心率的相反作用可使患者心率不受影响。

4.其他的联合应用方法

如两药合用仍不能奏效,可考虑采用 3 种药物合用,例如噻嗪类利尿剂加 ACEI 加水溶性

β-受体阻滞剂(阿替洛尔),或噻嗪类利尿剂加 ACEI 加 CCB,及利尿剂加 β-受体阻滞剂加其他血管扩张剂(肼屈嗪)。

七、高血压危象

(一)定义和分类

已经有许多不同的名词被用于血压重度急性升高的情况。但多数研究者将高血压急症定义为收缩压或舒张压急剧增高(如舒张压增高到 120～130 mmHg 即 16.0～17.3 kPa 以上),同时伴有中枢神经系统、心脏或肾脏等靶器官损伤。高血压急症较少见,此类患者需要在严密监测下通过静脉给药的方法使血压立即降低。与高血压急症不同,如果患者的血压重度增高,但无急性靶器官损害的证据,则定义为高血压次急症。对此类患者,需在 24～48 h 内使血压逐渐下降。两者统称为高血压危象。

(二)临床表现

高血压危象的症状和体征的轻重往往因人而异。一般症状可有出汗、潮红、苍白、眩晕、濒死感、耳鸣、鼻出血;心脏症状可有心悸、心律失常、胸痛、呼吸困难、肺水肿;脑部症状可有头痛、头晕、恶心、眩目、局部症状、痛性痉挛、昏迷等;肾脏症状有少尿、血尿、蛋白尿、电解质紊乱、氮质血症、尿毒症;眼部症状有闪光、点状视觉、视力模糊、视觉缺陷、复视、失明。

(三)高血压危象的治疗

1. 治疗的一般原则

对高血压急症患者,需在 ICU 中严密监测(必要时进行动脉内血压监测),通过静脉给药迅速控制血压(但并非降至正常水平)。对高血压次急症患者,应在 24～48 h 内逐渐降低血压(通常给予口服降压药)。

静脉用药控制血压的即刻目标是在 30～60 min 内将舒张压降低 10%～15%,或降到 110 mmHg(14.7 kPa)左右。对急性主动脉夹层患者,应 15～30 min 内达到这一目标。以后用口服降压药维持。

2. 高血压急症的治疗

目前有多种静脉用药可做降压之用。

(1)高血压脑病:高血压脑病的首选治疗包括静脉注射硝普钠、柳氨苄心定、乌拉地尔或尼卡地平。

(2)脑血管意外:对任何种类的急性脑卒中患者给予紧急降压治疗所能得到的益处目前还都是推测性的,还缺少充分的临床和实验研究证据。①颅内出血:血压小于 180/105 mmHg(24.0/14.0 kPa)无须降压。血压大于 230/120 mmHg(30.7/16.0 kPa)可静脉给予柳胺苄心定、拉贝洛尔、硝普钠、乌拉地尔。血压在 180～230/120～150 mmHg(24.0～30.7/16.0～20.0 kPa)之间可静脉给药,也可口服给药。②急性缺血性脑卒中(中风):给予溶栓、抗血小板及抗凝等处理。

(3)急性主动脉夹层:一旦确定为主动脉夹层的诊断,即应力图在 15～30 min 内使血压降至最低可以耐受的水平(即保持足够的器官灌注)。最初的治疗应包括联合使用静脉硝普钠和一种静脉给予的 β-受体阻滞剂,其中美托洛尔最为常用。尼卡地平或 Fenoldopam 也可使用。柳氨苄心定兼有 α 和 β-受体阻滞作用,可做为硝普钠和 β-受体阻滞剂联合方案的替代。另外,地尔硫䓬静脉滴注也可用于主动脉夹层。

（4）急性左心室衰竭和肺水肿：严重高血压可诱发急性左心室衰竭。在这种情况下，可给予扩血管药如硝普钠直接减轻心脏后负荷。也可选用硝酸甘油。

（5）冠心病和急性心肌梗死：静脉给予硝酸甘油是这种高血压危象时的首选药物。次选药为柳氨苄心定，静脉给予。如血压控制不满意，可加用尼卡地平或 Fenoldopam。

（6）围术期高血压：降压药物的选用应根据患者的背景情况，在密切观察下可选用乌拉地尔、柳氨苄心定、硝普钠和硝酸甘油等。

（7）子痫：近年来，在舒张压超过 115 mmHg(15.3 kPa) 或发生子痫时，传统上采用肼曲嗪（肼苯哒嗪）静脉注射，此药能有效降低血压而不减少胎盘血流。现今在有重症监护的条件下，静脉给予柳氨苄心定和尼卡地平被认为更安全有效。如惊厥出现或迫近，可注射硫酸镁。

3. 高血压次急症的治疗

对高血压次急症患者，过快降压会影响心脏和脑的血流供应（尤其是老年人），引起严重的不良反应。如果血压暂时升高的原因是容易识别的，如疼痛或急性焦虑，则合适的治疗是止痛药或抗焦虑药。如果血压增高的原因不明，可给予各种口服降压药。降压治疗的目的是使增高的血压在 24～48 h 内逐渐降低，这种治疗方法需要在发病后头几天对患者进行密切的随访。在目前缺少任何对各种高血压药物长期疗效进行比较的资料的情况下，药物品种的选择应根据其作用机制、疗效和安全性资料确定。硝苯地平和卡托普利加快心率，可乐宁和柳氨苄心定则减慢心率。这对于冠心病患者特别重要。其他应注意的问题包括柳氨苄心定慎用于支气管痉挛和心动过缓及Ⅱ度以上房室传导阻滞患者；卡托普利不可用于双侧肾动脉狭窄患者。在血容量不足的患者，抗高血压药的使用均应小心。

第二节　继发性高血压

继发性高血压也称症状性高血压，是指由一定的基础疾病引起的高血压，占所有高血压患者的 1%～5%。由于继发性高血压的出现与某些确定的疾病和原因有关，一旦这些原发疾病（如原发性醛固酮增多症、嗜铬细胞瘤、肾动脉狭窄等）治愈后，高血压即可消失。所以临床上，对一个高血压患者（尤其是初发病例），应给予全面详细评估，以发现有可能的继发性高血压的病因，以利于进一步治疗。

一、继发性高血压的基础疾病

1. 肾性高血压

（1）肾实质性：急慢性肾小球肾炎，多囊肾，糖尿病肾病，肾积水。

（2）肾血管性：肾动脉狭窄、肾内血管炎。

（3）肾素分泌性肿瘤。

（4）原发性钠潴留（Liddles 综合征）。

2. 内分泌性高血压

（1）肢端肥大症。

(2)甲状腺功能亢进。

(3)甲状腺功能减退。

(4)甲状旁腺功能亢进。

(5)肾上腺皮质:库欣综合征、原发性醛固酮增多症、嗜铬细胞瘤。

(6)女性长期口服避孕药。

(7)绝经期综合征等等。

3.血管病变

主动脉缩窄、多发性大动脉炎。

4.颅脑病变

脑肿瘤、颅内压增高、脑外伤、脑干感染等。

5.药物

如糖皮质激素、拟交感神经药、甘草等。

6.其他

高原病、红细胞增多症、高血钙等。

二、常见的几种继发性高血压类型的特点

(一)肾实质性疾病所致的高血压

1.急性肾小球肾炎

(1)多见于青少年。

(2)起病急。

(3)有链球菌感染史。

(4)发热、血尿,水肿等表现。

2.慢性肾小球肾炎

应注意与高血压病引起的肾脏损害相鉴别。

(1)反复水肿史。

(2)贫血明显。

(3)血浆蛋白低。

(4)蛋白尿出现早而血压升高相对轻。

(5)眼底病变不明显。

3.糖尿病肾病

无论是胰岛素依赖型糖尿病(1型)或非胰岛素依赖型糖尿病(2型),均可发生肾损害而有高血压,肾小球硬化、肾小球毛细血管基膜增厚为主要的病理改变,早期肾功能正常,仅有微量蛋白尿,血压也可能正常;病情发展,出现明显蛋白尿及肾功能不全时血压升高。

对于肾实质病变引起的高血压,可以应用 ACEI 治疗,对肾脏有保护作用,除降低血压外,还可减少蛋白尿,延缓肾功能恶化。

(二)嗜铬细胞瘤

肾上腺髓质或交感神经节等嗜铬细胞肿瘤,间歇或持续分泌过多的肾上腺素和去甲肾上腺素,出现阵发性或持续性血压升高。其临床特点包括以下几个方面。

(1)有剧烈头痛,心动过速、出汗、面色苍白、血糖增高、代谢亢进等特征。

（2）对一般降压药物无效。

（3）血压增高期测定血或尿中儿茶酚胺及其代谢产物香草基杏仁酸（VMA），显著增高。

（4）超声、放射性核素、CT、磁共振显像可显示肿瘤的部位。

（5）大多数肿瘤为良性，可做手术切除。

（三）原发性醛固酮增多症

此病系肾上腺皮质增生或肿瘤分泌过多醛固酮所致。其特征包括以下几点。

（1）长期高血压伴顽固的低血钾。

（2）肌无力、周期性瘫痪、烦渴、多尿等。

（3）血压多为轻、中度增高。

（4）实验室检查：有低血钾、高血钠、代谢性碱中毒、血浆肾素活性降低、尿醛固酮排泄增多。

（5）螺内酯（安体舒通）试验（＋）具有诊断价值。

（6）超声、放射性核素、CT 可做定位诊断。

（7）大多数原发性醛固酮增多症是由单一肾上腺皮质腺瘤所致，手术切除是最好的治疗方法。

（8）螺内酯是醛固酮拮抗剂，可使血压降低，血钾升高，症状减轻。

（四）皮质醇增多症（库欣综合征）

由于肾上腺皮质肿瘤或增生，导致皮质醇分泌过多。其临床特点表现为以下几点。

（1）水钠潴留，高血压。

（2）向心性肥胖、满月脸，多毛、皮肤纹、血糖升高。

（3）24 h 尿中 17-羟类固醇或 17-酮类固醇增多。

（4）促肾上腺皮质激素兴奋试验阳性。

（5）地塞米松抑制试验阳性。

（6）颅内蝶鞍 X 线检查、肾上腺 CT 扫描及放射性碘化胆固醇肾上腺扫描可用于病变定位。

第三节　顽固性高血压病

高血压是一组基于血管和心脏结构与功能发生病理生理变化而表现为以血压水平持续升高为特征的临床综合征。无论收缩压和（或）舒张压的升高均将显著促进主要心脑血管和肾脏疾病的发生和发展，导致心、脑及肾的不良临床转归风险大大增加。大量的临床研究已经证实，有效而长期地控制高血压患者的血压水平，能够显著降低高血压相关的疾病负担，延长高血压患者的寿命，提高高血压患者的生存质量。然而，不论在北美和欧洲，高血压患者的血压控制达标率仍然不够理想，超过一半以上的高血压患者的血压水平尚未控制到至少 <140/90 mmHg；根据 2002 年的调查结果，中国的高血压患者人口数已超过 1.6 亿人，但高血压治疗率仅 24％，血压控制率仅 6.1％。

顽固性高血压,亦称为抵抗性高血压或难治性高血压,是导致降压治疗失败的一个因素。临床上对顽固性高血压的诊断很常见,而不适当地应用顽固性高血压的定义将影响高血压的临床诊治行为而不会有助于血压控制的改善;另一方面,对顽固性高血压的正确诊断将有助于成功地治疗高血压。

一、顽固性高血压的定义

2005 年中国高血压防治指南提出,高血压患者应用改善生活方式和至少 3 种药物治疗仍不能将收缩压和舒张压控制在目标水平(140/90 mmHg)时,称为顽固性(难治性)高血压。

2008 年美国心脏协会将顽固性高血压定义为同时服用接受了 3 种不同作用机制的足量降压药物,其中包括一种利尿剂的降压治疗,而血压仍在控制目标水平之上(一般高血压患者＞140/90 mmHg,糖尿病和慢性肾病患者＞130/80 mmHg),或至少需要 4 种足量药物才能使血压达标者。

对于老年单纯性收缩期高血压患者,如果经过足够剂量 3 种抗高血压药物治疗后,其收缩压仍未降到 160 mmHg 以下者,也称为顽固性(难治性)高血压。

二、顽固性高血压的流行病学和临床特点

顽固性高血压患者往往血压较高、病程较长、心脑血管并发症较多,是引起高血压人群严重并发症和死亡的最危险组分。迄今为止,国际上有关顽固性高血压流行病学的准确资料很少,然而,根据来自大规模国际多中心临床试验数据的估计,临床实践中顽固性高血压并不少见。

我国尚未有专门针对顽固性高血压的流行病学调查数据,估计顽固性高血压患者占我国高血压患者的 5%～20%。美国 Framingharm 心脏研究的横断面分析显示,已经接受降压治疗的高血压患者中血压水平＜140/90 mmHg 仅占 48%,而老年(75 岁以上)患者中不到40%。全美营养健康调查(NHANES)分析显示,所有正在接受治疗的高血压患者中只有53% 的人能将血压控制在＜140/90 mmHg,合并慢性肾病的患者中只有 37% 的患者血压控制在＜130/80 mmHg,合并糖尿病的只有 25% 血压控制在＜130/85 mmHg。尽管并不是所有未控制的高血压都是顽固性高血压,但是在 ALLHAT 研究中,约 50% 的患者需用 3 种或 3 种以上降压药血压才能得到控制,实际上,仍然有 27% 的受试者服用 3 种药物后血压水平仍＞140/90 mmHg。提示在严格实施的降压药物临床研究中真正意义上的顽固性高血压可超过20%。在 CONVINCE 研究中,接受了 3 种以上的降压药物治疗后,血压水平未达标者占18%。VALUE 研究中,15% 的高血压受试患者接受 3 种或 3 种以上降压药物治疗后血压控制仍不满意。由于在临床试验招募受试患者时,常常将已经服用 2 种药物而血压仍然＞160/100 mmHg 的高血压患者排除在外。因此,来自临床试验的数据往往低估了真实世界里顽固性高血压的患病率。最新发表的一组数据来自意大利,这个迄今为止最大样本的队列观察研究显示,约 53 000 例高血压患者中血压控制率仅为 22%,在接受了包括利尿剂在内的 3 种降压药物治疗患者中,血压＞140/90 mmHg 的患者达 39%。另一个来自西班牙的队列研究,对52 000 例未接受降压药物治疗或新诊断的高血压患者采用动态血压监测评估降压药物的疗效,结果显示,即使使用 3 种或 3 种以上的药物治疗,仍然有 12% 的患者血压未获得控制。

顽固性高血压在基础血压水平较高、盐分摄入过多以及 60 岁以上的老年人中多见,尤其在老年患者以收缩压持续升高难以控制为著。顽固性高血压常常同时合并存在左心室肥厚、

糖尿病、血脂异常、过量饮酒、体质量超重或肥胖、阻塞性睡眠呼吸暂停综合征以及吸烟等心血管疾病危险因素,因而,顽固性高血压患者发生充血性心力衰竭、脑卒中、心肌梗死和肾功能不全等严重心、脑、肾不良临床转归事件的风险远远高于普通高血压患者。

顽固性高血压的遗传学资料很少,并且还存在争议,但有限的研究提示,表达上皮细胞钠通道(ENaC)、β和γ亚基的基因突变(Liddle 综合征)和 CYP3A5 酶(2 型 11β 羟化固醇脱氢酶)等位基因变异可能通过对水盐代谢的影响,导致临床上的顽固性高血压表现。

尽管研究的样本量很小,但这些结果将有助于推动和治疗与药物抵抗相关基因型的研究,深入研究和确定基因型与现行药物疗效的关系,从而发现顽固性高血压治疗的新靶标。

三、顽固性高血压的原因

在临床实践中,顽固性高血压可分为 4 类:①假性抵抗;②药物治疗方案不当;③未能坚持治疗或食用导致血压升高的物质;④继发性高血压。总结而言,常见可能导致顽固性高血压的因素如下。

1.医生相关的因素

①血压测量不当;②抗高血压药物使用不当;③剂量不足;④不适合的联合降压药物方案;⑤医生惰性(血压未控制时不调整药物或加大剂量);⑥医患沟通不良;⑦治疗计划复杂,特别是同时合并使用多种药物,或者降压药物服用时间过于纷杂。

2.患者相关的因素

①白大衣效应;②药物相关的不良反应;③患者教育不足;④同时口服避孕药;⑤同时使用抗感染药物或拟交感胺类药物;⑥长期使用类固醇;⑦记忆或精神问题以及认知障碍(老年人);⑧药物花费超过支付能力。

3.其他因素

①阻塞性睡眠呼吸暂停综合征;②慢性肾病;③原发性或继发性醛固酮增多症;④严重动脉粥样硬化疾病(老年人动脉钙化);⑤主动脉瓣硬化伴显著关闭不全。

(一)假性抵抗

血压测量方法的不正确,包括测量前未让患者静坐、血压计袖带过窄过短是假性高血压的最常见原因。患者对降压治疗的依从性差可导致"假性顽固性高血压"。

在 5~10 年随访期间,对降压治疗依从性良好的患者比例不足 40%。在原发性高血压的治疗中,约 2/3 的顽固性高血压可归为对治疗的依从性差。患者不依从的常见原因有药物的不良反应、经济支付能力、对治疗效果的怀疑、药物种类多、用法不一等。此外,由于缺乏对高血压病的知识,认为疾病好转而自行停药或减量、忘记服药、不知道高血压病需长期服药而造成治疗不规律,也有的患者听信公众传媒中的广告宣传,采用一些疗效不能肯定的偏方、秘方。还有医源性因素如治疗方案太复杂,医患沟通不良,对医生缺乏足够信任等也是导致血压波动和血压控制不理想的重要原因。

白大衣高血压为假性抵抗的另一原因,在顽固性高血压中占 20%~30%。诊所外药物控制良好的慢性高血压可由于白大衣效应叠加而造成假性抵抗性高血压。转诊到高血压专家门诊的患者中半数为假性抵抗,动态血压监测能够明确白大衣高血压的诊断。越来越多的证据表明,白大衣高血压患者即使在多种药物联合治疗后的诊所血压仍>140/90 mmHg,但是只要动态血压监测中平均日间血压<135/85 mmHg,仍然提示患者已得到妥当治疗,预后良好。

(二)降压药物治疗方案不当

约有 50％的顽固性高血压是由于降压药物治疗方案不佳或剂量不足、疗程过短而产生的。许多顽固性高血压患者是前后使用超过 3 种的降压药物,剂量未达到足量,疗程也不够长,不能轻易认为无效,有些顽固性高血压患者仅仅需要改善联合用药,增加药物剂量后就可以使血压达标。

顽固性高血压患者常有容量负荷过重,需要特别强调利尿治疗的重要性,大约有 60％此类患者对加用利尿剂或增加利尿剂的剂量治疗有效。缺乏适当的利尿剂治疗,包括无利尿剂,肾功能受损患者使用低剂量噻嗪类利尿剂,或短效襻利尿剂使用间隔过长(如每日 1 次呋塞米)均是降压药物抵抗的常见原因。显著肾功能受损亦可表现在血清肌酐浓度在 $106 \sim 123.7\ \mu mol/L$ 范围或者更低水平,特别是在老年骨骼肌总量小的患者。为了避免这个隐藏的危险,可根据血清肌酐浓度、年龄、体质量以及尿标本测定的尿清蛋白/肌酐比值,同时采用公式计算肾小球滤过率,将其作为常规评估每个高血压患者的基本指标之一。药物治疗的其他常见缺陷包括依赖单药治疗和剂量不足。

(三)其他合并药物治疗或饮食干扰

升高血压的一些药物如非甾体消炎药(NSAIDs)包括阿司匹林和选择性环氧化酶 2 (COX-2)抑制剂、拟交感神经药物、中枢兴奋剂(安非他命,哌甲酯)、口服避孕药、促红细胞生成素、环孢素、天然甘草及植物药如麻黄碱。

非甾体消炎药(包括阿司匹林)、选择性 COX-2 抑制剂等非麻醉性镇痛剂,可能是最为常见的妨碍血压控制的药物。NSAID 可使平均动脉压增高约 5 mmHg,可阻碍利尿剂、血管紧张素转换酶抑制剂、血管紧张素受体拮抗剂以及 β 受体阻滞剂等数种药物的降压作用。对乙酰氨基酚有小幅升压作用,在顽固性高血压患者的疼痛治疗中,选择对乙酰氨基酚要优于 NSAID,并在疼痛缓解后尽可能停用。还有一些与患者行为相关的顽固性高血压常见原因:屡教不改的不良生活方式(肥胖、高盐饮食、过多酒精摄入),或习惯使用具有升压作用的物质,如烟草、可卡因、甲基苯丙胺或草药制品等。

(四)继发性高血压

继发性高血压的最常见病因是未觉察的慢性肾脏疾病和原发性醛固酮增多症。

1.慢性肾脏病变

美国 NHANES 分析高血压患者 16 589 人资料中,血肌酐高于 141 μumol/L (1.6 mg/dL)者占 3％。尽管用了 3 种降压药,但血压＜130/80 mmHg 者不足 15％。

2.肾动脉狭窄

20％的高血压患者有单侧或双侧肾动脉狭窄(阻塞≥70％)。肾动脉狭窄是顽固性高血压的常见原因,尤其老年人如此。50 岁以上的继发性高血压患者中 12.7％为肾动脉狭窄。美国人 90％的肾动脉狭窄是由动脉粥样硬化引起(但中国人肾动脉狭窄与西方不同,年轻人肾动脉狭窄多由大动脉炎引起,老年人多由动脉粥样硬化引起)。

3.原发性醛固酮增多症

近来研究提示原发性醛固酮增多症是高血压的常见原因。有研究提示高血压人群中原发性醛固酮增多症占 6.1％,在顽固性高血压中原发性醛固酮增多症约占 20％。

4.嗜铬细胞瘤

嗜铬细胞瘤占高血压人群的 0.1％～0.6％。阵发性血压升高是典型的临床表现。

5.库欣综合征

库欣综合征有 70%～90% 患者有高血压表现。

6.其他

主动脉夹层、主动脉缩窄、甲状腺功能亢进、颅内肿瘤等。这些疾病尽管均有相应的临床特征,但是在没有明确诊断前,临床上可能以治疗困难的高血压为主要表现。

四、顽固性高血压的临床治疗

1.非药物性建议

改善生活方式,包括减轻体质量、限盐、减少酒精摄入、增加体育锻炼、高纤维低脂饮食等。

2.对继发性高血压的治疗

对于有阻塞性睡眠呼吸暂停的患者,虽然相关临床研究的结果并不统一,但持续气道正压通气(continuous positiveairway pressure,CPAP)有可能改善其血压控制情况,尤其重度睡眠呼吸暂停和已接受降压治疗的患者获益最明显。经皮血管成形术在绝大多数情况下可改善肾动脉纤维肌性狭窄导致的高血压,因而成为肾动脉狭窄合并高血压患者的推荐治疗选择,但术后 1 年有 20% 以上的再狭窄率。目前正在进行的肾动脉狭窄心血管后果(cardiovascularout-comes for renal atherosclerotic lesions,CORAL),研究有望更准确地评价经皮肾动脉扩张、支架置入术加药物治疗与单独药物治疗对肾动脉狭窄患者长期心血管事件的影响。

3.药物治疗

建议顽固性高血压患者接受有效的多药联合治疗方案。但随药物数量、治疗剂量复杂性及费用的增加,患者的治疗依从性容易下降,因此应尽可能简化方案,可采用每日 1 次的长效复合制剂。动态血压监测的研究提示,睡前至少服用一种降压药物可使 24 h 血压水平得到较好的控制,并可降低夜间收缩压及舒张压。对于药物选择的具体建议如下。

(1)停用干扰药物:升高血压的药物,如非甾体消炎药(NSAIDs),对于顽固性高血压患者如果可能应予以停用或减量。

(2)利尿治疗:根据高血压专科门诊对顽固性高血压的评估报道,治疗抵抗部分与利尿剂使用不足有关。梅奥诊所的研究者通过测量顽固性高血压患者的心排出量、血管阻力、血管内容积等发现治疗抵抗者常有潜在的容积扩张。对于这类患者,加用或调整利尿剂后可减少血浆容量,使血压得到有效控制,也可减少所需降压药物的数量。对于大多数患者,使用长效噻嗪类利尿剂最有效。一项研究通过盲法比较氢氯噻嗪(50 mg 每天 1 次)与氯噻酮(25 mg 每天 1 次)显示,氯噻酮能更明显地降低 24 h 动态血压,尤其是夜间血压,所以建议在顽固性高血压患者中使用氯噻酮。对于慢性肾病(肌酐清除率<30 mL/min)患者,襻利尿剂对血容量和血压的控制可能是必需的。由于呋塞米作用时间短通常需要每日 2 次以上给药,因而建议可用长效襻利尿剂,如托拉塞米替代。

(3)联合用药:大量研究提示,联合使用两种不同种类的药物,可获得累加的降压效果,特别是对于噻嗪类利尿剂。然而,目前针对 3 种或更多药物联合治疗的研究甚少,依据经验或非对照试验而言,加用不同作用机制的药物较为合适,如 ACE 抑制剂/血管紧张素 Ⅱ 受体拮抗剂、钙拮抗剂与噻嗪类利尿剂的三联组合,其降压效果及患者耐受性均较好。但是联用 3 种或更多药物必须考虑先前的获益、不良事件史、加用其他药物的情况如慢性肾脏病或糖尿病以及患者的经济情况等。

　　降压药物联合治疗方案须在选择联合的降压药物之间具有协同降压的作用机制。已有研究证实使用调控异常活化的肾素-血管紧张素系统作用的药物(如 ACE 抑制剂或 ARB),与扩张血管的药物(如钙拮抗剂,α 受体阻滞剂)或噻嗪类利尿剂组成联合降压治疗方案,能获得更强的血压控制。ACCOIPLISH 研究表明,研究开始时已经接受常规降压治疗的高血压患者中,仅有 30% 左右获得血压控制,然而,研究结束时,不论接受 ACE 抑制剂加利尿剂或钙拮抗剂治疗,>80% 的患者血压均控制达标。新的研究显示出令人鼓舞的结果:对难治的高血压患者,奥美沙坦与钙拮抗剂或利尿剂的联合治疗方案以及 ACE 抑制剂依那普利+钙拮抗剂乐卡地平均具有明显的降压优势,血压控制率可达到 80%～90%。

　　(4)醛固酮受体拮抗剂和保钾利尿剂:对于已接受多种药物联合治疗者,加用醛固酮受体拮抗剂(如螺内酯、依普利酮)或保钾利尿剂阿米洛利,可进一步降低血压,且这些药物的安全性及患者耐受性一般良好。在一项小规模研究,76 例顽固性高血压患者平均服用 4 种降压药,加上 1 种醛固酮受体拮抗剂,使血压进一步降低,平均降低收缩压 25 mmHg,舒张压 12 mmHg。但在加用时应注意监测血钾。

　　ASCOT-BPLA 研究中已经显示,在钙拮抗剂+ACE 抑制剂或 β 受体阻滞剂+噻嗪类利尿剂的基础上联合 α 受体阻滞剂多沙唑嗪仍未能获得血压控制;顽固性高血压患者,绝大多数接受了螺内酯治疗。在这组多种药物联合治疗无反应的顽固性高血压患者中,螺内酯能有效地降低血压,从 156.9/85.3 mmHg 降低至 135.1/75.8 mmHg。另有研究表明,螺内酯治疗顽固性高血压患者 6 个月后,患者血压水平平均降低达 25 mmHg。最近已有初步的证据显示,顽固性高血压患者使用螺内酯治疗后,诊所血压和动态血压水平均显著降低,与此同时,阻塞性睡眠呼吸暂停综合征的严重程度也显著改善。

　　(5)新的降压药物:内皮素与血管紧张素双重受体拮抗剂-PS 433 540 已经进入Ⅱb 期临床试验。研究入选 261 例 1 期或 2 期高血压患者,随机给予安慰剂、PS 433 540(200 mg/d、400 mg/d、800 mg/d)或 ARB 厄贝沙坦(300 mg/d)治疗 12 周。结果表明,与安慰剂相比,所有治疗剂量的 PS 433 540 均能显著降低收缩压及舒张压。与厄贝沙坦 300 mg 相比,PS 433 540 800 mg/d 能显著地进一步降低收缩压及舒张压;使 62% 的治疗组患者达到目标血压值(<140/90 mmHg),这一比例在 PS 433 540 400 mg 或 200 mg 及厄贝沙坦治疗组分别为 52%、36% 及 32%。此外,双重受体拮抗剂的安全性及耐受性良好,研究期间未观察到严重不良反应,患者肝功能检查指标及血清钾浓度无变化,仅 7%～11% 的患者在 PS 433 540 800 mg/d 治疗期间出现外周水肿。

　　直接肾素抑制剂阿利吉仑(Aliskiren)可能是治疗顽固性高血压的新选择。已有一些研究观察到,阿利吉仑对多种降压治疗无效的高血压患者能够获得有效血压控制,即使他们已经接受了抑制肾素-血管紧张素系统药物治疗。目前尚无阿利吉仑在顽固性高血压患者中的特定研究结果。基于来自意大利的临床实践中大规模处方数据库的初步分析,对已经接受至少 3 种降压药物治疗的顽固性高血压患者,阿利吉仑治疗具有较高的有效率。

　　选择性内皮素 α 受体拮抗剂、达卢生坦是一种强力的血管扩张剂,可产生额外的肾保护作用,超出肾素-血管紧张素系统相关的作用,对顽固性高血压患者可能是一种新的治疗方法。Ⅰ期临床研究结果显示,随机给予顽固性高血压患者达卢生坦(10,50,100,150,300 mg/d)或安慰剂,共用 10 周,结果显示达卢生坦对平均收缩压和平均舒张压的降低水平呈剂量依赖方式,收缩压降低的最大幅度(降低 11.5 mmHg)出现在第 10 周(300 mg 剂量,P=0.015)。达卢生坦最常见的不良事件是轻度到中度的液体潴留和水肿,部分患者出现心力衰竭。

可能用于顽固性高血压治疗的新型降压药物如下。

①直接肾素抑制剂(阿利吉伦,Aliskiren)。

②中性内肽酶抑制剂(Omapatrilat,谨慎使用)。

③新型醛固酮受体拮抗剂(依普利酮,Eplererione)。

④醛固酮合成抑制剂。

⑤可乐定缓释制剂。

⑥内皮素受体拮抗剂。

⑦新的联合治疗策略。

给药时间:新近的一项横断面研究显示患者在睡觉时服用至少一种降压药能更好地控制 24 h 平均血压,特别是降低夜间血压。有研究表明夜间血压预测心血管危险的价值强于白昼血压,所以建议顽固性高血压患者睡觉时服用一种非利尿的降压药。

4.非药物治疗

非药物治疗如下所述。

(1)肾动脉交感神经射频消融术:使用特制的 Symplicity 导管射频系统,其导管前端电极可释放射频能量,在肾动脉多个靶点实施治疗。该系统通过肾动脉内的多点消融损伤和破坏部分肾动脉上的自主神经,通过降低来自脑的效应信号,和通过降低来自肾的干预信号导致血压降低。2009 年美国 ACC 年会上 Krum 等的研究结果在全世界引起广泛重视,经皮通过肾动脉,运用连接射频发生器的导管进行肾动脉壁射频消融,可有效控制顽固性高血压患者的血压。45 例经 3 种以上降压药(包括利尿剂)治疗后,诊室收缩压仍≥160 mmHg 或无法耐受更多药物的顽固性高血压患者(估计肾小球滤过率(eGFR)≥45 mL/(min・1.73m²))接受了肾交感神经射频消融治疗。43 例患者无手术并发症,1 例患者在导管插入过程中发生肾动脉夹层,另 1 例患者出现股动脉假性动脉瘤。所有接受治疗者在治疗第 1 个月后血压下降 14.0/8.0 mmHg,1 年后血压持续降低,降幅达 28.0/16.0 mmHg。治疗 6 个月后 eGFR 从 79 mL/(min・1.73 m²)升至 83 mL/(min・1.73 m²)。同时部分非杓型血压患者的异常节律被纠正。术后大部分患者经血管造影、磁共振血管造影等检查未出现长期血管并发症。

然而,肾动脉交感神经射频消融技术的推广仍存在诸多问题,如有哪些特征的患者可从该治疗中获益,哪些医师有权实施该治疗,多少患者会对治疗无反应,患者何时(在治疗初还是在包括醛固酮受体拮抗剂等在内的治疗措施失败后)接受该治疗,这些有待进一步探索。

(2)置入性颈动脉窦电脉冲刺激器:Rheos 压力反射高血压治疗系统是一种可植入的装置。通过电刺激激活颈动脉窦压力反射而控制血压。Rheos 系统的组成包括脉冲发生器和一个外部装置。脉冲发生器置于锁骨下,与起搏器类似的一种装置,两根细电极导线置于左右颈动脉,并连接脉冲发生器;一个外部装置无创性地程控从脉冲发生器到导线的能量。作用机制是通过脉冲电刺激颈动脉窦,活化颈动脉压力反射作用于脑,抑制交感神经系统活动并增强迷走神经活动而使心率下降、血管扩张,并作用于肾脏使利尿增强、肾素分泌减少而产生降血压作用。

一项包括 45 例顽固性高血压患者的可行性试验发现,患者收缩压平均降低了 30 mmHg。

脉冲刺激强度与血压降低幅度之间存在明显的剂量反应关系,增加刺激电压可获得更大的血压降幅。目前,正在进行着两个评价 Rheos 系统安全性和疗效的开放试验(美国 Rheos

系统可行性试验以及欧洲 DEBUT-HT 试验)均入选顽固性高血压患者。所有患者行手术置入 Rheos 系统,1 个月后启动刺激,1 年后均显示持续的降压效果。共有来自 9 个中心的 38 例患者完成了 2 年治疗,其中 53% 患者收缩压降低超过 20 mmHg,26% 收缩压低于140 mmHg。

该研究结果令人鼓舞,但属小样本且观察时间不长,尚需大规模试验明确其安全性和疗效。

然而,Symplicity 导管射频系统和 Rheos 压力反射高血压治疗系统均为创伤性和不可逆的治疗措施,目前其疗效、稳定性和安全性均还处于严格的评估考察中。只有那些经过严格的最佳降压药物治疗无效,并排除了存在任何其他可能有效的替代治疗措施、同时疾病预后不良的患者,才可考虑接受此类非药物治疗。

第六章　冠心病

第一节　慢性稳定型心绞痛

一、概述

慢性稳定型心绞痛是指心绞痛反复发作的临床表现持续在 2 个月以上,且心绞痛发作性质(如诱因、持续时间、缓解方式等)基本稳定,系因某种因素引起冠状动脉供血不足,发生急剧的暂时的心肌缺血、缺氧,引起阵发性、持续时间短暂、休息或应用硝酸酯制剂后可缓解的以心前区疼痛为主要临床表现的综合征。本病多见于 40 岁以上的男性,劳累、情绪因素、高血压、吸烟、寒冷、饱餐等为常见诱因。

二、诊断要点

(一)冠心病危险因素

年龄因素(男性＞45 岁、女性＞55 岁),高血压、血脂异常、糖尿病、吸烟、冠心病家族史,其他如超重、活动减少、心理—社会因素等。

(二)典型的心绞痛症状

劳累后胸骨后压榨样闷痛,休息或舌下含服硝酸甘油可以缓解。患者多有典型的胸痛病史,该病可根据典型的病史即可做出明确诊断,因此认真采集病史对诊断和处理心绞痛是必需的。

慢性稳定型心绞痛典型发作时的诱因、部位、性质、持续时间及缓解方式如下。

1.诱因

劳力性心绞痛发作常由体力活动引起,寒冷、精神紧张、饱餐等也可诱发。

2.部位

大多数心绞痛位于胸骨后中、上 1/3 段,可波及心前区,向左肩、左上肢尺侧、下颌放射,也可向上腹部放射。少数患者以放射部位为主要不适部位。

3.性质

心绞痛是一种钝痛,为压迫、憋闷、堵塞、紧缩等不适感,重者可伴出汗、濒死感。

4.持续时间

持续时间较短暂,一般 3～5 min,不超过 15 min。可在数天或数星期发作 1 次,也可一日内多次发作。

5.缓解方式

体力活动时发生的心绞痛如停止活动,休息数分钟即可缓解。舌下含服硝酸甘油后1～3 min也可使心绞痛缓解。服硝酸甘油 5～10 min 后症状不缓解,提示可能为非心绞痛或有严重心肌缺血。

(三)常规检查提示心肌缺血

1.静息心电图

对于慢性稳定型心绞痛患者必须行静息心电图检查。尽管心电图对缺血性心脏病诊断的敏感性低,约50%以上的慢性稳定型心绞痛患者心电图结果正常,但心电图仍可以提供有价值的诊断性信息,比如可见 ST-T 改变、病理 Q 波、传导阻滞及各种心律失常。特别是心绞痛发作时的 ST-T 动态改变:心绞痛时 ST 段水平形或下斜形压低,部分心绞痛发作时仅表现为 T 波倒置,而发作结束后 ST-T 改变明显减轻或恢复,即可做出明确诊断。值得注意的是部分患者原有 T 波倒置,心绞痛发作时 T 波可变为直立(为正常化)。

2.运动心电图

单用运动试验诊断冠心病敏感性较低(约75%)。在低发缺血性心脏病的人群中,假阳性率很高,尤其是无症状者。在年轻人和女性患者中假阳性率的发生率更高。运动试验有 2 个主要用途:①缺血性心脏病的诊断和预后的判断。如果使用得当,运动试验是可靠的、操作方便的危险分层方法。②对鉴别高危患者和即将行介入手术的患者特别有用。但在临床上应注意其适应证,以免出现危险。

3.负荷心肌灌注显像

负荷心肌灌注显像是较运动试验更准确的诊断缺血性心脏病的方法,可显示缺血心肌的范围和部位,其敏感性和特异性较运动试验高。但对运动试验已经诊断明确的高危者,负荷心肌灌注显像并不能提供更多的信息。对怀疑运动试验假阳性或假阴性而静息心电图异常的患者有诊断价值。对考虑行冠状动脉介入治疗的多支血管病变患者,负荷心肌灌注显像有助于确定哪支血管为罪犯血管。对左心室功能障碍的患者,负荷心肌灌注显像可鉴别冬眠心肌,从而通过冠状动脉介入治疗获益。负荷心肌灌注显像的缺血范围与预后成正比。

4.静息和负荷超声心动图

静息和运动时的左心室功能障碍预示患者预后不良。和负荷心肌灌注显像一样,负荷超声心动图是确诊缺血性心脏病特异性和敏感性较高的方法。负荷超声心动图有助于判断冬眠心肌所致的心功能障碍,而冬眠心肌功能可通过冠状动脉介入术得到改善。

(四)多层螺旋 CT

近年来应用多层螺旋 CT 增强扫描无创地显示冠状动脉的解剖已逐渐成熟(后简称冠脉CT),目前常用的 64～256 层 CT 其对冠心病的诊断价值已得到国内外医学界的普遍认可。

虽然冠状动脉导管造影(后简称冠脉造影)目前仍是诊断冠心病的金标准,但在下列方面有其明显不足。

(1)因临床症状和心电图改变而进行的冠脉造影阳性率不足 50%(冠状动脉无明显狭窄或闭塞),有些医院甚至不足 20%。

(2)不少患者心存畏惧,不愿住院接受有创的造影,且费用较高。虽然部分患者能够一次完成诊断和治疗的过程,但大多数患者却落得个"院白住,'罪'白受,钱白花"的结果。

(3)冠状动脉造影不能显示危险的类脂斑块,不能提出预警。这种斑块容易破裂,造成猝死(发病后 1 h 甚至几分钟内死亡),几乎无抢救机会。患者生前从无相关症状,出现的第 1 个"症状"就是猝死。

冠脉 CT 目前虽还不能完全代替冠脉造影。但冠脉 CT 能可靠地显示冠状动脉壁上的类脂斑块,及时应用调脂药可有效地将其消除,从而大大减少或防止心脏性猝死的危险。冠脉

CT还能无创地对冠状动脉支架或搭桥手术后的患者进行复查,相当准确地了解有无再狭窄或闭塞。

冠状动脉重度钙化时判断狭窄程度、对于心律失常患者如何获得好的图像以及辐射剂量较大是目前冠脉CT的最大不足。有资料显示,对120例患者的统计,冠状动脉正常或仅有1~2处病变的70例患者,冠脉CT对狭窄位置和程度诊断符合率可达99.2%,仅0.8%的患者对狭窄程度的诊断不够准确。但对多发病变(冠状动脉明显狭窄达5处以上),诊断的准确率仅88.4%,11.6%的病变对狭窄程度的诊断不够准确或严重的钙化导致难以诊断。

此类患者多有重度的冠脉钙化,临床上也有典型的症状或心肌梗死的病史。

冠脉CT的技术还在迅速发展,机型几乎年年出新。最新机型使检查过程简化,适应证增宽(无须控制心率),屏气扫描时间缩短至1~4 s,射线剂量和对比剂用量均远低于冠脉造影,在不断提高图像质量。

(五)冠状动脉造影术

冠状动脉造影是目前诊断冠心病的最可靠方法。适应证为:①临床及无创性检查不能明确诊断者;②临床及无创性检查提示有严重冠心病,进行冠状动脉造影,以选择做血运重建术,改善预后;③心绞痛内科治疗无效者;④需考虑做介入性手术者。尤其近年来多数患者采用经桡动脉途径,避免了患者术后必须卧床的需要,大大减轻了患者的痛苦。

(六)鉴别诊断

慢性稳定型心绞痛要与以下疾病相鉴别:①急性冠脉综合征;②其他疾病引起的心绞痛,如严重的主动脉瓣狭窄或关闭不全、风湿性冠状动脉炎、梅毒性主动脉炎、肥厚型心肌病、心肌桥病变等均可引起心绞痛;③肋间神经痛和肋软骨炎;④心脏神经症;⑤不典型疼痛还需与反流性食管炎等食管疾病、膈疝、消化性溃疡、肠道疾病、颈椎病等相鉴别。

三、治疗

(一)治疗目标与措施

稳定型心绞痛治疗主要有2个目标:①预防心肌梗死的发生和延长寿命;②缓解心绞痛症状及减少发作频率以改善生活质量。第一个目标是最终目标。如果有数种策略可供选择,且都能够达到缓解心绞痛的效果,那么能否有效预防死亡将是其选择的主要依据。

对慢性稳定型心绞痛的治疗措施选择包括减少心血管病危险因素的生活方式改变,药物治疗以及血运重建3个方面。临床医师应根据患者个体情况的差异和伴随疾病的不同,而选择不同的治疗方案。

(二)改变生活方式

生活方式的改变是慢性稳定型心绞痛治疗的重要手段,因为它可以改善症状和预后,并且相对较经济,应该鼓励每个患者持之以恒。

1.戒烟

吸烟是导致冠心病的主要危险因素,有研究表明,戒烟可使冠心病病死率下降36%,其作用甚至超过单独应用他汀、阿司匹林的作用。因此,应积极劝诫吸烟患者进行戒烟治疗。

2.饮食干预

以蔬菜、水果、鱼和家禽作为主食。饮食干预是调脂治疗的有效补充手段,单独低脂饮食就可使血清中的胆固醇成分平均降低5%。改变饮食习惯(如摄入地中海饮食或鱼油中的高不饱和脂肪酸)能增加其预防心绞痛的作用。

3.控制体质量

肥胖与心血管事件密切相关。目前还没有干预试验显示体质量减轻可以减轻心绞痛的程度,但体质量的减轻可以减少心绞痛发作频率,且可能改善预后。现今随着肥胖程度的增加(尤其是腹型肥胖),可出现以肥胖、胰岛素抵抗、脂质紊乱、高血压为特征的代谢综合征,后者可导致心血管事件的增加。目前有新的治疗方法可减少肥胖和代谢综合征,大麻素(Cannabinoid)1 型受体拮抗药联合低热量饮食,可显著减轻体质量和减少心血管事件危险因素,但其对冠心病肥胖患者的作用尚待确立。

4.糖尿病

对所有糖尿病患者必须严格控制血糖,因其可减少长期并发症(包括冠心病)。一级预防试验及心肌梗死后的二级预防试验表明,强化降糖治疗可减少致残率和病死率,且心肌梗死时血糖控制不佳提示预后不佳。

5.适度运动

鼓励患者进行可以耐受的体力活动,因为运动可以增加运动耐量,减少症状的发生,运动还可以减轻体质量,提高高密度脂蛋白浓度,降低血压、血脂,还有助于促进冠状动脉侧支循环的形成,可以改善冠心病患者的预后。值得注意的是,每个患者应该根据自身的具体病情制订符合自身的运动方式和运动量,最好咨询心脏科医生。

(三)药物治疗

以下将根据作用机制不同分述稳定型心绞痛内科治疗的药物。

1.抗血小板治疗

抗血小板治疗如下所述。

(1)阿司匹林:乙酰水杨酸(Aspirin,阿司匹林)可以抑制血小板在动脉粥样硬化斑块上的聚集,防止血栓形成,同时通过抑制血栓素 A_2(TXA$_2$)的形成,抑制 TXA$_2$ 所致的血管痉挛。因此阿司匹林虽不能直接改善心肌氧的供需关系,但能预防冠状动脉内微血栓或血栓形成,有助于预防心脏事件的发生。稳定型心绞痛患者可采用小剂量 75~150 mg/d。不良反应主要有胃肠道反应等。颅内出血少见,在上述剂量情况下发生率<0.1%/年。在长期应用阿司匹林过程中,应该选择最小的有效剂量,达到治疗目的和胃肠道不良反应方面的平衡。

(2)ADP 受体拮抗药:噻氯匹定(Ticlopidine)250 mg,1~2 次/天,或氯吡格雷(Clopidogrel)首次剂量 300 mg,然后 75 mg/d,通过 ADP 受体抑制血小板内钙离子活性,并抑制血小板之间纤维蛋白原的形成。本类药物与阿司匹林作用机制不同,合用时可明显增强疗效,但合用不作为常规治疗,而趋向于短期使用,如预防支架后急性或亚急性血栓形成,或用于有高凝倾向,近期有频繁休息时心绞痛或反复出现心内膜下梗死者。氯吡格雷是一种可供选择的对胃黏膜没有直接作用的抗血小板药物,可用于不能耐受阿司匹林或对阿司匹林过敏的患者。

(3)肝素或低分子肝素:抗凝治疗主要为抗凝血酶治疗,肝素为最有效的药物之一。

近年来,大规模的临床试验表明低分子肝素对降低心绞痛尤其是不稳定型心绞痛患者的急性心肌梗死发生率方面优于静脉普通肝素,故已作为不稳定型心绞痛的常规用药,而不推荐作为抗血小板药物用于稳定型心绞痛患者。

2.抗心绞痛药物

抗心绞痛药物如下所述。

（1）β受体阻滞药：β受体阻滞药通过阻断拟交感胺类的作用，一方面减弱心肌收缩力和降低血压而起到明显降低心肌耗氧量的作用；另一方面减慢心率，增加心脏舒张期时间，增加心肌供血时间，并且能防止心脏猝死。既能缓解症状又能改善预后。因此，β受体阻滞药是稳定型心绞痛的首选药物。β受体阻滞药应该从小剂量开始应用，逐渐增加剂量，使安静时心率维持在 55～60 次/分钟，严重心绞痛可降至 50 次/分钟。

普萘洛尔（Propanolol）是最早用于临床的 β受体阻滞药，用法 3～4 次/天，每次 10 mg，对治疗高血压、心绞痛、急性心肌梗死已有 30 多年的历史，疗效十分肯定。但由于普萘洛尔是非选择性 β受体阻滞药，在治疗心绞痛等方面现已逐步被 β受体选择性阻滞药所取代。目前临床上的常用的制剂有美托洛尔（Metoprolol，倍他乐克）12.5～50 mg，2 次/天；阿替洛尔（Atenolol）12.5～25 mg，2 次/天；醋丁洛尔（Acebutolol，醋丁酰心胺）200～400 mg/d，分 2～3 次服；比索洛尔（Bisoprolol，康可）2.5～10 mg，1 次/天；噻利洛尔（Celiprolol，噻利心安）200～400 mg，1 次/天等。

β受体阻滞药的禁忌证：心率<50 次/分钟、动脉收缩压<90 mmHg、中重度心力衰竭、二到三度房室传导阻滞、严重慢性阻塞性肺部疾病或哮喘、末梢循环灌注不良、严重抑郁者等。

本药可与硝酸酯类药物合用，但需注意：①本药与硝酸酯类制剂有协同作用，因而起始剂量要偏小，以免引起直立性低血压等不良反应；②停用本药时应逐渐减量，如突然停药有诱发心肌梗死的危险；③剂量应逐渐增加到发挥最大疗效，但应注意个体差异。

我国慢性稳定型心绞痛诊断治疗指南指出，β受体阻滞药是慢性稳定型心绞痛患者改善心肌缺血的最主要药物，应逐步增加到最大耐受剂量。当不能耐受 β受体阻滞药或疗效不满意时可换用钙拮抗药、长效硝酸酯类或尼可地尔。当单用 β受体阻滞药疗效不满意时也可加用长效二氢吡啶类钙拮抗药或长效硝酸酯类，对于严重心绞痛患者必要时可考虑 β受体阻滞药、长效二氢吡啶类钙拮抗药及长效硝酸酯类三药合用（需严密观察血压）。

（2）硝酸酯类制剂：硝酸酯类（nitrates）药物能扩张冠状动脉，增加冠状循环的血流量，还通过对周围血管的扩张作用，减轻心脏前后负荷和心肌的需氧，从而缓解心绞痛。

硝酸酯类常见的不良反应是头晕、头痛、脸面潮红、心率加快、血压下降，患者一般可以耐受，尤其是多次给药后。第一次用药时，患者宜平卧片刻，必要时吸氧。轻度的反应可作为药物起效的指标，不影响继续用药。若出现心动过速或血压降低过多，则不利于心肌灌注，甚至使病情恶化，应减量或停药。

静脉点滴长时间用药可能产生耐受性，需增加剂量，或间隔使用，一般在停用 10 h 以上即可复效。其他途径给药如含服等则不会产生耐受性。

临床上常用的硝酸酯类制剂如下。

1）硝酸甘油（Nitroglycerin，NTG），是最常用的药物，一般以舌下含服给药。心绞痛发作时，立即舌下含化 0.3～0.6 mg，1～2 min 见效，持续 15～30 min。对约 92% 的患者有效，其中 76% 的患者在 3 min 内见效。需要注意的是，诊断为稳定型心绞痛者，如果服用的硝酸甘油在 10 min 以上才起作用，这种心绞痛的缓解可能不是硝酸甘油的作用，或者是硝酸甘油失效。

2）硝酸异山梨酯（Isosorbide Dinitrate，消心痛）为长效制剂，3 次/天，每次 5～20 mg，服药后 30 min 起作用，持续 3～5 h；缓释制剂药效可维持 12 h，可用 20 mg，2 次/天。单硝酸异山梨酯（Isosorbide Mononitrate），多为短效制剂，20～50 mg，每天 1～2 次。患青光眼、颅内压增高、低血压者不宜使用本类药物。

3)长效硝酸甘油制剂：服用长效片剂,硝酸甘油持续而缓慢释放,口服 30 min 后起作用,持续 8～12 h,可每 8 h 服 1 次,每次 2.5 mg。用 2%硝酸甘油油膏或皮肤贴片(含 5～10 mg)涂或贴在胸前或上臂皮肤而缓慢吸收,适用于预防夜间心绞痛发作。最近还有置于上唇内侧与牙龈之间的缓释制剂。

(3)钙离子拮抗药：钙离子拮抗药(calcium channel blockers,CCB 或称钙拮抗药 calciumantagonist),通过抑制钙离子进入细胞内,以及抑制心肌细胞兴奋—收缩耦联中钙离子的作用,抑制心肌收缩,减少心肌氧耗;扩张冠状动脉,解除冠状动脉痉挛,改善心肌供血;扩张周围血管,降低动脉压,减轻心脏负荷;还降低血液黏滞度,抗血小板聚集,改善心肌微循环。又因其阻滞钙离子的内流而有效防治心肌缺血再灌注损伤,保护心肌。钙离子拮抗药对冠状动脉痉挛引起的变异型心绞痛有很好的疗效,因为它直接抑制冠状动脉平滑肌收缩并使其扩张。

钙离子拮抗药与其他扩血管药物相似,有服药后颜面潮红、头痛、头胀等不良反应。一般 1 周左右即可适应,不影响治疗。少数患者发生轻度踝关节水肿或皮疹。部分病例可加重心力衰竭或引起传导阻滞,临床上应予以注意。维拉帕米和地尔硫䓬与 β 受体阻滞药合用时有过度抑制心脏的危险。因此,临床上不主张非二氢吡啶类钙拮抗药与 β 受体阻滞药联用。停用本类药物时也应逐渐减量停服,以免发生冠状动脉痉挛。

钙离子拮抗药主要分为二氢吡啶类与非二氢吡啶类。非二氢吡啶类包括地尔硫䓬与维拉帕米,它们在化学结构上并无相同之处。

二氢吡啶类举例如下。

1)硝苯地平(Nifedipine,硝苯吡啶,心痛定)：有较强的扩血管作用,使外周阻力下降,心排出量增加,反射性引起交感神经兴奋,心率加快,而对心脏传导系统无明显影响,故也无抗心律失常作用。硝苯地平一般用法:10～20 mg,3 次/天。舌下含服 3～5 min 后发挥作用,每次持续 4～8 h,故为短效制剂。循证医学的证据表明,短效二氢吡啶类钙拮抗药对冠心病的远期预后有不利的影响,故在防治心绞痛的药物治疗中需避免应用。现有缓释制剂 20～40 mg,1～2 次/天,能平稳维持血药浓度。

2)其他常用于治疗心绞痛的二氢吡啶类钙拮抗药有:尼群地平(Nitrendipine)口服每次 10 mg,1～3 次/天;尼卡地平(Nicardipine)口服每次 10～30 mg,3～4 次/天,属短效制剂,现有缓释片口服每次 30 mg,2 次/天;氨氯地平(Amlodipine)口服每次 5 mg,每日 1 次,治疗 2 周疗效不理想可增至每日 10 mg。需要长期用药的患者,推荐使用控释、缓释或长效制剂。

非二氢吡啶类举例如下。

1)地尔硫䓬(Diltiazcm,硫氮䓬酮,合心爽)：对冠状动脉和周围血管有扩张作用,抑制冠状动脉痉挛,增加缺血心肌的血流量,有改善心肌缺血和降低血压的作用。用法为口服每次 30～60 mg,3 次/天。现有缓释胶囊,每粒 90 mg/d。尤其适用于变异型心绞痛。

2)维拉帕米(Verapamil)：有扩张外周血管及冠状动脉的作用,此外还有抑制窦房结和房室结兴奋性及传导功能,减慢心率,降低血压,从而降低心肌耗氧。口服每次 40 mg,3 次/天。现有缓释片,每次 240 mg,每日 1 次。

(4)钾通道激活药：主要通过作用于血管平滑肌细胞和心肌细胞的钾通道,发挥血管扩张、改善心肌供血和增强缺血预适应、保护心肌的作用。尼可地尔是目前临床上唯一使用的此类药物,具有硝酸酯类和钾通道开放的双重作用。但目前尚无证据表明钾通道激活剂优于其他抗心绞痛药物,能明显改善冠心病预后。目前主要用于顽固性心绞痛的综合治疗手段之一。尼可地尔用法:每次口服 5～10 mg,3 次/天。

(5)改善心肌能量代谢:在心肌缺血缺氧状态下,应用曲美他嗪(万爽力)抑制心肌内脂肪酸氧化途径,促使有限的氧供更多地通过葡萄糖氧化产生更多的能量,达到更早地阻止或减少缺血缺氧的病理生理改变,从而缓解临床症状,改善预后。

3. 他汀类药物

近代药物治疗稳定型心绞痛的最大进展之一是他汀类药物的开发和应用。该类药物抑制胆固醇合成,增加低密度脂蛋白胆固醇(LDL-C)受体的肝脏表达,导致循环 LDL-C 清除增加。研究表明他汀类药物可降低 LDL 胆固醇水平 20%～60%。应用他汀类药物后,冠状动脉造影变化所显示的管腔狭窄程度和动脉粥样硬化斑块消退程度相对较少,而患者的临床冠心病事件的危险性降低却十分显著。对此的进一步的解释是他汀类药物除了降低 LDL-C、胆固醇、三酰甘油水平和提高高密度脂蛋白胆固醇(HDL-C)水平外,还可能有其他的有益作用,包括稳定甚至缩小粥样斑块、抗血小板、调整内皮功能、改善冠状动脉内膜反应、抑制粥样硬化处炎症、抗血栓和降低血黏稠度等非调脂效应。

他汀类药物的治疗结果说明,对已确诊为冠心病的患者,经积极调脂后,明显减慢疾病进展并减少以后心血管事件发生。慢性冠心病中许多是稳定型心绞痛患者,他汀类药物对减少心血管事件发生超过对冠状动脉造影显示的冠状动脉病变的改善。慢性稳定型心绞痛患者 LDL-C 水平应控制在 2.6 mmol/L 以下。

4. 血管紧张素转化酶抑制药(ACEI)

2007 年中国《慢性稳定型心绞痛诊断与治疗指南》明确了 ACEI 在稳定型心绞痛患者中的治疗地位,将合并糖尿病、心力衰竭、左心室收缩功能不全或高血压的稳定型心绞痛患者应用 ACEI 作为 Ⅰ 类推荐(证据水平 A),将有明确冠状动脉疾病的所有患者使用 ACEI 作为 Ⅱa 类推荐证据水平,并指出:"所有冠心病患者均能从 ACEI 治疗中获益。

(四)血运重建术

目前的两种疗效肯定的血运重建术用于治疗由冠状动脉粥样硬化所致的慢性稳定型心绞痛:经皮冠脉介入治疗(percutaneous coronary intervention,PCI)和外科冠状动脉搭桥术(coronary artery bypass grafing,CABG)。对于稳定型心绞痛患者,冠状动脉病变越重,越宜尽早进行介入治疗或外科治疗,能最大程度恢复改善心肌血供和改善预后而优于药物治疗。

根据现有循证医学证据,中国慢性稳定型心绞痛诊断治疗指南指出,严重左主干或等同病变、3 支主要血管近端严重狭窄、包括前降支(LAD)近端高度狭窄的 1～2 支血管病变,且伴有可逆性心肌缺血及左心室功能受损而伴有存活心肌的严重冠心病患者,行血运重建可改善预后(减少死亡及 MI)。糖尿病合并 3 支血管严重狭窄,无 LAD 近端严重狭窄的单、双支病变心性猝死或持续性室性心动过速复苏存活者,日常活动中频繁发作缺血事件者,血运重建有可能改善预后。对其他类型的病变只是为减轻症状或心肌缺血。因此,对这些患者血运重建应该用于药物治疗不能控制症状者,若其潜在获益大于手术风险,可根据病变特点选择 CABG 或经皮冠状动脉介入治疗(PCI)。

(五)慢性难治性心绞痛

药物和血运重建治疗,能有效改善大部分患者缺血性心脏病的病情。然而,仍有一部分患者尽管尝试了不同的治疗方法,仍遭受心绞痛的严重困扰。难治性的慢性稳定型心绞痛患者被认为是严重的冠心病引起的心肌缺血所致,在排除引发胸痛的非心脏性因素后,可以考虑其他治疗。慢性难治性心绞痛需要一种有效的最佳治疗方案,前提是各种药物都使用到个体所能耐受的最大剂量。其他可予考虑的治疗方法包括:①增强型体外反搏(EECP);②神经调节技术(经皮电神经刺激和脊髓刺激);③胸部硬脊膜外麻醉;④经内镜胸部交感神经阻断术;⑤星形神经节阻断术;⑥心肌激光打孔术;⑦基因治疗;⑧心脏移植;⑨调节新陈代谢的药物。

四、预防

对慢性稳定型心绞痛一方面要应用药物防止心绞痛再次发作,另一方面还应从阻止或逆转动脉粥样硬化病情进展,预防心肌梗死等方面综合考虑以改善预后。

第二节　不稳定型心绞痛

一、定义

临床上将原来的初发型心绞痛、恶化型心绞痛和各型自发性心绞痛广义地统称为不稳定型心绞痛(UAP)。其特点是疼痛发作频率增加、程度加重、持续时间延长、发作诱因改变,甚至休息时亦出现持续时间较长的心绞痛。含化硝酸甘油效果差,或无效。本型心绞痛介于稳定型心绞痛和急性心肌梗死之间,易发展为心肌梗死,但无心肌梗死的心电图及血清酶学改变。

不稳定型心绞痛是介于稳定型心绞痛和急性心肌梗死之间的一组临床心绞痛综合征。有学者认为除了稳定的劳力性心绞痛为稳定型心绞痛外,其他所有的心绞痛均属于不稳定型心绞痛,包括初发劳力型心绞痛、恶化劳力型心绞痛、卧位型心绞痛、夜间发作的心绞痛、变异型心绞痛、梗死前心绞痛、梗死后心绞痛和混合型心绞痛。如果劳力性和自发性心绞痛同时发生在一个患者身上,则称为混合型心绞痛。

不稳定型心绞痛具有独特的病理生理机制及临床预后,如果得不到恰当及时的治疗,可能发展为急性心肌梗死。

二、病因及发病机制

目前认为有五种因素与产生不稳定型心绞痛有关,它们相互关联。

(一)冠脉粥样硬化斑块上有非阻塞性血栓

冠脉粥样硬化斑块上有非阻塞性血栓为最常见的发病原因,冠脉内粥样硬化斑块破裂诱发血小板聚集及血栓形成,血栓形成和自溶过程的动态不平衡过程,导致冠脉发生不稳定的不完全性阻塞。

(二)动力性冠脉阻塞

在冠脉器质性狭窄基础上,病变局部的冠脉发生异常收缩、痉挛导致冠脉功能性狭窄,进一步加重心肌缺血,产生不稳定型心绞痛。这种局限性痉挛与内皮细胞功能紊乱、血管收缩反应过度有关,常发生在冠脉粥样硬化的斑块部位。

（三）冠状动脉严重狭窄

冠脉以斑块导致的固定性狭窄为主，不伴有痉挛或血栓形成，见于某些冠脉斑块逐渐增大、管腔狭窄进行性加重的患者，或 PCI 术后再狭窄的患者。

（四）冠状动脉炎症

近年来研究认为斑块发生破裂与其局部的炎症反应有十分密切的关系。在炎症反应中感染因素可能也起一定作用，其感染物可能是巨细胞病毒和肺炎衣原体。这些患者炎症递质标志物水平检测常有明显增高。

（五）全身疾病加重的不稳定型心绞痛

在原有冠脉粥样硬化性狭窄基础上，由于外源性诱发因素影响冠脉血管导致心肌氧的供求失衡，心绞痛恶化加重。常见原因有：①心肌需氧增加，如发热、心动过速、甲亢等；②冠脉血流减少，如低血压、休克；③心肌氧释放减少，如贫血、低氧血症。

三、临床表现

（一）症状

临床上不稳定型心绞痛可表现为新近发生（1 个月内）的劳力型心绞痛，或原有稳定型心绞痛的主要特征近期内发生了变化，如心前区疼痛发作更频繁、程度更严重、时间也延长，轻微活动甚至在休息也发作。少数不稳定型心绞痛患者可无胸部不适表现，仅表现为颌、耳、颈、臂或上胸部发作性疼痛不适，或表现为发作性呼吸困难，其他还可表现为发作性恶心、呕吐、出汗和不能解释的疲乏症状。

（二）体格检查

一般无特异性体征。心肌缺血发作时可发现反常的左室心尖冲动，听诊有心率增快和第一心音减弱，可闻及第三心音、第四心音或二尖瓣反流性杂音。当心绞痛发作时间较长，或心肌缺血较严重时，可发生左室功能不全的表现，如双肺底细小水泡音、甚至急性肺水肿或伴低血压。也可发生各种心律失常。

体检的主要目的是努力寻找诱发不稳定型心绞痛的原因，如难以控制的高血压、低血压、心律失常、梗阻性肥厚型心肌病、贫血、发热、甲状腺功能亢进、肺部疾病等，并确定心绞痛对患者血流动力学的影响，如对生命体征、心功能、乳头肌功能或二尖瓣功能等的影响，这些体征的存在高度提示预后不良。体检对胸痛患者的鉴别诊断至关重要，有几种疾病状态如得不到及时准确诊断，即可能出现严重后果。如背痛、胸痛、脉搏不整，心脏听诊发现主动脉瓣关闭不全的杂音，提示主动脉夹层破裂，心包摩擦音提示急性心包炎，而奇脉提示心脏压塞，气胸表现为气管移位、急性呼吸困难、胸膜疼痛和呼吸音改变等。

（三）临床类型

1.静息心绞痛

心绞痛发生在休息时，发作时间较长，含服硝酸甘油效果欠佳，病程 1 个月以内。

2.初发劳力型心绞痛

新近发生的严重心绞痛（发病时间在 1 个月以内），CCS 分级，Ⅲ级以上的心绞痛为初发性心绞痛，尤其注意近 48 h 内有无静息心绞痛发作及其发作频率变化。

3.恶化劳力型心绞痛

既往诊断的心绞痛，最近发作次数频繁、持续时间延长或痛阈降低（CCS 分级增加Ⅰ级以上或 CCS 分级级以上）。

4.心肌梗死后心绞痛

急性心肌梗死后 24 h 以后至 1 个月内发生的心绞痛。

5.变异型心绞痛

休息或一般活动时发生的心绞痛,发作时 ECG 显示暂时性 ST 段抬高。

四、辅助检查

(一)心电图

不稳定型心绞痛患者中,常有伴随症状而出现的短暂的 ST 段偏移伴或不伴有 T 波倒置,但不是所有不稳定型心绞痛患者都发生这种 ECG 改变。ECG 变化随着胸痛的缓解而常完全或部分恢复。症状缓解后,ST 段抬高或降低,或 T 波倒置不能完全恢复,是预后不良的标志。伴随症状产生的 ST 段、T 波改变持续超过 12 h 者可能提示非 ST 段抬高心肌梗死。

此外,临床表现拟诊为不稳定型心绞痛的患者,胸导联 T 波呈明显对称性倒置（≥0.2 mV）,高度提示急性心肌缺血,可能系前降支严重狭窄所致。胸痛患者 ECG 正常也不能排除不稳定型心绞痛可能。若发作时倒置的 T 波呈伪性改变(假正常化),发作后 T 波恢复原倒置状态;或以前心电图正常者近期内出现心前区多导联 T 波深倒,在排除非 Q 波性心肌梗死后结合临床也应考虑不稳定型心绞痛的诊断。

不稳定型心绞痛患者中有 75%～88% 的一过性 ST 段改变不伴有相关症状,为无痛性心肌缺血。动态心电图检查不仅有助于检出上述心肌缺血的动态变化,还可用于不稳定型心绞痛患者常规抗心绞痛药物治疗的评估以及是否需要进行冠状动脉造影和血管重建术的参考指标。

(二)心脏生化标志物

心脏肌钙蛋白:肌钙蛋白复合物包括 3 个亚单位,即肌钙蛋白 T(TnT)、肌钙蛋白 I(TnI)和肌钙蛋白 C(TnC),目前只有 TnT 和 TnI 应用于临床。约有 35% 不稳定型心绞痛患者显示血清 TnT 水平增高,但其增高的幅度与持续的时间与 AMI 有差别。AMI 患者 TnT>3.0 ng/mL 者占 88%,非 Q 波心肌梗死中仅占 17%,不稳定型心绞痛中无 TnT>3.0 ng/mL 者。因此,TnT 升高的幅度和持续时间可作为不稳定型心绞痛与 AMI 的鉴别诊断之参考。

不稳定型心绞痛患者 TnT 和 TnI 升高者较正常者预后差。临床怀疑不稳定型心绞痛者 TnT 定性试验为阳性结果者表明有心肌损伤(相当于 TnT>0.05 ng/mL),但如为阴性结果并不能排除不稳定型心绞痛的可能性。

(三)冠状动脉造影

目前仍是诊断冠心病的金标准。在长期稳定型心绞痛的基础上出现的不稳定型心绞痛常提示为多支冠脉病变,而新发的静息心绞痛可能为单支冠脉病变。冠脉造影结果正常提示可能是冠脉痉挛、冠脉内血栓自发性溶解、微循环系统异常等原因引起,或冠脉造影病变漏诊。

不稳定型心绞痛有以下情况时应视为冠脉造影强适应证:①近期内心绞痛反复发作,胸痛持续时间较长,药物治疗效果不满意者可考虑及时行冠状动脉造影,以决定是否急诊介入性治疗或急诊冠状动脉旁路移植术(CABG);②原有劳力性心绞痛近期内突然出现休息时频繁发作者;③近期活动耐量明显减低,特别是低于 Bruce Ⅱ 级或 4 METs 者;④梗死后心绞痛;⑤原有陈旧性心肌梗死,近期出现由非梗死区缺血所致的劳力性心绞痛;⑥严重心律失常、LVEF

<40%或充血性心力衰竭。

(四)螺旋CT血管造影(CTA)

近年来,多层螺旋CT尤其是64排螺旋CT冠状动脉成像(CTA)在冠心病诊断中正在推广应用。CTA能够清晰显示冠脉主干及其分支狭窄、钙化、开口起源异常及桥血管病变。

有资料显示,CTA诊断冠状动脉病变的灵敏度为96.33%、特异度为98.16%,阳性预测值为97.22%,阴性预测值97.56%。其中对左主干、左前降支病变及大于75%的病变灵敏度最高,分别达到100%和94.4%。CTA对冠状动脉狭窄病变、桥血管、开口畸形、支架管腔、斑块形态均显影良好,对钙化病变诊断率优于冠状动脉造影,阴性者不能排除冠心病,阳性者应进一步行冠状动脉造影检查。另外,CTA也可以作为冠心病高危人群无创性筛选检查及冠脉支架术后随访手段。

(五)其他

其他非创伤性检查包括运动平板试验、运动放射性核素心肌灌注扫描、药物负荷试验、超声心动图等,也有助于诊断。通过非创伤性检查可以帮助决定冠状动脉造影单支临界性病变是否需要做介入性治疗,明确缺血相关血管,为血运重建治疗提供依据。同时可以提供有否存活心肌的证据,也可作为经皮腔内冠状动脉成形术(PTCA)后判断有否再狭窄的重要对比资料。但不稳定型心绞痛急性期应避免做任何形式的负荷试验,这些检查宜放在病情稳定后进行。

五、诊断

对同时具备下述情形者,应诊断不稳定型心绞痛。

(1)临床新出现或恶化的心肌缺血症状表现(心绞痛、急性左心力衰竭)或心电图心肌缺血图形。

(2)无或仅有轻度的心肌酶(肌酸激酶同工酶)或TnT、TnI增高(未超过2倍正常值),且心电图无ST段持续抬高。应根据心绞痛发作的性质、特点、发作时体征和发作时心电图改变以及冠心病危险因素等,结合临床综合判断,以提高诊断的准确性。心绞痛发作时心电图ST段抬高或压低的动态变化或左束支阻滞等具有诊断价值。

六、鉴别诊断

在确定患者为心绞痛发作后,还应对其是否稳定做出判断。

与稳定型心绞痛相比,不稳定型心绞痛症状特点是短期内疼痛发作频率增加、无规律,程度加重、持续时间延长、发作诱因改变或不明显,甚至休息时亦出现持续时间较长的心绞痛,含化硝酸甘油效果差,或无效,或出现了新的症状如呼吸困难、头晕甚至昏厥等。不稳定型心绞痛的常见临床类型包括初发劳力型心绞痛、恶化劳力型心绞痛、卧位型心绞痛、夜间发作的心绞痛、变异型心绞痛、梗死前心绞痛、梗死后心绞痛和混合型心绞痛。

临床上,常将不稳定型心绞痛和非ST段抬高心肌梗死(NSTEMI)以及ST段抬高心肌梗死(STcEMI)统称为急性冠脉综合征。

不稳定型心绞痛和非ST段抬高心肌梗死(NSTEMI)是在病因和临床表现上相似,但严重程度不同而又密切相关的两种临床综合征,其主要区别在于缺血是否严重到导致足够量的心肌损害,以至于能检测到心肌损害的标志物肌钙蛋白(TnI、TnT)或肌酸激酶同工酶(CK-

MB)水平升高。如果反映心肌坏死的标记物在正常范围内或仅轻微增高(未超过 2 倍正常值),就诊断为不稳定型心绞痛,而当心肌坏死标记物超过正常值 2 倍时,则诊断为 NSTEMI。

不稳定型心绞痛和 ST 段抬高心肌梗死(STEMI)的区别,在于后者在胸痛发作的同时出现典型的 ST 段抬高并具有相应的动态改变过程和心肌酶学改变。

七、治疗

不稳定型心绞痛的治疗目标是控制心肌缺血发作和预防急性心肌梗死。治疗措施包括内科药物治疗、冠状动脉介入治疗(PCI)和外科冠状动脉旁路移植手术(CABG)。

(一)一般治疗

对于符合不稳定型心绞痛诊断的患者应及时收住院治疗(最好收入监护病房),急性期卧床休息 1~3 d,吸氧,持续心电监测。对于低危险组患者留观期间未再发生心绞痛,心电图也无缺血改变,无左心力衰竭的临床证据,留观 12~24 h 期间未发现有 CK-MB 升高,TnT 或 TnI 正常者,可在留观 24~48 h 后出院。对于中危或高危组的患者特别是 TnT 或 TnI 升高者,住院时间相对延长,内科治疗亦应强化。

(二)药物治疗

1.控制心绞痛发作

主要治疗如下。

(1)硝酸酯类:硝酸甘油主要通过扩张静脉,减轻心脏前负荷来缓解心绞痛发作。心绞痛发作时应舌下含化硝酸甘油,初次含硝酸甘油的患者以先含 0.5 mg 为宜。对于已有含服经验的患者,心绞痛发作时若含 0.5 mg 无效,可在 3~5 min 追加 1 次,若连续含硝酸甘油 1.5~2.0 mg 仍不能控制疼痛症状,需应用强镇痛药以缓解疼痛,并随即采用硝酸甘油或硝酸异山梨酯静脉滴注,硝酸甘油的剂量以 5 $\mu g/min$ 开始,以后每 5~10 min 增加 5 $\mu g/min$,直至症状缓解或收缩压降低 1.3 kPa(10 mmHg),最高剂量一般不超过 80~100 $\mu g/min$,一旦患者出现头痛或血压降低 SBP<12.0 kPa(90 mmHg)应迅速减少静脉滴注的剂量。维持静脉滴注的剂量以 10~30 $\mu g/min$ 为宜。对于中危和高危险组的患者,硝酸甘油持续静脉滴注 24~48 h 即可,以免产生耐药性而降低疗效。

常用口服硝酸酯类药物:心绞痛缓解后可改为硝酸酯类口服药物。常用药物有硝酸异山梨酯(消心痛)和 5-单硝酸异山梨酯。硝酸异山梨酯作用的持续时间为 4~5 h,故以每日 3~4 次口服为妥,对劳力性心绞痛患者应集中在白天给药。5-单硝酸异山梨酯可采用每日 2 次给药。若白天和夜间或清晨均有心绞痛发作者,硝酸异山梨酯可每 6 h 给药 1 次,但宜短期治疗以避免耐药性。对于频繁发作的不稳定型心绞痛患者口服硝酸异山梨酯短效药物的疗效常优于服用 5-单硝类的长效药物。硝酸异山梨酯的使用剂量可以从 10 mg/次开始,当症状控制不满意时可逐渐加大剂量,一般不超过 40 mg/次,只要患者心绞痛发作时口含硝酸甘油有效,即是增加硝酸异山梨酯剂量的指征,若患者反复口含硝酸甘油不能缓解症状,常提示患者有极为严重的冠状动脉阻塞病变,此时即使加大硝酸异山梨酯剂量也不一定能取得良好效果。

(2)β受体阻滞药:通过减慢心率、降低血压和抑制心肌收缩力而降低心肌耗氧量,从而缓解心绞痛症状,对改善近、远期预后有益。

对不稳定型心绞痛患者控制心绞痛症状以及改善其近、远期预后均有好处,除有禁忌证外,主张常规服用。首选具有心脏选择性的药物,如阿替洛尔、美托洛尔和比索洛尔等。除少数症状严重者可采用静脉推注β受体阻滞药外,一般主张直接口服给药。剂量应个体化,根据症状、心率及血压情况调整剂量。阿替洛尔常用剂量为 12.5～25 mg,每日 2 次;美托洛尔常用剂量为 25～50 mg,每日 2～3 次;比索洛尔常用剂量为 5～10 mg 每日 1 次,不伴有劳力性心绞痛的变异性心绞痛不主张使用。

(3)钙拮抗药:通过扩张外周血管和解除冠状动脉痉挛而缓解心绞痛,也能改善心室舒张功能和心室顺应性。非二氢吡啶类有减慢心率和减慢房室传导作用。常用药物有两类:①二氢吡啶类钙拮抗药:硝苯地平对缓解冠状动脉痉挛有独到的效果,故为变异性心绞痛的首选用药,一般剂量为 10～20 mg,每 6 h 1 次,若仍不能有效控制变异性心绞痛的发作还可与地尔硫䓬合用,以产生更强的解除冠状动脉痉挛的作用,当病情稳定后可改为缓释和控释制剂。对合并高血压病者,应与β受体阻滞药合用。②非二氢吡啶类钙拮抗药:地尔硫䓬有减慢心率、降低心肌收缩力的作用,故较硝苯地平更常用于控制心绞痛发作。一般使用剂量为 30～60 mg,每日 3～4 次。该药可与硝酸酯类合用,亦可与β受体阻滞药合用,但与后者合用时需密切注意心率和心功能变化。

如心绞痛反复发作,静脉滴注硝酸甘油不能控制时,可试用地尔硫卓短期静脉滴注,使用方法为 5～15 μg/(kg·min),可持续静脉滴注 24～48 h,在静脉滴注过程中需密切观察心率、血压的变化,如静息心率低于 50 次/分钟,应减少剂量或停用。

钙通道阻滞药用于控制下列患者的进行性缺血或复发性缺血症状:①已经使用足量硝酸酯类和β受体阻滞药的患者;②不能耐受硝酸酯类和β受体阻滞药的患者;③变异性心绞痛的患者。因此,对于严重不稳定型心绞痛患者常需联合应用硝酸酯类、β受体阻滞药和钙拮抗药。

2.抗血小板治疗

阿司匹林为首选药物。急性期剂量应在 150～300 mg/d,可达到快速抑制血小板聚集的作用,3 d 后可改为小剂量即 50～150 mg/d 维持治疗,对于存在阿司匹林禁忌证的患者,可采用氯吡格雷替代治疗,使用时应注意经常检查血常规,一旦出现明显白细胞或血小板降低应立即停药。

(1)阿司匹林:阿司匹林对不稳定型心绞痛治疗目的是通过抑制血小板的环氧化酶快速阻断血小板中血栓素 A_2 的形成。因小剂量阿司匹林(50～75 mg)需数天才能发挥作用。故目前主张:①尽早使用,一般应在急诊室服用第一次;②为尽快达到治疗性血药浓度,第一次应采用咀嚼法,促进药物在口腔颊部黏膜吸收;③剂量 300 mg,每日 1 次,5 d 后改为100 mg,每日 1 次,很可能需终身服用。

(2)氯吡格雷:为第二代抗血小板聚集的药物,通过选择性地与血小板表面腺苷酸环化酶偶联的 ADP 受体结合而不可逆地抑制血小板的聚集,且不影响阿司匹林阻滞的环氧化酶通道,与阿司匹林合用可明显增加抗凝效果,对阿司匹林过敏者可单独使用。噻氯匹定的最严重不良反应是中性粒细胞减少,见于连续治疗 2 周以上的患者,易出现血小板减少和出血时间延长,亦可引起血栓性血小板减少性紫癜,而氯吡格雷则不明显,目前在临床上已基本取代噻氯匹定。目前对于不稳定型心绞痛患者和接受介入治疗的患者多主张强化血小板治疗,即二联抗血小板治疗,在常规服用阿司匹林的基础上立即给予氯吡格雷治疗至少 1 个月,亦可延长至9 个月。

(3)血小板糖蛋白 II_b/III_a 受体拮抗剂:为第三代血小板抑制药,主要通过占据血小板表面的糖蛋白Ⅱb/Ⅲa受体,抑制纤维蛋白原结合而防止血小板聚集。但其口服制剂疗效及安全性令人失望。静脉制剂主要有阿昔单抗和非抗体复合物替罗非班、Lamifiban、Xcmilofiban、Eptifiban、Lafradafiban等,其在注射停止后数小时作用消失。目前临床常用药物有盐酸替罗非班注射液,是一种非肽类的血小板糖蛋白Ⅱb/Ⅲa受体的可逆性拮抗药,能有效地阻止纤维蛋白原与血小板表面的糖蛋白Ⅱb/Ⅲa受体结合,从而阻断血小板的交联和聚集。

盐酸替罗非班对血小板功能的抑制的时间与药物的血浆浓度相平行,停药后血小板功能迅速恢复到基线水平。在不稳定型心绞痛患者盐酸替罗非班静脉输注可分两步,在肝素和阿司匹林应用条件下,可先给以负荷量 $0.4\ \mu g/(kg \cdot min)$(30 min),而后以 $0.1\ \mu g/(kg \cdot min)$ 维持静脉点滴48 h。对于高度血栓倾向的冠脉血管成形术患者盐酸替罗非班两步输注方案为负荷量 $10\ \mu g/kg$ 于5 min内静脉推注,然后以 $0.15\ \mu g/(kg \cdot min)$ 维持16~24 h。

3.抗凝血酶治疗

目前临床使用的抗凝药物有普通肝素、低分子肝素和水蛭素,其他人工合成或口服的抗凝药正在研究或临床观察中。

(1)普通肝素:是常用的抗凝药,通过激活抗凝血酶而发挥抗栓作用,静脉滴注肝素会迅速产生抗凝作用,但个体差异较大,故临床需化验部分凝血活酶时间(APTT)。一般将 APTT 延长至60~90 s作为治疗窗口。多数学者认为,在ST段不抬高的急性冠状动脉综合征,治疗时间为3~5 d,具体用法为75 U/kg体质量,静脉滴注维持,使 APTT 在正常的 1.5~2 倍。

(2)低分子肝素:低分子肝素是由普通肝素裂解制成的小分子复合物,分子量在2 500~7 000,具有以下特点:抗凝血酶作用弱于肝素,但保持了抗因子Ⅹa的作用,因而抗因子Ⅹa和凝血酶的作用更加均衡;抗凝效果可以预测,不需要检测 APTT;与血浆和组织蛋白的亲和力弱,生物利用度高;皮下注射,给药方便;促进更多的组织因子途径抑制物生成,更好地抑制因子Ⅵ和组织因子复合物,从而增加抗凝效果等。许多研究均表明低分子肝素在不稳定型心绞痛和非ST段抬高心肌梗死的治疗中起作用至少等同或优于经静脉应用普通肝素。低分子肝素因生产厂家不同而规格各异,一般推荐量按不同厂家产品以千克体质量计算皮下注射,连用一周或更长。

(3)水蛭素:是从药用水蛭唾液中分离出来的第一个直接抗凝血酶制药,通过重组技术合成的是重组水蛭素。重组水蛭素理论上优点有:无须通过 AT-Ⅱ 激活凝血酶;不被血浆蛋白中和;能抑制凝血块黏附的凝血酶;对某一剂量有相对稳定的 APTT,但主要经肾脏排泄,在肾功能不全者可导致不可预料的蓄积。多数试验证实水蛭素能有效降低死亡与非致死性心肌梗死的发生率,但出血危险有所增加。

(4)抗血栓治疗的联合应用:①阿司匹林+ADP受体拮抗药:阿司匹林与ADP受体拮抗药的抗血小板作用机制不同,一般认为,联合应用可以提高疗效。CURE试验表明,与单用阿司匹林相比,氯吡格雷联合使用阿司匹林可使死亡和非致死性心肌梗死降低20%,减少冠状动脉重建需要和心绞痛复发。②阿司匹林加肝素:RISC试验结果表明,男性非ST段抬高心肌梗死患者使用阿司匹林明显降低死亡或心肌梗死的危险,单独使用肝素没有受益,阿司匹林加普通肝素联合治疗的最初5 d事件发生率最低。目前资料显示,普通肝素或低分子肝素与阿司匹林联合使用疗效优于单用阿司匹林;阿司匹林加低分子肝素等同于甚至可能优于阿司匹林加普通肝素。③肝素加血小板GPⅡb/Ⅲa抑制药:PUR-SUTT试验结果显示,与单独应用血小板GPⅡb/Ⅲa受体拮抗剂相比,未联合使用肝素的患者事件发生率较高。目前多主张联合应用肝素与血小板 GPⅡb/Ⅲa 受体拮抗剂。由于两者连用可延长 APTT,肝素剂量应小于推荐剂量。④阿司匹林加肝素加血小板 GPⅡb/Ⅲa 受体拮抗剂:合并急性缺血的非 ST 段抬高心肌梗死的高危患者,主张三联抗血栓治疗,是目前最有效的抗血栓治疗方案。

持续性或伴有其他高危特征的胸痛患者及准备做早期介入治疗的患者,应给予该方案。

4.调脂治疗

血脂增高的干预治疗除调整饮食、控制体质量、体育锻炼、控制精神紧张、戒烟、控制糖尿病等非药物干预手段外,调脂药物治疗是最重要的环节。近代治疗急性冠脉综合征的最大进展之一就是 3-羟基-3-甲基戊二酰辅酶 A(HMG-CoA)还原酶抑制药(他汀类)药物的开发和应用,该类药物除降低总胆固醇(TC)、低密度脂蛋白胆固醇(LDL-C)、三酰甘油(TG)和升高高密度脂蛋白胆固醇(HDL-C)外,还有缩小斑块内脂质核、加固斑块纤维帽、改善内皮细胞功能、减少斑块炎性细胞数目、防止斑块破裂等作用,从而减少冠脉事件。另外,还能通过改善内皮功能减弱凝血倾向,防止血栓形成,防止脂蛋白氧化,起到了抗动脉粥样硬化和抗血栓作用。随着长期的大样本的实验结果出现,已经显示他汀类强化降脂治疗和 PTCA 加常规治疗可同样安全有效地减少缺血事件。

5.溶血栓治疗

国际多中心大样本的临床试验(TIMI IB)也已证明采用 AMI 的溶栓方法治疗不稳定型心绞痛反而有增加 AMI 发生率的倾向,故已不主张采用。至于小剂量尿激酶与充分抗血小板和抗凝血酶治疗相结合是否对不稳定型心绞痛有益,仍有待临床进一步研究。

6.不稳定型心绞痛出院后的治疗

不稳定心绞痛患者出院后仍需定期门诊随诊。低危险组的患者 1～2 个月随访 1 次,中、高危险组的患者无论是否行介入性治疗都应 1 个月随访 1 次,如果病情无变化,随访半年即可。UA 患者出院后仍需继续服阿司匹林、β 受体阻滞药。阿司匹林宜采用小剂量,每日50～150 mg即可,β 受体阻滞药宜逐渐增量至最大可耐受剂量。在冠心病的二级预防中阿司匹林和降胆固醇治疗是最重要的。降低胆固醇的治疗应参照国内降血脂治疗的建议,即血清胆固醇>4.68 mmol/L(180 mg/dL)或低密度脂蛋白胆固醇>2.60 mmol/L(100 mg/dL)均应服他汀类降胆固醇药物,并达到有效治疗的目标。血浆三酰甘油 > 2.26 mmol/L(200 mg/dL)的冠心病患者一般也需要服降低三酰甘油的药物。其他二级预防的措施包括向患者宣教戒烟、治疗高血压和糖尿病、控制危险因素、改变不良的生活方式、合理安排膳食、适度增加活动量、减少体质量等。

八、影响不稳定型心绞痛预后的因素

1.左心室功能

左心室功能为最强的独立危险因素,左心室功能越差,预后也越差,因为这些患者的心脏很难耐受进一步的缺血或梗死。

2.冠状动脉病变的部位和范围

左主干病变和右冠开口病变最具危险性,三支冠脉病变的危险性大于双支或单支者,前降支病变危险大于右冠或回旋支病变,近段病变危险性大于远端病变。

3.年龄

年龄是一个独立的危险因素,主要与老年人的心脏储备功能下降和其他重要器官功能降低有关。

4.合并其他器质性疾病或危险因素

不稳定型心绞痛患者如合并肾衰竭、慢性阻塞性肺疾患、糖尿病、高血压、高血脂、脑血管病以及恶性肿瘤等,均可影响不稳定型心绞痛患者的预后。其中肾状态还明显与PCI术预后有关。

第三节 急性心肌梗死

心肌梗死指由于长时间缺血导致心肌细胞死亡,临床上多表现为剧烈而持久的胸骨后疼痛,伴有血清心肌损伤标志物增高及进行性心电图变化,属于急性冠状动脉综合征(acute coronary syndrome,ACS)的严重类型。基本病因是冠状动脉粥样硬化及其血栓形成,造成一支或多支血管管腔狭窄、闭塞,持久的急性缺血达 20~30 min 以上,即可发生心肌梗死。

根据心电图 ST 段的改变,可分为 ST 段抬高型心肌梗死(STEMI)和非 ST 段抬高型心肌梗死(NSTEMI),本节主要讨论 STEMI。

一、临床表现

与梗死的范围、部位、侧支循环情况密切有关。

(一)症状

1.先兆

患者多无明确先兆,部分患者在发病前数日有乏力,胸部不适,活动时心悸、气急、烦躁、心绞痛等前驱症状,其中以新发生心绞痛(初发型心绞痛)或原有心绞痛加重(恶化型心绞痛)最为突出。

2.疼痛

(1)最主要、最先出现的症状。多发生于清晨,疼痛部位和性质与心绞痛相同,但程度更重,持续时间较长,可达数小时或更长,休息和含用硝酸甘油片多不能缓解。诱因多不明显,且常发生于安静时。

(2)部分患者疼痛位于上腹部,被误认为胃穿孔、急性胰腺炎等急腹症;部分患者疼痛放射至下颌、颈部、背部上方,被误认为骨关节痛。

(3)少数患者无疼痛,一开始即表现为休克或急性心力衰竭。

3.全身症状

除疼痛外,患者常出现烦躁不安、出汗、恐惧、胸闷或有濒死感。少部分患者在疼痛发生后24~48 h出现发热、心动过速、白细胞增高和红细胞沉降率增快等,体温一般≤38 ℃,持续约一周。

4.胃肠道症状

疼痛剧烈时常伴有频繁的恶心、呕吐和上腹胀痛,下壁心肌梗死时更为常见,与迷走神经受坏死心肌刺激和心排出量降低、组织灌注不足等有关。肠胀气亦不少见,重症者可发生呃逆。

5.心律失常

心律失常见于 75%～95% 的患者，多发生在起病 1～2 d，以 24 h 内最多见。可出现各种心律失常，如室性心律失常（期前收缩、室速、室颤）、传导阻滞（房室传导阻滞和束支传导阻滞）。

6.低血压和休克

疼痛期常见血压下降，未必是休克。休克多在起病后数小时至数日内发生，见于约 20% 的患者，主要是心源性，表现为疼痛缓解而收缩压仍低于 80 mmHg，有烦躁不安、面色苍白、皮肤湿冷、脉细而快、大汗淋漓、尿量减少（<20mL/h）、反应迟钝，甚至昏厥。

7.心力衰竭

心力衰竭主要是急性左心力衰竭，可在起病最初几天内发生，或在疼痛、休克好转阶段出现，发生率为 32%～48%。出现呼吸困难、咳嗽、发绀、烦躁等症状，严重者可发生肺水肿。右心室梗死者可一开始即出现右心力衰竭表现，有颈静脉怒张、肝大、水肿等右心力衰竭表现伴血压下降。

（二）体征

1.心脏体征

①心脏浊音界可正常也可轻至中度增大；②心率多增快，少数也可减慢、心律不齐；③心尖区第一心音减弱，可出现第四心音（心房性）奔马律，少数有第三心音（心室性）奔马律；④10%～20% 患者在起病第 2～3 d 出现心包摩擦音，为反应性纤维性心包炎所致，常提示透壁性心肌梗死；⑤心尖区可出现粗糙的收缩期杂音或伴收缩中晚期喀喇音，为二尖瓣乳头肌功能失调或断裂所致。

2.血压

除极早期血压可增高外，几乎所有患者都有血压降低。起病前有高血压者，血压可降至正常，且可能不再恢复到起病前的水平。

3.其他

可有与心律失常、休克或心力衰竭相关的其他体征。

二、辅助检查

（一）心电图特征

1.特征性改变

STEMI 心电图表现特点为：①ST 段抬高，多呈弓背向上型；②宽而深的 Q 波（病理性 Q 波），在面向透壁心肌坏死区的导联上出现；③T 波倒置，在面向损伤区周围心肌缺血区的导联上出现，在背向心肌梗死（MI）区的导联则出现相反的改变，即 R 波增高、ST 段压低和 T 波直立并增高。

2.动态性演变

高大、两肢不对称的 T 波（数小时）＋ST 段明显抬高，可与直立 T 波形成单相曲线→R 波减低，Q 波出现（数小时至数天）→抬高 ST 段回落、T 波平坦或倒置。

3.定位和定范围

STEMI 的定位和定范围可根据出现特征性改变的导联数来判断。

（二）超声心动图

二维和 M 型超声心动图也有助于了解心室壁的运动和左心室功能,诊断室壁瘤和乳头肌功能失调、室间隔穿孔、心脏破裂等。

（三）实验室检查

（1）起病 24～48h 后血白细胞可增至$(10\sim20)\times10^9/L$,中性粒细胞增多,嗜酸性粒细胞减少或消失;红细胞沉降率(ESR)增快;C 反应蛋白(CRP)增高,均可持续 1～3 周。起病数小时至 2 日内血中游离脂肪酸增高。

（2）血心肌坏死标志物动态变化:目前推荐使用的心肌损伤标志物包括肌钙蛋白 I 或 T(cTnI/cTnT)、肌红蛋白(Mb)和肌酸磷酸激酶同工酶(CK-MB)。肌红蛋白(Mb)对早期诊断的初筛有较高价值,但确诊有赖于 cTnI/cTnT 或 CK-MB。Mb 和 CK-MB 对再梗死的诊断价值较大。梗死时间较长者,cTnI/cTnT 检测是唯一的有价值检查。

三、诊断和鉴别诊断

（一）诊断标准

根据"心肌梗死全球统一定义",存在下列任何一项时,可以诊断心肌梗死。

（1）心肌标志物(最好是肌钙蛋白)增高≥正常上限 2 倍或增高后降低,并有以下至少一项心肌缺血的证据:①心肌缺血临床症状;②心电图出现新的心肌缺血变化,即新的 ST 段改变或左束支传导阻滞;③心电图出现病理性 Q 波;④影像学证据显示新的心肌活力丧失或区域性室壁运动异常。

（2）突发、未预料的心脏性死亡,涉及心脏停搏,常伴有提示心肌缺血的症状、推测为新的 ST 段抬高或左束支传导阻滞、冠状动脉造影或尸体检验显示有新鲜血栓的证据,死亡发生在可取得血标本之前,或心脏生物标志物在血中升高之前。

（3）在基线肌钙蛋白正常,接受经皮冠状动脉介入术(PCI)的患者肌钙蛋白超过正常上限的 3 倍,定为 PCI 相关的心肌梗死。

（4）基线肌钙蛋白值正常,行冠状动脉旁路移植术(CABG)患者,肌钙蛋白升高超过正常上限的 5 倍并发生新的病理性 Q 波或新的左束支传导阻滞,或有冠状动脉造影或其他心肌活力丧失的影像学证据,定义为与 CABG 相关的心肌梗死。

（5）有 AMI 的病理学发现。

（二）鉴别诊断

临床发作胸痛,结合心电图和心肌损伤标志物,鉴别诊断并不困难。不要为了鉴别而耽搁急诊再灌注治疗的时间。

四、并发症

1.乳头肌功能失调或断裂

二尖瓣乳头肌因缺血、坏死出现收缩功能障碍,二尖瓣关闭不全,心尖区出现收缩中晚期喀喇音和吹风样收缩期杂音,第一心音减弱,多伴心力衰竭。严重者,可迅速发生肺水肿,在数日内死亡。

2.心脏破裂

心脏破裂少见,多在起病 1 周内出现。心室游离壁破裂则造成心包积血、急性心脏压塞而猝死。室间隔破裂造成穿孔可在胸骨左缘第3～4肋间出现收缩期杂音,可引起心力衰竭和休克,病死率高。

3.心室壁瘤

心室壁瘤或称室壁瘤,主要见于左心室,发生率为5%～20%。体格检查可见左侧心界扩大,心脏搏动范围较广,可有收缩期杂音。瘤内发生附壁血栓时,心音减弱。心电图ST段持续抬高。X线透视、摄影、超声心动图、放射性核素心脏血池显像以及左心室造影可见局部心缘突出,搏动减弱或有反常搏动。

其他并发症,如栓塞、心肌梗死后综合征等发生率较低,临床意义不大。

五、治疗

对于STEMI患者,治疗原则是尽快恢复心肌的血液灌注,以挽救濒死的心肌,防止梗死扩大,保护心功能。

(一)监护和一般治疗

(1)休息:急性期须住院、卧床休息。

(2)心电、血压监护。

(3)吸氧:对有呼吸困难和血氧饱和度降低者,最初几日间断或持续通过鼻导管面罩吸氧。

(4)护理:建立静脉通道,保持给药途径畅通。急性期12 h卧床休息,若无并发症,24 h内应鼓励患者在床上进行肢体活动,若无低血压,第3天就可在病房内走动;梗死后第4～5 d,逐步增加活动直至每天3次步行100～150 m。

(5)解除疼痛:除舌下含服或静脉点滴硝酸甘油外,可以使用吗啡等镇痛药缓解疼痛。

(二)抗栓治疗

1.抗血小板治疗

抗血小板治疗已成为急性STEM常规治疗。

(1)阿司匹林:首次300 mg嚼服,以后100 mg/d口服。

(2)氯吡格雷:负荷量:急诊PCI前首次300～600 mg顿服,静脉溶栓前150 mg(≤75岁)或75 mg(>75岁);常规应用剂量:75 mg/d口服。也可用替格瑞洛、普拉格雷替代。

(3)替罗非班:属于静脉注射用GPⅡb/Ⅲa受体拮抗剂。主要用于:①高危;②拟转运进行经皮冠状动脉介入治疗(PCI);③出血风险低(Crusade评分<30);④造影显示大量血栓;⑤PCI术中出现慢血流或无复流。

起始推注剂量为10 μg/kg,在3 min内推注完毕,而后以0.15 μg/(kg·min)的速率维持滴注,持续36～48 h。

2.抗凝治疗

凝血酶是使纤维蛋白原转变为纤维蛋白最终形成血栓的关键环节,因此抑制凝血酶至关重要。所有STEMI患者急性期均进行抗凝治疗。非介入治疗患者,抗凝治疗要达到8 d或至出院前;行急诊介入治疗的患者,抗凝治疗可在介入术后停用或根据患者情况适当延长抗凝时间。

(1)普通肝素:①溶栓治疗:可先静脉注射肝素60 U/kg(最大量4 000 U),继以12 U/(kg·h)(最大量1 000 U/kg),使APTT值维持在对照值1.5～2.0倍(为50～70 s),至少应用48 h。尿激酶和链激酶均为非选择性溶栓剂,可在溶栓后6 h开始测定APTT或活化凝血时间（ACT），待其恢复到对照时间 2 倍以内时开始给予皮下肝素治疗。②直接 PCI：与 GPⅡb/Ⅲa 受体拮抗剂合用者，肝素剂量应为 50～70 U/kg，使 ACT＞200 s；未使用 GPⅡb/Ⅲa 受体拮抗剂者，肝素剂量应为 60～100 U/kg，使 ACT 达到 250～350 s。③对于因就诊晚、已失去溶栓治疗机会、临床未显示有自发再通情况，静脉滴注肝素治疗是否有利并无充分证据。

使用肝素期间应监测血小板计数，及时发现肝素诱导的血小板减少症。

（2）低分子量肝素：使用方便，不需监测凝血时间，有条件尽量替代普通肝素。

（3）磺达肝癸钠：是间接 Xa 因子抑制剂，接受溶栓或未行再灌注治疗的患者，磺达肝癸钠有利于降低死亡和再梗死。而不增加出血并发症。无严重肾功能不全的患者，初始静脉注射 2.5 mg，以后每天皮下注射 2.5 mg，最长 8 d。在用于直接 PCI 时，应与普通肝素联合应用，以减少导管内血栓的风险。

（4）比伐卢定：在直接 PCI 时，可以使用比伐卢定。先静脉推注 0.75 mg/min，再静脉滴注 1.75 mg/（kg·min），不需监测 ACT，操作结束时停止使用。不需要同时使用替罗非班，降低出血发生率。

（三）再灌注疗法

起病 3～6 h，最多在 12 h 内，使闭塞的冠状动脉再通，心肌得到再灌注，濒临坏死的心肌可能得以存活或使坏死范围缩小，减轻梗死后心肌重塑，改善预后，是一种积极的治疗措施。

1. 介入治疗（PCI）

（1）直接 PCI：直接 PCI 适应证包括：①症状发作＜12 h 的 STEMI 或伴有新出现的左束支传导阻滞；②在发病 36 h 内发生心源性休克，或休克发生 18 h 以内者；③如果患者在发病 12～24 h 内具备以下 1 个或多个条件时可行直接 PCI 治疗：a. 严重心力衰竭；b. 血流动力学或心电不稳定；c. 持续缺血的证据。

（2）转运 PCI：高危 STEMI 患者就诊于无直接 PCI 条件的医院，尤其是有溶栓禁忌证或虽无溶栓禁忌证但已发病＞3 h 的患者，可在抗栓（抗血小板，如口服阿司匹林、氯吡格雷或肝素抗凝）治疗同时，尽快转运患者至有条件实施急诊 PCI 的医院进行治疗。

（3）溶栓后紧急 PCI：接受溶栓治疗的患者无论临床判断是否再通，都应进行冠状动脉造影检查及可能的 PCI 治疗：①溶栓未再通者：尽早实施冠状动脉造影；②溶栓再通者：溶栓后 3～24 h 内行冠状动脉造影检查。

2. 溶栓治疗

无条件施行介入治疗或因转送患者到可施行介入治疗的单位超过 3 h，如无禁忌证应在接诊患者后 30 min 内对患者实施静脉溶栓治疗。

（1）适应证：①发病 12 h 以内 STEMI 患者，无溶栓禁忌证，不具备急诊 PCI 治疗条件，转诊行 PCI 的时间＞3 h；②对发病 12～24 h 仍有进行性缺血性疼痛和至少 2 个胸导联或肢体导联 ST 段抬高＞0.1 mV 的患者，若无急诊 PCI 条件，在经过选择的患者也可进行溶栓治疗；③对再梗死患者，如果不能立即（症状发作后 60 min 内）进行冠状动脉造影和 PCI，可给予溶栓治疗。

（2）禁忌证：①既往任何时间脑出血病史；②脑血管结构异常（如动静脉畸形）；③颅内恶性肿瘤（原发或转移）；④6 个月内缺血性卒中或短暂性脑缺血史（不包括 3 h 内的缺血性卒中）；⑤可疑主动脉夹层；⑥活动性出血或者出血体质（不包括月经来潮）；⑦3 个月内的严重头部闭

合性创伤或面部创伤;⑧慢性、严重、没有得到良好控制的高血压或目前血压严重控制不良(收缩压≥180 mmHg或者舒张压≥110 mmHg);⑨痴呆或已知的其他颅内病变;⑩创伤(3周内)或者持续>10 min的心肺复苏,或者3周内进行过大手术;⑪近期(4周内)内脏出血;⑫近期(2周内)不能压迫止血部位的大血管穿刺;⑬感染性心内膜炎;⑭5 d至2年内曾应用过链激酶,或者既往有此类药物过敏史(不能重复使用链激酶);⑮妊娠;⑯活动性消化性溃疡;⑰目前正在应用口服抗凝治疗国际标准化比值(INR)水平越高,出血风险越大。

(3)溶栓药物的选择:以纤维蛋白溶酶原激活剂激活血栓中纤维蛋白溶酶原,使之转变为纤维蛋白溶酶而溶解冠状动脉内的血栓。国内常用:①尿激酶(UK):30 min内静脉滴注(150～200)万单位;②链激酶(SK)或重组链激酶(rSK):以150万单位静脉滴注,在60 min内滴完,用链激酶时,应注意寒战、发热等过敏反应;③重组组织型纤维蛋白溶酶原激活剂(rt-PA):100 mg在90 min内静脉给予,先静脉注入15 mg,继而30 min内静脉滴注50 mg,其后60 min内再滴注35 mg。用rt-PA前先用肝素5 000 U静脉注射,用药后继续以肝素每小时700～1 000 U持续静脉滴注共48 h,以后改为皮下注射7 500 U每12 h一次,连用3～5 d(也可用低分子量肝素)。

(4)溶栓成功的判断:可以根据冠状动脉造影直接判断,或根据:①心电图抬高最为明显的导联的ST段于2 h内回降>50%;②胸痛2 h内基本消失;③2 h内出现再灌注性心律失常;④血清CK-MB峰值提前出现(14 h内)等间接判断溶栓是否成功。

六、二级预防、康复治疗与随访

STEMI患者出院后,应继续进行科学合理的二级预防,以降低心肌梗死复发、心力衰竭以及心脏性死亡等主要不良心血管事件的危险性,并改善患者生活质量。

1.加强宣教

促使患者改善生活方式。

(1)戒烟。

(2)病情稳定的患者建议每天进行30～60 min的有氧运动,以不觉劳累为原则。有心功能不全者,活动量宜小。

(3)控制体质量。

(4)清淡饮食,可少量饮酒。

(5)保持乐观心情。

2.坚持药物治疗

常见药物有以下几种。

(1)抗血小板药物:若无禁忌证,所有STEMI患者出院后均应长期服用阿司匹林(75～150 mg/d)治疗。因存在禁忌证而不能应用阿司匹林者,可用氯吡格雷(75 mg/d)替代。如接受了PCI治疗,则同时服用阿司匹林＋氯吡格雷至少一年,以后阿司匹林长期服用。

(2)ACEI和ARB类药物:若无禁忌证,所有伴有心力衰竭(LVEF<45%)、高血压、糖尿病或慢性肾病的STEMI患者均应长期服用ACEI。具有适应证但不能耐受ACEI治疗者,可应用ARB类药物。

(3)β受体阻滞药:若无禁忌证,所有STEMI患者均应长期服用β受体阻滞药治疗,并根据患者耐受情况确定个体化的治疗剂量。

（4）醛固酮受体拮抗剂（螺内酯）：无明显肾功能损害和高血钾的心肌梗死后患者，经过有效剂量的 ACEI 与 β 受体阻滞药治疗后其 LVEF＜40％者，可考虑应用螺内酯治疗，但须密切观察高钾血症等不良反应。

3.控制心血管危险因素

有以下几种。

（1）控制血压：STEMI 患者出院后应继续进行有效的血压管理。对于一般患者，应将其血压控制于＜140/90 mmHg，合并慢性肾病者应将血压控制于＜130/80 mmHg。

（2）调脂治疗（同稳定型心绞痛调脂治疗）。

（3）血糖管理：对所有 STEMI 患者均应常规筛查其有无糖尿病。对于确诊糖尿病的患者，应将其糖化血红蛋白（HbA1c）控制在 7％以下；若患者一般健康状况较差、糖尿病病史较长、年龄较大时，宜将 HbA1c 控制于 7％～8％。

第四节　急性冠状动脉综合征

一、急性冠状动脉综合征的病理

不同生理基础类型 ACS 都具有急性发病的特点，而急性发病大多都与内膜损伤或斑块破裂有直接的关系。内膜损伤常诱发血管痉挛，在血管痉挛的基础上可伴有继发血栓形成，而斑块破裂则多诱发急性血栓形成，其血栓形成的速度和类型主要取决于斑块破裂的程度、斑块下脂质暴露于血液循环的多少和体内凝血和纤溶活性之间的平衡状态等。因此，ACS 的病理生理基础应包括内膜损伤，斑块破裂，血管痉挛，血小板聚集以及血栓形成等诸多因素，这些病理因素相互作用导致 ACS 的不同类型。

二、急性冠状动脉综合征的临床治疗

急性冠状动脉综合征（ACS）虽包括多种不同临床类型，但作为冠心病急性发病的情况在治疗上有共同之处，因此从治疗角度去归类进行评述更容易理解和掌握 ACS 的临床治疗。

1.溶栓治疗

大规模临床试验已证实，对于 ST 段抬高 AMI 溶栓治疗有肯定的临床疗效，而对于非 ST 段抬高 ACS 上述标准溶栓治疗不仅无益反而有害，因此标准溶栓治疗目前仅用于 ST 段抬高 AMI 患者。

（1）溶栓治疗的时间窗：根据动物实验研究，从冠状动脉完全闭塞到所供血区域内心肌透壁性坏死需要大约 6 h，而对于 ST 段抬高 AMI 患者，其闭塞性血栓形成的早期血栓多呈动力性变化，以致闭塞的血管经常出现短时间的开放现象，由此大大延缓了心肌发生坏死的时间。大规模随机双盲临床试验显示与安慰剂比较在 AMI 发病 12 h 之内进行溶栓治疗可明显降低其病死率，而且溶栓治疗越早，临床收益越大；而在 12～24 h 内进行溶栓治疗则两组比较其病死率无显著性差异。对于发病时间在 12～24 h 内患者仍有明显的胸痛症状，或此期间 ST 段抬高有动态改变者（即抬高的 ST 段曾有短时间的恢复）仍可考虑溶栓治疗。

(2)溶栓治疗的药物和使用剂量:目前国内临床上最常用的溶栓剂有尿激酶、链激酶、重组链激酶和组织型纤溶酶原激活剂(t-PA)以及重组组织型纤溶酶原激活剂(rt-PA)。新型溶栓剂中国产 TNK-tPA 和葡激酶(Staphylokinase)仍在临床试验中。

(3)溶栓治疗期间的辅助抗凝治疗:溶栓治疗期间和溶栓治疗后,辅助肝素治疗的方法因溶栓剂的不同而不同。尿激酶和链激酶为非选择性的溶栓剂,对全身纤维蛋白原降解极为明显,溶栓期间常测定不到血浆纤维蛋白原含量。故在溶栓治疗后短时间内(6～12 h 之内)不存在再次血栓形成的可能,对于上述溶栓治疗有效即血管再通的 AMI 患者,可于溶栓治疗6～12 h后开始给予低分子量肝素皮下注射,以预防再次血栓形成。对于溶栓治疗失败的 AMI 患者,辅助抗凝治疗则无明显临床益处。rt-PA 和葡激酶等为选择性的溶栓剂,溶栓期间该药对全身纤维蛋白原降解作用较弱,故溶栓使血管再通后仍有再次血栓形成的可能,因此在溶栓治疗的前后均应给予充分的肝素治疗,使用方法为溶栓前先给予 5 000 U 肝素冲击量,然后以 1 000 U/h 的肝素持续静脉滴注 24～48 h,以出血时间延长 2 倍为基准,加减静脉滴注的肝素剂量。根据 ASSENT-2 和 ASSENT-3 试验的结果,亦可选择低分子量肝素(LMWH)替代普通肝素治疗 ST 段 AMI,其临床疗效是相同的。

(4)溶栓治疗与急诊 PCI 相结合:急诊 PCI 虽然能迅速开通梗死相关动脉(IRA)但由于 PCI 手术为创伤性,需要在 X 线照射下完成,其准备时间最快也需要 30～60 min,若患者发病在夜间,则拖延时间更长。一般而言,急诊 PCI 治疗拖延时间超过 2 h,其疗效并不明显优于即刻的溶栓治疗,故目前美国和欧洲 AMI 治疗指南中明确规定若急诊 PCI 不能在患者到达医院的 90 min 内完成,溶栓治疗则应成为首选治疗,而不应该一味地等待急诊 PCI。对于 AMI 而言,时间就是心肌,为能尽快开通 IRA,已有将溶栓和急诊 PCI 治疗相结合的临床尝试,例如 1999 年完成的 PACT 试验,研究结果提示溶栓与 PCI 治疗相结合是可行的,至少可使 20% 左右的 AMI 患者在早期溶栓治疗中获益。

2.抗血小板和抗凝血酶治疗

(1)抗血小板药物:近些年来在探讨抑制血小板黏附方面进展不大,主要集中在竞争性拮抗 von Willebrand 因子(vWF)受体的药物研究上。而进展最快的是研究抑制血小板聚集的药物。抑制血小板聚集环节有多种,概括起来有花生四烯酸系统,二磷酸腺苷(ADP)系统,环核苷酸系统和受体拮抗剂系统等。

(2)抗凝血酶治疗:肝素的主要抗凝作用依赖于抗凝血酶Ⅲ,当该物质水平降低时肝素的作用随之减弱。近年来低分子量肝素已广泛使用于临床,低分子量肝素主要作用于血浆活化的第 X 因子,使其灭活,作用强度是普通肝素的 2～4 倍,由于阻断活化的第 X 因子较阻断凝血酶在抗血栓方面更有效,故更推崇使用低分子量肝素替代普通肝素。

3.其他药物治疗

(1)硝酸酯类药物:临床上常用的硝酸酯类药物为硝酸甘油、硝酸异山梨酯(消心痛)和单硝酸异山梨酯。硝酸甘油分为片剂和针剂,前者主要用于心绞痛发作时含服,后者主要用于预防心绞痛发作。对于 ST 段抬高 AMI,硝酸甘油静脉滴注不作为常规治疗,主要用于那些持续性严重胸痛伴有高血压和反复缺血发作的患者,下壁心肌梗死特别是合并右室梗死伴低血压时硝酸甘油静脉滴注是禁忌的,对于非 ST 段抬高 ACS 硝酸甘油静脉滴注可做为常规治疗,除个别合并低血压或心源性休克外,硝酸甘油静脉滴注的维持剂量一般在 10～30 μg/min,最大剂量为 80～100 μg/min。持续静脉注射 24～48 h 即可,不宜过长,以免产生耐药性而降低疗效。口服制剂中硝酸异山梨酯为短效口服制剂，有效作用时间可持续 4 h。单硝酸异山梨酯为中长效制剂，有效作用时间可持续 8 h，其缓释剂型的持续作用时间为 12～17 h 不等，取决于制剂工艺。硝酸酯类药物的口服制剂主要用于控制和预防心绞痛的发作。硝酸异山梨酯常用剂量为 10～30 mg/次，每日 3～4 次；单硝酸异山梨酯为 20～40 mg/次，每日 2 次，其缓释剂量为 40～60 mg/d，每日 1 次为宜。对于劳力性心绞痛患者，可采用硝酸异山梨酯 15～30 mg/次，每天 3 次或 4 次；单硝酸异山梨酯 20～40 mg/次，每天 2 次；不宜采用硝酸异山梨酯 8 h 1 次和单硝酸异山梨酯 12 h 1 次的给药方法，因为这种服药方法不能有效控制心绞痛发作。对于白天和夜间均有心绞痛发作的患者采用硝酸异山梨酯，6 h 1 次，并以 9、3、9、3 时间点服药最佳，单硝酸异山梨酯缓释剂型主要用于稳定型劳力性心绞痛患者。

（2）β 受体阻断药：主要作用机制是通过阻断心脏、血管及支气管等器官细胞膜上的 β 受体，从而阻断交感神经兴奋所产生的儿茶酚胺类物质对上述器官的作用，起到减慢心率、降低血压、减弱心肌收缩力而最终达到显著降低心肌耗氧量的目的。

（3）钙通道阻滞药：主要阻滞心肌和血管细胞膜上的钙通道干扰钙离子内流，降低细胞内钙离子水平，心肌细胞钙内流减少导致心肌收缩力减弱，平滑肌细胞钙内流减少导致平滑肌松弛，血管扩张血压下降。临床上常用的钙通道阻滞药有硝苯地平、地尔硫卓和维拉帕米，常用的剂量为硝苯地平 10～20 mg，每天 3 次或每天 1 次；地尔硫卓 30～60 mg，每天 3 次或每天 1 次；维拉帕米 40～80 mg，每天 3 次或每天 1 次。上述三种常用的钙通道阻滞药除有共同的作用机制外，各自还有各自的特点。硝苯地平主要作用于血管平滑肌导致血管扩张、血压降低，主要用于治疗高血压和冠心病患者，对于由血管痉挛所致的变异型心绞痛亦有特效，当应用于后者时亦采用 6 h 1 次给药方法。地尔硫卓亦有较强的松弛血管平滑肌的作用，同时可通过减少窦房结细胞的钙内流而起到减慢心率的作用，故该药多用于冠心病心绞痛的治疗，对于劳力性、混合型或变异型心绞痛均有良好的效果，对于劳力性心绞痛患者可采用每天 3 次或每天 4 次的口服方法，对于混合型或变异型心绞痛宜采用 6 h 1 次服药方法；维拉帕米主要作用于窦房结和房室结细胞的钙离子内流，使窦房结和房室结自律性下降，达到减慢心率和降低传导的作用，除用于治疗冠心病心绞痛外，主要用于治疗快速性室上性心动过速等。

（4）血管紧张素转化酶（ACE）抑制剂：肾素-血管紧张素系统是由肾素、血管紧张素及其受体构成，其主要的生理功能是促进醛固酮释放，增加血容量，收缩血管，升高血压。ACE 抑制剂广义上包括抑制血管紧张素转化酶和抑制血管紧张素 Ⅱ 受体 1（AT1）两类。

4. 降血脂治疗

高胆固醇血症在动脉粥样硬化的发生发展中占有十分重要的地位，尤其是冠状动脉。大量的循证医学研究证实，降低胆固醇可明显减缓冠状动脉粥样斑块的进展，稳定斑块，从而明显减少冠心病患者心脏事件的发生率。

第五节　X 综合征

1967 年，Kemp 和 Likoff 等首次报道一组患者，临床表现为心绞痛样发作，但冠脉造影完全正常。因该组患者在其论文分组中为 X 组，另一组为 N 组，自此以后凡有上述特点的患者称为心脏 X 综合征(以后简称 X 综合征)。

一、X 综合征的病理生理学机制

由于 X 综合征是一种患者临床表现各异的疾病,目前还缺乏统一的诊断标准,因此讨论其病理生理机制相当困难,而这也正是过去数十年临床研究人员的重点研究内容。在讨论其病理生理学机制之前,首先要回答一个问题:即诊断 X 综合征是否一定要具备心肌缺血的证据？运动试验中的 ST 段压低并不能作为客观缺血的证据,目前被广泛认可做为心肌缺血客观指标如下。

(1)负荷放射性核素心肌灌注的阳性结果。

(2)心房或者心室调搏诱发胸痛时,冠状静脉窦中的乳酸含量及 pH。

二、诊断及排除诊断

尽管 X 综合征自提出已经历了 30 余年的历程,但尚未有一个严格而统一的诊断标准,而且随着研究的深入,诊断标准似乎更加模糊,这也给临床医生和医保部门带来了困惑。目前仅限于临床研究,而且各家在入选患者时所掌握的标准也不尽相同,但是排除诊断确是非常重要,因为引起胸痛发作的原因很多,上自中枢神经系统至下传神经系统及其所经过的路线和部位,直至胸腔和腹腔中的各脏器均可引起胸痛,应该说,在因胸痛而进行冠脉造影并显示冠脉正常或相对正常的患者,有相当一部分是心外因素。X 综合征诊断的第一步就是排除这些因素,常见的心外因素有以下几个。

(一)心脏神经官能症

这是冠脉造影正常者中最常见的情况,几乎占了该类患者的 40%～50%,有研究显示,这些就诊者被告知其冠脉正常,并作适当的心理疏导,60% 的患者在 1 年内症状消失或明显好转,提示神经精神因素在其中的作用。但是应该注意,相当一部分患者可能在 X 综合征和神经官能症之间有交叉。有人做过一个有趣的研究,给小鼠以精神刺激,数周后检查其心脏微血管的功能,发现那些受神经精神刺激的小鼠,其心脏微血管的功能障碍,临床上也发现 X 综合征的患者精神异常者较常见。

(二)胃食管反流

在冠脉正常的胸痛患者中较常见,是 X 综合征诊断中主要排除的疾病之一。有些胃食管反流患者,胸痛呈典型的劳力性心绞痛的表现,但该类患者与饭后和体位改变关系较明显,24 h 食管 pH 监测有助于该疾病的排除,但是也有研究发现,胃食管反流容易并发微血管功能的异常。给食管滴入酸性液体,通过神经反射,发现冠脉微小血管呈收缩性反应。

(三)颈椎病

随着生活方式的改变,颈椎病在人群中日益流行,很多颈椎病患者首诊心脏科,因下传神经受压迫,患者常感颈背部和心前区疼痛,仔细地检查可以排除该疾病。

除以上常见的心外因素排除外,显而易见的心内因素也要排除,这些应包括,主动脉瓣疾病、二尖瓣疾病和心肌病及心肌肥厚。关于寻找心肌缺血的客观证据在 X 综合征的诊断是否必需,目前尚缺乏统一的意见。一般来说,活动平板或负荷放射性核素心肌灌注作为常规检查,如果阴性并不能排除诊断,而单纯的活动平板阳性,也并不能由此诊断,ST 段的压低即为心肌缺血所致,但是这两项无创检查常用来评价治疗的效果。

三、治疗

X 综合征的治疗是临床医生头痛和困惑的问题,因为常见的治疗心绞痛的药物往往难以奏效,在心绞痛发作时,硝酸甘油的作用都不明显,常规用于心绞痛预防的药物,如 β 受体阻断药和钙通道阻滞药作用也微乎其微,α_1 受体阻断药也尝试用过,作用同样不明显,最近临床试验评价影响心肌代谢的药物曲美他嗪(万爽力),部分患者呈现出明显的疗效,但另一些患者却对其无。近几年,根据对 X 综合征发病机制的最新认识,认为改善内皮功能可能会给 X 综合征带来疗效,目前正在观察研究中。待选的药物有 ACEI 和他汀类药物,因为这两类改善内皮的作用比较明显,同时他汀类药物还有很好的抗感染作用,炎症在 X 综合征中的作用已比较明确,期望这两类药物能够有助于 X 综合征的治疗。另外,X 综合征多发于更年期妇女,主要原因可能与雌激素的减少有关,补充雌激素有助于血管内皮功能的改善,但这些药物的作用均比较缓慢,不要期望它们短时间而发挥作用,可能服用一段时间后,心绞痛的发作亦会减少。另据报道,给予氨茶碱或对抗腺苷的药物,对改善症状和缺血性 ST-T 改变有效。中药在 X 综合征治疗中的作用,因研究较少,而未能肯定。但可尝试通心络、麝香保心一些具有改善内皮功能的药物。最近有人尝试经皮神经电刺激(transcutaneous electrical nerve stimulation, STENS)的方法,用于 X 综合征,其理论出发点是刺激神经可以改变冠脉微血管的自主神经调节。Jessurun 等对 8 例患者进行四周的治疗后发现,心绞痛的发作次数由治疗前的每周 8 次减至每周 3 次。硝酸甘油的消耗量由治疗前的 10 片减为 2 片。冠脉血管的阻力有下降趋势。在药物治疗的同时,要强调体育活动和生活方式的改变,这两者都能有效地改善内皮功能,并可以不同程度地改善患者对疼痛的感受阈值。

五、预后

X 综合征的预后良好是指相对于恶性心脏事件,如心源性猝死、急性心肌梗死而言,但是相对于患者反复不断的胸痛发作,多次住院检查或行冠脉造影而言,讨论预后的意义就会因此而减少,但现在心脏科医生还是习惯上以心脏事件的发生率作为评价预后的指标。Remp 在很早时候就对 200 例冠脉造影正常的患者进行了长期随访(6 年),多数患者症状逐渐改善,死亡 6 例,其中 4 例原因不明。如果和同样年龄和性别的正常人群相比,无统计学差异。

第六节　无症状性心肌缺血

一、中医中药治疗

无症状性心肌缺血(SMI)发病隐匿,为中老年常见病、多发病,属中医胸痹之轻症。其病位在心,但与五脏盛衰密切相关。

本病之所发,可因嗜食肥甘,久病体弱;情志失调;寒邪内侵;年老体弱等所致。其虚为本,多为心肝脾肾亏虚,心脉失养。其实则为寒凝、痰浊、气滞、血瘀,脾遏胸阳,阻滞心脉。中国传统医学认为,人体受到某些不利因素的影响或其脏腑功能低下时,可导致"气滞血瘀"或"痰浊瘀阻"络脉,心脉不通则产生无症状性心肌缺血。另外,情志变化和气候因素等也与无症状性心肌缺血有关。

(一)辨证论治

1.气阴两虚证

症状:心悸气急,活动加剧,头晕乏力,颧红盗汗,心烦失眠。舌质偏红、苔薄,脉细数或结代。

证候分析:气阴两虚,气虚则无以行血,阴虚则脉络不利,均可使心血运行不畅,心脉失养则心悸;虚不耐劳,则活动加剧;气虚故见气急,乏力;阴虚阳亢故见头晕;阴虚生内热,迫津外出,则颧红盗汗,心烦失眠。舌质偏红、苔薄,脉细数或结代,均为气阴两虚之征。

治法:益气养阴。

药物组成:人参 10 g,白术(炒)10 g,党参 15 g,黄精 15 g,麦冬 12 g,酸枣仁 10 g,远志(制用)10 g,当归 10 g,五味子 10 g,熟地黄 15 g,炙甘草 6 g。

2.心血瘀阻证

症状:平素无症状,突然胸部刺痛,痛有定处,入夜痛甚,心悸气短。口唇青紫,舌质紫黯或有瘀点瘀斑,苔薄白,脉弦、涩或结代。

证候分析:气郁日久,瘀血内停,络脉不通,故见胸部刺痛。血脉凝滞,故痛处固定,不移。血属阴,夜亦属阴,故入夜痛甚。瘀血阻塞,气血不畅,心失所养,故胸闷心悸气短。口唇青紫,舌质紫黯或有瘀点瘀斑,苔薄白,脉弦、涩或结代均为瘀血内停之候。

治法:活血化瘀,通络止痛。

药物组成:桃仁 12 g,红花 10 g,赤芍 10 g,川芎 10 g,当归 10 g,牛膝 10 g,枳壳 10 g,郁金 10 g,桔梗 6 g,柴胡 12 g,延胡索 12 g,甘草 6 g,沉香 10 g,丹参 15 g。

3.肝肾阴虚证

症状:平素无胸痛胸闷,症见头昏耳鸣,视物不清,五心烦热,盗汗,咽干,颧红,遗精,腰膝酸软,舌暗红,少苔,脉弦细。

证候分析:肝肾阴虚,虚火上扰,故见头晕耳鸣,视物不清。肝阴不足,目和肝之经脉失养,故见五心烦热,盗汗,咽干,颧红,肾阴不足,故见遗精,腰膝酸软。舌暗红,少苔,脉弦细均为阴虚内热之象。

治法:滋补肝肾,益精填髓。

药物组成:熟地黄 15 g,山药 12 g,山茱萸 12 g,泽泻 10 g,茯苓 10 g,牡丹皮 10 g。

4.痰浊壅盛证

症状:平素无症状,症见心悸眩晕,胸闷纳呆,形寒肢冷,小便短少或下肢水肿,渴不欲饮,泛恶欲吐,形体肥胖。舌淡,苔白滑,脉滑或弦。

证候分析:痰浊上扰清空则心悸眩晕;痰浊中阻,胸阳失展,故胸闷;脾气不足,运化无力,故纳呆;脾阳不足,失于温养,故形寒肢冷;脾阳不足,运化无权,水湿内停,不能化气利水,溢于肌肤,故见小便短少或下肢水肿,渴不欲饮;痰浊中阻,胃气上逆,故见泛恶欲吐;舌淡,苔白滑,脉滑或弦均为痰饮内停之候。

治法:健脾化痰,泄浊祛湿。

药物组成:半夏 10 g,白术 12 g,天麻 15 g,瓜蒌 15 g,薤白 15 g,党参 20 g,茯苓 15 g,陈皮 10 g,桂枝 10 g,枳实 12 g。

（二）辨病论治

1.加味补阳还五汤

药物组成：黄芪 80 g，当归 15 g，川芎 15 g，赤芍 15 g，桃仁 15 g，红花 15 g，地龙 15 g。

临证加减：气虚血瘀型治宜益气活血，开痹利水，方用加味补阳还五汤基本方；脾肾阳虚型治宜益气活血、温阳利水，方用加味补阳还五汤加党参、附子、云苓各 15～30 g，白术、桂枝各 15 g，干姜 8 g；气阴两虚型治宜益气养阴、活血利水，方用加味补阳还五汤加太子参、沙参、麦冬各 30 g，五味子 10 g；痰瘀阻滞型治宜益气活血、化痰蠲痹，方用加味补阳还五汤加瓜蒌 30 g，半夏、薤白、杏仁、紫菀各 10 g。

2.加味越鞠汤

药物组成：川芎 10 g，苍术 12 g，香附 10 g，炒山栀 12 g，神曲 30 g，丹参 15 g，竹茹 12 g。

临证加减：阳虚者加肉桂 6 g，制附子 9 g；阴虚者加六味地黄丸 10 g；气虚者加党参 12 g，黄芪 15 g。

3.益心汤

药物组成：黄芪 30 g，麦冬 30 g，丹参 30 g，天冬 20 g，黄精 20 g，枸杞子 15 g，党参 12 g，苏梗 12 g，五味子 10 g，三七粉（冲服）3 g。

临证加减：睡眠不佳者加琥珀（冲服）1～1.5 g，有阳虚征象者加仙灵脾 15 g；有痰浊征象者去黄精，加半夏 10 g，瓜蒌 20～30 g。

二、西医药物治疗

1.抗血小板药物

抗血小板治疗是抗心肌缺血治疗的一个重要内容。血小板在止血、血栓形成、动脉粥样硬化等过程中起着重要作用。药物主要通过抑制花生四烯酸代谢，增加血小板内 cAMP 浓度等机制而抑制血小板黏附、聚集和分泌功能。有效的抗血小板治疗可以显著减少各种心血管事件的发生率（心肌梗死、再梗死、猝死，以及 PTCA 后再狭窄等）。近年来抗血小板药物研究进展很快。

2.β-受体阻滞剂

β-受体阻滞剂治疗无症状性缺血的作用可以肯定。无症状性心肌缺血时，冠状动脉血流减少起主要作用，所以一般认为钙离子拮抗剂应比 β-受体阻滞剂更为有效。根据传统观点，β-受体阻滞剂通过减慢心率、减少心肌氧耗而起作用。另一方面，心肌血流由于狭窄冠状动脉段收缩或冠状动脉阻力增加而减少。钙离子拮抗剂可通过改善缺血区侧支循环或加强心室舒张使狭窄血管段扩张而改善心肌灌注。β-受体阻滞剂降低心肌基础氧耗超过冠状动脉静息血流减少的氧供降低，所以冠状动脉血流储备即冠状动脉极度扩张时的血流与静息血流之比相对增多。β-受体阻滞剂还可防止狭窄血管段运动时收缩，减轻血管狭窄程度，改善心肌缺血。

本类药物众多，具有抗心律失常、降压和抗心绞痛等较广泛的药理效应和临床应用。β-受体阻滞剂虽不扩张血管，但可降低心肌耗氧量，使硝酸甘油用量减少，运动耐力增加，心电图的缺血性变化改善，有效减少无症状性心肌缺血患者复发事件和降低 AMI 发生率。β-受体阻滞剂应用时，应从小剂量开始，逐渐增加剂量，目标心率在 50～60 次/分钟。

3.降脂药物

多年的临床实践证实，对 SMI 或者 SMI 高危人群应进行降脂治疗，至今有关降低胆固醇治疗的研究均得到一致结果，即降低低密度脂蛋白胆固醇(LDL-C)水平可以使 SMI 的患者受益。调整血脂药物，血脂增高的患者，经其他调节和注意进行体力活动后，仍高于正常，总胆固醇＞5.2 mmol/L(200 mg/dL)、低密度脂蛋白胆固醇≥3.4 mmol/L(130 mg/dL)、三酰甘油＞1.24 mmol/L(110 mg/dL)者，可根据情况选用降血脂药物。

4.硝酸酯类

硝酸甘油的基本药理作用是松弛平滑肌，尤其是血管平滑肌，使全身小动脉及小静脉舒张，其舒张小静脉作用大于舒张小动脉。小静脉舒张可减少回心血量，降低心室充盈度，使心室容积缩小，降低室壁张力，减轻心脏前负荷；小动脉舒张可减少左室后负荷，同时缩短心脏射血时间，减少做功量。上述作用，可使心肌耗氧量明显下降。硝酸甘油也可改善缺血区的心肌供血。因为能舒张外周血管，减少回心血量，使心室壁张力降低，有利于血流从心外膜向易缺血的心内膜方向流动。此外，也能扩张冠状动脉，促进侧支循环的建立。

第七章 周围血管疾病

第一节 血栓性静脉炎

一、概述

血栓性静脉炎又称静脉血栓形成,是临床上三大血栓性疾病(心肌梗死、缺血性脑卒中、静脉血栓)之一,临床上常见的静脉疾病。包括血栓性浅静脉炎和深部静脉血栓形成(deep venous thrombosis,DVT)两种类型。前者分为肢体血栓性浅静脉炎、胸腹壁静脉的浅表性血栓性静脉炎和游走性血栓性浅静脉炎,其血栓不易脱落;后者又分为小腿肌肉静脉丛血栓性静脉炎和髂股静脉与胸静脉血栓性静脉炎,常有血栓脱落,造成肺栓塞。

据国外报道,静脉血栓的发病率在 0～14 岁年龄组很低,15 岁后随年龄增加而增加。在 40 岁以前,静脉血栓在血栓性疾病中发病率最高,女性比男性多,育龄妇女尤为突出,15～39 岁妇女患静脉血栓 5 倍于动脉血栓。周围血管的血栓形成多发生在手术后,尤其在大手术后,有人认为手术后深静脉血栓发病率为 27%,腓肠肌静脉丛血栓形成在手术后发生率占 50%。

二、诊断步骤

(一)病史采集要点

1. 起病情况

血栓性浅静脉炎的起病较缓慢,症状较深静脉血栓为轻,且临床表现因血栓形成部位、范围、炎症反应轻重和个体敏感性有关。深静脉血栓症状轻重不一,取决于受累静脉阻塞的部位、程度、范围及侧支循环建立情况。如累及主要静脉分支且广泛阻塞,则起病急骤,病情严重,继续发展可危及生命。若为小腿静脉血栓或者继发血栓,则起病较隐匿,症状表现较轻且较实际发病为晚。

2. 一般表现

(1)疼痛:由于血栓引起静脉壁的炎症和上游静脉的急剧扩张,故静脉血栓常伴有反射性疼痛。此外,还伴患处程度不等的痉挛,可加重疼痛。疼痛多为胀痛,其程度因血栓形成部位、范围、炎症反应轻重不同差异而不同。

(2)肢体肿胀:血栓远端静脉滤过压升高,同时因缺氧使受累处毛细血管通透性增加,因而肢体肿胀,但若血栓发生在深或浅部小静脉,由于侧支循环存在,也可不出现肿胀。

(3)浅静脉曲张:正常情况下一些不起重要作用的浅静脉侧支循环会在主干静脉发生血栓后重新开放,表现为一定区域的浅静脉曲张。

3. 血栓性浅静脉炎

血栓性浅静脉炎发于四肢浅静脉,沿静脉有红肿,压痛明显,周围皮肤温度升高,可伴有低热。1～3 周后静脉炎症逐渐消退,局部遗留硬条索状物和皮肤色素沉着。某些血栓性浅静脉炎可通过交通枝或越过浅静脉瓣而侵犯深静脉。

4.下肢深静脉血栓形成

除上述一般症状外,常并发肺栓塞,所以有些患者肺栓塞为本病首发症状。由于血栓形成部位、范围和演变的不同,临床表现也有很大差异,分述如下。

(1)小腿静脉血栓形成:患侧小腿轻度疼痛和紧束感,足及踝关节周围有轻度肿胀,按压腓肠肌时有明显压痛。

(2)股静脉血栓形成:大腿远侧、内收肌管和小腿深处有疼痛及压痛,肿胀可达膝关节水平,浅静脉压升高。

(3)髂股静脉血栓形成:左侧髂股静脉血栓较右侧多见。患侧腹股沟区及髂股静脉行经处有明显疼痛和压痛,患肢肿痛、肿胀、肤色较深、浅静脉曲张。有全身反应(体温升高等)。

(4)疼痛性蓝肿:也称为股青肿,少见,为急性暴发型深静脉血栓形成,髂股静脉及远端广泛血栓形成,患肢剧痛,发绀,伴有反应性动脉痉挛,起病数小时内即出现肢体明显的水肿青紫,足背动脉搏动消失,足部水泡,继而发生静脉性坏死,全身反应强烈,体温可超过39 ℃。约1/2患者发生肢端坏疽,1/3患者死于肺栓塞。最常见于晚期癌肿或重症感染,也可见于手术或骨折后。

(5)急性下肢深静脉血栓形成:如慢性阶段可引起深静脉功能不全后遗症,由于浅静脉高压,故可出现踝、足靴区水肿、皮炎、溃疡、红细胞外渗色素沉着、水肿纤维化所致硬结等。

5.既往病史

若能发现可能致病的病因有较大意义。如近期因手术或重病长期卧床、慢性充血性心力衰竭、下肢静脉曲张或长时间静坐。或者存在使血液形成高凝状态的病因如血小板增多症、红细胞增多症、败血症、创伤、烧伤、分娩、急性心肌梗死或女性长期口服避孕药等。

(二)体格检查要点

1.一般情况

血栓性浅静脉炎时可有低热,下肢深静脉血栓形成则可有高热,全身情况差。

2.四肢

患肢红肿,可有浅静脉曲张,可有色素沉着,压痛明显,皮温升高,沿静脉可扪及硬性条索状物。当出现疼痛性蓝肿时,足背动脉搏动消失。小腿静脉或踝静脉深部血栓形成时,Homans 征阳性:患者下肢伸直,将踝关节急速背屈引起小腿深部疼痛。Neuhofs 征阳性。

(三)门诊资料分析

1.B超

B超可以粗略判断血栓边缘,急性新鲜栓子回声较低,质地均匀,外形轮廓比较光滑。陈旧血栓的回声较高,质地不均匀,表面不规则。

2.彩色超声检查

彩色超声检查可同时检测某段静脉内的血流情况和是否有腔内血栓,还可直接判断血栓充填后的管腔狭窄程度。大量报道证实,彩色超声检查 DVT 的敏感性和特异性均达90％以上。但该方法有其局限性,如肠气干扰下髂静脉的观察有困难。

(四)继续检查项目

1.静脉造影

静脉造影分上行性和下行性静脉造影,前者主要用来显示深、浅静脉由下而上充盈,检查下肢静脉有无阻塞。后者检查股静脉瓣膜功能。本法对下肢静脉血栓的诊断敏感性和正确性高，但在腓肠肌静脉血栓常出现假阴性。

2. X线计算机体层摄影(CT)

CT可发现大静脉内部血栓及粗略估计其范围，影像有欠清晰。

3. 超声血管造影

向静脉内注入造影剂，使血管内多普勒回声得以加强后显示图像。对低流速和低流量的血管比较适用。

4. 纤维蛋白降解产物

纤维蛋白降解产物是比较方便的实验室检查方法，通过检验周围静脉血清中纤维蛋白降解产物的浓度来判断是否有血栓存在。该方法有较高的假阳性。

5. 同位素标记的纤维蛋白原

同位素标记的纤维蛋白原被血栓摄取后，血栓部位放射性增强。常用^{125}I，该方法是急性血栓的定位确诊手段，对小腿处的血栓有较高的灵敏性，总体特异性较高。

上述各项检查中，彩色超声是诊断深静脉血栓形成的首选方法，具有无创、方便、低廉的特点。其次推荐使用静脉顺行造影，其操作规范性强，显示范围大，无论大静脉还是小静脉均可清晰显像。

三、诊断对策

(一)诊断要点

1. 血栓性浅静脉炎

四肢浅静脉，沿静脉有红肿，压痛明显，周围皮肤温度升高，可伴有低热。1～3周后静脉炎症逐渐消退，局部遗留硬条索状物和皮肤色素沉着，病情常反复发作，不用特殊治疗也可自行消退。根据上述表现即可确诊。但需排除结节性红斑、硬结红斑、淋巴管炎等疾病。

2. 深静脉血栓形成

根据可能的病史、临床表现、实验室检查、超声结果可以做出诊断。

(二)鉴别诊断要点

1. 血栓性浅静脉炎需与下列疾病鉴别

下肢血栓性浅静脉炎易与急性细菌性蜂窝织炎、淋巴管炎和其他急性炎症相混淆，鉴别要点是本病的病变位于浅静脉行经处，抗生素治疗不理想。而感染性浅静脉炎则抗生素效果较佳。

胸腹壁浅静脉炎须与肋骨痛、肋间神经痛、腹软组织损伤相鉴别。

2. 深静脉血栓形成需与下列疾病鉴别

(1)下肢急性动脉闭塞。该病多发于风湿性心脏病、冠心病、有心房纤颤的患者。下肢突然剧痛、厥冷、苍白、感觉减少或消失，阻塞以下的动脉搏动消失。肢体无肿胀，浅静脉不扩张，反复发作引起淋巴水肿。深静脉血栓并无肢体红肿和炎症表现。

(2)下肢急性丹毒。发病时寒战、高热，足和下肢出现大片肿痛、灼热、红斑，边缘清楚，向周围扩散。深静脉血栓并无肢体红肿和炎症表现。

(3)腘窝囊肿：腘窝囊肿能压迫静脉，引起类似小腿深静脉血栓形成的征象。但在腘窝可触及肿块，对可疑者应做穿刺和超声波检查以明确诊断。

(4)原发性下肢深静脉瓣膜功能不全。临床症状较易混淆,鉴别较困难,需做下肢顺行或逆行静脉造影才能鉴别。

(5)单纯性下肢静脉曲张。引起此病的可能原因是浅静脉壁先天性缺陷。主要表现为大、小隐静脉曲张。有下肢沉重疲劳感,久站酸胀感,但肿胀不明显,可做深静脉造影以鉴别。

四、治疗对策

(一)治疗原则

近期目的是防止血栓的扩展,避免致命的肺梗死的发生;长期目的是防止血栓的复发和后遗症,如静脉炎后综合征。

(二)治疗计划

1.血栓性浅静脉炎

血栓性浅静脉炎通常为自限性,适当治疗即可促进其恢复。

(1)一般治疗:卧床休息、抬高患肢、局部热敷。

(2)药物治疗:消炎痛 25 mg,每天 3 次。阿司匹林 150 mg,每天 1 次。

(3)如大隐静脉炎或小隐静脉炎靠近股静脉或腘静脉,或经上述治疗浅表静脉炎仍继续向近侧延伸时,应进行抗凝治疗。

2.深静脉血栓形成

(1)一般治疗:①卧床休息:1～2 周左右,过久反而可能促进其他静脉血栓的形成;②抬高患肢:使患肢高于胸平面约 20～30 cm,膝关节安置于稍屈位置;③弹力压迫:穿弹力袜或用弹力绷带,以适当压迫浅静脉,从而促进静脉回流,可持续使用 3 个月以上;④湿热敷:在受累区湿热敷能缓解痉挛,有利于侧支循环的建立;⑤镇静止痛:巴比妥类、水杨酸类、可待因均可应用,必要时可辅以交感神经阻滞药;⑥保持大便通畅。

(2)药物治疗:溶栓和抗凝治疗迄今仍是我们治疗深静脉血栓形成的主要方法。

1)抗凝治疗:肝素静脉注射 5 000 U 后,以 750～1 000 U/h 静滴,约 5 d 改为口服华法林维持,使凝血酶原时间延长至正常的 1.5～2 倍。华法林开始剂量为 10～15 mg/d,2～3 d,以后 2 mg/d 维持 3～6 个月。

2)溶栓治疗:适用于早期(血栓形成在 3 d 以内)及合并肺栓塞时,可用尿激酶或链激酶静脉注射。也可以用组织纤溶酶原激活物(t-PA)。

3)降纤药:该类药物主要用于降低血液的黏滞度,如去纤酶、蛇毒抗栓酶等。它们均有凝血酶的性质,通过降低血液中的纤维蛋白原的含量,从而降低血液凝固性和黏滞性。

(3)手术治疗:内科治疗无效者可行静脉血栓摘除术或 Fogarty 导管取栓术。

1)下肢静脉血栓形成急性期,可用静脉血栓摘取术、静脉阻断术。

2)下肢静脉血栓形成慢性期,静脉血栓以栓死为主,而侧支循环不能代偿者,可采用原位大隐静脉移植术、大隐静脉转流移植术等。

3)其他部位血栓急性期发病 2 d 内,血栓较短者,可考虑取栓术。

(4)介入疗法。

1)导管直接溶栓术:利用血管腔内技术,将溶栓导管插入血栓中,经导管直接灌注溶栓药物,达到直接溶解血栓的目的。由于在局部用药溶栓,其效果优于全身用药,具有更高的溶栓效率。因此,导管溶栓近些年逐渐开始越来越多地报道应用。这是治疗急性 DVT 的新策略。

2)机械性血栓消融术:本方法通过经皮穿刺将特殊的导管插入血管腔内直接消除血栓,现已有多种产品用于临床。

3)静脉腔内成形术:用导管经静脉途径采用球囊扩张和支架植入,以消除静脉受压狭窄或残余血栓造成的狭窄。根据造影情况选择不同直径的球囊和支架。

4)经皮下腔静脉内植入滤过器。

五、预后评估

(一)血栓性浅静脉炎

预后通常较好,血栓性浅静脉炎发生后,一般可持续3~4周,浅静脉炎尽管可能蔓延到深静脉,但发生肺梗死很罕见。相反,血栓性浅静脉炎常可继发于深静脉血栓,特别是踝部有溃疡的患者。对于发生在下肢静脉曲张后的血栓性静脉炎,不切除病变静脉段,可能有较高的复发率。

(二)DVT 的预后

(1)国外报道指出,髂股静脉血栓形成未用药物治疗的,肺动脉栓塞发生率高达60%~70%,90%都遗留血栓形成后遗症。

(2)DVT 药物治疗后的肺动脉栓塞发生率为 12%,病死率为 1%。但是药物治疗并不能改善远期结果,将有 50%的患者留下下肢 DVT 后综合征。溶栓治愈率只有 50%,而其出血的并发症却是抗凝疗法的 2 倍。

(3)溶栓和抗凝的短期治疗效果相差不多,但溶栓疗法从长期来看能改善静脉功能。

(4)手术治疗或介入治疗后联合抗凝、溶栓的综合疗法,其预后远优于某种单纯治疗。

第二节　急性肢体动脉栓塞

急性周围动脉栓塞是由于栓子在周围血管内随血流嵌塞在周围动脉,造成管腔的完全或部分阻塞,远端动脉发生痉挛及内膜损害,导致远端肢体、脏器、组织严重缺血、甚至坏死的急性疾病。急性动脉栓塞病情发展迅速,其致死、致残率较高,尤其高发于患有心血管疾病的人群。栓子可以是血栓、气栓、瘤栓、脂肪栓或异物(裂断的导管、子弹)等,其中来自心脏的心源性血栓占动脉栓塞发病总数的 80% 以上。周围动脉栓塞时,患肢出现疼痛、苍白、厥冷、麻木、运动障碍及动脉搏动减弱或消失。20 世纪 70 年代以来,发病率增长十分明显,原因与人口老龄化进程加速、心脏病患者生存期延长及侵入性血管检查和治疗技术的应用更加广泛有关。特别是近年来血管造影、血管成形,侵入性循环监测技术及心脏外科等多项新兴技术的开展,医源性动脉栓塞发病率的上升尤为突出。

一、病因及发病机制

我国周围动脉栓塞的病因以心源性血栓最为多见,常见基础疾病有风湿性心瓣膜病、心房颤动等。慢性充血性心力衰竭患者的血栓风险也增加,尤其当过量应用利尿药后,血液浓缩,增加了血栓形成的机会。二尖瓣狭窄成形术,也在一定程度上增加了周围动脉栓塞的危险。

缺血性心脏病,特别是近期内发生心肌梗死的患者,尤其当合并心房颤动或室壁瘤时,心腔内可形成多个血栓。此外,亚急性感染性心内膜炎也是周围动脉栓塞的常见病因之一。

形成栓塞的栓子来源:①心源性,周围动脉栓塞的栓子最常见的是心源性栓子。1977 年,Fogarty 报道 338 例动脉栓塞的病例中,存在心脏疾病的患者占 94%,其中 77% 合并心房颤动。近年来,在周围动脉栓塞的基础疾病中,风湿性心脏病已经不再占优势地位,而动脉硬化和心肌梗死的地位却显著提高,心肌梗死、房颤、充血性心力衰竭和心脏室壁瘤约占了 60%,而风湿性心脏病仅占 20%。在风湿性心脏病中,最常见的是二尖瓣狭窄,狭窄的瓣膜导致心房内血流滞缓,加上内膜的风湿病变,血液中纤维蛋白在心房壁沉积并形成附壁血栓。冠状动脉心脏病,特别当心肌梗死时,左心室扩大并收缩无力、收缩不协调,心室内血流缓慢并涡流形成,更易发生血栓。②血管源性,血管源性血栓主要来自动脉硬化病变的血管,由于动脉内膜受损不光滑、管腔狭窄等病理改变,促进了血管局部的血栓形成。另外,粥样硬化斑块脱落也成为栓子,动脉瘤、动脉硬化病变的粥样物质也可以引发血管栓塞。此时,大的栓子多来源于动脉硬化病变中的粥样物质、血栓和胆固醇结晶的混合物,而小的栓子多是由胆固醇结晶或溃疡性动脉硬化病变脱落的小斑块组成。③医源性,近年来,由于广泛开展心脏人工瓣膜置换、人造血管移植及介入性诊断治疗、心脏起搏器植入、血液透析的动静脉瘘、动脉内留置导管、大动脉气囊反搏等侵入性技术的广泛应用,增加了周围动脉栓塞的机会。

各种成分的栓子脱落后,由于动脉分叉处血管管腔突然变狭,加上解剖上的鞍状结构,栓子多在此处闭塞血管。若患者存在动脉硬化性病变引起的血管管腔狭窄,栓塞容易在狭窄病变处嵌顿。在 Fogarty 报道的 338 例动脉栓塞病例中,302 例栓塞发生在腹主动脉末端、髂动脉、股动脉和腘动脉等部位。栓子多数为混合性血栓,甚至为已机化的白血栓,这也是溶栓治疗常常失败的原因之一。急性动脉栓塞的自然病程一般都取决于栓塞的部位、管腔阻塞的程度、继发血栓的范围及侧支循环的代偿能力。

栓塞发生后,动脉腔可部分或完全阻塞,引起下列病理生理变化。

1. 动脉痉挛

栓塞刺激动脉壁神经,通过交感神经血管舒缩中枢反射引起病变部位远端血管及邻近侧支动脉强烈痉挛。痉挛程度愈剧,缺血愈严重,发生坏疽的机会也愈大。

2. 继发性血栓形成

痉挛造成动脉壁血代障碍、内皮细胞受损为继发性血栓的形成创造了条件,栓塞远段动脉内血压下降,血流缓慢、管腔萎陷,以及血栓收缩时放出促凝血物质均能加速血液凝固。

3. 组织损伤及坏死

动脉栓塞后,15～30 min 内出现神经缺血症状,先是感觉减退和感觉异常,后是肌群麻痹。如果在 30～60 min 内血供恢复,则缺血肢体仍可恢复正常,否则即发生严重的改变。6～12 h 肌肉死亡,12～20 h 后神经被破坏,24～48 h 皮肤发生坏死。

4. 栓塞对心脏的影响

多数患者有心血管系统疾病,动脉栓塞加重心脏负担。栓塞动脉愈大,阻塞和痉挛愈明显,对心脏的影响也愈大。

5. 栓塞对全身代谢的影响

当受累组织广泛时,取栓后血流迅速恢复,坏死组织中的代谢产物进入全身循环,可在短时期内出现明显的代谢变化,临床上称肌病肾病性代谢综合征。约 1/3 周围动脉栓塞死亡原因是由于血流再通后引起。肌病肾病性代谢综合征最易发生于有严重疼痛、水肿和肌肉、关节僵直的患者。

二、临床表现

急性周围动脉栓塞而又无侧支循环代偿者,病情进展快。表现为疼痛、苍白、厥冷、麻木、运动障碍和动脉搏动减弱和消失,是急性动脉栓塞的典型症状。症状的轻重取决于栓塞的位置、程度、继发性血栓的多少,以及先前是否存在动脉粥样硬化所致的动脉狭窄及侧支循环的情况。典型症状为 5P 现象,即疼痛、苍白、无脉、感觉异常、麻痹。上述征象的出现及其严重程度与缺血程度有关。

1. 疼痛

疼痛是肢体动脉急性栓塞的最常见表现,发病突然而且剧烈,不断加重,距栓塞平面越远出现症状越早。以后疼痛转为无痛,这是因为随缺血的加重,所产生的感觉障碍将替代疼痛症状。

2. 皮肤苍白

皮肤苍白是急性动脉栓塞的早期症状,肢体皮肤呈蜡样苍白,随病情加重,皮肤将出现紫色斑块,如手指压之变白,说明毛细血管的血流可复性尚好,如无变化则可能发生早期坏疽,随缺血加重,受累肢体皮肤将出现水疱并进一步变色,最终可出现干性或湿性坏疽。

3. 动脉搏动消失

动脉搏动消失发生在栓塞动脉节段的远端动脉。如栓塞不完全,可触及减弱的远端动脉搏动。

4. 感觉异常

感觉异常发生在急性动脉栓塞的早期,初期感觉麻木、发胀感,常呈袜套样或手套样分布。

5. 麻痹

麻痹及肢体运动障碍是肢体严重缺血的晚期表现。此外,栓塞动脉远端肢体皮温下降,严重时冰凉。一般来说,皮肤变温带常位于栓塞部位远端一手掌宽处。

除上述临床表现外,患者可伴有感染中毒等全身症状或伴有其他系统疾病或并发症。最常见的是急性充血性心力衰竭、急性心肌梗死、慢性阻塞性肺疾病、代谢性酸中毒、肾衰竭或意识状态的改变等。

三、辅助检查

1. 血液检查

栓塞发生后,栓塞相关动脉血氧下降,二氧化碳结合力升高,另外,动脉血中的乳酸、磷、肌酐磷酸激酶(CPK)、LDH 和 SGOT 酶也升高。

2. 皮温测定

皮温能精确测定,皮温正常与降低交界处,从而推测栓塞发生部位。

3. 超声检查

多普勒彩色超声波作为一种无创性检查,是肢体动脉栓塞最常用的检查方法。它能准确地判断动脉栓塞的部位、栓子的位置形态,同时可以判定栓塞动脉远端的开放情况,便于术前和术后比较,达到了解血管重建情况和监测血管通畅的目的等。

4.动脉造影

动脉造影是栓塞定性、定位诊断最可靠的诊断方法。大多数患者根据临床症状和体征及多普勒超声就能做出诊断。当诊断有疑问,特别是对于那些有血管疾病(如动脉粥样硬化)或曾行血管重建术的患者可行血管造影检查。在某些病例中,如远端动脉栓塞或动脉硬化的患者,造影明确诊断后尚可局部注入溶栓药物,同时进行球囊扩张、置入支架等介入治疗。

5.其他

确定诊断后,其他检查如胸部 X 线片、心电图、心脏三位片、超声心动图等,有助于获得更多的临床信息,了解患者的心律、心率及心脏的形态及功能状况,进一步查明动脉栓塞的原因以便及时处理和控制病因具有重要意义。

四、临床诊断

根据急性发病的肢体疼痛、发凉、麻木、无动脉搏动和运动障碍诊断急性动脉栓塞并不困难,但应同时注意栓塞的发病时间,并借助于多普勒超声血流探测仪与皮肤测温计确定栓塞的部位,这对于估计患肢的预后及选择恰当的治疗十分重要。

五、鉴别诊断

1.动脉粥样硬化病变继发血栓形成

急性动脉栓塞在临床上与动脉粥样硬化继发血栓形成鉴别时困难较大,但两者鉴别又非常重要,前者适合于取栓术,后者不仅取栓术成功率低,而且可能扩大血管阻塞范围。通常,动脉血栓形成有长期供血不足症状,如肢体的麻木感、畏寒、冰冷和间歇性跛行等,肢体检查时可见有皮、甲、肌肉萎缩病变。若病变在肠系膜血管,则有腹胀、间歇腹痛、消化不良等症状,可有肠梗阻病史。动脉血栓形成起病不如动脉栓塞那样急骤,往往有一段时间的血管功能不全的前驱症状。动脉造影见受累动脉管壁粗糙,不光整或扭曲、狭窄和节段性阻塞,周围并有较多侧支循环,呈扭曲或螺旋形。

2.急性深静脉血栓形成

急性深静脉血栓形成时的急性髂股血栓性静脉炎、股蓝肿等可引起动脉反射性痉挛,使远端动脉搏动减弱或消失、皮温降低、皮色苍白、肢体水肿、易误诊为动脉栓塞。当动脉栓塞时,水肿是严重动脉供血不足的晚期表现,而皮肤和肌肉明显缺血发生在先。但大多数血栓性静脉炎时严重水肿发生在皮肤坏死以前,同时伴有浅静脉曲张,皮肤颜色青紫等,可与动脉栓塞相鉴别。

3.动脉夹层

动脉夹层时动脉内膜分离,引起腔内假性窦道压迫动脉腔狭窄甚至闭塞,出现远端动脉供血不足。此时,患者常出现剧烈的胸背痛,伴有血压的急剧升高,这类患者既往有长期高血压病史,腹部听诊有血管杂音,胸部 X 线片有纵隔增宽等表现,有助于鉴别诊断。

4.其他

周围动脉瘤血栓形成、腘动脉受压综合征及麦角碱中毒都可能产生间歇性跛行,但结合病史多可以做出鉴别诊断。

六、治疗

由于急性动脉栓塞起病急骤,症状严重,进展迅速,直接危及肢体和患者生命,故早期诊断，及时有效治疗十分重要。同时又要治疗一系列心血管疾病等其他并发症，防止发生其他严重的并发症而危及生命。

1. 手术治疗

（1）取栓术适应证和禁忌证：发病时间在 7 d 之内的急性动脉栓塞均可手术治疗，手术越早效果越佳。急性动脉栓塞后 8～12 h 是手术的最佳时机，如果肢体组织一直表现有活力，晚期取栓术仍可取得成功。超过 7 d 栓子已粘连，取出困难，手术效果不理想。栓塞以前动脉内膜无损伤、远端动脉通畅，预先已采用了抗凝治疗，均有利于取尽栓塞和继发性的血栓，恢复动脉通畅。肢体坏疽和全身复杂严重疾病不能耐受手术是取栓术之反指征。

（2）手术前准备：采取各种措施了解患者全身情况和心脏功能，采用抗凝和抗血小板疗法。抗凝药选用肝素，术前静脉注射 50 mg，手术中再给 20～30 mg。抗血小板药物选用低分子右旋糖酐，术前即可开始静脉滴注。

（3）麻醉和手术期间监测：大多数患者可在局麻下采用 Fogarty 气囊导管进行取栓术，但那些需要暴露腹股沟部、大腿和腘窝部患者，需做硬膜外麻醉。心电图、血压和血气的监测很有帮助。

（4）手术技术：自从采用 Fogarty 气囊导管取栓后，大大简化了手术方法。导管可到达各个部位血管，禁区减少了，但在某些病例中，直接暴露进行动脉切开取栓仍是必要的。

（5）操作步骤：①体位，下肢采用头高足低位，以利肢体血供；②皮肤准备，下肢取栓术应包括腹股沟部和整个肢体，上肢取栓术应包括胸部，整个上肢肢体；③切口，应根据不同病变部位做不同切口，如腋动脉切口、肱动脉切口、腹直肌切口、股动脉切口、大腿下 1/3 切口、腘动脉切口。

（6）髂股动脉取栓术。切口要足够长，腹股沟部做纵行切口，暴露股总、深、浅动脉，切开动脉鞘后，游离股总、深、浅动脉，绕以塑料管，控制预防栓塞移动进入股浅或股深动脉。股总动脉做纵行切口 1.0～1.5 cm 达股深动脉下方，栓塞会自行突出管腔，先取出栓子尾部，继之用鼻甲剥离器慢慢将栓子头部取出。选择适当口径 Fogarty 导管插入股浅动脉，如果患者无动脉粥样硬化，导管很易到达胫动脉。充盈囊腔之后慢性拉出。当股浅动脉有大量回血之后，用 4 F 导管插入股深动脉，取出每一分支血管内栓子。然后 6 F 导管插入、拉出、达到完全取尽栓塞并见到近端动脉有喷血，远端动脉有明显回血。再用 0.5％肝素溶液冲洗，股动脉上夹，缝合修补，如果缝合后有狭窄可能，需用静脉片增补。

（7）腹主动脉跨栓取栓术。

1）经股动脉逆行取栓法：做腹部和两下肢皮肤消毒、做两侧股部切口，分别暴露股总、浅、深动脉，绕以塑料管。首先用适当口径 Foqarty 导管（4 F～5 F）取出股浅动脉内栓塞，检查股深动脉情况，取得良好动脉回血之后用肝素溶液冲洗。气囊导管插入肾动脉上方，将气囊充盐水达到有阻力感为止。当导管从腹主动脉拉到髂动脉时，气囊导管放盐水少许，使气囊的口径和髂动脉口径匹配。将气囊导管从股总动脉切口拉出，取出栓塞，这种操作可反复几次，达到通畅的收缩期血流为止。

2）经腹主动脉取栓：现今很少采用这种方法，当原先已有动脉硬化性狭窄，采用股动脉逆行取栓术不可能时，需做腹主动脉分叉处直接暴露。

3）经腹膜后途径，腹主动脉跨栓取栓术：消瘦患者通过左侧腹膜后途径暴露腹主动脉有许多优点，手术危险性少。

(8)上肢动脉取栓术。上肢动脉栓塞的发病率相应低,为周围动脉栓塞的16%～32%。肱动脉发病率最高。上肢动脉取栓时,以局部或臂丛麻醉为主,不论腋动脉、肱动脉或其他动脉栓塞,都可以通过腋动脉或肱动脉顺行或逆行插入Fogarty气囊导管取出栓子。

(9)术后处理。

1)继续治疗心脏疾病,恢复正常心律。

2)缺血的患肢重新获得动脉血灌注后,会引起代谢变化,迅速影响全身。主要是酸中毒、高钾血症和横纹肌的酶(LDH、SGOT、CPK)值升高,要及时纠正。

3)抗凝治疗。四肢动脉取栓术后,要进行抗凝治疗。可用肝素0.8～1.0 mg/kg,腹壁皮下脂肪层每12 h注射1次,共1周,第6天开始重叠华法林应用2周。

(10)取栓术的结果:许多因素会影响取栓术的结果。取栓术有一定的病死率,最常见的原因是充血性心力衰竭和急性心肌梗死,其次为肺动脉血栓形成,其他原因为休克、肠系膜血管梗死和肝性脑病。最近还有报道提及代谢和肾脏的并发症。晚期取栓术,也就是超过一至几天之后进行手术,血管通畅率下降。

(11)取栓术应用气囊导管的并发症:应用气囊导管有许多优点,但也有潜在危险,可能发生的并发症包括:①导管戳破动脉壁,引起出血;②动脉内膜分离可造成溃疡和继发性血栓;③动脉硬化斑块撕裂;④导管断裂,留置在动脉腔内;⑤血栓被松动,进入远段动脉分支;⑥导管戳破动、静脉,造成动静脉瘘。

2.非手术治疗

非手术治疗适用于:①腘动脉分支和肱动脉分支的栓塞;②病情危重,患者难以承受手术者;③肢体已经坏疽不适宜取栓者。非手术治疗包括解除动脉痉挛和建立侧支循环、防止血栓延伸等。

(1)一般处理:严密观察患者生命指征和患肢病情。患肢应低于心脏平面位置,一般下垂15 cm左右,有利于血液流入肢体。室温保持在25 ℃左右。局部不可热敷,以免组织代谢增高,加重缺血、缺氧;而局部冷敷、降温均可引起血管收缩,减少血供,也应禁忌。

(2)防止血栓延伸:采用积极的抗凝和抗血小板疗法。

1)在各种抗凝药中,特别是在栓塞发生的急性期间,肝素是唯一有效和可靠的药物;双香豆素及其他凝血酶原抑制药,由于作用缓慢,不适宜紧急使用。肝素的使用方法:最好在栓塞近端有搏动的动脉内注入。用0.5%肝素溶液,每次10 mL,每24 h 1次。如果肝素不能经动脉注入,可改变为静脉注射,每次50 mg,每天2～3次。

2)抗血小板疗法:低分子右旋糖酐除能扩容,降低血液的黏稠度外,尚有抗血小板聚集和改变血管内膜电位的作用,500 mL,每天1次。亦可选用阿司匹林或氯吡格雷辅助治疗。

3)溶栓疗法:纤维蛋白溶酶类药物,如链激酶或尿激酶能溶解新鲜血栓,近年来已用于治疗静脉、肺动脉栓塞、周围动脉栓塞。一般对发病3 d以内的血栓,效果最好,7 d以上,效果较差。最好直接穿刺或经导管注入栓塞近端的动脉腔内,也可经静脉滴注应用。

(3)解除血管痉挛:解痉除挛治疗在动脉栓塞急性期可选用下列治疗方法。

1)0.1%普鲁卡因500～1 000 mL静脉滴注,每天1次,可起缓解血管痉挛作用。

2)血管扩张药,如罂粟碱30～60 mg,直接注入栓塞近端的动脉腔内,也可肌内注射或静脉滴注;前列腺素适当剂量除能达到抑制血小板凝聚作用外另有扩张血管的效果。然而,虽然血管扩张药可能改善血管痉挛,但也可能使病变部位血流向正常血管床转流,而加重缺血症状,还可能使血栓延伸到以前处于痉挛的动脉分支,应慎重应用。另外,交感神经阻滞也是解除动脉痉挛的有效措施,作用于侧支动脉,施行交感神经阻滞的临床反应良好,即使在主干动脉搏动未恢复的情况下,这不仅可以缓解疼痛,而且可使原先处于寒冷、苍白或发绀状态下的肢体,迅速转为温暖和粉红色。下肢动脉栓塞可阻滞腰交感神经,上肢阻滞颈部神经节。

3.介入治疗

血管造影同时于血栓局部注射溶栓药物,对部分早期病例或末梢动脉栓塞患者有一定效果;对晚期病例,亦有人应用血管镜下旋切或超声溶栓,但由于复发率较高,技术要求复杂,尚未得到广泛应用。

4.术后综合处理

此类患者多合并有其他疾病,故术后处理十分重要。

(1)术后要特别注意监测心、肺、肾脏功能。

(2)观察动脉血气、电解质、肝肾功能和尿量。

(3)注意预防心脏疾病的恶化,消除心律失常。

(4)术后常规抗凝溶栓1周,以后可改为阿司匹林口服。

(5)注意监测及纠正酸中毒、高钾血症等酸碱平衡失调及水电解质紊乱。

(6)严密观察患肢供血情况、皮温皮色、远端动脉搏动情况,有条件者可应用便携式多普勒听诊仪随时监测。有时动脉血流恢复较快,有时需数小时甚至1～2 d。

第三节　急性肠系膜动脉栓塞

急性肠系膜动脉栓塞(acute mesenteric artery embolism,MAE)是急性肠系膜血管闭塞症的一种,后者是由各种原因引起肠系膜血管血流减少,而导致肠壁缺血、坏死和肠管功能障碍的一种综合征,临床表现为绞窄性肠梗阻,故常称为小肠血供障碍性肠梗阻。1976 年,Qttinger 等将急性肠系膜血管闭塞症分为:急性肠系膜动脉栓塞(MAE)、急性肠系膜动脉血栓形成、急性肠系膜静脉血栓形成(MVT)和非肠系膜血管性肠梗阻四种类型。临床上以急性肠系膜动脉栓塞最常见,该病为发病急骤、进展迅速、临床较少见、病情极为凶险、误诊率及病死率较高的急腹症。

一、病因及发病机制

急性肠系膜动脉栓塞是由于栓子闭塞肠系膜动脉所致,栓子多来自心脏,也可来自主动脉壁上的粥样斑块。栓子栓塞部位常为空肠动脉分支。急性肠系膜动脉栓塞虽仅占住院患者总数的不到 1%,但病死率极高,可达 60%～100%。除病情凶险、进展迅速外,临床医师常因对本病认识不足而延误治疗,也是该病预后不良的重要原因之一。

急性肠系膜动脉栓塞主要见于存在风湿性心脏病、心房颤动、心肌梗死、腹腔手术、肿瘤、人工瓣膜或心脏搭桥术后的患者。栓子的产生占各种心脏病患者的 80%～90%,且多数合并心房颤动。发病多在 50 岁以上,男性居多。MAE 的预后取决于动脉阻塞的部位和范围,其次还与患者原有疾病的严重程度、发病到手术探查的时间等因素有关。栓子闭塞血管后发生急性肠系膜血管供血障碍,出现急性缺血性肠病。肠系膜血管栓塞主要发生于肠系膜上动脉,因为肠系膜上动脉以锐角从腹主动脉发出,口径较大,栓子容易流入而嵌塞。据报道60%～90%的栓塞发生在肠系膜上动脉。

　　MAE 早期虽有急性腹痛病史,但腹痛性质、部位及病程演变过程与其他急腹症的发作形式有许多相同之处。因其缺乏明显临床特征,发病率又仅占肠梗阻患者总数的1.3%～1.7%,因此临床外科医师常对此类疾病认识不足,误诊率高。直至晚期出现腹膜刺激和中毒性休克时,虽经积极治疗但由于内部环境已严重失衡而丧失良机。

二、临床表现

1.病史

　　急性肠系膜上动脉闭塞发病的早期症状多不典型,表现为各种各样的消化道症状,最多见的症状是餐后腹痛,其他还有腹胀、消化不良等,随病程进展腹痛加重,并伴有恶心、呕吐、腹泻及消化道出血。呕吐物常为一种不含凝血块的暗红色胃肠液(由于急性肠系膜动脉闭塞使肠壁缺血、缺氧、肠黏膜坏死,血浆渗出至肠腔所致),并排血样便。

2.体格检查

　　早期,腹部多无固定压痛,肠鸣音活跃或亢进,易误诊为其他疾病,如肠痉挛、急性胃肠炎、肠扭转、心绞痛及阑尾炎等。在发病 6～12 h 后,患者就可能出现麻痹性肠梗阻,出现明显的腹部膨胀、压痛和腹肌紧张、肠鸣音减弱或消失等腹膜炎的表现和全身性反应。

三、辅助检查

1.化验检查

　　急性肠系膜缺血时,常出现代谢性酸中毒,外周血中白细胞常明显升高,LDH、AKP、CPK等酶的水平升高,但缺乏特异性。

2.特殊检查

　　影像检查和血管造影术的开展,为肠系膜血管闭塞的早期诊断提供了可能。腹部 X 线片在早期可显示受累肠管扩张,表现为小肠和结肠有扩大积气现象,随病情进展可见肠腔内气、液面,以及数小时后仍无变动的肠襻,出现肠梗阻影像。晚期麻痹性肠梗阻时,胀气肠管至结肠中段突然中断,显示腹腔及肠腔积液,腹部密度普遍增高。

　　彩色多普勒超声可检测肠系膜的血流、肠壁及肠系膜的增生程度对诊断具有重要的参考价值,可用于对疑为急性肠系膜动脉闭塞病例进行筛选,但由于受胀气肠襻的影响确诊率不高,但如能探到肠系膜动脉内血栓图像,结合临床表现可明确诊断。

　　对比增强的 CT 检查对肠系膜静脉血栓形成的诊断确诊率可达 90% 以上。它可显示出肠系膜静脉血栓病变肠管明显增厚并为造影剂染色持久增强。对存在非特异腹部症状疑似本病时可列为首选检查。

　　选择性肠系膜动脉造影是诊断肠系膜血管闭塞、肠系膜动脉栓塞的金指标,还可以用于肠系膜动脉栓塞与肠系膜静脉栓塞的鉴别。肠系膜动脉造影有助于早期诊断,并指导治疗方法的选择,在有条件的医院对可疑患者应尽早实施肠系膜动脉造影检查。然而,当患者出现中毒性休克等危重表现时,选择性肠系膜动脉造影受到限制。

　　CT、MRI、腹腔镜检查对早期诊断虽有一定帮助,但都不如动脉造影直观、准确。因此,当疑有肠系膜动脉闭塞而患者情况允许时应尽早行血管造影检查。

四、临床诊断

本病早期诊断的主要依据仍为 Bergan 等提出的急性肠系膜动脉栓塞三联征,即剧烈而没有相应体征的上腹和脐周疼痛、器质性和并发心房颤动的心脏病、胃肠排空表现(肠鸣音亢进、恶心呕吐和腹泻)。

另外,以下几点有助于对急性肠系膜血管闭塞的早期诊断:①以骤发剧烈并持续加重的腹痛为主诉,一般镇痛药无效;②早期出现呕吐咖啡样物或便血的胃肠道出血症状;③体检时腹部体征与腹痛程度不相称;④既往有器质性心脏病、心律失常、动脉栓塞病史。12 h 后,常出现麻痹性肠梗阻的症状,并可出现发热,血白细胞计数明显升高,肌酸激酶升高。

一些老年及中枢病变的患者对疾病的反应程度和表述能力减弱,应更注重查体阳性结果和病情变化,并与胰腺炎、肠绞窄等疾病鉴别。血、尿淀粉酶明显增加,但尚未达到诊断急性出血性胰腺炎标准。

五、治疗

由于选择性血管造影技术的发展,近年来已有通过导管注入肝素、尿激酶、血管扩张药治疗完全成功的报道,但及时手术行肠切除仍是目前治疗本病最有效的方法。MAE 主要并发于心血管疾病,而 MAE 又会加重心血管疾病。因而应把改善心脏功能和患者全身情况放在同等重要位置。

1. 内科治疗

病情较重病例应禁食,密切监护血压、脉搏、体温,严重病例应检测中心静脉压、观测血气分析。一般治疗包括补液、纠正酸中毒。补液包括营养、晶体,并且根据病情补充适量的胶体溶液。酸中毒一般为代谢性酸中毒,根据血气分析补充适量的碳酸氢钠。急性肠系膜动脉栓塞引起急性肠缺血,均有不同程度的肠系膜血管痉挛,应用血管活性药物对改善急性肠缺血具有治疗意义。临床中应用罂粟碱治疗急性肠缺血较多,可经静脉滴注或经动脉造影的血管滴注,30~60mg/h,多次或连续应用。另外,硝酸甘油、低分子右旋糖酐也是常用药物,但效果多不理想。近年有报道动脉插管滴注尿激酶进行溶栓治疗取得较好的治疗效果,50%以上患者取得成功。也有报道称应用胰高糖素、前列腺素等进行治疗。

急性肠系膜动脉栓塞肠壁水肿、出血或坏死,甚至穿孔,因此肠道或腹腔易发生细菌感染。抗感染治疗或防治中抗生素的应用具有重要意义。应尽早选择广谱抗生素进行治疗,治疗时间一般较长,至病变恢复为止。对于急性血栓形成的病例,抗凝治疗或溶栓治疗是很重要的治疗方法。

2. 手术治疗

在积极抗休克、抗感染纠正酸中毒、维持水电解质平衡、加强营养支持等措施的同时,尽快手术探查,不可顾此失彼。如能早期诊断和手术治疗是提高生存率的关键。对肠襻已有坏死者,肠切除是唯一有效的治疗方法。在切除时至少应包括坏死肠襻上、下端各 15 cm 的正常肠管,同时将已有栓塞的系膜一并予以切除,切除范围不足即可能术后肠管再次坏死,发生吻合口漏。

在肠坏死范围小,切除后不致影响肠道功能的情况下,可适当放宽肠切除的范围。部分点片状肠管的坏死,可缝合坏死上、下端的正常浆肌层,将坏死部位翻入肠腔。手术探查中如条件允许应尽量先行,术中可将栓子取出,虽然血管栓塞后部分肠管活动减弱或消失,但摘取栓子后肠管缺血状态逐渐改善,缩小了肠切除范围。但当肠管已发生大面积不可逆性坏死时,应尽快切除坏死肠襻,减少毒素吸收。

　　手术应注意以下几点:①原则上先切开取栓,取栓成功后,根据缺血肠管的血运恢复情况再决定肠管的实际切除范围。②取栓后可行肠系膜根部封闭,观察肠管的色泽、蠕动及血管搏动,以确定其活力。③术中应用 5%碳酸氢钠 100 mL 静脉滴注,呋塞米保护肾功能。自肠系膜上动脉远端注入尿激酸 50 万单位,以溶解小动脉内及静脉内的继发血栓。术后还应抗凝、溶栓扩血管治疗。④在切除已坏死的肠襻时,至少应包括坏死肠管上下端各 15 cm 的正常肠管,同时将已有栓塞的系膜一并予以切除。⑤若栓子取出后近心端喷血不畅,说明近端动脉有阻塞性病变,可行肠系膜上动脉—腹主动脉旁路移植术(可用大隐静脉或人工血管)。⑥若合并下肢动脉栓塞,可同时行下肢动脉切开取栓术。⑦晚期病例,栓子已和动脉壁粘连,取栓导管不易插入,可用手将血栓挤出。⑧对不能完全确定肠管是否仍有活力者,应于术后 24～36 h 再次剖腹探查以观察肠管情况,或将活力可疑的肠管外置。⑨取栓插入导管时应避免用力,以免血管破裂。⑩针对栓子来源,采取必要的治疗措施,防止再次发生急性肠系膜上动脉栓塞或其他部位栓塞,如对有心房颤动的患者,行正规抗凝治疗。

　　肝素抗凝治疗,可以减少术后血栓复发,降低病死率,甚至可使某些患者免于肠切除,应尽早使用。一般采用肝素 25 000 U/d 以微量泵控制 24 h 持续输注,持续 1 周。病情平稳后,肠系膜静脉血栓形成者肝素改为皮下注射维持,而后过渡至口服华法林 3～6 个月来抗凝治疗。

第四节　外周静脉血栓栓塞

　　静脉血栓是指流动的血液在静脉腔内凝固形成血凝块堵塞血管腔引起血管血流明显减少甚至完全中断并导致相应引流区域血液回流障碍。根据血栓形成的部位可分为两大类,即血栓性浅静脉炎或深静脉血栓。本章仅涉及外周肢体静脉血栓形成,其他如盆腔静脉、肠系膜静脉、肝门静脉、肾静脉及颅内静脉血栓形成等不在本节讨论。

　　静脉血栓栓塞(venous thromboembolism,VT)在临床上是常见病,欧美国家发病率较高,仅美国每年发病 25 万人次,发病率达 1.6%。老年 CCU 的住院患者具有静脉血栓形成的重要危险因素,如心肌梗死、休克、心力衰竭、慢性呼吸疾病、严重感染、卧床、中心静脉插管等,因此动态对其进行发生静脉血栓形成的评估、预防与治疗是必要的。

一、病理及病理生理

　　静脉血栓可分为三种类型:①红血栓,组成比较均匀,血小板和白细胞散在分布于红细胞和纤维素的胶状块内;②白血栓,包括纤维素、成层的血小板和白细胞,只有极少的红细胞;③混合血栓,最常见,包含白血栓组成头部,板层状的红血栓和白血栓构成体部,红血栓或板层状的血栓构成尾部。静脉血栓早期以红血栓和混合血栓为主,数月后其主要成分会发生质的改变,血栓以纤维成分为主。

血栓的蔓延可沿静脉血流方向向近心端延伸,如小腿的血栓可以继续延伸至下腔静脉甚至对侧下肢。血栓的远侧端与血管壁仅有轻度粘连,而近侧端则自由地漂浮在血管腔内,血栓可脱落随血流经右心栓塞于肺动脉而并发肺栓塞(pulmonary embolism,PE)。当血栓完全阻塞静脉主干后还可逆行延伸。

静脉血栓形成引起静脉回流障碍程度取决于受累血管的大小、部位及血栓的范围和性质。阻塞远端静脉压升高,毛细血管淤血,内皮细胞缺氧使毛细血管渗透性增加,阻塞远端肢体肿胀,在静脉血栓形成的同时,可伴有一定程度的动脉痉挛,动脉搏动减弱时又可引起淋巴淤滞和回流障碍,从而加重肢体肿胀。深静脉压升高及静脉回流障碍,使交通支静脉扩张开放,阻塞远端血流经交通支进入浅静脉,出现浅静脉扩张。

二、病因

1.血流淤滞

缓慢的静脉血流在静脉瓣窦内形成涡流,不仅激活内源性凝血系统并使血小板在血流中轴流动移向接近内膜促成血栓形成。

2.血液高凝

血液高凝是引起静脉血栓形成的基本因素之一,各种大型手术都可引起高凝状态血小板黏附聚集能力增强,术后血清前纤维蛋白溶解酶活化剂和纤溶酶两者的抑制水平均有升高,从而使纤维蛋白溶解减少。严重脱水使血液浓缩,也可增加血液凝固性。晚期癌肿,如肺癌、胰腺癌,其他如卵巢、前列腺、胃或结肠癌,当癌细胞破坏组织同时释放出许多其他物质,如黏蛋白凝血活素等,某些酶的活性增高,也可使血液凝固。大剂量止血药物也可使血液呈高凝状态。

3.静脉壁损伤

病理证实在静脉入口和汇合处管壁的结构最为薄弱,淤血可使静脉管腔扩大,薄弱的内膜上发生极为微小的裂伤,从而使血小板黏附,出现纤维蛋白沉积。常见的损伤有:①化学性损伤,静脉内注射各种刺激性溶液和高渗溶液,如各种抗生素、有机碘溶液、高渗葡萄糖溶液等均能在不同程度上刺激静脉内膜,导致静脉炎和静脉血栓形成;②机械性损伤;③感染性损伤,较为少见,化脓性血栓性静脉炎由静脉周围感染灶引起。

上述三大发病因素往往同时存在,互相作用,其中某一因素可能起主导作用,形成不同的发病成因,如血流变缓、血小板堆积增多,以致大量白细胞和红细胞聚集、纤维蛋白沉积,最终导致静脉血栓形成。

三、临床表现

本病起病较急,主要症状为引流区域肢体肿胀疼痛,活动后加重,偶有发热、心率加快。根据血栓形成部位的不同分别介绍如下。

1.血栓性浅静脉炎

多发生于四肢浅表静脉,与长期留置静脉导管及静脉补液有关。一般无全身症状,急性期时患肢局部疼痛、肿胀,沿受累静脉的行径可摸到一条有压痛的索状物,其周围皮肤温度增高、稍红肿。1~3周后静脉炎症状逐渐消退,局部遗留有硬条索状物和皮肤棕色色素沉着,常经久不退。本病有复发倾向。

2.下肢DVT形成

可发生在下肢深静脉的任何部位。临床常见的有三种类型:①周围型,小腿肌肉静脉丛血栓形成,为手术后 DVT 形成的好发部位;②中央型,髂股静脉血栓形成;③混合型,临床最为常见,为前两型通过顺行或逆行扩展而累及整个肢体形成。

(1)周围型:表现为小腿轻微胀痛,Homans 征和 Neuhofs 征阳性。因病变范围较小,所激发的炎症反应程度较轻,临床症状并不明显,易被忽略,多数患者血栓从小腿向大腿继续延伸扩展发生髂股静脉血栓时才发觉。Homans 征即直腿伸踝试验,检查时嘱患者下肢伸直,将踝关节背屈时,由于腓肠肌和比目鱼肌被动拉长而刺激小腿肌肉内病变的静脉,引起小腿肌肉深部疼痛为阳性。Neuhofs 征即腓肠肌压迫试验,小腿肌群轻压痛为阳性。

(2)中央型:左侧比右侧多 2～3 倍,起病急,表现为患肢疼挛性剧痛,查体股内侧及同侧下腹壁静脉曲张伴有凹陷性水肿,患侧股三角区有明显压痛,并可在股静脉部位摸到一条有压痛的索状物,患肢广泛血栓形成而成为奶白色,蓝色提示大块静脉血栓形成,常发生静脉坏疽。

可伴有轻度的全身症状,如发热(体温一般不超过 38.5 ℃)、乏力、心动过速并有血白细胞增高和红细胞沉降率增快等。血栓顺行扩展可侵犯下腔静脉,血栓脱落可形成 PE,出现咳嗽、胸痛、呼吸困难,严重时发绀、休克,甚至猝死。

(3)混合型:整个下肢深静脉系统广泛血栓形成而完全阻塞,下肢静脉血液回流严重障碍,此时肢体淤血和缺血并存。

3.下腔静脉血栓栓塞

当一侧髂股静脉血栓向下腔静脉延伸时,疼痛向上扩展,可出现上述两侧髂股静脉血栓形成的症状和体征,双下肢、臀部、下腹和外生殖器均明显水肿。后期两侧腹壁、胸壁和臀部均有浅静脉曲张。但有时这种曲张的浅静脉可被明显的水肿所掩盖。可能偶发因下肢回流血量锐减而导致低血容量性休克。

4.上腔静脉血栓栓塞

大多数起因于纵隔器官或肺的恶性肿瘤。常伴有头痛、头胀及其他神经系统症状和原发疾病的症状。除了有上肢静脉回流障碍的临床表现外,并有面颈部肿胀,球结膜充血水肿,眼睑肿胀,颈部、前胸壁、肩部浅静脉扩张,往往呈广泛性并向对侧延伸,胸壁的扩张静脉血流方向向下。

四、辅助检查

血栓性浅表静脉炎一般无须特殊实验室检查。小腿肌肉静脉丛血栓栓塞症状不典型,常难以确诊。中央型及混合型具有较为典型的临床表现,一般诊断多无困难。但为了确定诊断和病变范围,可选用下列辅助检查。

1.静脉压测量

用盛满生理盐水的玻璃测量器连接针头,穿刺足或踝部浅静脉或手臂浅静脉测得静脉压,其数值需与健侧静脉压对照。本检查用于病变早期侧支血管建立之前有诊断价值。正常站位时足背静脉弓的平均压为 1.84 kPa(18.8 cmH$_2$O),颈静脉压为 0.69 kPa(7 cmH$_2$O),周围大静脉的正常压力平均为(0.59～1.18 kPa)(6～12 cmH$_2$O),平卧位时在上、下肢的相当部位,下肢静脉压比上肢稍高,患肢的静脉压升高常＞1.96 kPa(20 cmH$_2$O)。

2.实验室检查

血浆 D-二聚体(D-dimer)测定,用酶联免疫吸附法检测,敏感性＞99%,可用于高危患者的筛查,Ddimer＜500 μg/L 可排除诊断。但它对静脉血栓栓塞的诊断并非特异,肿瘤、炎症、感染、坏死、高龄等情况 D-dimer 也可升高，因此不能据此诊断静脉血栓栓塞。另外，D-dimer 可反映血栓大小的变化，因此可作为溶栓治疗和肝素抗凝的用药指导及疗效观察，治疗期间持续较高，说明治疗无效，如血浆水平再次升高提示血栓可能再发。

3.影像学检查

(1)超声多普勒：通过应用 3～7.5 MHz 探头压迫观察或挤压远侧肢体试验和多普勒血流探测等技术，静脉不能被压陷或静脉腔内无血流信号为 DVT 的特定征象和诊断依据。其敏感性、准确性均较高，为无创检查，适用于对患者的筛选、监测。对膝以上 DVT 有良好的特异性和敏感性，可以发现 95% 以上的近端下肢静脉血栓，替代 X 线静脉造影检查，对腓静脉和无症状的下肢 DVT 检查阳性率较低，高度可疑者如本检查阴性应于 5～7 d 后复查。

(2)螺旋 CT 静脉造影：对 DVT 的诊断敏感性和特异性高，可同时检查肺动脉、腹部、盆腔和下肢深静脉情况。缺点是需搬动患者和应用造影剂，肾功能差的患者需权衡利弊。

(3)MRI：对有症状的急性 DVT 诊断的敏感性和特异性可达 90%～100%，还可用于检测无症状的下肢 DVT。MRI 在检出盆腔和上肢深静脉血栓方面有优势，但对腓静脉血栓其敏感性不如静脉造影。虽然不用造影剂，但需要搬动患者，对危重症患者应权衡利弊，有幽闭综合征的患者不宜进行本项检查。

(4)逆行性静脉造影：是诊断 DVT 的金标准，其诊断敏感性和特异性均接近 100%，可显示静脉堵塞的部位、范围、程度及侧支循环和静脉功能状态，常显示静脉内球状或蚯蚓状充盈缺损，或静脉主干不显影，远侧静脉有扩张，附近有丰富的侧支静脉，均提示静脉内有血栓形成。缺点属于有创检查，且费用高。

(5)肢体阻抗容积图：阻抗体积描记测定对无症状的敏感性差、阳性率低，对有症状的近端；DVT 具有很高的敏感性和特异性，且操作简单，费用较低。

(6)放射性核素静脉造影：利用核素在下肢深静脉血流或血块中浓度增加，通过扫描显像，属无创检测方法，常与灌注扫描联合进行，适用于对造影剂过敏者。

1)^{125}I-纤维蛋白原摄取试验：局部血栓形成时，^{125}I 标记的纤维蛋白原进入血栓内，患病部位的放射性增高。此法特别适用于膝关节以下的静脉血栓的定位检查，但不适宜对腹股沟韧带以上的静脉血栓检查。

2)高^{99m}Tc 酸盐法：左或右髂总静脉完全闭塞时，显影延迟 30 s。本法适用于骨盆及下肢 DVT 的诊断。

3)^{99m}Tc 大颗粒聚合白蛋白或^{99m}Tc 大颗粒微球体法检查：静脉无病变时，大隐静脉清晰可见。静脉有病变时，可显示大隐静脉畸形、静脉血栓阻塞、侧支血流或延迟显影。阻塞部位放射性降低或缺损区，病变远端放射性潴留并可观察到一支或多支侧支循环。

五、诊断

1.血栓性浅静脉炎

浅表静脉区的红肿和扪及有压痛的条索状物等特点可确诊。

2.DVT

(1)DVT 可能性的临床评价：不能依靠临床表现本身确定和排除 DVT 的诊断。凡在卧床的重症患者中突然出现小腿深部疼痛、压痛、肿胀，Homans 三征和 Neuhofs 征阳性时应考虑 DVT 的可能。

（2）辅助检查明确/排除诊断：对于临床评价可能性低的患者首先进行血浆 D-dimer 检测，如为阴性则可排除 DVT 诊断，如为阳性建议进行超声多普勒检查。

对于临床评价可能性中/高的患者建议首先行超声多普勒检查，如阳性即明确诊断，如阴性建议复查血浆 D-dimer，Ddimer（－）可排除 DVT，Ddimer（＋）者应在 3～7 d 复查超声多普勒或者考虑安排其他影像学检查如血管造影等。根据疼痛、肿胀、压痛的部位和范围的不同，浅静脉扩张的有无及其范围，结合静脉造影尚可做出阻塞处的精确定位。

六、鉴别诊断

1.急性动脉栓塞

本病也常表现为单侧下肢的突发疼痛，与下肢静脉血栓有相似之处，但急性动脉栓塞时肢体无肿胀，主要表现为足及小腿皮温低、剧痛、麻木、自主运动及皮肤感觉丧失，足背动脉、胫后动脉搏动消失，有时股腘动脉搏动也消失，根据以上特点，鉴别较易。

2.急性下肢弥散性淋巴管炎

本病也表现为肢体肿胀，发病较快，常伴有寒战、高热、皮肤发红、皮温升高、浅静脉不曲张，血管走行区无压痛。根据以上特点，可与下肢 DVT 相鉴别。

3.淋巴水肿

下肢 DVT 起病急，往往有手术、分娩或发热病史；急性期疼痛，以后逐渐减轻；皮肤无增厚；颜色可能出现青紫；浅静脉扩张；晚期常发生溃疡与湿疹；水肿柔软，大腿、小腿部明显，踝、足背、足趾不明显；抬高患肢可加快水肿消退。淋巴水肿起病缓慢，往往有几年以上病史；无或轻微钝痛，患肢有沉重感；皮肤晚期增厚；颜色无变化；浅静脉不扩张；一般不发生溃疡与湿疹；水肿质硬，大腿、小腿、踝、足背、中趾均明显；抬高患肢水肿消退慢。

4.其他

急性小腿肌炎、急性小腿纤维组织炎、小腿肌劳损、小腿深静脉破裂出血及跟腱断裂等均有外伤史，起病急骤，局部疼痛剧烈，伴小腿尤其踝部皮肤瘀血斑，可资鉴别。

七、预后

DVT 通常是良性的，但可造成致死性 PE 和（或）慢性静脉功能不全。单纯浅表性血栓性静脉炎即使反复发作，但产生这些严重的并发症的情况罕见。诊断 DVT 时应同时考虑有无 PE 存在，反之亦然。

八、治疗

（一）血栓性浅静脉炎的治疗

1.一般治疗

卧床休息，抬高患肢超过心脏水平，局部热敷，必要时可穿弹力袜或用弹性绷带包扎，避免久立或久坐。

2.药物治疗

口服非甾体抗炎药，如保泰松 0.1 g，每天 3 次；或吲哚美辛 25 mg，每天 3 次；或吡罗喜康 1 mg，每天 1 次；或阿司匹林 0.5～1 g，每天 3 次。一般不必用抗生素或抗凝药治疗。

（二）DVT 的药物治疗

治疗目的是防止 PE 和慢性静脉功能不全。

1.急性 DVT 的初始治疗

DVT 的急性期治疗效果最好,这一时期的及时治疗可以使血栓再通,无后遗症。

(1)一般治疗:卧床 1~2 周,患肢制动并抬高患肢有利于静脉回流,对于下肢 DVT 患者,可将患者床脚抬高 30°,膝关节宜安置于 5°~10°的微屈曲位,可减轻疼痛并使血栓紧黏于静脉壁的内膜上。保持排便通畅,以免用力排便使血栓脱落导致 PE。

(2)抗凝治疗:为治疗 DVT 的重要方法,急性 DVT 首先给肝素/低分子肝素治疗至少 5 d,对于临床高度怀疑 DVT 的患者在等待检查结果期间也可开始治疗。抗凝治疗前测定基础活化部分凝血酶时间(APTT)、凝血酶原时间(PT)、血白细胞计数,评估是否存在抗凝治疗禁忌证,治疗期间应监测血小板计数及观察有无出血发生。

普通肝素的用法:静脉推注肝素 80 U/kg,并维持静脉滴注 18 U/(kg·h),每 6 h 复查 APTT;如不能静脉用药可皮下注射肝素 5 000 U,每 4~6 h 一次,或 15 000~30 000 U,每 12 h 一次。肝素治疗期间保持 APTT 在正常对照的约 2 倍,第 3~5 d 复查血小板计数。

肝素一般很少有变态反应,但可见肝素相关性血小板减少症,应用肝素期间应注意复查血小板计数。过量可引起出血,如血尿、伤口出血或内脏出血等,一旦发生可用硫酸鱼精蛋白拮抗,剂量按 1~1.5 mg 对抗肝素 1 mg(125 U),每 4 h 注射 1 次直到出血停止,必要时可输新鲜血。

低分子肝素的用法:目前国内市场上可用于 DVT 治疗的低分子肝素及用法为:达肝素钠盐 200 U/kg,皮下注射,每天 1 次,或 100 U/kg,皮下注射,每 12 h 一次(适合出血危险性较高的患者),总量≤18 000 U/d;伊诺肝素钠盐 1 mg/kg,皮下注射,每 12 h 一次,或 1.5 mg/(kg·d)皮下注射,总量≤180 mg/d;那曲肝素钙 0.4 mL,皮下注射,每天 2 次。需要注意的是根据老年人的代谢特点有时应进行剂量和用药频次的调整,当肌酐清除率低于 30 mL/min 时,适当减少用药剂量和用药频次,条件允许的单位可测定血液循环中的抗凝血因子 Xa 的活性调节用量,理想的血药浓度范围为 0.5~1.0 U 抗 Xa/mL。

华法林:一般用药后 24~48 h 开始发生效用,故常与肝素/低分子肝素联合应用,一般在联合用药 2~3 d 后 INR 达到 2.0~3.0 时停肝素/低分子肝素,保持 INR 2.0~3.0。临床研究证实,华法林 10 mg 初始剂量并不优于 5 mg,但容易发生出血事件,因此初始剂量 5 mg 较为适宜,老年人用药多应注意药物间相互作用。

研究显示,每天 1~2 次的皮下低分子肝素优于普通肝素,且不要常规进行抗凝血因子 Xa 水平的测定,但对于血清肌酐清除率<30 mL/min 严重肾衰竭患者,普通肝素优于低分子肝素。

(3)溶栓:对于溶栓治疗目前有较大争议,临床研究尚未证实溶栓可改善患者预后,因此并不推荐常规溶栓,国内此方面文献较少,临床经验交流显示溶栓在国内仍较为普遍,因此将目前临床常用的溶栓介绍如下,但在对具体患者进行治疗时应权衡利弊。

静脉溶栓适用于 DVT 病程<72 h 较严重的髂股静脉血栓,因静脉阻塞有肢体坏疽危险时或合并 PE 时,血栓在 24~48 h 可完全或部分溶解。

目前临床上应用的有尿激酶(UK)、东菱克栓酶、重组链激酶(rSK)、组织型纤溶酶原激活物(rt-PA)。

UK:国外用法首次剂量 3 000~4 000 U/kg,在 10~30 min 静脉滴注,维持量 2 500~4 000 U/(kg·h),疗程一般为 12~72 h。国内多用小剂量,首次剂量 75 万~100 万

单位,4 h 内输注,维持量 25 万～70 万单位静脉滴注,每天 1 次,连续 5～7 d。不良反应可有出血、发热、恶心、呕吐、头痛、倦怠、胸闷及皮疹等,但很少发生。并发严重出血时,可给予10% 6-氨基己酸 10～20 mL 静脉注射,必要时可输注纤维蛋白原。

东菱克栓酶:半衰期 2.8～5.9 h,首日 10 Bu 静脉滴注,随后 5 Bu 静脉滴注,每天 1 次连续 6 d。

rSK:成年人首次剂量为 50 万单位,溶于 5% 葡萄糖溶液中,在 30 min 内静脉滴注,继以10 万 U/h 连续静脉滴注维持,直到临床症状消失后 3～4 h,疗程一般为 3～5 d。用药期间凝血酶时间控制在正常值的 2～3 倍。

rt-PA:用法 10 mg＋溶剂静脉推注,40 mg＋溶剂静脉滴注(3 h 内滴完),根据病情可以加到 90 mg＋溶剂静脉滴注(3 h 内滴完)。该药可用于血栓病程超过 14 d 的患者和经过多种溶栓药物均无明显疗效的患者。

溶栓治疗的禁忌证:大中型手术后不足 1 个月;胃肠道出血及严重创伤等有可能造成严重出血者;出血体质、颅内病变、近期的卒中(2 个月以内)及颅内、脊柱手术;收缩压≥180 mm-Hg 和(或)舒张压≥110 mmHg。

溶栓严重并发症:出血、肺动脉栓塞(PE)。

溶栓时注意事项:绝对卧床,避免按摩挤压患肢等(防止 PE 发生)。对已发生 PE 的下肢DVT 患者,在溶栓治疗前应放置下腔静脉滤器。如在溶栓治疗过程中发生 PE,这些栓子也许很快会溶解。溶栓与抗凝应同时进行,溶栓期间每日检测 PT、APTT、凝血酶时间及纤维蛋白原水平 2～4 次,纤维蛋白原<2 g/L,应暂停溶栓治疗 1 次。

(4)导管溶栓:不常规进行,适用于静脉阻塞严重且肢体有坏疽危险者。

(5)导管取栓,碎吸术和外科取血栓术:不常规进行,如存在较严重的髂股静脉血栓或因静脉阻塞有肢体坏疽危险时应考虑进行该项治疗。下肢 DVT 的手术治疗,必须配合以药物和其他辅助治疗。对不同部位、不同轻重和不同阶段的血栓形成宜采用截然不同的手术方案。

(6)下腔静脉滤器:对于大多数 DVT 患者,抗凝治疗时不常规应用腔静脉滤器,对于抗凝治疗有禁忌或有并发症,或者充分抗凝治疗的情况下血栓栓塞症仍反复发作的患者可放置下腔静脉滤器。

(7)其他药物治疗:保泰松和肾上腺皮质激素不宜常规应用,抗生素只用于特殊感染。

2.长期治疗

为预防血栓栓塞事件再发生应进行长期治疗。治疗维持时间:对于继发于一过性(可逆转)危险因素的 DVT 初次发作患者治疗至少 3 个月;初次发作的特发性 DVT 患者治疗6～12 个月或更长;合并癌症的 DVT 患者应用低分子肝素 3～6 个月后长期抗凝治疗或直至肿瘤消除;对于有抗磷脂抗体或有两种以上的血栓倾向(如合并有抗凝血酶缺乏、蛋白 C、S 缺乏、凝血因子 V Leiden 突变和凝血酶原基因 20210 突变)的初发 DVT 患者治疗 12 个月或更长;两次以上 DVT 患者需终身抗凝治疗。应对长期抗凝治疗的患者定期行风险效益评估,反复进行血管加压超声来检查有无剩余血栓或血浆 D-二聚体测定以决定是否继续抗凝。

(1)维生素 K 拮抗药:用法同抗凝治疗。

(2)低分子肝素:合并癌症的 DVT 患者最初至少 3～6 个月低分子肝素的长期治疗。低分子肝素在长期治疗的随机试验中,已证实有效的用法是达肝素钠,200 U/(kg·d),应用1 个月,随后 150 U/(kg·d),皮下注射。

（3）DVT 形成后综合征的治疗。

弹力袜：从 DVT 患者下床活动后开始应穿有/无压差长筒弹力袜，使用踝压 30～40 mmHg 的弹力袜，可改善静脉回流，减轻水肿。穿着时间为 2 年。

物理治疗：下肢严重水肿者可使用间歇性气压治疗。

药物治疗：下肢轻度水肿者可服用芦丁等药物。

3.疗效评价

治疗有效后患肢疼痛肿胀减轻，但一周内大多数患者肢体周径减少不明显，而仅是皮肤张力减小，可用彩超比较治疗前后静脉管腔情况和皮下水肿层的厚度变化，但要同一技师在固定部位，使用相同的技术参数。

九、预防

DVT 严重影响生活质量，一旦临床漏诊和误诊可能发生致死性 PE 等严重并发症，而老年 CCU 住院患者则具有血栓形成的多种危险因素，因此对所有老年 CCU 住院患者进行静脉血栓栓塞风险评估并进行预防，预防措施的选择及其强度依患者危险因素而定。

另外，DVT 的复发率相当高，主要原因是致病的 3 个重要因素难以完全解除，所以治疗痊愈后的预防复发措施也十分重要。

1.基本预防措施

（1）卧床期间鼓励患者尽早开始肢体的主动/被动活动，并多做深呼吸及咳嗽动作。

（2）强调制动或瘫痪肢体的被动运动。

（3）尽可能缩短卧床和（或）肢体制动时间。

（4）避免输入对静脉刺激大的液体，注意静脉导管的护理，防止导管相关性感染的发生，尽早期拔除静脉插管。

（5）积极治疗静脉曲张。

2.机械预防

机械性预防血栓方法主要应用于出血高风险的患者或作为抗凝药预防血栓的辅助方法。

使用机械性装置必须谨慎，以确保正确使用和最佳疗效。本方法包括下肢静脉泵间歇充气加压装置及压力梯度弹力袜（如小腿压力 30 mmHg、大腿压力 20 mmHg），它们均利用机械性原理促使下肢静脉血流加速，降低下肢 DVT 发生率，但对近端 DVT 和 PE 的预防作用不确定。压力梯度弹力袜与其他预防措施联合应用要比单一措施效果更好。

3.药物预防

（1）低剂量肝素：5 000 U，皮下注射，每天 1 次，连用 6～14 d。

（2）低分子肝素类：依诺肝素（40 mg），达肝素（5 000 U），磺达肝葵钠（2.5 mg），均为皮下注射，每天 1 次，连用 6～14 d。

（3）华法林：适当剂量的华法林（INR1.9）可预防乳腺癌患者 DVT。

4.DVT 预防注意事项

（1）采取各种预防措施前，应参阅药物及医疗器械制造商提供的使用指南或产品说明。

（2）对 DVT 高危患者应采用基本预防、机械预防和药物预防联合应用的综合措施。有高出血危险的患者应慎用药物预防措施，以机械预防措施为主，辅以基本预防措施。

（3）不建议单独采用阿司匹林预防 DVT。

（4）决定低分子量肝素、维生素 K 拮抗药、戊聚糖钠等药物剂量时，应考虑患者的肝肾功能和血小板计数的情况。特别是对老年患者和有出血高风险的患者应考虑其对肾功能的损害。

（5）应用抗凝药物后，如出现严重出血倾向，应根据具体情况做相应的检查或请血液科等相关科室会诊，及时处理。

5.预防 DVT 复发

除长期的抗凝治疗外，其他的预防方法还有：①下腔静脉结扎；②下腔静脉内球囊阻断；③下腔静脉格状缝合；④下腔静脉夹；⑤下腔静脉滤器。

第五节　大动脉炎

一、概述

主动脉及其分支以及肺动脉的慢性、进行性、非特异性的炎症性改变。多发于女性，3/4为青少年时期发病。病因至今不明。疾病早期表现为活动性炎症，包括主动脉及其分支的炎症性肉芽肿，继之可累及主动脉中层和外膜。疾病发展是一个复杂多变的硬化过程，即内膜的增生，中层的变性和外膜的纤维化，这种增殖过程导致炎症性的主动脉及其分支闭在性病变。大动脉炎通常累及主动脉弓和其主要分支，如头臂动脉（尤其是锁骨下动脉）、肾动脉、腹腔动脉、肠系膜动脉、髂动脉、冠状动脉和肺动脉。病变可为多节段性主动脉炎症。根据受累血管的部位可分为 4 种类型。①头臂动脉型（主动脉弓综合征）：主要累及主动脉弓及其头臂动脉血管分支；②腹主动脉型：主要累及腹主动脉及其主要分支；③胸腹主动脉型：主要累及胸腹主动脉及其分支；④肺动脉型：主要累及肺动脉。本病进展缓慢，病程可达 1～28 年以上。近年来主张长疗程激素治疗，经皮血管介入和及时的外科手术治疗，10 年生存率已达 90% 以上。主要的死亡原因为病变血管所致的脑血管意外、肾衰竭、心肌梗死和主动脉夹层。

二、临床表现

大动脉炎的临床表现分为急性炎症期和慢性血管闭塞期，前者 2～3 个月，有时两期之间无明显界限，且慢性期也可呈现急性炎症性病情加重。大动脉炎的症状不典型，可在首发症状出现与确诊之间延误数月至数年，仅有 6% 的患者出现一系列大动脉炎症状后才被拟诊。半数以上患者以全身炎症反应为首发症状。

（一）急性炎症期

约见半数以上的患者，常有发热、盗汗、心悸、乏力、食欲不振和关节酸痛等非特异性炎症症状。查体可有结节性红斑，血管神经性水肿和关节肿痛等表现。

（二）慢性血管闭塞期

1.头臂动脉型

累及颈动脉时可出现不同程度的脑缺血症状，如记忆力减退、头晕、视觉障碍、晕厥、失语、偏瘫甚至昏迷。累及锁骨下动脉时可出现患肢麻木、无力、肢凉、活动后肢痛,甚至肌肉萎缩等上肢缺血症状。可发现相应部位的动脉搏动减弱或消失,并可闻及血管杂音,眼底可见视网膜贫血样改变,血压较健侧明显降低或不能测出。

2.腹主动脉型

累及肠系膜动脉可致肠道功能紊乱或肠梗死;累及肾动脉时可致肾性高血压,肾区或脐周血管杂音;累及髂总动脉时可致患侧下肢麻木发凉,间歇性跛行,动脉压低,下肢动脉搏动减弱或消失,髂总动脉处可听到血管杂音。

3.胸腹主动脉型

胸腹主动脉型可同时出现上述两型的临床表现。

4.肺动脉型

肺动脉型可有心悸,气促,肺动脉瓣区收缩期杂音,严重者可出现咯血、发绀等肺动脉高压的表现。

三、诊断要点

(一)临床诊断

凡年轻女性,有下列一种以上表现者应怀疑或诊断本病。

(1)单侧或双侧肢体缺血症状,伴有动脉搏动减弱或消失,血压低或测不出。

(2)单侧或双侧颈动脉搏动减弱或消失,颈部血管杂音,脑动脉缺血症状。

(3)近期发现的高血压或顽固性高血压,伴有上腹部Ⅱ级以上高调的血管杂音。

(4)不明原因低热,伴有血管杂音,四肢脉搏有异常改变者。

(5)大动脉炎眼底特异性改变。凡疑本病者,应进一步进行实验室和影像学检查以确诊。

(二)血管造影

(1)管腔呈粗细不均匀或比较均匀、边缘较光滑的向心性狭窄和阻塞,局限性狭窄常伴有狭窄后扩张。

(2)大动脉炎可侵犯胸、腹主动脉的任何部分或任何分支。但以腹主动脉、胸部降主动脉、肾动脉和头臂动脉(尤以左锁骨下动脉)多见。主动脉分支病变多累及开口部或近心端,也可波及全长。

(3)大动脉炎常多发,2/3病例同时累及多支动脉。

(三)二维及多普勒超声

二维及多普勒超声用于探察主动脉及其主要分支狭窄或闭塞,可显示管壁形态及管腔狭窄程度,有无血栓形成,并可探及异常血流。

诊断标准如下。

(1)发病年龄≤40岁。

(2)肢体间歇性运动障碍:活动时1个或多个肢体出现逐渐加重的乏力和肌肉不适,尤以上肢明显。

(3)肱动脉搏动减弱:一侧或双侧肱动脉搏动减弱。

(4)双上肢收缩压差>10 mmHg。

(5)锁骨下动脉或主动脉杂音。

(6)血管造影异常:主动脉一级分支或上下肢近端的大动脉狭窄或闭塞,病变常为局灶或节段性,且不是由动脉硬化、纤维肌发育不良或类似原因引起。

符合上述 6 项中的 3 项者可诊断本病。此诊断标准的敏感性和特异性分别是 90.5％和 97.8％。

鉴别诊断:①先天性主动脉缩窄;②动脉粥样硬化;③肾动脉纤维肌发育不良;④血栓闭塞性脉管炎;⑤白塞病;⑥结节性多动脉炎。

四、治疗方案和原则

本病约 20％为自限性,在发现时疾病已稳定,对这类患者如无并发症可随访观察。

对发病早期有上呼吸道、肺部或其他脏器感染因素存在,应有效地控制感染,对防止病情的发展可能有一定意义。高度怀疑有结核分支杆菌感染者,应同时抗结核治疗。

活动期主要应用糖皮质激素,可缓解症状和遏制炎症病变,起初强的松 1 mg/(kg·d),3～4 周后减量,每 2～4 周减 5～10 mg。全身症状严重或激素治疗不满意时,可合用免疫抑制剂,环磷酰胺 2 mg/(kg·d)。密切观察药物的不良反应,同时以红细胞沉降率作为检测指标,酌情调节剂量。慢性期可应用抗血小板和抗凝药以改善微循环和防止血栓形成;血管扩张药改善相关脏器和组织的供血;合并高血压者选用钙通道拮抗药或 ACEI 等药物;血管严重狭窄者应选用经皮血管腔成形术、动脉旁路移植术或搭桥术。经皮血管成形术为大动脉炎的治疗开辟了一条新的途径,目前已应用于治疗肾动脉狭窄及腹主动脉、锁骨下动脉狭窄等。

第六节　雷诺综合征

雷诺综合征,又称为雷诺病或雷诺现象,属于血管神经功能紊乱所引起的肢端小动脉痉挛性疾病。临床上以阵发性四肢肢端(主要是手指)对称的间歇发白、发绀和潮红为主要表现,常因情绪波动、精神紧张或遭受寒冷、疲劳所诱发。

一、临床诊断

1.临床表现

两侧肢端对称间歇性发作。发作时肢端皮肤先发白,继而发绀,常先从指尖开始,以后波及整个手指,甚至手掌。伴有局部冷麻、针刺样疼痛或其他异常感觉,而腕部脉搏正常。发作持续数分钟后自行缓解,皮肤转为潮红而伴有烧灼、刺痛感,然后转为正常色泽。发作间歇期除手足有寒冷感外无其他症状。

2.诱因

本病多由寒冷或情绪波动所诱发。

3.理化检查

(1)激发试验:①握拳试验:两手握拳 1 min 后,在弯曲状态下松开手指,可诱导发作;②冷水试验:将手指或脚趾浸于 4 ℃左右的冷水中 1 min,也可诱导典型发作。

(2)指动脉压力测定:用光电容积描记法测定,如指动脉压低于肱动脉压＞5.33 kPa(40 mmHg),则提示为梗阻型。

（3）指温与指动脉压关系测定：正常时，随着温度降低，指动脉压仅有轻度下降；痉挛型是指当温度降到触发温度时，指动脉压突然下降；梗阻型是指动脉压随指温下降而逐渐降低，但正常指温时指动脉压明显低于正常。

（4）指温恢复时间测定：用光电容积描记法测定。手指浸于冷水 20 s 后，指温恢复正常的时间为 5～10 min，而本病患者常延至 20 min 以上。

（5）指动脉造影和低温（浸冰水后）指动脉造影：此法除能明确诊断外，还能鉴别肢端动脉是否存在器质性改变，但此法不宜作为常规检查。

（6）其他：血液抗核抗体、类风湿因子、免疫球蛋白电泳、补体、抗 DNA 抗体、冷球蛋白检查、手指 X 线检查有助于发现类风湿性关节炎和手指钙化症。

二、鉴别诊断

（一）原发性红斑性肢痛症

本病以下肢多见。发作时两足呈对称性、阵发性剧烈烧灼样疼痛，偶呈刺痛或胀痛，皮肤潮红、充血，皮温增高，伴见汗出，足背及胫后动脉搏动增强，冷敷、抬高患肢或将其暴露于外，使局部皮温低于临界温度后发作终止。每次发作持续几分钟，甚至几小时，偶尔伴有局部水肿，发作间歇期，肢端常遗留有轻度麻木或疼痛感，但不伴有溃疡或坏疽等神经营养障碍。与雷诺氏病遇寒则发作，发作时伴有手指（或脚趾）冰凉怕冷，或局部加温，活动肢体可使发作停止有显著区别。

（二）手足发绀症

本病以青年女性多见，其症状以四肢末端，特别是手和前臂有持续均匀的青紫，不能完全消失为特征。局部加压后可产生白色斑点，消退缓慢；皮肤温度降低，而患肢脉搏正常，不发生溃疡或坏疽等组织营养改变。与雷诺氏病肢端呈阵发性苍白、发绀、潮红有显著不同。

（三）血栓闭塞性脉管炎

本病患者多有患肢受凉史，以患肢持续发凉，间歇跛行，剧烈疼痛，皮肤颜色持续潮红或苍白，足背及胫后动脉搏动减弱或消失为特征，伴有游走性血栓性浅表静脉炎，严重者有肢端溃疡或坏死。

（四）网状青斑

本病表现为四肢，主要是下肢皮肤呈持续、对称的网状或斑片状青紫，有时累及臀部或躯干。青紫在寒冷中加重，抬高患肢或在温热环境中则减轻，但并不能完全消失，有时可伴有多汗症，患肢发凉、麻木，足和腿的感觉异常或钝痛。

（五）闭塞性动脉硬化

本病以老年男性患者多见，高血压、糖尿病患者更易患此病。表现为四肢发凉，麻木疼痛，抬高患肢时疼痛加重，足苍白，下垂患肢时疼痛减轻，足潮红发紫，患肢动脉搏动减弱或消失，血压降低或测不出，可闻及血管收缩期吹风样杂音。动脉造影可见患肢动脉狭窄和阻塞。

三、治疗

1.药物治疗

用交感神经阻滞剂及其他血管扩张剂以解除血管痉挛，降低肢端小动脉对寒冷刺激的反应。

（1）妥拉唑啉：口服，每次 25 mg，每天 4～6 次。对局部疼痛和溃疡形成患者，在能够耐受的前提下，每次剂量可增至 50～100 mg。

（2）烟酸：口服，每次 50～200 mg，每天 3～4 次。肌注或静脉注射，每次 10～50 mg，每天 1～2 次。

（3）硝苯地平：口服，每次 10～20 mg，每天 3～4 次，服用 2～13 周。能明显改善中、重度患者的症状。

（4）利舍平：①口服：0.25 mg，每次 3～4 次。②肱动脉内注射：0.25～0.5 mg 溶于 2～5 mL 生理盐水内，每 2～3 周 1 次。可用于重症患者，能使肢端溃疡愈合，但作用时间较短（10～14 d），且反复穿刺可损伤动脉血管。③静脉阻滞注射法：在肘关节上方置压脉带，穿刺远端静脉后注气，使压脉带压力维持在 33.3 kPa（250 mmHg），然后将 0.5 mg 利舍平溶于 50 mL 生理盐水内缓慢静脉注射，使药物渗到肢端，其疗效与动脉内注射相似，可起到药物性局部交感神经切除术的作用。疗效一般维持 7～14 d。

（5）鱼油：口服 4 粒，每天 3 次，共服 12 周，可减轻血管痉挛和松弛动脉。

（6）哌唑嗪：口服 1～5 mg，每天 3 次。

（7）地尔硫䓬：口服 60 mg，每天 3～4 次。

（8）甲基多巴：口服 250 mg，每天 3 次。

（9）三碘甲状腺原氨酸：口服 25 μg，每天 3 次。此药可使基础代谢率增高，通过体温调节代谢使皮肤血管扩张。此药与利舍平合用疗效更佳。

（10）司坦唑醇：具有激活纤维蛋白溶酶作用的同化类固醇激素。口服 5 mg，每天 2 次，3 个月为 1 疗程。

2. 血浆交换疗法

用人造羟甲淀粉 2～2.5 L，每周 1 次，共 5 次，可降低血浆黏稠度，疗效至少可维持 6 周。

3. 肢体负压治疗

患者取坐位，将患肢置于负压舱内。上肢 -8.6～-13.3 kPa，一般为 -10.6 kPa；下肢 -10.6～-17.3 kPa，一般为 -13.3 kPa。每日 1 次，每次 10～15 h，10～20 次为 1 个疗程，平均治疗 14 次。治疗原理为负压下肢体血管扩张，克服了血管平滑肌的收缩，动脉出现持续扩张。

4. 手术治疗

（1）手术指征：①病程大于 3 年；②症状严重，影响生活和工作；③用足量疗程的药物治疗无效；④免疫学检查无异常发现。

（2）手术方法：①交感神经切除术。上肢病变可考虑施行胸交感神经切除术；下肢病变可施行腰交感神经切除术。疗效可维持 2～5 年。②动脉周围微交感神经切除术。③显微血管技术使小动脉再腔化。

5. 诱导血管扩张疗法

患者全身暴露在 0 ℃的寒冷环境中，双手浸泡在 43 ℃的热水中，每次治疗 10 min。冷试验结果表明，治疗后肢端温度平均升高 2.2 ℃。

第七节　闭塞性动脉硬化症

一、中医病因病机

中医认为本病的发生是因为老年人脏腑功能不足,以致气虚血瘀,气能行血,气虚则血失其推动而运行不畅,或有气虚不摄,血溢脉外,留而不去。又因心主血脉,神主藏精,脾主运化,主四肢、肌肉、统血。若心阳不足,则血脉瘀闭,运行不畅,而发生肢体血液循环障碍。《灵枢·经脉》曰:"手少阴气绝则脉不通,脉不通则血不流。"此说明心气虚衰,帅气无力而致血瘀经脉。肾阳虚,命门火衰,阳气不能下达温煦四末;脾阳不振,阳气虚衰,运化能力失常,不能输送精微于血脉,气血不达四末,故发生肢体血液循环障碍,表现肢冷、皮肤苍白。

二、中医辩证治疗

(一)阴寒型

1. 主证

寒凝血瘀,瘀阻血脉,气血运行失调,阳气不达四末。肢体明显发凉,冰冷;肢体呈苍白色(尤以肢端为重);遇寒冷肢体发凉、苍白色、疼痛加重;忽然发生急性肢体动脉血栓形成或急性肢体动脉栓塞,肢体冰凉、苍白、剧烈冷痛;疾病恢复期,寒凝血瘀未消除,仍遗留阴寒证;舌苔白,舌质淡;脉象沉迟、弦细。此型多属Ⅰ期(局部缺血期)、Ⅱ期(营养障碍期)闭塞性动脉硬化症,和处于疾病恢复阶段。

2. 治法

温经散寒,活血化瘀。

3. 方药

内服阳和汤加味,当归四逆汤、黄芪桂枝五物汤,同时兼服四虫片、通脉安等。

(二)血瘀型

1. 主证

严重肢体瘀血,气血瘀闭,血脉阻塞。肢体发凉怕冷,麻木,疼痛;肢体持续性固定性疼痛,或急性肢体缺血剧痛(急性血瘀证);肢体、小腿、股部出现瘀斑、瘀点;手部或足部呈紫红色、青紫色,瘀肿;间歇性跛行痛加重,夜间静息痛加重;舌有瘀点、瘀斑,或舌质红绛、紫暗;脉象弦涩或沉细。此型多属Ⅱ期闭塞性动脉硬化症,严重肢体缺血、缺氧,可能发生肢体坏疽。

2. 治法

活血化瘀。

3. 方药

①瘀阻血瘀者,应宣痹活血,内服寄生活血汤;②气虚血瘀者,应益气活血,内服丹参通脉汤;③痰瘀蕴结者,应活血软坚、通络散结,内服舒脉汤;④瘀热互结者,应清热活血,内服活血通脉饮,同时兼服四虫片、大黄䗪虫丸、舒脉康、活血通脉片等。

(三)湿热下注型

1. 主证

寒凝血瘀,瘀久化热的初期阶段。轻度肢体坏疽感染,发红、肿胀、疼痛;肢体大片瘀斑感染（急性瘀血炎症），紫红，瘀痛；肢体感染，红肿、灼痛；伴有发热或低热；舌苔白腻或黄腻，舌质红绛；脉象滑数或弦数。此型多属Ⅲ期1级闭塞性动脉硬化症，发生轻度肢体坏疽感染，或肢体瘀斑感染等。

2.治法

清热利湿，活血化瘀。

3.方药

应内服四妙勇安汤加味，同时兼服四虫片、牛黄清心丸、犀黄丸等。

（四）热毒炽盛型

1.主证

寒凝血瘀，瘀久化热的炽盛阶段，主要表现为热毒证。严重肢体坏疽感染，红肿热痛，或脓液多，有恶臭味；伴有高热、恶寒，神志模糊、谵语等；舌质黄燥或黑苔，舌质红绛、紫暗、或有瘀斑；脉象洪数或弦数；此型多属Ⅲ期2,3级闭塞性动脉硬化症，发生严重肢体坏疽感染，出现毒血症或败血症。

2.治法

清热解毒，活血化瘀。

3.方药

应内服四妙活血汤等，同时兼服紫雪丹、安宫牛黄丸、犀黄丸、四虫片等。

三、预后与转归

闭塞性动脉硬化症多为老年患者，治疗比较困难，预后较差，截肢率及病死率均较高。尤其合并心、脑血管疾病及糖尿病的患者，预后更差。本病的预后及转归与肢体动脉闭塞的部位、病变的范围、侧支循环建立的情况、并发症的轻重及早期正确治疗等情况密切相关。若在疾病的早期就得到正确的中医结合治疗，肢体侧支循环建立，血液循环改善，并发症得到有效的治疗，预后较好。反之，肢体动脉闭塞部位高、病变范围广、并发症严重，加之没有得到及时正确的中医结合治疗，本病预后极差，至晚期治疗难度很大。

第八章 肺血管疾病

第一节 肺动脉高压

肺动脉高压实际上是由多种原因,包括基因突变、药物、免疫性疾病、分流性心脏畸形、病毒感染等侵犯小肺动脉,引发小肺动脉发生闭塞性重构。导致肺血管阻力增加,进而右心室肥厚扩张的一类恶性心脏血管疾病。患者早期诊断困难,治疗棘手,预后恶劣,症状出现后多因难以控制的右心力衰竭死亡。这一类疾病因病因谱广,预后差而成为日益突出的公共卫生保健沉重负担。不仅在西方发达国家备受重视,在我国等发展中国家也逐渐成为心血管疾病防治的重要任务。因此,心血管专科高级医师应该熟练掌握肺动脉高压临床特点、诊治规范、特别是右心室衰竭处理与左心力衰竭的不同特点。

根据英国、美国及我国有关肺动脉高压专家共识等指南性文件,建议临床医师首诊发现肺血管疾病患者,应该及时转往相应专科医师处进行专科评估和靶向治疗,以免贻误最佳治疗时机。另外,国内外经验表明,培训专科医师,建立专业准入制度及相应区域性专科诊疗中心是提高肺血管疾病诊治水平的重要途径。值得强调的是,由中华医学会心血管病分会、中华心血管病杂志编辑委员会组织编写的我国第一个《中国肺动脉高压筛查诊断与治疗专家共识》(以下简称《专家共识》)于 2007 年 11 月在《中华心血管病杂志》正式发表,为更好规范我国心血管医师的临床诊治行为,提供了重要参考依据。

一、概念和分类

(一)历史回顾

1973 年,世界卫生组织(WHO)在日内瓦召开了第 1 次世界肺高血压会议,会议初步把肺高血压分为原发性肺高血压(PPH)和继发性肺高血压两大类。1998 年,在法国 Evian 举行的第 2 次 WHO 肺高压专题会议首次将肺动脉高压与肺静脉高压、血栓栓塞性肺高压区分开;并将直接影响肺动脉及其分支的肺动脉高压(PAH)与其他类型肺高血压严格区分;还将应用多年的原发性肺高血压分为散发性和家族性两大类。2003 年,在威尼斯举行的第 3 次 WHO 会议正式取消了原发性肺高血压这一术语,并使用特发性肺动脉高压(IPAH)和家族性肺动脉高压(FPAH)取而代之,特发性肺动脉高压和家族性肺动脉高压并列为肺动脉高压的亚类。目前,关于 2008 年 2 月第 4 次世界肺高血压学术会议上术语的最新进展,还有几点必须强调:①"家族性肺动脉高压"已经更改为"遗传性家族型肺动脉高压",而有骨形成蛋白 2 型受体(BMPR2)基因突变的特发性肺动脉高压患者,目前建议诊断为"遗传性散发型肺动脉高压";②小孔房间隔缺损等左向右分流性先天性心脏病合并重度肺动脉高压患者,目前建议诊断为"类特发性肺动脉高压综合征(IPAH likephysiology)"。

(二)肺高血压和肺动脉高压

肺高血压是指肺内循环系统发生高血压,整个肺循环,任何系统或者局部病变而引起的肺循环血压增高均可称为肺高血压(简称肺高压)。肺动脉高压(PAH)是指孤立的肺动脉血压增高,肺静脉压力应正常,同时肺毛细血管嵌顿压正常。特发性肺动脉高压(IPAH)是肺动脉高压的一种,指没有发现任何原因,包括遗传、病毒、药物而发生的肺动脉高压。研究发现26%的特发性肺动脉高压患者合并 BMPR2 突变,但目前认为合并基因突变应诊断为"遗传性散发型肺动脉高压"。肺动脉高血压的诊断标准:在海平面状态下,静息时,右心导管检查肺动脉收缩压>30 mmHg(1 mmHg=0.133 kPa)和(或)肺动脉平均压>25 mmHg,或者运动时肺动脉平均压>30 mmHg。而诊断肺动脉高压的标准,除了上述肺高压标准之外,尚需肺毛细血管嵌顿压(PCWP)≤15 mmHg,肺血管阻力>3Wood(24 kPa·s/L)。

(三)威尼斯会议肺高血压临床分类

尽管 2008 年 2 月第 4 次世界肺高血压会议重新对肺高血压进行了分类,但鉴于正式分类尚未发表,个别问题还存在争议,因此,本教材仍采用威尼斯第 3 次世界卫生组织肺动脉高压专题会议制订的肺高血压诊断分类标准。

二、流行病学

(一)流行病学资料

由于特发性肺动脉高压发病率较低,而其他类型肺动脉高压诊断分类十分复杂,加之早期临床症状隐匿,不易发现,而且确诊依赖右心导管检查,因此普通人群流行病学方面资料较少。特发性肺动脉高压可发生于任何年龄,但平均诊断年龄为 36 岁,男性确诊时年龄略高于女性。我国特发性和家族性肺动脉高压注册登记研究表明,女性发病率高于男性,女男比例约为2.4:1,与国外报道的(1.7~3.5):1 相似,儿童特发性肺动脉高压性别比女性:男性为1.8:1,目前研究未发现特发性肺动脉高压的发病率存在种族差异。根据 1987 年公布的美国国立卫生研究院(NIH)注册登记研究结果,人群中原发性肺高血压(PPH)年发病率为 1/100万~2/100 万。2006 年法国研究表明法国成年人群中肺动脉高压年发病率和患病率分别为2.4/100 万和 15.0/100 万。虽然普通人群肺动脉高压发病率较低,但服用食欲抑制药人群中年发病率可达到 25/100 万~50/100 万。而尸检研究得到的患病率更高达 1 300/100 万。儿童肺动脉高压发病率同样很低。中国肺动脉高压注册登记研究初步结果表明,儿童肺动脉高压患者中特发性、家族性及结缔组织病、先天性心脏病相关性肺动脉高压所占比例分别为31%、3%、8%、59%。

(二)危险因素

肺动脉高压的危险因素是指在肺动脉高压发展过程中可能起促进作用的任何因素,包括药物、疾病、年龄及性别等。

2003 年,第 3 次 WHO 肺高血压会议上对肺动脉高压危险因素进行了系统阐述。临床医师应熟悉肺动脉高压的常见危险因素,并应用到肺动脉高压诊断流程中。

三、临床表现

(一)症状

肺动脉高压早期无明显症状,往往病情发展至心功能失代偿才引发症状。我国注册登记研究结果表明,患者首发症状至确诊时间为(26.4±2.7)个月。首发就诊症状是活动后气短,发生率高达 98.6%。其后依次为胸痛、昏厥、咯血、心悸、下肢水肿及胸闷,发生率分别为

29.2%、26.4%、20.8%、9.7%、4.2%和2.8%。

（二）既往史

采集病史时应注意询问：减肥药服用史，习惯性流产史，鼻出血，慢性支气管炎，HIV感染史，肝病，贫血，甲状腺疾病，打鼾史及深静脉血栓史等。上述病史可以提示一些病因诊断，对患者进行准确的诊断分类有重要价值。例如，鼻出血需要考虑患者是否合并遗传性出血性毛细血管扩张症。

（三）体格检查

肺动脉高压的体征没有特异性，P_2亢进最为常见，发生率为88.9%。其他常见体征有三尖瓣收缩期杂音；右心功能不全时可出现颈静脉充盈或怒张，下肢水肿；先天性心脏病合并肺动脉高压可出现发绀，杵状指（趾）等。另外还需对背部仔细听诊，如发现血管杂音应考虑肺动静脉畸形可能。

（四）WHO肺动脉高压功能评级

1998年第2次世界卫生组织肺高压专题会议就已提出肺动脉高压患者的心功能分级标准，即WHO功能分级。该分级与NYHA心功能分级的差别在于增加了昏厥的分级指标。功能分级不但是治疗策略的依据，也是判断患者预后的重要资料。

四、治疗

肺动脉高压的治疗大体分为3个不同阶段。第1个阶段通常称为"传统治疗时代"，也叫作"零靶向治疗时代"。第2个阶段称为"不充分靶向治疗时代"。第3个治疗时代称为"多元化时代"。传统治疗时代指1992年以前。这个阶段的治疗实际上是针对肺动脉痉挛，右心力衰竭和肺血管原位血栓形成。药物有钙通道阻滞药（CCB）、氧气、地高辛和利尿药、华法林。1992年起，随着依前列醇（Epoprostenol，商品名：FLOLAN）进入临床，肺动脉高压患者的预后发生了革命性改变。一直到1999年波生坦（Bosentan，商品名：全可利）的出现，这期间依前列醇是唯一靶向治疗肺动脉高压药物，因此称为不充分靶向治疗时代，也有专家称为"FLOLAN时代"。1999年以后，波生坦、曲前列素、西地那非等药物逐渐进入临床使各类肺动脉高压患者预后得到更好的改善，球囊扩张等介入治疗方法使慢性血栓栓塞性肺高压患者多了治疗的选择。药物治疗无效的危重患者可以选择房间隔打孔技术或者肺移植技术也成为全球性的专家共识，因此这个阶段称为"多元化新时代"。下面将着重强调治疗中几个重要部分。

（一）传统治疗

首先，除了合并房性心动过速、心房颤动等快速性心律失常，地高辛被推荐仅能应用于心输出量和心脏指数小于正常值的患者。利尿药应谨慎使用，短期改善患者症状之后，即应减量并逐渐停用，因右心室充盈压对于维持足够心输出量非常关键。华法林应用之前需评估患者有无禁忌证。如无禁忌，则部分凝血酶原活动度的国际标准比值（INR）应该控制在1.5~2.5，主要是对抗肺血管原位血栓形成和发展。其次需要着重强调急性肺血管反应试验结果是患者能否服用CCB的唯一根据，因为试验阳性往往提示大量小肺动脉痉挛。而试验阴性，则提示血管重塑而闭塞是主要病理基础，此时使用CCB则有导致体循环血压下降、矛盾性肺动脉压力升高、心力衰竭加重、诱发肺水肿等危险。服用CCB之后的1年随访结果又是患者是否为CCB长期敏感者的唯一证据，只有CCB长期敏感者才能长期服用CCB并能显著获益。服用CCB之前应该根据24 h Hloter的结果评估患者的基础心率，基础心率较慢的患者选择二氢吡啶类;基础心率较快的患者则选择地尔硫䓬。

原则上对于各类肺动脉高压患者,禁忌使用血管紧张素转换酶抑制药,血管紧张素Ⅱ受体拮抗药和硝酸酯类等血管扩张药。

(二)靶向治疗

对急性肺血管扩张试验结果阴性、病情稳定的肺动脉高压患者,建议采用前列环素类药物、内皮素受体拮抗药、5型磷酸二酯酶抑制药等新型血管扩张药进行靶向治疗或联合治疗。

目前,国内可以使用的靶向治疗药物有波生坦、西地那非和万他维等。

1.内皮素受体拮抗药

波生坦是非选择性内皮素受体拮抗药,是临床应用时间最长的口服靶向治疗药物,也是除了FLOLAN之外,目前唯一有5年生存率随访结果的治疗方法。目前国外大量的研究报道已经证实,该药物可以明确治疗特发性肺动脉高压,结缔组织病相关肺动脉高压,先心病相关肺动脉高压,艾滋病毒感染相关肺动脉高压,慢性血栓栓塞性肺高压,儿童肺动脉高压,右心力衰竭早期心功能Ⅱ级的肺动脉高压患者。该药可改善患者的临床症状和血流动力学指标,提高运动耐量,改善生活质量和生存率,推迟到达临床恶化时间。国内研究也初步证实,波生坦可以安全有效治疗肺动脉高压患者。

目前推荐用法是初始剂量62.5 mg,2次/天,4周,后续125 mg,2次/天,维持治疗。如无禁忌,是治疗心功能Ⅱ级、Ⅱ级肺动脉高压患者的首选治疗。注意事项:①如患者是儿童,或体质量<40 kg,则用药剂量需要根据体质量而调整为半量;如是体质量<20 kg的婴幼儿患者,则建议剂量为1/4量。②由于具有潜在肝脏酶学指标升高作用,建议治疗期间监测肝功能,至少每月1次。如转氨酶增高小于等于正常值高限3倍,可以继续用药观察;小于正常值3～5倍,可以减半剂量继续使用或暂停用药,每2周监测一次肝功能,待转氨酶恢复正常后再次使用;小于正常值5～8倍,暂停用药,每2周监测一次肝功能,待转氨酶恢复正常后可考虑再次用药;小于正常值8倍以上时需要停止使用,不再考虑重新用药。转氨酶恢复正常后再次使用波生坦,大多数患者肝功能会保持正常。波生坦和环孢素A有配伍禁忌,不推荐和格列本脲、氟康唑合用。目前,欧洲和美国分别有西他生坦和安贝生坦等选择性内皮素受体A拮抗药上市,也可以有效治疗肺动脉高压,但是长期预后资料尚需时日。

2.5型磷酸二酯酶抑制药

西地那非已被美国食品与药品管理局(FDA)批准用于肺动脉高压治疗,在国外上市的商品名"Revatio"。目前该药治疗患者的2年生存率已经在2008年美国胸科年会上公布,与传统治疗对比,确实明显延长了患者的生存时间。是值得推荐治疗肺动脉高压的重要方法。我国虽然还未批准治疗肺动脉高压的适应证,但是目前国内已有大量患者在接受或自发购买相同成分的"万艾可"用于治疗肺动脉高压,使用方法很不规范,甚至错误。因此亟待强调该药物正确临床使用方法。根据SUPER研究结果及国内外专家共识,西地那非被推荐的标准剂量是20 mg,3次/天,且增加剂量不能增加疗效,但却增加不良反应发生率。使用西地那非需要注意以下不良反应:腹泻、视觉障碍、肌肉疼痛、儿童发育增快及头痛和潮红。同类药物伐地那非虽然在国内外都没有适应证,但随机双盲安慰剂对照多中心临床试验(E-VALUATION-1)正在进行,且前期开放对照研究也在2008年美国胸科年会公布,初步证明可以有效安全治疗肺动脉高压患者。因该药服用方便,5 mg,2次/天即可,价格相对低廉,因此对于我国经济情况相对较差患者,是可以考虑尝试的方法。其不良反应与西地那非类似。

3. 前列环素及结构类似物

我国目前唯一上市药物是伊洛前列素(ILOPROST,商品名万他维),短期内吸入伊洛前列素可降低肺动脉压力和肺血管阻力,提高运动耐量,改善生活质量。但伊洛前列素是否可长期单独应用治疗肺动脉高压目前还没有很好的研究来证实。目前,大多数有经验专家建议,对于心功能较差患者可短期应用,病情缓解之后应及时替换为口服制剂如 5 型磷酸二酯酶抑制药或内皮素受体拮抗药波生坦。另外,对于急诊室或者重症监护病房及手术中遇到肺动脉高压危象,或者急性和(或)重度右心力衰竭患者,伊洛前列素吸入或者静脉泵入是非常重要的治疗选择。需要强调:前列腺素 E(即前列地尔)与前列环素不同,不建议用于肺动脉高压的治疗。曲前列素在欧美上市多年,可以经皮下注射,静脉注射和吸入途径等多种方法给药,方便、安全、有效。在治疗肺动脉高压药物中是目前公认最好的前列环素类药物。有望近期进入国内临床应用。

4. 治疗目标

对于肺动脉高压这类恶性疾病,国内外专家倾向于"以目标为导向的靶向治疗",即治疗之前,先预设治疗目标,随后给予靶向治疗方案。3 个月为 1 个周期,检查患者是否达到治疗目标,如达到,继续治疗。如没有达到目标,更换方案或者联合治疗。一般来说,预先设定的治疗目标是下列生理指标至少 50% 改善,而其他指标没有恶化:如 6 min 步行距离、WHO 功能分级、Borg 呼吸困难指数、动脉氧饱和度、左心室舒张末内径、右心室内径、肺功能、平均肺动脉压、肺血管阻力、心排血指数、右心室射血分数、右心房平均压、右心室舒张末压和临床恶化事件等。

(三)联合治疗方案

1. 靶向联合方案

如果患者经单药治疗,没有达到预先设定的治疗目标或者病情仍进行性加重,建议采用联合治疗。目前尚无公认最佳联合治疗方案。根据专家经验,波生坦＋西地那非或波生坦＋伐地那非可能疗效最佳。一般情况下,根据患者经济状况可以首选波生坦、西地那非或伐地那非来启动治疗。3 个月后评估,如达标,则继续治疗。如没有达标,则联合治疗。国内联合治疗 PDE 抑制药一般不变动剂量,而波生坦先用 62.5 mg,2 次/天。如再次评估达标,继续治疗,如没有达标,则波生坦可以增加剂量至 125 mg,2 次/天。如仍未达标,可以考虑适当增加伊洛前列素,或者曲前列素。再不达标或继续恶化,考虑静脉使用伊洛前列素,择机进行肺移植或房间隔打孔。

2. 靶向治疗之外的综合治疗

初步研究证实,可以加用对抗肺动脉内皮的损伤,但需要进一步研究。

(四)介入治疗

对于肺血管炎或者血栓栓塞而导致的肺血管局部狭窄相关的肺动脉高压,可以考虑介入治疗。球囊扩张和支架置入可以明显改善患者的肺血液灌注,从而改善通气血流比值,提高动脉血氧饱和度,降低肺动脉阻力。其进一步机制有待于阐明。

第二节 肺源性心脏病

一、急性肺源性心脏病

急性肺源性心脏病是由于内源性或外源性栓子堵塞肺动脉或其分支使肺循环阻力增加，心输出量降低，引起右心室急剧扩张和急性右心功能衰竭的临床病理生理综合征。大块肺动脉栓塞尚可引起猝死。

肺栓塞在西方发达国家年发病率约为 0.05％，未经治疗患者病死率约 30％。我国尚无这方面的流行病学资料，曾被认为是我国的少见病，以致长期以来国内临床界在很大程度上忽视了对该病的识别与诊断，使临床肺栓塞的识别与检出率低下。实际上，肺栓塞在我国也绝非少见，近年来，由于对肺栓塞诊断的重视，临床病例有增加趋势。

（一）病因

引起急性肺源性心脏病的肺动脉栓塞（pulmonary embolism，PE）主要由右心或周围静脉内血栓脱落所形成。

栓子可来自：①右心房（如有心力衰竭和（或）心房颤动时）、右心室（如心肌梗死波及右心室心内膜下引起附壁血栓时）、肺动脉瓣或三尖瓣（如发生心内膜炎时）；②周围静脉，绝大多数见于下肢和盆腔深静脉。

常见的诱因包括久病或手术后长期卧床、静脉曲张、右心力衰竭、静脉内插管、红细胞增多症、血小板增多症、抗凝血酶的缺乏、口服避孕药等引起的高凝状态所致血流淤滞、创伤、外科手术、静脉炎后等致静脉管壁损伤均易致血栓形成。

其他栓子可造成肺动脉栓塞者包括：长骨骨折所致脂肪栓，手术或腹腔镜、心血管造影等检查后的气栓，细菌性心内膜炎、动脉内膜炎、化脓性静脉炎后的菌栓，恶性肿瘤的瘤栓，羊水栓及寄生虫卵等。在我国，血栓性静脉炎和静脉曲张是下肢深静脉血栓形成的最主要原因。

（二）病理解剖和病理生理

当静脉血栓从其形成的位点脱落，可通过静脉系统到达肺循环，如果栓子为大块型且非常大，可以停留在肺动脉分叉处，形成鞍形栓子或分别阻塞左、右肺动脉。分叉处有时栓子向右心室延伸至阻塞部分肺动脉瓣。右心室扩大，其心肌及左心室心肌，尤其是心内膜下心肌，可能因休克或冠状动脉反射性痉挛引起严重缺氧而常有灶性坏死。非大块型小的栓子位于肺动脉分支可致肺梗死，多发生在下叶，尤其在肋膈角附近，常呈楔形，其底部在肺表面略高于周围的正常肺组织，呈红色。存活者梗死处组织最后形成瘢痕。

肺血管阻塞的程度和潜在的心肺疾病，很可能是决定最终是否发生右心功能不全的最重要的因素。

阻塞越重，肺动脉压力越高。缩血管物质的释放（例如 5-羟色胺）反射性引起肺动脉收缩，加之低氧血症，可进一步增加肺血管阻力而导致肺动脉高压。

肺动脉压力突然升高，使右心室后负荷急剧增加，右心室扩张，右室壁张力增加，继而功能不全。右心室扩张，室间隔向左心室移动，由于因心包的限制而出现的心腔充盈不足，加上右心室收缩功能不全，可使右心室输血量减少，从而进一步降低左心室的前负荷。一旦右心室扩张，冠状静脉压增高，同时左心室舒张期扩张亦减少。左心室前负荷的降低亦可使室间隔移向左心室,左心室充盈不足输血量减少,体循环血流量和压力均降低,冠状血管灌注不足而引起心肌缺血。这种循环的不断持续可引起循环衰竭甚至死亡。总之,肺栓塞后可导致下述病理生理改变。

(1)由于肺血管阻塞,神经体液因素或肺动脉压力感受器的作用,引起肺血管阻力增加。

(2)肺血管阻塞,肺泡无效腔增加,使气体交换受损,肺泡通气减少导致低氧血症,从而使通气/血流(V/Q)比值降低,血液由右向左分流,气体交换面积减少,使二氧化碳的运输受影响。

(3)刺激性受体反射性兴奋(过度换气)。

(4)支气管收缩,气道阻力增加。

(5)肺水肿、肺出血、肺泡表面活性物质减少,肺顺应性降低。

(三)临床表现

1.症状

起病急骤,有呼吸困难、胸痛、窒息感。重者有烦躁不安、出冷汗、神志障碍、昏厥、发绀、休克等。可迅速死亡,亦可表现为猝死。如能度过低血压阶段,可出现肺动脉压增高和心力衰竭。亦可有剧烈咳嗽、咯血、中度发热等。然而,临床表现有典型肺梗死三联症者(呼吸困难、胸痛及咯血)不足 1/3。

2.体征

常见呼吸急促、肤色苍白或发绀,脉细速、血压低或测不到,心率增快等。心底部肺动脉段浊音可增宽,可伴明显搏动。肺动脉瓣区第二心音亢进、分裂,有响亮收缩期喷射性杂音伴震颤,也可有高频舒张期杂音。三尖瓣区可有反流性全收缩期杂音。可出现阵发性心动过速、心房扑动或颤动等心律失常。右室负荷剧增时,可有右心力衰竭体征出现。气管有时向患侧移位,肺部可闻及哮鸣音和干湿啰音,也可有肺血管杂音,并随吸气增强,此外还有胸膜摩擦音等。

(四)实验室检查和辅助检查

1.血液检查

白细胞可正常或增高,红细胞沉降率可增快,血清肌钙蛋白、乳酸脱氢酶、肌酸磷酸激酶(主要是 CK-MB)、血清胆红素常正常或轻度增高。血浆 D-二聚体(肺交联纤维蛋白特异的降解产物)增高,如小于 $500~\mu g/L$ 提示无肺栓塞存在。动脉血气分析动脉氧分压可降低,但肺泡—动脉氧离曲线正常者,不能排除急性 PE 的诊断。因此,当怀疑 PE 时,进行动脉血气分析并非诊断所必需。

2.心电图检查

心电图不仅有助于除外急性心肌梗死,而且可对某些大块肺栓塞者做出快速鉴别,此类患者的心电图上存在右心室劳损的表现。发生大块肺栓塞的患者可出现窦性心动过速,ST 段和 T 波异常,但也可表现为正常的心电图。其中最有价值的一个发现是,倒置的 T 波出现在 $V_1 \sim V_3$ 导联。其他的异常包括:不完全或完全性右束支传导阻滞,或出现 $S_I Q_{III} T_{III}$(I 导联 S 波深,III 导联 Q 波显著和 T 波倒置)的表现。上述变化多为一过性的,动态观察有助于对本病的诊断。

3.胸部 X 线检查

急性肺源性心脏病本身 X 线表现的特异性不强。

（1）栓塞部位肺血减少（Westermark 征），上腔静脉影扩大，肺门动脉扩张，右肺下动脉横径可增宽，也可正常或变细。

（2）肺梗死时可发现肺周围浸润性阴影，形状不一，常累及肋膈角，也可出现盘状肺不张及 Hampton 驼峰征，系继发性肺小叶血液填充影，患侧膈肌抬高，呼吸轻度减弱及少量至中量胸腔积液。

（3）心影可向两侧扩大。

4. CT 扫描

最新一代的多排 CT 扫描仪，只需被检查者屏气不到 10 s 即可完成整个胸部的扫描，而且分辨率在 1 mm 或不到 1 mm。恰当地使用新一代的多排 CT 扫描，似乎可以取代肺动脉造影，成为诊断肺栓塞影像学上的金标准。

5. 磁共振成像

常规采用自旋回波和梯度回波脉冲序列扫描，对肺总动脉和左、右肺动脉主干的栓塞诊断有一定价值。但是，由于 MRI 对中央型肺栓塞诊断的敏感性与特异性均低于多排 CT，因此，在没有 CT 设备时，MRI 可以作为二线检查方法用于诊断。

6. 选择性肺动脉造影

选择性肺动脉造影是诊断肺栓塞最可靠的方法，如今已很少进行。这是因为新一代的多排 CT 扫描仪解决了大多数诊断上遇到的难题。然而，选择性肺动脉造影仍适用于准备进行介入治疗的患者，如导管介导的溶栓、吸出性栓子切除术、机械性血栓粉碎等。肺动脉造影检查有一定危险性，特别是并发肺动脉高压的患者应谨慎使用。

7. 超声心动图检查

经胸超声心动图检查适用于肺动脉总干及其左右分支的栓塞。表现为右室扩大，室壁不同步活动，右室运动减弱，肺动脉增宽等。经食管二维超声心动图可见右心室或肺动脉内游浮血栓，血管腔内超声检查则可能更为清晰。

8. 放射性核素肺扫描

^{99m}Tc 标记聚合入血清清蛋白（MAA）肺灌注扫描是安全、无创及有价值的肺栓塞诊断方法。典型所见是呈肺段分布的灌注缺损，不呈肺段性分布者诊断价值受限。肺灌注扫描的假阳性率较高，为减少假阳性可做肺通气扫描以提高诊断的准确性。

（五）诊断和鉴别诊断

本类疾病由于诊断困难，易被漏诊或误诊，非常重要的是提高对肺栓塞的诊断意识。若患者出现突发"原因不明"的气短，特别是劳力性呼吸困难、窒息、心悸、发绀、剧烈胸痛、昏厥和休克，尤其发生在长期卧床或手术后，应考虑肺动脉大块栓塞引起急性肺源性心脏病的可能；如发生体温升高、心悸、胸痛和血性胸腔积液，则应考虑肺梗死的可能。结合相关检查有助于诊断。诊断仍不明确时可行选择性肺动脉造影。

本病需与其他原因引起的休克和心力衰竭，尤其是急性心肌梗死及心脏压塞等相鉴别。

（六）治疗

绝大多数的肺栓塞都是可以治疗的。其治疗措施随临床类型而不同。近年，肺栓塞的治疗研究进展迅速，治疗更趋规范化。接受治疗的患者病死率为 5%～8%，不治疗者为 25%～30%。

大块肺动脉栓塞引起急性肺源性心脏病时，必须紧急处理以挽救生命。

1.一般处理

密切监测呼吸、心率、血压、心电图及血气等变化。使患者安静,绝对卧床2~3周,已采取了有效抗凝治疗者卧床时间可适当缩短。吸氧,保持大便通畅,勿用力排便,应用抗生素控制下肢血栓性静脉炎和预防肺栓塞并发感染。

2.急救处理

合并休克者,可用多巴胺20~40 mg、多巴酚丁胺5~15 μg/(kg·min)加入5%葡萄糖溶液250~500 mL中静脉滴注,并迅速纠正引起低血压的心律失常,如心房扑动、心房颤动等。胸痛重者可用罂粟碱30~60 mg皮下注射或哌替啶50 mg或吗啡5 mg皮下注射以止痛及解痉。心力衰竭时按常规处理。

溶栓主要用于2周内的新鲜血栓栓塞,愈早愈好,2周以上也可能有效。指征包括:①大块肺栓塞(超过2个肺叶血管);②肺栓塞伴休克;③原有心肺疾病的次大块肺栓塞引起循环衰竭患者。具体用药方案:链激酶负荷量25 000 U,30 min,继而100 000 U/h,维持24 h静脉滴注;尿激酶负荷量4 400 U/kg静脉滴注,10 min,继而2 200 U/(kg·h)维持24 h静脉滴注;重组组织型纤溶酶原激活剂(rt-PA)100 mg,静脉滴注,2 h。国内常用尿激酶20 000 U/kg静脉滴注,2~4 h;rt-PA 50~100 mg,静脉滴注,2 h。溶栓数小时后病情明显好转。溶栓治疗结束后继以肝素或华法林抗凝治疗。

3.外科疗法

(1)去栓术:即在呼吸机和体外循环支持下的急诊去栓手术,为一种成功、有效的治疗手段。主要是对于那些发生大块肺栓塞或中等大小肺栓塞,但有溶栓禁忌的及需要进行右心房血块切除或关闭卵圆孔的患者。在心源性休克发生前进行的去栓术结果一般较乐观,成活率高达89%。

(2)放置下腔静脉滤网。其主要指征为:较多的出血而无法抗凝治疗;正规的抗凝治疗无法预防肺栓塞的复发。介入治疗,置入心导管粉碎或吸出栓子,同时可局部行溶栓治疗,本治疗不宜用于有卵圆孔未闭的患者,以免栓子脱落流入左心,引起体循环栓塞。

(七)预后和预防

大多数肺动脉栓塞经正确治疗后预后良好。近年来,随着溶栓治疗与去栓术的开展,可使大部分患者恢复。然而,进一步提高肺栓塞的诊断意识,减少误诊和漏诊,是改善患者预后的关键。肺栓塞的预防主要防止栓子进入肺动脉,其中以防止静脉血栓形成和脱落最为重要。对下肢静脉炎、静脉曲张应及时彻底治疗,采用手术、药物及物理等方法,必要时放置入下腔静脉滤网,防止下肢静脉血栓形成和脱落导致肺栓塞。避免长期卧床或下肢固定姿势不活动,鼓励手术后早期下床活动,促进血液循环。对慢性心肺疾病或肿瘤患者,要提高可能并发肺栓塞的警惕性,高危者可用肝素和(或)阿司匹林等药物抗凝、抗血小板治疗。

二、慢性肺源性心脏病

慢性肺源性心脏病简称肺心病,是指由肺组织、胸廓或肺动脉系统病变引起的肺动脉高压,伴或不伴有右心力衰竭的一类疾病。

肺心病在我国是常见病、多发病,平均患病率为0.48%,病死率为15%左右。本病占住院心脏病的构成比为38.5%~46%。我国北部及中部地区15岁以上人口患病率为3%,估计全国有2 500万人罹患此病,约有30%为非吸烟人群,与国外有明显差别,而且以农村女性多见,个体易感因素、遗传、气道高反应性、环境因素、职业粉尘和化学物质、空气污染等与本病的发病密切相关。

(一)病因

影响支气管—肺为主的疾病,主要包括以下几个方面。

(1)COPD、支气管哮喘、支气管扩张等气道疾病,其中在我国80%～90%的慢性肺心病病因为COPD。

(2)影响肺间质或肺泡为主的疾病,如特发性肺间质纤维化、结节病、慢性纤维空洞性肺结核、放射性肺炎、尘肺及结缔组织疾病引起的肺部病变等。

(3)神经肌肉及胸壁疾病,如重症肌无力、多发性神经病,胸膜广泛粘连、类风湿关节炎等造成的胸廓或脊柱畸形等疾病,影响呼吸活动,造成通气不足,导致低氧血症。

(4)通气驱动失常的疾病,如肥胖—低通气综合征、睡眠呼吸暂停低通气综合征、原发性肺泡通气不足等,因肺泡通气不足,导致低氧血症。

(5)以肺血管病变为主的疾病,如反复肺动脉栓塞、广泛结节性肺动脉炎、结缔组织疾病系统性红斑狼疮(SLE)引起的肺血管病变等。

(6)特发性疾病,如原发性肺动脉高压,即不明原因的持续性、进行性肺动脉压力升高。各种肺血管病变可导致低氧血症及肺动脉高压,并最终导致慢性肺心病。

(二)病理解剖

由于支气管黏膜炎变、增厚、黏液腺增生、分泌亢进,支气管腔内炎症渗出物及黏液分泌物潴留,支气管纤毛上皮受损,影响了纤毛上皮净化功能。病变向下波及细支气管,可出现平滑肌肥厚,使管腔狭窄而不规则;又加上管壁痉挛、软骨破坏、局部管腔易闭陷等改变,使细支气管不完全或完全阻塞,致排气受阻肺泡内残气量增多压力增高,肺泡过度膨胀,肺泡在弹力纤维受损基础上被动扩张,泡壁断裂,使几个小泡融合成一个大泡而形成肺气肿。又慢性阻塞性肺病常反复发作支气管周围炎及肺炎,炎症可累及邻近肺小动脉,使腔壁增厚、狭窄或纤维化、肺细动脉Ⅰ及Ⅱ型胶原增多;此外,可有非特异性肺血管炎,肺血管内血栓形成等。最后致右心室肥大、室壁增厚、心腔扩张、肺动脉圆锥膨隆、心肌纤维肥大、萎缩、间质水肿,灶性坏死,坏死灶后为纤维组织所替代。部分患者可合并冠状动脉粥样硬化性病变。

(三)发病机制

肺的功能和结构改变致肺动脉高压(pulmonary hypertension,PH)是导致肺心病的先决条件。

1.呼吸功能改变

由于上述支气管及肺泡病理改变出现阻塞性通气功能障碍。限制性肺部疾病或胸部活动受限制可出现限制性通气功能障碍,使肺活量、残气量和肺总量减低。进一步发展则通气/血流比值失调而出现换气功能失常,最终导致低氧血症和高碳酸血症。

2.血流动力学改变

主要改变在右心及肺动脉,表现为右室收缩压升高和肺动脉高压。低氧作用于肺血管平滑肌细胞膜上的离子通道,引起钙内流增加和钾通道活性阻抑;刺激血管内皮细胞,使内皮衍生的收缩因子如内皮素-Ⅰ合成增加而内皮衍生的舒张因子如一氧化氮和降钙素产生和释放减少;某些血管活性物质如血栓素A_2、血管紧张素Ⅱ、血小板激活因子及肿瘤坏死因子等形成和释放均促使肺血管收缩。加上二氧化碳潴留使血中H^+浓度增高,均可加重肺动脉高压。

缺氧又使肺血管内皮生长释放因子(平滑肌细胞促分裂素)分泌增加,使血管平滑肌增生;成纤维细胞分泌的转化生长因子β表达增加,使肺动脉外膜成纤维细胞增生,这种肺血管结构重建使肺血管顺应性下降,管腔变窄,血管阻力增加。缺氧引起的代偿性红细胞增多,血容量增加,血黏稠度和循环阻力增高。慢性炎症使肺血管重构、肺血管数量减少,肺微动脉中原位血栓形成,均更加重了肺动脉高压。

3.心脏负荷增加,心肌功能抑制

肺心病由于心肌氧张力减低,红细胞增多和肺血管分流,使左、右心室尤其是右心室负荷增加,右心室扩大,右室排血不完全,最后产生右心力衰竭。一般认为,肺心病是右心室受累的心脏病,但肺心病也有左心室损害。尸检证明,肺心病有左室肥大者占 $61.1\%\sim90.0\%$。缺氧、高碳酸血症、肺部感染对心肌的损害,心输出量的增加及支气管肺血管分流的形成对左心室负担的增加及老年人合并冠心病存在,均可使心脏功能受损加重。

4.多脏器损害

肺心病引起多脏器衰竭与低灌注、感染所致休克,炎症介质的释放,抗原抗体复合物形成,激活补体、释放 C_3 等活性物质,使中性粒细胞黏附于复合体,释出氧自由基而引起血管内皮严重损害,肺毛细血管内皮细胞受损使血中微聚物及血管壁活性物质难以清除,从而自左心室排出而引起全身器官损害,最后导致多脏器衰竭。

(四)临床表现

本病病程进展缓慢,可分为代偿与失代偿两个阶段,但其界限有时并不清楚。

1.功能代偿期

患者都有慢性咳嗽、咳痰或哮喘史,逐步出现乏力、呼吸困难。体检示明显肺气肿表现,包括桶状胸、肺部叩诊呈过度清音、肝浊音上界下降、心浊音界缩小甚至消失。听诊呼吸音低,可有干湿啰音,心音轻,有时只能在剑突下听到。肺动脉区第二心音亢进,剑突下有明显心脏搏动,是病变累及心脏的主要表现。颈静脉可有轻度怒张,但静脉压并不明显增高。

2.功能失代偿期

肺组织损害严重引起缺氧、二氧化碳潴留,可导致呼吸和(或)心力衰竭。

(1)呼吸衰竭:多见于急性呼吸道感染后。缺氧早期主要表现为发绀、心悸和胸闷等。病变进一步发展时发生低氧血症,可出现各种精神神经障碍症状,称为肺性脑病。

(2)心力衰竭:亦多发生在急性呼吸道感染后,因此,常合并有呼吸衰竭,以右心力衰竭为主,可出现各种心律失常。此外,由于肺心病是以心、肺病变为基础的多脏器受损害的疾病,因此,在重症患者中,可有肾功能不全、弥散性血管内凝血、肾上腺皮质功能减退所致面颊色素沉着等表现。

(五)实验室检查和辅助检查

1.血液检查

红细胞计数和血红蛋白增高,血细胞比容正常或偏高,全血黏度、血浆黏度和血小板黏附率及聚集率常增高,红细胞电泳时间延长,红细胞沉降率一般偏快;动脉血氧饱和度常低于正常,二氧化碳分压高于正常,以呼吸衰竭时显著。在心力衰竭期,可有丙氨酸氨基转移酶和血浆尿素氮、肌酐、血及尿β微球蛋白、血浆肾素活性、血浆血管紧张素Ⅱ含量增高等肝肾功能受损表现。合并呼吸道感染时,可有白细胞计数增高。在呼吸衰竭不同阶段可出现高钾、低钠、低钾或低氯、低钙、低镁等变化。

2.痰细菌培养

痰细菌培养旨在指导抗生素的应用。

3.X线检查

诊断标准:①右肺下动脉横径≥15 mm;②肺动脉中度凸出或其高度≥3 mm;③右心室增大。通常分为以下3型。

(1)正常型:心肺无异常表现。

(2)间质型:非血管性纹理增多、迷乱(含轨道征)或(和)网织结节阴影,多见于肺下野或中下野,或兼有一定程度的肺气肿。

(3)肺气肿型:表现为肺过度膨胀(如横膈低平、左肋膈角开大>35°等),肺血管纹理自中或内带变细、移位变形或(和)稀疏,有肺大疱或不规则局限透明区,或兼有一定程度的间质改变。

4.心电图检查

通过心电图发现,右心室肥大具有较高的特异性但其敏感性较差,有一定易变性。急性发作期由于缺氧、酸中毒、碱中毒、电解质紊乱等可引起ST段与T波改变和各种心律失常,当解除诱因,病情缓解后常可有所恢复及心律失常消失。心电图常表现为右心房和右心室增大。V_1的R波振幅、V_1的R/S比值和肺动脉压水平无直接关系。肺动脉高压伴COPD的患者心电图上的异常表现通常要少于肺动脉高压伴随其他疾病的患者。因为前者肺动脉高压的程度相对较轻,而且胸腔过度充气造成的桶状胸往往导致心电图呈低电压。

心电图诊断右心房及右心室增大的标准如下。

(1)在Ⅱ、Ⅲ、aVF、V_1、V_2导联P波电压达到0.25 mV。

(2)Ⅰ导联R波电压达到0.2 mV。

(3)A+R−PL=0.7 mV(Butler心电图诊断标准:A为V_1或V_2导联R或R′波的最大振幅,R为Ⅰ或V_6导联S波最大振幅,PL为V_1最小的S波或者Ⅰ或V_6最小的r波振幅)。用此标准评估肺动脉高压时,其敏感性可高达89%。

5.超声心动图检查

超声心动图检查常表现为右心房和右心室增大,左心室内径正常或缩小,室间隔增厚。右心室压力过高引起的室间隔活动异常具有特征性。而右心室壁和周围组织结构的分辨能力限制了心脏超声对于右心室扩大的辨别能力。右心室的功能障碍很难用心脏超声来量化,但可通过室间隔的位置和偏曲度从侧面得以反映。如果心脏超声发现心包积液,右房扩大,间隔移位,通常提示预后较差。由于慢性右心室压力负荷过重及左心室充盈不足,二尖瓣收缩期脱垂及室间隔运动异常相当常见。通过测量三尖瓣反流速度,用Bernoulli公式可得到右心室收缩高压的多普勒超声心动图证据。多普勒超声心动图显示,三尖瓣反流及右室收缩压增高。多平面经食管超声心动图检查可显示右室功能射血分数(RVEF)下降。

6.肺功能检查

在心肺衰竭期不宜进行本检查,症状缓解期可考虑测定。患者均有通气和换气功能障碍。表现为时间肺活量及最大通气量减少,残气量增加。此外,肺阻抗血流图及其微分图的检查在一定程度上能反映机体内肺血流容积改变,了解肺循环血流动力学变化、肺动脉压力大小和右心功能;核素心血管造影有助于了解右心功能;肺灌注扫描如肺上部血流增加、下部减少,则提示有肺动脉高压存在。

（六）诊断

本病由慢性广泛性肺、胸部疾病发展而来，呼吸和循环系统的症状常混杂出现，故早期诊断比较困难。

一般认为，凡有慢性广泛性肺、胸部疾病患者，一旦发现有肺动脉高压、右心室增大而同时排除了引起右心增大的其他心脏疾病可能时，即可诊断为本病。肺动脉高压和右心室增大是肺心病早期诊断的关键。肺心病常可并发酸碱平衡失调和电解质紊乱。其他尚有上消化道出血和休克，其次为肝、肾功能损害及肺性脑病，少见的有自发性气胸、弥散性血管内凝血等，后者病死率高。

（七）鉴别诊断

1. 冠状动脉粥样硬化性心脏病

慢性肺心病和冠心病均多见于老年人，且均可有心脏扩大、心律失常及心力衰竭，少数肺心病患者心电图的胸导联上可出现 Q 波。但前者无典型心绞痛或心肌梗死的表现，其酷似心肌梗死的图形多发生于急性发作期严重右心力衰竭时，随病情好转，酷似心肌梗死的图形可很快消失。

2. 风湿性心瓣膜病

慢性肺心病的右房室瓣关闭不全与风湿性心瓣膜病的右房室瓣病变易混淆，但依据病史及临床表现，结合 X 线、心电图、超声心动图、血气分析等检查所见，不难做出鉴别。

3. 其他

原发性心肌病（有心脏增大、心力衰竭及房室瓣相对关闭不全所致杂音）、缩窄性心包炎（有颈静脉怒张、肝大、水肿、腹腔积液及心电图低电压）及发绀型先天性心脏病伴胸廓畸形时，均需与慢性肺心病相鉴别。

一般通过病史、X 线、心电图及超声心动图检查等进行鉴别诊断。

（八）并发症

最常见的为酸碱平衡失调和电解质紊乱。其他尚有上消化道出血和休克，其次为肝、肾功能损害及肺性脑病。少见的有自发性气胸、弥散性血管内凝血等，后者病死率高。

（九）治疗

肺心病是原发于重症胸、肺、肺血管基础疾病的晚期并发症，防治很困难，其中 81.8% 的患者由慢性支气管炎、支气管哮喘并发肺气肿发展而来，因此，积极防治这些疾病是避免肺心病发生的根本措施。应讲究卫生、戒烟和增强体质，提高全身抵抗力，减少感冒和各种呼吸道疾病的发生。对已发生肺心病的患者，应针对缓解期和急性期分别加以处理。呼吸道感染是发生呼吸衰竭的常见诱因，故需要积极予以控制。

1. 缓解期治疗

缓解期治疗是防止肺心病发展的关键。可采用以下方式。

（1）冷水擦身和膈式呼吸及缩唇呼气，以改善肺脏通气等耐寒及康复锻炼。

（2）镇咳、祛痰、平喘和抗感染等对症治疗。

（3）提高机体免疫力药物如核酸酪素注射液（麻疹减毒疫苗的培养液）皮下或肌内注射，或核酸酪素口服液 10 mL/支，3 次/天，36 个月为一个疗程。气管炎菌苗皮下注射、卡介苗素注射液肌内注射等。

（4）临床试验表明，长期氧疗可以明显改善有缺氧状态的慢性肺心病患者的生存率。

（5）中医中药治疗，宜扶正固本、活血化瘀，以提高机体抵抗力，改善肺循环情况。对缓解期患者，进行康复治疗及开展家庭病床工作能明显降低急性期的发作。

2.急性期治疗

（1）控制呼吸道感染：呼吸道感染是发生呼吸衰竭和心力衰竭的常见诱因，故需积极应用药物予以控制。目前主张联合用药。宜根据痰培养和致病菌对药物敏感的测定选用，但不要受痰菌药物试验的约束。

可考虑经验性抗菌药物治疗。加拿大胸科学会2000年推荐的COPD急性期抗菌治疗方案，曾经被广泛引用。急性发作的COPD分为单纯型、复杂型和慢性化脓型3型，其中单纯型推荐的经验性治疗抗菌药物是阿莫西林、多西环素；复杂型推荐的是喹诺酮类、β-内酰胺酶抑制剂复方制剂、第2代或第3代头孢菌素、新大环内酯类；慢性化脓型推荐的是环丙沙星，其他静脉用抗假单胞菌抗生素（哌拉西林钠、头孢他啶、头孢吡肟、碳青霉烯类、氨基糖苷类）。除全身用药外，尚可局部雾化吸入或气管内滴注药物。长期应用抗生素要防止真菌感染。一旦真菌已成为肺部感染的主要病原菌，应调整或停用抗生素，给予抗真菌治疗。

（2）改善呼吸功能，抢救呼吸衰竭：采取综合措施，包括缓解支气管痉挛、清除痰液、畅通呼吸道，可用沐舒坦15 mg，2 次/天，雾化吸入；或 60 mg，口服 2 次/天，或静脉滴注。持续低浓度给氧，应用呼吸兴奋剂，BiPAP 正压通气等，必要时施行气管切开、气管插管和机械呼吸器治疗等。

（3）控制心力衰竭：轻度心力衰竭给予吸氧，改善呼吸功能，控制呼吸道感染后，症状即可减轻或消失。较重者加用利尿剂亦能较快予以控制。

1）利尿剂：一般以间歇、小量呋塞米及螺内酯（安体舒通）交替使用为妥，目的为降低心脏前、后负荷，增加心输出量，降低心腔充盈压，减轻呼吸困难。使用时应注意到可引起血液浓缩，使痰液黏稠，加重气道阻塞；电解质紊乱尤其是低血钾、低血氯、低血镁和碱中毒，诱致难治性水肿和心律失常。若需长时间使用利尿剂，可合用有保钾作用血管紧张素转换酶抑制剂，如卡托普利、培哚普利、福辛普利等，以避免肾素分泌增加、血管痉挛，增强利尿作用。中草药如复方五加皮汤、车前子、金钱草等均有一定利尿作用。

2）洋地黄类：在呼吸功能未改善前，洋地黄类药物疗效差，且慢性肺心病患者肝、肾功能差，因此，用量宜小，否则极易发生毒性反应，出现心律失常。急性加重期以静脉注射毛花苷丙（西地兰）或毒毛花苷 K 为宜，见效快，可避免在体内蓄积，若心力衰竭已纠正，可改用地高辛维持。

3）血管扩张剂：除减轻心脏的前、后负荷，还可扩张肺血管，降低肺动脉压。全身性血管扩张药大多对肺血管也有扩张作用，如直接扩张血管平滑肌药物肼屈嗪、钙离子拮抗药硝苯地平、α-受体阻断药酚妥拉明、ACEI 卡托普利及 β-受体激动药、茶碱类、依前列醇等，均可不同程度地降低肺动脉压力。但应注意这些药物对心输出量及动脉血压的影响，应从小剂量开始。慢性肺心病是以右心病变为主的全心病变，可发生右心力衰竭、急性肺水肿或全心衰竭。并且心力衰竭往往与呼吸衰竭并存，因此，治疗心力衰竭前应先治疗呼吸衰竭，一般随着呼吸功能的改善，急性增高的肺动脉压可随之下降，右心室负担减轻，轻症心力衰竭患者可得到纠正。

（4）控制心律失常：除常规处理外，需注意治疗病因，包括控制感染、纠正缺氧、纠正酸碱和电解质平衡失调等。病因消除后心律失常往往会自行消失。此外，应用抗心律失常药物时，还要注意避免应用普萘洛尔等 β-受体阻滞剂,以免引起气管痉挛。

(5)应用肾上腺皮质激素:在有效控制感染的情况下,短期大剂量应用肾上腺皮质激素,对抢救早期呼吸衰竭和心力衰竭有一定作用。通常用氢化可的松 100～300 mg 或地塞米松 10～20 mg加于 5％葡萄糖溶液 500 mL 中静脉滴注,每日 1 次,后者亦可静脉推注,病情好转后 2～3 d 停用。如胃肠道出血,肾上腺皮质激素的使用应十分慎重。

(6)并发症的处理:并发症如酸碱平衡失调和电解质紊乱、消化道出血、休克、弥散性血管内凝血等应积极治疗。

(7)中医中药治疗:肺心病急性发作期表现为本虚标实,病情多变,治疗应按急则治标、标本兼治的原则。中西医结合治疗是一种很好的治疗途径。

(十)预后和预防

本病常年存在,但多在冬季,由于呼吸道感染而导致呼吸衰竭和心力衰竭,病死率较高。与肺心病发病高峰年龄向高龄推移、多脏器并发症、感染菌群的改变等多层因素有关,主要死因依次为肺性脑病、呼吸衰竭、心力衰竭、休克、消化道出血、弥散性血管内凝血、全身衰竭等。本病病程中多数环节是可逆的,因此,积极控制感染、宣传戒烟、治理环境污染,以减少自由基的生成,并通过饮食中添加高抗氧化效能的食物及服用某些抗氧化剂来相应地提高抗氧化系统的功能,对保护肺心病者的肺功能有重要意义。对已发生肺心病的患者,应针对病情发展分别加以处理,通过适当治疗,心肺功能都可有一定程度的恢复,发生心力衰竭并不表示心肌已丧失收缩能力。

第三节　肺血栓栓塞症

肺栓塞(pulmonary embolism,PE)是内源性或外源性栓子阻塞肺动脉引起肺循环障碍的临床和病理生理综合征,肺栓塞包括肺血栓栓塞症、脂肪栓塞综合征、羊水栓塞、空气栓塞、肿瘤栓塞等。

肺血栓栓塞症(pulmonary thromboembolism,PTE)是指来自静脉系统或右心的血栓阻塞肺动脉或其分支所致的疾病,以肺循环和呼吸功能障碍为其主要临床和病理生理特征,占肺栓塞的绝大多数,是最常见的肺栓塞类型,通常所称的 PE 即指 PTE。急性肺血栓栓塞症(acute pulmonary thromboembolism,APTE)是一种严重危害人类健康的常见疾病。

一、流行病学

肺栓塞的准确发病率至今尚不清楚。最新研究表明,全球每年确诊的肺栓塞和深静脉血栓形成患者约数百万人。美国致死性和非致死症状性静脉血栓栓塞症(venous thromboembolism,VTE)发生例数每年超过 90 万,其中有约 29.64 万例死亡,其余非致死性 VTE 包括 37.64 万例深静脉血栓形成(DVT)和 23.71 万例 PTE,在致死性病例中,约 60％的患者被漏诊,只有 7％的患者得到及时与正确的诊断和治疗。我国目前缺乏肺栓塞准确的流行病学资料,但随着临床医师诊断意识的不断提高,肺栓塞已成为一种公认的常见心血管疾病。

二、危险因素

PTE 危险因素包括遗传因素、高龄、动脉疾病（包括颈动脉和冠状动脉病变）、肥胖、吸烟、慢性阻塞性肺疾病、VTE 病史或家族史、近期手术史、创伤或活动受限、急性感染、慢性感染、长时间旅行、肿瘤、妊娠、口服避孕药或激素替代治疗、起搏器置入、ICD 置入和中心静脉置管。

三、发病机制

肺血栓栓塞症一旦发生，肺动脉管腔阻塞，血流减少或中断，可导致不同程度的血流动力学和呼吸功能改变。轻者几乎无任何症状，重者可导致肺血管阻力突然增加，肺动脉压升高，心排出量下降，严重时因冠状动脉和脑动脉供血不足，导致晕厥甚至死亡。

1. 血流动力学改变

肺血栓栓塞可导致肺循环阻力增加，肺动脉压升高。肺血流受损 25%～30% 时平均肺动脉压轻度升高；肺血流受损 30%～40% 时平均肺动脉压可达 30 mmHg 以上，右心室平均压可升高；肺血流受损 40%～50% 时平均肺动脉压可达 40 mmHg，右心室充盈压升高，心脏指数下降；肺血流受损 50%～70% 可出现持续性肺动脉高压；肺血流受损 >85% 可导致猝死。

2. 右心功能不全

肺血管床阻塞范围和基础心肺功能状态是右心功能不全是否发生的最重要因素。肺血管床阻塞范围越大则肺动脉压升高越明显。5-羟色胺等缩血管物质分泌增多、缺氧及反射性肺动脉收缩会导致肺血管阻力及肺动脉压力进一步升高，最终发生右心功能不全。右心室超负荷可导致脑钠肽、N 末端脑钠肽前体及肌钙蛋白等血清标记物升高，预示患者预后较差。

3. 心室间相互作用

肺动脉压迅速升高会导致右心室后负荷突然增加，引起右心室扩张、室壁张力增加和功能紊乱。右心室扩张会引起室间隔左移，导致左心室舒张末期容积减少和充盈减少，进而心排出量减少，体循环血压下降，冠状动脉供血减少及心肌缺血。大块肺栓塞引起右心室壁张力增加导致右冠状动脉供血减少，右心室心肌氧耗增多，可导致心肌缺血和心源性休克甚至死亡。

4. 呼吸功能

肺栓塞还可导致气道阻力增加、相对性肺泡低通气、肺泡无效腔增大以及肺内分流等呼吸功能改变，引起低氧血症和低 CO_2 血症等病理生理改变。

四、临床表现

1. 症状

肺血栓栓塞症的症状缺乏特异性，主要取决于栓子的大小、数量、栓塞的部位及患者是否存在心肺等器官的基础疾病。较小栓子可能无任何临床症状。较大栓子可引起呼吸困难、发绀、昏厥、猝死等。

根据国内外对 PTE 症状学的描述性研究显示各临床症状、体征及其出现的比率为：①呼吸困难及气促（80%～90%），是最常见的症状，尤以活动后明显；②胸痛，包括胸膜炎性胸痛（40%～70%）或心绞痛样疼痛（4%～12%）；③晕厥（11%～20%），可为 PTE 的唯一或首发症状；④烦躁不安、惊恐甚至濒死感（55%）；⑤咯血（11%～30%），常为小量咯血，大咯血少见；⑥咳嗽（20%～37%）；⑦心悸（10%～18%）。需注意临床上出现所谓"肺梗死三联征"（呼吸困难、胸痛及咯血)者不足 30%。

2.体征

主要是呼吸系统和循环系统体征:①呼吸急促,呼吸频率>20 次/分钟,是最常见的体征;②心动过速,超过 90 次/分钟;③血压变化,严重时可出现血压下降甚至休克;④发绀;⑤发热,多为低热,少数患者可有中度以上的发热;⑥颈静脉充盈或搏动;⑦肺部可闻及哮鸣音和(或)细湿啰音,偶可闻及血管杂音;⑧胸腔积液的相应体征;⑨肺动脉瓣听诊区第二心音亢进或分裂,$P_2 > A_2$,三尖瓣区收缩期杂音。

五、诊断

PTE 临床表现多样,有时隐匿,缺乏特异性,确诊需要特殊的检查。确诊的关键是提高诊断意识,对有疑似的患者要及时安排检查,诊断程序需要疑诊、确诊、求因 3 个步骤。

1.根据临床情况疑诊 PTE

如患者出现临床症状和体征,特别是对于存在危险因素的患者出现不明原因的呼吸困难、胸痛、晕厥、休克或伴有单侧或双侧下肢不对称性肿胀、疼痛等应进行如下检查。

(1)动脉血气分析:是诊断 APTE 的筛选性指标。应以患者就诊时卧位、未吸氧、首次动脉血气分析的测量值为准,特点为低氧血症、低碳酸血症、肺泡气动脉血氧分压差[$P(A-a)O_2$]增大及呼吸性碱中毒。因为动脉血氧分压随年龄的增长而下降,所以血氧分压的正常预计值应按照公式"$PaO_2(mmHg)=106-0.14×年龄(岁)$"进行计算。值得注意的是,血气分析的检测指标不具有特异性,据统计,约 20% 确诊为 APTE 的患者血气分析结果正常。

(2)血浆 D-二聚体:是交联纤维蛋白在纤溶系统作用下产生的可溶性降解产物。在血栓栓塞时,因血栓纤维蛋白溶解使其血中浓度升高。血浆 D-二聚体对 APTE 诊断的敏感度达 92%~100%,但其特异度较低,仅为 40%~43%,手术、外伤和急性心肌梗死时 D-二聚体也可增高。血浆 D-二聚体测定的主要价值在于能排除 APTE。低度可疑的 APTE 患者首选用 ELISA 法定量测定血浆 D-二聚体,若低于 500 $\mu g/L$ 可排除 APTE。另外对于确诊患者,该检查结果可作为判断患者预后及治疗效果的指标。

(3)心电图:对 APTE 的诊断无特异性。心电图早期常表现为胸前导联 $V_1 \sim V_4$ 及肢体导联 Ⅱ、Ⅲ、aVF 的 ST 段压低和 T 波倒置,部分病例可出现 $S_I Q_{III} T_{III}$(即 Ⅰ 导联 S 波加深,Ⅲ 导联出现 Q/q 波及 T 波倒置),这是由于急性肺动脉堵塞、肺动脉高压、右心负荷增加、右心扩张引起。应注意与非 ST 段抬高的急性冠脉综合征进行鉴别,并观察心电图的动态改变。

(4):超声心动图:在提示诊断、预后评估及除外其他心血管疾病方面有重要价值。超声心动图可提供 APTE 的直接征象和间接征象。直接征象能看到肺动脉近端或右心腔血栓,但阳性率低,如同时患者临床表现符合 PTE,可明确诊断。间接征象多是右心负荷过重的表现,如右心室壁局部运动幅度下降,右心室和(或)右心房扩大,三尖瓣反流速度增快以及室间隔左移运动异常,肺动脉干增宽等。

(5)胸部 X 线片:肺动脉栓塞如果引起肺动脉高压,X 线片可出现肺缺血征象如肺纹理稀疏、纤细,肺动脉段突出或瘤样扩张,右下肺动脉干增宽或伴截断征,右心室扩大征。也可出现肺野局部浸润阴影、尖端指向肺门的楔形阴影、盘状肺不张、患侧膈肌抬高、少量胸腔积液和胸膜增厚粘连等。

(6)下肢深静脉检查:肺血栓栓塞症和深静脉血栓形成(DVT)为静脉血栓栓塞症的不同

临床表现形式,90％PTE患者栓子来源于下肢DVT,70％PTE患者合并DVT。由于PTE和DVT关系密切,且下肢静脉超声操作简便易行,因此下肢静脉超声在PTE诊断中的价值应引起临床医师的重视。对怀疑PTE患者应检测有无下肢DVT形成,除常规下肢静脉超声外,对可疑患者推荐行加压静脉超声成像(compression venous ultrasonography,CUS)检查,即通过探头压迫观察等技术诊断下肢静脉血栓形成,静脉不能被压陷或静脉腔内无血流信号为DVT的特定征象。CUS诊断近端血栓的敏感性为90％,特异性为95％。

2.对于疑似病例进一步明确诊断

在临床检查和初步检查提示PTE的情况下,应进行PTE的确诊检查,包括以下四项,其中一项阳性即可明确诊断。

(1)CT肺动脉造影:CT具有无创、扫描速度快、图像清晰、较经济的特点,可直观判断肺动脉栓塞累及的部位及范围,肺动脉栓塞的程度及形态。PTE的直接征象为肺动脉内低密度充盈缺损,部分或完全包围在不透光的血流之内(轨道征),或者呈完全充盈缺损,远端血管不显影;间接征象包括肺野楔形密度增高影、条带状的高密度区或盘状肺不张,中心肺动脉扩张及远端血管分布减少或消失等。CT肺动脉造影是诊断PTE的重要无创检查技术,敏感性为90％,特异性为78％～100％。其局限性主要在于对亚段及以远端肺动脉内血栓的敏感性较差。在临床应用中,CT肺动脉造影应结合患者临床可能性评分进行判断。低危患者如果CT结果正常,即可排除PTE;对临床评分为高危的患者,CT肺动脉造影结果阴性并不能除外单发的亚段肺栓塞。如CT显示段或段以上血栓,能确诊PTE,但对可疑亚段或以远血栓,则需进一步结合下肢静脉超声、肺通气灌注扫描或肺动脉造影等检查明确诊断。

(2)放射性核素肺通气灌注扫描:典型征象是与通气显像不匹配的肺段分布的灌注缺损。其诊断肺栓塞的敏感性为92％,特异性为87％,且不受肺动脉直径的影响,尤其在诊断亚段以下肺动脉血栓栓塞中具有特殊的意义。但任何引起肺血流或通气受损的因素如肺部肿瘤、慢性阻塞性肺疾病等均可造成局部血流通气失调,因此单凭此项检查可能造成误诊,部分有基础心肺疾病的患者和老年患者由于不耐受等因素也使其临床应用受限。此检查可同时行双下肢静脉显像,与胸部X线片、CT肺动脉造影相结合,可大大提高诊断的特异度和敏感度。

(3)磁共振肺动脉造影(MRPA):在单次屏气下(20 s内)完成MRPA扫描,可确保肺动脉内较高信号强度,直接显示肺动脉内栓子及PTE所致的低灌注区。该法对肺段以上肺动脉内血栓诊断的敏感度和特异度均高,适用于对碘造影剂过敏者。

(4)肺动脉造影:是诊断肺栓塞的“金标准”,其敏感性为98％,特异性为95％～98％,PTE的直接征象有肺动脉内造影剂充盈缺损,伴或不伴轨道征的血流阻断;间接征象有肺动脉造影剂流动缓慢,局部低灌注,静脉回流延迟。在其他检查难以肯定诊断时,如无禁忌证,应果断进行造影检查。

3.寻找PTE的成因及危险因素

(1)明确有无DVT 对于确诊的PTE患者,无论有无DVT症状,均应进行临床检查以帮助明确是否存在DVT及栓子的来源。

(2)寻找发生DVT和PTE的诱发因素 如制动、创伤、肿瘤、长期口服避孕药等。应注意患者有无易栓倾向,对于40岁以下的患者应做易栓症方面的检查。对于不明原因的PTE患者应对隐匿性肿瘤进行排查。对于反复发生的PTE或有突出VTE家族史的患者应考虑易栓症的可能。

六、治疗

1.一般处理

对高度可疑或确诊 PTE 的患者,应进行严密监护,监测呼吸、心率、血压、静脉压、心电图及血气的变化,对大面积 PTE 可收入重症监护治疗病房(ICU)。为防止栓子再次脱落,要求患者绝对卧床,保持大便通畅,避免用力;对于有焦虑和惊恐症状的患者应予安慰并可适当使用镇静药;胸痛者可予镇痛药;对于发热、咳嗽等症状可给予相应的对症治疗。

2.呼吸循环支持治疗

对有低氧血症的患者,采用经鼻导管或面罩吸氧。当合并严重的呼吸衰竭时,可使用经鼻或面罩无创性机械通气,或经气管插管行机械通气,应避免做气管切开,以免在抗凝或溶栓过程中局部大量出血。应用机械通气中需注意尽量减少正压通气对循环的不利影响。

对于出现右心功能不全、心排出量下降但血压尚正常的病例,可给予具有一定肺血管扩张作用和正性肌力作用的多巴酚丁胺和多巴胺;若出现血压下降,可增大剂量或使用其他血管加压药物,如间羟胺、肾上腺素等。对于液体负荷疗法需持审慎态度,因过大的液体负荷可能会加重右心室扩张并进而影响心排出量,一般所给予负荷量限于 500 mL 之内。

3.溶栓治疗

溶栓治疗可迅速溶解部分或全部血栓,恢复肺组织再灌注,减小肺动脉阻力,降低肺动脉压,改善右心室功能,减少严重 PTE 患者的病死率和复发率。溶栓治疗主要适用于大面积 PTE 病例,即出现因栓塞所致休克和(或)低血压的病例;对于次大面积 PTE,即血压正常,但超声心动图显示右心室运动功能减退或临床上出现右心功能不全表现的病例,若无禁忌证,可以进行溶栓;对于血压和右心室运动均正常的病例不推荐进行溶栓。溶栓治疗宜高度个体化。

溶栓的时间窗一般定为 14 d 以内,但鉴于可能存在血栓的动态形成过程,对溶栓的时间窗不作严格规定。溶栓应尽可能在 PTE 确诊的前提下慎重进行。对有溶栓指征的病例宜尽早开始溶栓。

溶栓治疗的主要并发症为出血。用药前应充分评估出血的危险与后果,必要时应配血,做好输血准备。溶栓前宜留置外周静脉套管针,以方便溶栓中取血监测,避免反复穿刺血管。

溶栓治疗的绝对禁忌证有活动性内出血和近期自发性颅内出血。相对禁忌证有 2 周内的大手术、分娩、器官活检或不能以压迫止血部位的血管穿刺、2 个月内的缺血性卒中、10 d 内的胃肠道出血、15 d 内的严重创伤、1 个月内的神经外科或眼科手术、难以控制的重度高血压(收缩压>180 mmHg,舒张压>110 mmHg)、近期曾接受心肺复苏、血小板计数$<100 \times 10^9/L$、妊娠、细菌性心内膜炎、严重肝肾功能不全、糖尿病出血性视网膜病变、出血性疾病等。对于大面积 PTE,因其对生命的威胁极大,上述绝对禁忌证亦应被视为相对禁忌证。

常用的溶栓药物有尿激酶(UK)、链激酶(SK)和重组组织型纤溶酶原激活剂(rt-PA)。三者溶栓效果相仿,临床上可根据条件选用。rt-PA 可能对血栓有较快的溶解作用。目前尚未确定完全适用于国人的溶栓药物剂量。以下方案与剂量主要参照欧美的推荐方案,供参考使用。

(1)尿激酶负荷量 4 400 U/kg,静脉滴注 10 min,随后以 2 200 U/(kg·h)持续静脉滴注 12 h;另可考虑 2 h 溶栓方案,2 万 U/kg 持续静脉滴注 2 h。

(2)链激酶负荷量 25 万单位,静脉注射 30 min,随后以 10 万 U/h 持续静脉滴注 24 h。链激酶具有抗原性,故用药前需肌内注射苯海拉明或地塞米松,以防止过敏反应。

(3)rt-PA 50～100 mg 持续静脉滴注 2 h。使用尿激酶、链激酶溶栓期间勿同用肝素。对以 rt-PA 溶栓时是否需停用肝素无特殊要求。

溶栓治疗结束后,应每 24 h 测定一次凝血酶原时间(PT)或活化部分凝血酶时间(APTT),当其水平低于正常值的 2 倍,即应重新开始规范的肝素治疗。溶栓后应注意对临床及相关辅助检查情况进行动态观察,评估溶栓疗效。

4.抗凝治疗

抗凝治疗为 PTE 和 DVT 的基本治疗方法,可以有效地防止血栓再形成和复发,同时,机体自身纤溶机制溶解已形成的血栓。目前临床上应用的抗凝药物主要有肝素、低分子肝素和华法林。一般认为,抗血小板药物的抗凝作用尚不能满足 PTE 或 DVT 的抗凝要求。临床疑诊 PTE 时,即可安排使用肝素或低分子肝素进行有效的抗凝治疗。

应用肝素或低分子肝素前,应测定基础 APTT、PT 及血常规(含血小板计数、血红蛋白),注意是否存在抗凝的禁忌证,如活动性出血、凝血功能障碍、血小板减少、未予控制的严重高血压等。对于确诊的 PTE 病例,大部分禁忌证属相对禁忌证。

(1)肝素:肝素的推荐用法:予 2 000～5 000 U 或按 80 U/kg 静脉注射,继之以 18 U/(kg·h)持续静脉滴注。在开始治疗后的最初 24 h 内每 4～6 h 测定 APTT,根据 APTT 调整剂量,尽快使 APTT 达到并维持于正常值的 1.5～2.5 倍。达稳定治疗水平后,改每天上午测定 1 次 APTT。使用肝素抗凝务求达到有效水平,若抗凝不充分,将严重影响疗效并可导致血栓复发率的显著增高。

肝素亦可用皮下注射方式给药。一般先予静脉注射负荷量 2 000～5 000 U,然后按 250 U/kg 剂量每 12 h 皮下注射 1 次。调整注射剂量,使注射后 6～8 h 的 APTT 达到治疗水平。

肝素治疗前常用的监测指标是 APTT。APTT 为一种普通凝血状况的检查,并不是总能可靠地反映血浆肝素水平或抗栓活性。对这一情况需加注意。若有条件测定血浆肝素水平,使之维持在 0.2～0.4 U/mL(鱼精蛋白硫酸盐测定法)或 0.3～0.6 U/mL(酰胺分解测定法),可能为一种更好的调整肝素治疗的方法。各单位实验室亦可预先测定在本实验室中与血浆肝素的上述治疗水平相对应的 APTT 值,作为调整肝素剂量的依据。

因可能出现肝素诱发的血小板减少症(HIT),故在使用肝素的第 3～5d 必须复查血小板计数。若较长时间使用肝素,尚应在第 7～10d 和第 14d 复查。HIT 很少于肝素治疗的 2 周后出现。若出现血小板迅速或持续降低达 30% 以上,或血小板计数 $<100\times10^9$/L,应停用肝素。一般在停用肝素后 10 d 内血小板开始逐渐恢复。需注意 HIT 可能会伴发 PTE 和 DVT 的进展或复发。当血栓复发的风险很大而又必须停用肝素时,可考虑放置下腔静脉滤器,但需警惕滤器处合并腔静脉血栓。

(2)低分子肝素:低分子肝素的推荐用法:根据体质量给药(U/kg 或 mg/kg),每日 1～2 次,皮下注射。对于大多数病例,按体质量给药是有效的,不需监测 APTT 和调整剂量,但对过度肥胖者或妊娠妇女,宜监测血浆抗 Ⅹa 因子活性,并据以调整剂量。各种低分子肝素的具体用法如下。①达肝素钠:200 U/kg,皮下注射,每日 1 次,单次剂量不超过 1.8 万单位;②依诺肝素钠:1 mg/kg,皮下注射,每 12 h 1 次,或 1.5 mg/kg,皮下注射,每日 1 次,单次总量不超过180 mg;③那屈肝素钙:86 anti-Ⅹa U/kg,皮下注射,每 12 h 1 次,连用 10 d,或 171 anti-Ⅹa U/kg,皮下注射,每日 1 次,单次总量不超过 17 100 U;④亭扎肝素钠:175 anti-ⅩaU/kg,皮下注射,每日1 次。

由于不需要监测凝血指标和出血的发生率较低,低分子肝素尚可用于在院外治疗 PTE 和 DVT。低分子肝素与肝素的抗凝作用相仿,但低分子肝素引起出血和 HIT 的发生率低。除无须常规监测 APTT 外,在应用低分子肝素的前 5~7 d 亦无须监测血小板数量。当疗程长于 7 d 时,需开始每隔 2~3 d 检查血小板计数。

低分子肝素由肾清除,对于肾功能不全,特别是肌酐清除率<30 mL/min 的病例须慎用。若应用,需减量并监测血浆抗Ⅹa 因子活性。建议肝素或低分子肝素须至少应用 5 d,直到临床情况平稳。对大面积 PTE 或髂股静脉血栓,肝素约需用至 10 d 或更长时间。

(3)选择性Ⅹa 因子抑制药(磺达肝癸钠):又称戊聚糖钠,是一种新型抗凝药,起效快,不经肝代谢,不与非特异蛋白结合,生物利用度高达 100%,而且因药物半衰期为 15~20 h,药动学稳定,可根据体质量固定剂量每天皮下注射 1 次,无须监测凝血指标,但对肾功能不全患者应减量或慎用。使用剂量为 5 mg(体质量<50 kg);7.5 mg(体质量 50~100 kg);10 mg(体重>100 kg)。建议肝素,低分子肝素或选择性Ⅹa 因子抑制药至少应用 5 d,直到临床症状稳定方可停药。

(4)华法林:在肝素和(或)低分子肝素开始应用后的第 1~3d 加用口服抗凝药华法林,初始剂量为 3.0~5.0 mg/d。由于华法林需要数天方能发挥全部作用,因此,与肝素需至少重叠应用 4~5 d,当连续 2 d 测定的国际标准化比率(INR)达到 2.5(2.0~3.0)或 PT 延长至 1.5~2.5 倍时,即可停止使用肝素和(或)低分子肝素,单独口服华法林治疗。应根据 INR 或 PT 调节华法林的剂量。在达到治疗水平前,应每日测定 INR,其后 2 周每周监测 2~3 次,以后根据 INR 的稳定情况每周监测 1 次或更少。若行长期治疗,约每 4 周测定 INR 并调整华法林剂量 1 次。

抗凝治疗的持续时间因人而异。一般口服华法林的疗程至少为 3~6 个月。部分病例的危险因素短期可以消除,例如服雌激素或临时制动,疗程可能为 3 个月即可;对于栓子来源不明的首发病例,需至少给予 6 个月的抗凝治疗;对复发性 VTE、合并肺源性心脏病或危险因素长期存在者,如癌症患者、抗心磷脂抗体综合征、抗凝血酶Ⅲ缺乏、易栓症等,抗凝治疗的时间应更为延长(达 12 个月或以上),甚至终生抗凝。妊娠的前 3 个月和最后 6 周禁用华法林,可用肝素或低分子肝素治疗。产后和哺乳期妇女可以服用华法林。育龄妇女服用华法林者需注意避孕。

华法林的主要并发症是出血。INR>3.0 一般对提高疗效无助,但出血的机会增加。华法林所致出血可以用维生素 K 拮抗。华法林有可能引起血管性紫癜,导致皮肤坏死,多发生于治疗的前几周。

5.肺动脉血栓摘除术

该术适用于经积极的非手术治疗无效的紧急情况,要求医疗单位有施行手术的条件和经验。患者应符合以下标准:①大面积 PTE,肺动脉主干或主要分支次全堵塞,不合并固定性肺动脉高压者(尽可能通过血管造影确诊);②有溶栓禁忌证者;③经溶栓和其他积极的内科治疗无效者。

6.经静脉导管碎解和抽吸血栓

用导管碎解和抽吸肺动脉内巨大血栓或行球囊血管成形,同时还可进行局部小剂量溶栓。

适应证有肺动脉主干或主要分支大面积 PTE 并存在以下情况者:有溶栓和抗凝治疗禁忌症、经溶栓或积极的内科治疗无效、缺乏手术条件。

7.腔静脉滤器

为防止下肢深静脉大块血栓再次脱落阻塞肺动脉,可于下腔静脉安装滤器。适用于:①下肢近端静脉血栓,而有抗凝治疗禁忌或有出血并发症者;②经充分抗凝而仍反复发生 PTE 伴血流动力学变化的大面积 PTE;③近端大块血栓溶栓治疗前;④伴有肺动脉高压的慢性反复性 PTE;⑤行肺动脉血栓切除术或肺动脉血栓内膜剥脱术的病例。对于上肢 DVT 病例还可应用上腔静脉滤器。置入滤器后,因滤器只能预防肺栓塞复发,并不能治疗深静脉血栓形成,因此需严格掌握适应证,置入滤器后如无禁忌证,宜长期口服华法林抗凝,定期复查有无滤器上血栓形成。

第九章 休 克

第一节 心源性休克

心源性休克是指由于严重原发性心脏泵衰竭而导致心输出量极度减低、引起周围组织灌注不足及器官功能进行性衰竭的临床综合征。

心源性休克根据病因可分以下三类:①心肌收缩功能极度减退:如急性广泛心肌梗死、急性弥散性心肌炎、严重弥散性心肌病变。②心室射血障碍:如严重乳头肌功能不全、腱索-乳头肌断裂、瓣叶穿孔、急性室间隔穿孔、心脏破裂等。③心室充盈障碍:如急性心脏压塞、左房球瓣样血栓或左房黏液瘤嵌顿二尖瓣口、严重二尖瓣狭窄、严重快速性心律失常。

一、心肌收缩功能极度减退所致的心源性休克

见于急性广泛心肌梗死、急性弥散性心肌炎或其他原因所致的严重心肌病变(如药源性心肌病、终末期心肌病等)。临床上以急性心肌梗死(AMI)并发心源性休克为最常见。

(一)病理生理

AMI 休克常见于大面积前壁梗死后梗死区不断延伸或原有广泛病损的基础上发生多发性梗死。50%患者休克发生在梗死后 24 h 内,多数在入院时已有血流动力学障碍。休克 24 h 内病死率为 65%,平均存活时间为 10.2 h。心源性休克的血流动力学特征为:心脏指数(CI)<2.2 L/(min·m²)(正常 2.6~4.0 L/(min·m²)),肺毛细血管楔嵌压(PCWP)>2.0 kPa(15 mmHg)(正常值 0.8~1.6 kPa 即6~12 mmHg),动-静脉血氧差常超过 5.5 vol%,血清乳酸浓度>1.8 mmol/L(正常0.4~1.8 mmol/L),并证实有外周循环衰竭征。

(二)临床表现

在排除低血容量、心律失常及(或)药物心肌抑制,则心肌梗死休克可归咎于大片心肌坏死的心源性休克。心源性休克应与心肌梗死后的低血压状态相鉴别,后者仅有血压偏低而无外周循环衰竭表现,四肢末梢温热,尿量尚正常。

1.休克前期

收缩压下降,心率增快,皮肤温度正常或稍低,尿量减少(<30 mL/h)。

2.休克期

①收缩压<10.7 kPa(80 mmHg),或原有高血压者收缩压<12.0 kPa(90 mmHg);②面色苍白、皮肤湿冷、脉细而快、甚至大汗淋漓,烦躁不安、神志迟钝、甚至昏厥;③尿量<20 mL/h;④心脏指数(CI)<2.2 L/(min·m²),肺毛细血管楔嵌压>2.0 kPa(15 mmHg);⑤动脉血乳酸盐浓度>1.9 mmol/L。

(三)临床监测

正确的治疗方案有赖于严密的临床、血流动力学及代谢状态的监测,常用的监测指标如下所示。

1.尿量和尿比重

常规留置导尿管,监测每小时尿量和尿比重,可作为内脏血流灌注情况及有效血容量是否足够的指标。

2.动脉血压监测

袖带血压不可靠,尤其在严重休克、外周血管收缩或已用缩血管药物者。通常桡动脉插管送至主动脉内监测血压,主动脉压正常较肱动脉或股动脉高 1.3～2.6 kPa(10～20 mmHg)。根据脉压可估计心搏量,根据平均动脉压可估计冠状动脉灌注情况。

3.血气分析

休克常伴代谢紊乱,如缺氧、酸中毒与电解质紊乱等,应定期作血气分析以指导治疗。

(1)动脉血氧分压(PaO$_2$)正常 12.0～13.3 kPa(90～100 mmHg),低于 8.0 kPa(60 mmHg)提示严重缺氧,需要辅助呼吸。

(2)动脉血二氧化碳分压(PaCO$_2$)正常 4.6～6.0 kPa(35～45 mmHg),高于 6.7 kPa(50 mmHg)表明严重通气不足。

(3)代谢性酸中毒(pH<7.2)可按公式碱剩余(BE)×体质量(kg)×0.3=mmol 补碱(先补一半),使 pH 值提高至 7.30。

4.血流动力学监测

心源性休克患者需插入 Swan-Ganz 漂浮导管,监测指标如下:

(1)肺毛细血管楔嵌压(PCWP):当肺血管阻力正常时,它相当于左室舒张末压(LV-EDP),是评价左室功能的可靠指标,正常为 0.8～1.6 kPa(6～12 mmHg)。在 2.4～2.7 kPa(18～20 mmHg)时轻度肺淤血;2.8～3.3 kPa(21～25 mmHg)时中度肺淤血;3.5～4.0 kPa(26～30 mmHg)时重度肺淤血;>4.0 kPa(30 mmHg)时将发生急性肺水肿。监测 PCWP 有利于调整适当的左室前负荷,通常在 2.0～2.4 kPa(15～18 mmHg)时可获得最大心输出量。

(2)心输出量(CO)和心脏指数(CI):是估计预后的重要指标。正常 CI 为 2.6～4.0 L/(min·m^2),休克时如>2.3 L/(min·m^2)预后较好,如<1.8 L/(min·m^2)则预后较差。

(3)中心静脉压(CVP):正常 0.59～1.18 kPa(6～12 cmH$_2$O)。<0.59 kPa(6 cmH$_2$O)提示血容量不足;1.47～1.96 kPa(15～20 cmH$_2$O)或更高者,常提示右心力衰竭或右室梗死,在休克时也可见于加压药物的过度血管收缩。

5.血乳酸浓度测定

血乳酸浓度测定是组织灌注不足的间接指标,与休克严重程度相并行。正常 0.6～1.8 mmol/L,≥8 mmol/L 者病死率≥90%。

6.血浆胶体渗透压测定

可使用简易测压仪测定。血浆胶体渗透压减肺楔嵌压之差>1.1 kPa(8 mmHg)极少发生肺水肿;0.5～1.1 kPa(4～8 mmHg)时肺水肿的可能性增加;若≤0.4 kPa(3 mmHg)并持续 12 h 以上,则几乎必然发生肺水肿。

(四)抢救措施

心源性休克进展甚快,一般在 24 h 内死亡。从鉴别诊断到处理,包括冠状动脉造影及心导管检查,应在 1 h 内完成,以便及时抢救。

1.调整心脏前负荷

由于心肌梗死区收缩期"逆相"膨胀,故左室舒张末期尽管有正常的容量和充盈压,但非梗死区心室肌并未充分发展,轻度容量过负荷是有益的。心源性休克患者,凡无肺淤血征象均应适当扩容,一般使 PCWP 在 2.0～2.4 kPa(15～18 mmHg)为宜。如患者发病过程中有大量出汗、恶心、呕吐,则更有理由扩容治疗。建议先用低分子右旋糖酐 500～1 000 mL,然后用乳酸林格液,在维持阶段用 10％葡萄糖液。具体补液步骤如下:

(1)临床无肺淤血征象,PCWP＜2.0 kPa(15 mmHg),CVP＜1.18 kPa(12 cmH_2O),初始量 100 mL 在 5 min 内静脉输入。若休克好转,又无肺淤血,PCWP 无变化或升高不超过 0.3 kPa(2 mmHg),CVP 无变化或升高不超过 0.20 kPa(2 cmH_2O),则在 10 min 内再给 20 mL。

(2)如无肺淤血征象,PCWP 仍＜2.1 kPa(16 mmHg)或升高不超过 0.3 kPa(2 mmHg),CVP＜1.47 kPa(15 cmH_2O),则继续按 500～1 000 mL/h 补液,直至休克改善,使 PCWP 维持在 2.0～2.4 kPa(15～18 mmHg),CVP 达 1.47 kPa(15 cmH_2O)。

(3)如初始 PCWP 在 2.0～2.4 kPa(15～18 mmHg),或初始 CVP 在 11.8～17.7 kPa(12～18 cmH_2O),则可在 10 min 内给液体 100 mL。进一步补液取决于 PCWP 升高情况及临床有无肺淤血征象。如初始 PCWP≥2.7 kPa(20 mmHg)或初始 CVP≥1.96 kPa(20 cmH_2O),则不宜再静脉补液。由于心源性休克的基本病因是泵衰竭,扩容是为了提供适当的前负荷,故补液应慎重,切勿过量招致急性肺水肿。补液过程出现闷气、咳嗽、呼吸及心率增快,则应停止扩容。补液过程应在 0.5～1 h 内完成。

2.调整心脏后负荷

(1)低排低阻型:见于休克早期,无明显外周血管收缩征象。应选用下述药物:①多巴胺:为首选药物。本药小剂量(2～5 μg/(kg·min)主要兴奋多巴胺受体,扩张肾及内脏血管;中等剂量(6～15 μg/(kg·min))兴奋心脏 β 受体,增加心肌收缩力和增加心输出量;大剂量(＞20 μg/(kg·min))主要兴奋 α 受体而使外周血管收缩。通常用 5～15 μg/(kg·min)静脉滴注;②多巴酚丁胺:为选择性心脏 β_1 受体兴奋剂,正性肌力作用是多巴胺的 4 倍;其右旋体轻微兴奋血管 β_2 受体,降低血管阻力;其左旋体轻微兴奋节后 α 受体,使小静脉收缩,增加中心静脉血流量。常用量为 5～15 μg/(kg·min)静脉滴注,多巴胺无效时可以选用或二者并用;③间羟胺或去甲肾上腺素:在心源性休克,目前此两种药很少应用,仅用于严重低血压而多巴胺及多巴酚丁胺无效时。因此类药物使外周阻力显著增高,心输出量反而减少。可与多巴胺或多巴酚丁胺合用,一旦血压回升应尽早减量或撤除。

(2)低排高阻型:休克伴有外周阻力显著增高,患者面色苍白、皮肤湿冷、脉压小、脉细弱。在血流动力学监测下,谨慎应用血管扩张剂可能有效。血管扩张剂可降低过高的外周阻力和左室充盈压,从而增加心输出量。治疗过程中应保证足够的血容量,提供合适的左室前负荷,使 PCWP＞2 kPa(15 mmHg)。①硝普钠同时扩张小动脉和小静脉,降低心脏前、后负荷,使左室充盈压下降和心输出量增加,尤适合于心源性休克伴肺水肿者。常用 25 mg 加 10％葡萄糖液 500 mL 按 20～100 μg/min 速度静脉滴注。应从小剂量开始,逐渐增加滴速。用药过程舒张压不得低于 8.0 kPa(60 mmHg),否则应与多巴胺(或多巴酚丁胺)或主动脉内球囊反搏合用。②酚妥拉明为非选择性 α 受体阻滞剂,用于外周阻力显著增高者。可使全身小动脉扩张,降低心脏后负荷,使心输出量增加。常用 50～100 mg 加 10％葡萄糖 500 mL,按 0.1～2 mg/min 速度静脉滴注。由于用药后有反射性心率加快,且近年硝普钠应用普遍,本药应用相对较少。③硝酸甘油主要扩张容量血管(小静脉),而对阻力血管(小动脉)作用弱,早期用能改善心肌缺血。适于心源性休克伴急性心肌缺血损伤、持续心绞痛或伴肺水肿者。常用5～10 mg，加 10% 葡萄糖液 500 mL，按 10～100 $\mu g/min$ 速度静脉滴注，先从小剂量开始，逐渐增加滴速。

（3）联合治疗：对于绝大多数心源性休克，常常需要联合用药，包括多巴胺 6 $\mu g \cdot kg^{-1} \cdot min^{-1}$（或多巴酚丁胺）加硝普钠 25～70 $\mu g/min$（或酚妥拉明）加主动脉内球囊反搏。

3. 主动脉内球囊反搏（IABP）

（1）应用指征：常规内科治疗 1 h 后，动脉收缩压仍 <10.7 kPa（80 mmHg），尿量 <20 mL/h，外周循环衰竭无改善，PCWP>2.4 kPa（18 mmHg），CVP>1.47 kPa（15 cmH_2O），应立即进行 IABP 治疗。

（2）IABP：能逆转大多数 AMI 患者的休克状态，使血流动力学状态明显改善。危重患者可在 IABP 支持下，急诊冠状动脉造影、冠状动脉内溶栓、急诊作 PTCA 或 CABG。

（3）撤除指征：①心输出量增加 0.5 L/min；②PCWP 下降 0.7 kPa（5 mmHg）；③加压的舒张压 >13.3 kPa（100 mmHg）；④不用利尿剂尿量 >50 mL/h；⑤升压药用量减小；⑥休克症状改善。

4. 紧急介入性治疗

抢救 AMI 休克的最佳治疗是尽早挽救濒死的心肌，缩小梗死范围。静脉补液和血管活性药物治疗无效时，应在 IABP 支持下尽早作冠状动脉内溶栓、PTCA 或二者合用。处理这些危重患者的关键是估计患者对侵入性治疗的耐受性，要从年龄、全身情况、家属要求、可行性、效果和费用等方面综合考虑，尽早做出决定。上述措施如在发病后 4～6 h 内应用，可明显降低病死率。鉴于心肌损伤的范围大小是决定心源性休克患者预后的根本因素，故目前研究的目标是致力于缩小梗死范围。

5. 其他措施

包括碱性药物应用、糖皮质激素应用，防治成人呼吸窘迫综合征和弥散性血管内凝血等。

二、心室射血机械障碍所致的心源性休克

见于急性乳头肌或腱索断裂、瓣叶撕裂、室间隔穿孔、急性乳头肌功能不全等。由于心室射血机械障碍，引起心输出量急剧减少，而导致心源性休克。这类患者在急性期应静脉滴注硝普钠或酚妥拉明，以减低左室射血阻力，减少血液的反流量或分流量，增加心室前向血流。如无效可行 IABP 治疗，并施行相应的外科手术，如人工瓣膜置换术、室间隔修补术、冠状动脉旁路术。目前多主张早期手术以挽救生命，但若病情相对稳定，则可择期在 6～8 周后手术，成功率较高。大块肺梗塞所致的心源性休克，亦属心室射血机械障碍所致。

三、心室充盈障碍所致的心源性休克

见于急性心脏压塞、左房球瓣样血栓或黏液瘤致二尖瓣口阻塞、二尖瓣严重狭窄伴快速性心律失常等。由于左室舒张期充盈受阻，使心输出量急剧减低而导致休克。急性心脏压塞者，除病因治疗外，应及时作心包穿刺放液。左房球瓣样血栓或黏液瘤者应及时施行外科手术。快速心律失常所致的心源性休克，必须迅速纠正心律失常，药物治疗无效者，应及早作心脏直流电复律。

第二节　神经源性休克

神经源性休克是血管运动中枢或交感神经通路的动脉阻力调节功能突发严重障碍,血管张力丧失,血管扩张,导致周围血管阻力降低,有效循环血容量相对减少的休克。起病急,一旦发生,马上就地抢救,立即去除神经刺激因素,给予皮下注射或肌内注射肾上腺素以纠治血管扩张,同时迅速补充血容量,应用肾上腺皮质激素,并维持正常的血压水平,预后良好。疗效欠佳或病死者多数是未及时接受治疗者、病情危重或伴有并发症,如气胸、心脏压塞等。

一、病因

(1)高位脊髓麻醉或损伤,通常是颈段及胸。以上脊髓损伤导致迷走张力障碍,引起周围血管舒张、血压下降,常常伴随窦性心动过缓和体温过低。

(2)严重创伤及剧烈疼痛刺激。

(3)胸腔、腹腔或心包穿刺。

(4)快速静脉注射巴比妥类药物,如硫喷妥钠。

(5)过量使用神经节阻滞剂类降压药。

(6)颈动脉窦部位血管硬化、邻近的炎症外伤或肿物等导致颈动脉窦过度敏感,可自发或因衣领过紧、转头时颈椎横突刺激颈动脉窦而诱发血管张力突然改变。

二、发病机制

血压的有效维持主要通过三方面实现,血容量、心泵功能和血管容量。血容量下降、心泵功能障碍或血管容量增大,均可导致血压下降及休克发生。在正常情况下,血管运动中枢不断发放冲动,沿传出的交感缩血管纤维到达全身小血管,使其维持着一定的紧张性。当血管运动中枢发生抑制或传出的交感缩血管纤维被阻断时,小血管将因紧张性的丧失而发生扩张,外周血管阻力降低,血管容量增大,大量血液淤积在微循环中,回心血量急剧减少,血压下降。同时心率下降,心排出量降低,出现心泵功能障碍,进一步加重血压下降,引起神经源性休克。

此类休克常发生于快速麻醉或强烈疼痛刺激后(由于血管运动中枢被抑制),或在脊髓高位麻醉或损伤时(因为交感神经传出路径被阻断)。其病理生理变化和发生机制比较简单,预后也较好,有时不经治疗即可自愈,有的则在应用药物后迅速好转。有人认为这种情况只能算是低血压状态(hypotensive state),而不能算是休克,因为从休克的概念来看,在这种患者,微循环的灌流并无急剧地减少。

三、诊断

(一)临床表现特点

神经源性休克的临床表现以原发病和急性循环衰竭所致组织低灌注为主,具体表现如下所示。

(1)原发病所致的剧烈疼痛、神经功能缺失。

(2)血压下降,收缩压低于 90 mmHg,中心静脉压(central venous pressure,CVP)降低。

(3)皮肤低灌注导致面色苍白、肢端发绀、出汗。

(4)心肌缺血导致胸闷、心悸,常见窦性心动过缓,心率小于 60 次/分钟,亦可见窦性心动过速,心率大于 120 次/分钟。

(5)呼吸困难,呼吸频率小于 7 次/分钟或大于 29 次/分钟。

(6)头晕、恶心、呕吐,精神异常,如焦虑、易激惹、淡漠、疲倦。

(7)肾脏低灌注导致尿量小于 0.5 mL/(kg·h)。

(二)实验室检查及其他辅助检查特点

血气分析可显示代谢性酸中毒,HCO_3^-<31 mmol/L 或碱剩余>3 mmol/L,低氧血症,0～50岁 PaO_2<90 mmHg,51～70 岁 PaO_2<80 mmHg,71 岁以上 PaO_2<70 mmHg。

四、治疗和监测

(1)去除神经刺激因素,立即采取平卧位,保暖及高流量供氧,开通静脉通道,并针对病情给予心脏、呼吸、肾脏等监护,并观察神志、皮肤改变情况。

(2)立即皮下或肌内注射肾上腺素 0.5～1.0 mg,必要时间隔 5～10 min 重复注射。

(3)迅速补充有效血容量,在血流动力学监测下及早输注电解质溶液、血浆代用品、血浆或全血等。扩容时给予晶体液,如葡萄糖液、生理盐水、林格溶液,以及胶体液,包括低分子右旋糖酐、清蛋白、血浆,比例一般以 3:1 左右较合适。

(4)应用血管活性药物,在充分补充血容量的基础上,兼用血管活性药物以改善微循环状况。神经源性休克属于低阻型休克,可予去甲肾上腺素、异丙肾上腺素、多巴胺和多巴酚丁胺等,维持收缩压于 80 mmHg 以上。不允许像高阻型心源性休克选用扩张血管药物,如硝普钠、硝酸甘油等。

(5)应用肾上腺皮质激素,如地塞米松等。

(6)病因治疗,停止胸腔、腹腔或心包穿刺,停止静脉注射麻醉药,酌情使用止痛药物。

(7)纠正电解质紊乱和酸碱失衡:休克不同阶段可出现呼吸性碱中毒、代谢性酸中毒、呼吸性酸中毒或混合型酸碱紊乱,应根据血气分析予以纠正。

第十章　结构性心脏病的介入治疗

第一节　动脉导管未闭介入治疗

动脉导管未闭是一种较常见的先天性心血管畸形,占先天性心脏病总数的 12%～15%,女性约 2 倍于男性。约 10% 的病例并存其他心血管畸形。

1938 年 Gross 成功地为 1 例 7 岁女孩进行了动脉导管未闭结扎手术,开创了外科动脉导管未闭的手术治疗。本专题仅就目前应用广泛的弹簧圈和 Amplatzer 封堵器的应用进行介绍。

一、病理解剖

1. 位置

未闭的动脉导管一般位于主动脉峡部和左肺动脉根部之间、肺总动脉分叉处;少数右位主动脉弓者,导管可位于无名动脉根部远端主动脉和肺动脉之间。

2. 直径

未闭导管的直径差异很大,一般为 0.5～2.0 cm,大多 1 cm 左右,长度 0.2～1.3 cm。

二、分型

1. 根据未闭动脉导管的形态学改变分类

分为漏斗型、管型和窗型 3 种类型。

(1)漏斗型:较多见,长度与管型相似,但近主动脉处粗大,近肺动脉处狭小,呈漏斗状,有时甚至类似动脉瘤形。

(2)管型:管状导管连接主动脉和肺动脉的两端口径相近,管壁厚度介于主动脉与肺动脉之间,此型最为多见。

(3)窗型:动脉导管极短,口径极粗,外观似主动脉,呈肺动脉窗样结构,管壁往往极薄,此型较少见。

2. Krichenko 根据动脉导管未闭造影的具体形态分类

分为 5 种类型。

(1)A 型呈漏斗形,最狭窄端位于肺动脉,根据与气管的关系分为 1 型、2 型和 3 型。

(2)B 型动脉导管短,肺动脉与主动脉紧贴呈窗状,一般直径较大。

(3)C 型呈管状,长度约在 10 mm 内,导管两端基本相等,无狭窄。

(4)D 型多处狭窄。

(5)E 型形状怪异,呈伸长的喇叭状结构,最狭窄处远离支气管前缘。

动脉导管未闭除上述变化外还可有肺动脉及其分支扩张,甚至类似动脉瘤样改变,导管内可有血栓形成,若导管粗大可有左右心室肥厚与扩张。

三、诊断

1. 症状

动脉导管未闭的临床表现主要取决于主动脉至肺动脉分流血量的多少以及是否产生继发肺动脉高压和其程度。

轻者可无明显症状,重者可发生心力衰竭。

常见的症状有劳累后心悸、气急、乏力,易患呼吸道感染和生长发育迟缓。晚期肺动脉高压严重,产生逆向分流时可出现下半身发绀。

2. 体征

(1)动脉导管未闭体检时,典型的体征是胸骨左缘第 2 肋间听到响亮的连续性机器样杂音,伴有震颤。

(2)肺动脉第 2 音亢进,但常被响亮的杂音所掩盖。

(3)分流量较大者,在心尖区尚可听到因二尖瓣相对性狭窄产生的舒张期杂音。

(4)测血压示收缩压多在正常范围,而舒张压降低,因而脉压增宽,四肢血管有水冲脉和枪击声。

(5)婴幼儿可仅听到收缩期杂音。

(6)晚期出现肺动脉高压时,杂音变异较大,可仅有收缩期杂音,或收缩期杂音亦消失而代之以肺动脉瓣关闭不全的舒张期杂音。

3. 特殊检查

(1)胸部 X 线检查:心影增大,早期为左心室增大,晚期时右心室亦增大,分流量较多者左心房亦扩大。升主动脉和主动脉弓阴影增宽,肺动脉段突出。肺动脉分支增粗,肺野充血。有时透视下可见肺门"舞蹈"征。

(2)心电图:轻者可无明显异常变化,典型表现示电轴左偏、左心室高电压或左心室肥大。肺动脉高压明显者,示左、右心室均肥大。晚期则以右心室肥大为主,并有心肌损害表现。

(3)超声心动图:是确诊动脉导管未闭最好的非创伤性检查。左心房、左心室增大,肺动脉增宽;如存在肺动脉高压,右心室亦可增大,在主动脉与肺动脉分叉之间可见异常的管道交通;彩色多普勒显示降主动脉至肺动脉的高速双期分流;连续多普勒可测得双期连续高速血流频谱。

(4)心导管及造影检查:一般不需要进行心导管检查,当有重度肺动脉高压和伴有其他心血管畸形,决定患者能否进行手术矫治用以判断血流动力学时,才需做心导管检查。通常肺动脉平均血氧含量高于右心室平均血氧含量 0.5 vol% 即可诊断肺动脉水平有左向右的分流,再根据 Fick 法计算出分流量的大小。多数患者行右心导管检查时,心导管可通过动脉导管达降主动脉。某些干下型室缺或主肺动脉窗的患者,检查时导管从异常位置进入升主动脉,其走行与动脉导管有明显差别。主动脉弓降部造影是施行动脉导管未闭封堵术不可缺少的必要步骤,常规选择左侧位 90°造影。成人动脉导管由于钙化、短缩,在此位置不能清楚显示时可加大左侧位角度至 100°～110°或采用右前斜位 30°加头 15°～20°来明确解剖形态。注入造影剂的总量为 ≤5 mL/kg。

四、适应证

根据 2004 年中华儿科医学杂志《先天性心脏病经导管介入治疗指南》中,动脉导管未闭封堵术的适应证如下所示。

1. Amplatzer 法

(1)左向右分流不合并:需外科手术的心脏畸形的动脉导管未闭,动脉导管未闭最窄直径≥2.0 mm,年龄通常≥6 个月,体质量≥4 kg。

(2)外科术后残余分流。

2. 弹簧栓子法

(1)左向右分流不合并:需外科手术的心脏畸形的动脉导管未闭,动脉导管未闭最窄直径(单个 Cook 栓子≤2.0 mm;单个 pfm 栓子≤3.0 mm)。年龄通常≥6 月龄,体质量≥4 kg。

(2)外科术后残余分流。

五、禁忌证

(1)感染性心内膜炎,动脉导管未闭内有赘生物者。

(2)严重肺动脉高压出现右向左的分流,肺总阻力>14 Woods(112 kPa・s/L)。

(3)同时合并有需要外科手术矫治的心内畸形。

六、器材准备

1. 可控弹簧圈

可控弹簧圈主要应用于临床的是德国 pfm 公司生产的 Duct-Occlud 弹簧圈及美国 Cook 公司生产的 Gianturco 弹簧圈和 Detachable 弹簧圈,上述弹簧圈均具有回收功能。

(1)1994 年 D. Redel 发明了 pfm 螺旋状弹簧圈。pfm 可控螺旋弹簧圈的头部和尾部较大,中间较小呈哑铃状,根据弹簧圈两端螺旋连接镍钛记忆合金而分为标准型(无记忆合金),加强型(主动脉侧为记忆合金)和 S 型(两端均有记忆合金),可根据动脉导管未闭形态和直径选择不同型号,适用于直径<3.5 mm 的动脉导管未闭,输送鞘管均为 F5 或 F4 输送系统,带有内芯和锁扣装置及控制手柄,具有释放和回收双重保险功能,提供使用的安全可靠性。

(2)Cook 弹簧圈由白金和合成纤维制成,适用于直径<2.0mm 的动脉导管未闭,动、静脉径路均可以输送,根据弹簧圈的直径及圈数可分为 3 mm 5 圈(MWCE-3-PDA5);5 mm 5 圈(MWCE-5-PDA5);8 mm 5 圈(MWCE-8-PDA5)等型号,目前 Cook 公司防磁性的弹簧圈已用于临床。

2. Amplatzer 蘑菇伞封堵器

Amplatzer 蘑菇伞封堵器为美国 AGA 公司制造,多用于直径>2 mm 的 PDA,经静脉途径输送。封堵器由镍钛记忆合金编织,呈蘑菇形孔状结构,内有三层高分子聚酯纤维,具有自身膨胀性能,反复牵拉不变形,耐疲劳性较好,置入体内后无金属支架折断现象。用激光技术焊接铂标记在 X 线下可显示封堵器的位置,封堵器长 5 mm、7 mm、8 mm 三种规格;肺动脉侧直径分为 4～16 mm 不同直径的 7 种型号,用旋钮与输送器相连能够回收,输送器由长鞘管和装载器组成。主要优点是输送鞘管细(6～9 F),通过静脉传送,能闭合较大内径的动脉导管未闭,操作方便,当封堵器选择不合适时也容易退回导管鞘内,便于取出,使用更安全可靠。

3. 国产封堵器

国产封堵器与 Amplatzer 蘑菇伞封堵器相类似,腰部圆柱直径 4～24 mm,共 14 种型号,其价位较低,已广泛应用于临床。应用的输送鞘管与普通的封堵器相同。

七、操作步骤和技巧

1.术前准备

常规履行签字手续,与患者及其家属交代介入治疗中可能发生的并发症,并取得同意后方可进行手术。

2.麻醉

婴幼儿采用静脉氯胺酮麻醉,术前 6 h 禁食,2 h 禁水,同时给予一定比例的钾镁等渗盐水和足够热量的葡萄糖静脉补液。较大儿童能够配合者和成人选用局部麻醉。

3.穿刺常规

右股动静脉,送入动静脉鞘管,4 kg 以下婴幼儿动脉最好选用 4F 鞘管,以防动脉损伤。先行右心导管检查后再做主动脉弓降部正侧位造影,测量动脉导管未闭形态、大小、选择合适的封堵材料。术中可用少量肝素 0.5 mg/kg。

4.建立轨道

将端孔导管送入肺动脉经动脉导管至降主动脉,若动脉导管未闭较细或异常而不能通过时,可从主动脉侧直接将端孔导管或用导丝通过动脉导管未闭送至肺动脉,采用动脉侧封堵法封堵或用网套导管从肺动脉内套住通过端孔导管的交换导丝,拉出股静脉外建立输送轨道。

5.交换导丝

经导管送入 260 cm 长交换导丝至降主动脉后撤出导管。

6.送入传送器

沿长交换导丝送入相适应的传送器至降主动脉后撤出内芯及交换导丝。

7.弹簧圈堵塞法

选择适当的弹簧栓子装置到传送导丝顶端,并顶入端孔导管内,小心将其送出导管顶端 2～3 圈。回撤全套装置,使该弹簧圈封堵动脉导管的主动脉一侧。端孔导管退至动脉导管的肺动脉侧,回撤导丝内芯,并旋转传送装置,使弹簧栓子在肺动脉侧形成 1.5～2 圈后旋转传送柄,使弹簧栓子释放。从动脉侧放置弹簧圈方法基本与经静脉途径相同,不同是增加股动脉穿刺,经鞘管送入猪尾导管,行主动脉造影评价封堵效果。

8.Amplatzer 封堵法

要选择比动脉导管未闭最窄处内径大 3～6 mm 的 Amplatzer 封堵器连接于输送导丝前端,将输送杆通过装载鞘管与伞的螺丝口旋接,将用生理盐水浸泡的封堵伞完全浸在盐水中回拉输送杆,使伞进入装载鞘管内。用肝素盐水冲洗传送长鞘管,保证鞘管通畅及无气体和血栓。从传送鞘管中送入封堵器至降主动脉打开封堵器前端,将封堵器缓缓回撤至动脉导管未闭主动脉侧,嵌在动脉导管未闭主动脉端,回撤传送鞘管,使封堵器腰部镶嵌在动脉导管内,观察 5～10 min,重复主动脉弓降部造影,封堵器位置良好,无明显造影剂反流可释放封堵器。

9.撤出传输系统

撤除长鞘管及所有导管,压迫止血。

10.术后处理

术后卧床 24 h。静脉给予抗生素,3～5 d。一般不需服用阿司匹林,术后 24 h,1 个月、3个月、6 个月至 1 年复查心电图、超声心动图和心脏 X 线片。

八、应用弹簧圈和 Amplatzer 封堵器介入治疗并发症或合并症及处理

应用弹簧圈和 Amplatzer 封堵器介入治疗的并发症发生率低，总并发症分别为 7.6％和 2.2％。其病死率<0.1％，死亡原因为 Amplatzer 封堵器严重阻塞降主动脉。因此规范化操作是非常重要的，可以避免死亡。

1.封堵器脱落

发生率为 0.3％，主要为器材本身质量问题所致，个别操作不当也可引起。封堵器置入体内前应仔细检查，包括输送鞘管及其附件等。术中推送封堵器切忌旋转动作以免发生脱载。一旦发生弹簧圈或封堵器脱落可酌情通过网篮或异物钳将其取出，栓塞重要脏器而难于取出时要急诊外科手术。严格按照操作规程，选择合适的封堵器材，一般不会造成脱落。

2.溶血

溶血发生率为<0.8％。主要与术后残余分流过大或封堵器过多突入主动脉有关。可发生于术后 1～24 h。尿颜色呈洗肉水样，严重者为酱油色，可伴发热、黄疸、血色素下降等。防治措施：尽量避免高速血流的残余分流；一旦发生术后溶血可使用激素、止血药、碳酸氢钠碱化尿液、保护肾功能等治疗，多数患者可自愈。残余分流较大者，内科药物控制无效时，可再置入一个或多个封堵器（常用弹簧圈）封堵残余缺口后溶血能治愈。若患者持续发热、溶血性贫血及黄疸加重等，则应酌情外科处理。

3.降主动脉狭窄

应用 Amplatzer 封堵器的发生率为 0.2％，主要发生在婴幼儿，封堵器过多突入降主动脉造成。轻度狭窄（跨狭窄处压差<15mmHg）可严密观察，如狭窄较重需考虑接受外科手术。

4.左肺动脉狭窄

左肺动脉狭窄主要由于封堵器突入肺动脉过多造成。应用弹簧圈的发生率为 3.9％，Amplatzer 封堵器的发生率为 0.2％。与动脉导管未闭的解剖形态有关，如动脉导管较长，入口较大而出口较小，如选择封堵出口，封堵器占据左肺动脉的管腔较多，就有可能发生左肺动脉狭窄。因此，术中应对动脉导管未闭的形态有充分的了解，根据解剖形态选择合适的封堵器来避免发生此种并发症。术中可行超声监测，观察封堵前后血流速度的变化。如血流速度明显增加，应调整弹簧圈的位置。必要时行肺动脉造影评价。轻度狭窄可严密观察，若狭窄较重则需要外科手术。

5.动静脉血管损伤

尤其是婴幼儿操作应十分小心细致。由于穿刺、插管损伤引起动脉痉挛，术后下肢不能活动，伤口加压致血流缓慢，在穿刺口处形成血凝块，造成动脉栓塞或部分栓塞。因此，在拔出动脉套管时，应用示指轻轻压迫穿刺部位 10～15 min，压迫的力量以穿刺部位不出血且能触及足背动脉搏动为标准，止血后再包扎伤口。

如足背动脉搏动不能触及，下肢皮肤温度低，要考虑有股动脉栓塞；个别出现下肢颜色紫暗，肿胀明显时要考虑有股静脉的血栓形成；这两种情况时均应行抗凝、溶栓和扩血管治疗。如药物治疗后上述症状不能缓解，应考虑外科手术探查。股动脉的出血、血肿形成，多是由于穿刺后未能适当加压或外鞘管较粗、血管损伤大造成。一般小血肿可自行吸收，大血肿则将血肿内血液抽出后再加压包扎。

6.封堵术后残余分流动脉导管未闭

封堵后再通,弹簧圈的发生率为 0.9%,Amplatzer 封堵器的发生率≤0.1%。一般封堵后再通,可以采用一个或多个弹簧圈将其封堵,必要时接受外科手术。封堵器移位的发生率为 0.4%,需严密观察,如移位后发现残余分流明显或移位至影响正常心脏内结构,须行外科手术取出封堵器。

7.失血过多

失血过多需接受输血治疗的发生率为 0.2%,全都发生在婴儿。

8.心前区闷痛

Amplatzer 封堵器发生率为 0.3%。主要由于置入的封堵器较大,扩张牵拉动脉导管及周围组织造成,一般随着置入时间的延长逐渐缓解。

9.一过性高血压

一过性高血压如短暂血压升高和心电图 ST 段下移,多见于较大的动脉导管未闭患者在动脉导管封堵后,动脉系统血容量突然增加等因素所致,可用硝酸甘油或硝普钠静脉滴注,也有自然缓解。部分患者出现术后高血压可用降压药物治疗。

10.声带麻痹

在年龄<1 岁的幼儿,动脉导管长度≥12 mm、直径<1 mm 者是发生喉返神经损伤的危险因素。

11.感染性心内膜炎

患有动脉导管未闭的患者多有反复呼吸道感染病史,机体抵抗力差,若消毒不严格,操作时间过长,术后发热而抗生素应用不当,都有患感染性心内膜炎的可能。因此,导管室的无菌消毒,规范操作,术后抗生素的应用,是防止感染性心内膜炎的有力措施。

12.术后出现心律失常

房性和室性心律失常均可以发生。

13.导丝问题

导丝无法通过动脉导管未闭,甚至发生在较粗的动脉导管未闭患者上,其原因可能为:①动脉导管未闭开口异常,位置较高位于主动脉弓下,或开口与肺动脉成角;②动脉导管未闭为不规则型,并发多处的狭窄;③动脉导管未闭较细。

处理方法如下。

(1)对于前二种情况,可以尝试用特殊的导管(如右冠导管或多功能导管)及导丝(如泥鳅导丝),将导丝送入降主动脉,如果不成功,可从主动脉侧送入导丝,通过网篮将导丝从肺动脉内套住,建立动静脉轨道,再利用轨道从静脉侧送入动脉导管未闭输送器来进行封堵治疗。

(2)第三种情况时,应该采用弹簧栓子进行封堵。特别细小的动脉导管未闭导管和导丝都很难通过,阜外医院采用自体血栓形成法治疗可以借鉴。他们对 2 例降主动脉造影显示直径<1 mm 的动脉导管未闭,利用 5 F 的右冠导管前端静置在动脉导管未闭的主动脉侧,以阻断动脉导管内的血流,让血栓在其内形成,以达到永久封堵的作用,术后 24 h 及 1 个月复查超声心动图无动脉导管分流,证实封堵完全成功。

14.直径粗大的动脉导管未闭

进口动脉导管未闭封堵器的最大型号是 16/14 mm,故仅适用于直径≤10 mm 的动脉导管未闭。

国产封堵器的直径最大为 24 mm,如有必要可制作更大的封堵器。对于较大内径的动脉导管封堵时,要避免反复多次的释放和回收,容易造成肺动脉夹层。肺动脉夹层是罕见的严重并发症,其发生率<0.2%,临床处理困难,尤其合并重度肺动脉高压者,手术风险大,效果也不满意。因此,介入治疗术中操作要规范、轻柔,避免导管及导丝对肺动脉内膜的损伤。

15.动脉导管未闭合并肺动脉高压

重度肺动脉高压时,存在不同程度的肺血管改变,病理上分为 4 级:Ⅰ级和Ⅱ级为可逆性病变,畸形纠正后病变可恢复,Ⅳ级为不可逆病变,应视为手术禁忌证,Ⅲ级则为临界性病变。正确判断肺血管病变的类型是手术适应证选择的关键,但仅从临床和导管资料,有时无法区分是动力性肺动脉高压还是阻力性肺动脉高压。结合外科动脉导管未闭合并肺动脉高压的治疗参考指标,如患者的 Qp/Qs>1.3、股动脉血氧饱和度≥90%,可考虑行介入治疗。外科术中常用动脉导管未闭阻断及测压进行鉴别,创伤大,危险高。Amplatzer 封堵器具有置入后及释放前仍可回收的特点,在手术中可以作为封堵动脉导管的判断指标。

也可以采用 2 个步骤进行试验性封堵和永久性封堵的方法。试验性封堵为封堵成功后暂不释放封堵器,严密监测肺动脉压力、主动脉压力和动脉血氧饱和度的变化,以此来推测肺血管病变是否可逆。此时有 3 种情况:①如肺动脉压降低幅度为原来压力的 20% 或下降 30 mmHg 以上,主动脉压力和动脉血氧饱和度无下降或上升,且无全身反应,在造影证实封堵器位置适当,左向右分流消失或仅残存微量分流时,可释放封堵器,进行永久封堵;②如肺动脉压力升高,或主动脉压力下降,患者出现心悸气短、烦躁、血压下降等明显的全身反应,应立即收回封堵器,并对症处理;③如试验性封堵后肺动脉压无变化,患者无全身反应、血氧饱和度及心排出量无下降,也可释放,但要慎重,这种情况无法判定肺血管病变是否可逆,难以预料预后,应该向患者和亲属交待病情,征得同意后再释放封堵伞,对这部分患者的介入治疗尤为慎重。

16.婴幼儿动脉导管未闭

≤3 岁的婴幼儿动脉导管未闭有其特殊性,选用蘑菇伞封堵时要注意以下几个问题。

(1)正确选择封堵伞的型号:婴幼儿动脉导管弹性较大,置入伞后动脉导管最窄径大多增宽,可能是由于封堵器本身具有膨胀性而小儿动脉导管弹性又大所致,年龄越小扩大越明显。因此,越小的患儿越要选择稍大一点的封堵伞,最好大于动脉导管未闭最窄处 4~6 mm,管状动脉导管未闭选用封堵伞要大于管径的一倍以上,同时要考虑到主动脉端的大小,使主动脉侧的伞尽量在主动脉的壶腹部内,术后要测量升主动脉到降主动脉的连续压力曲线,如压差>5 mmHg,应该考虑有狭窄可能,必须收回封堵伞,重新置入合适的封堵器。

(2)避免封堵伞过分牵拉:对 1 岁以内的婴儿,还需注意未闭导管的长度和封堵伞的关系及操作技巧,避免置入伞时过分向肺动脉端牵拉,造成医源性左肺动脉狭窄,多普勒超声心动图若显示左肺动脉血流速超过 1.5 m/s,可考虑有医源性左肺动脉狭窄,应该及时调整封堵伞的位置,避免将封堵伞过分牵拉至肺动脉内。

(3)导管形态的特异性:婴幼儿动脉导管内径较大,以管状形态居多,主动脉壶腹部小,主动脉腔直径相对较细,常规蘑菇伞置入后会凸入主动脉腔内,造成主动脉的变形和管腔狭窄。此时可选用成角型封堵伞治疗,减少封堵器置入后占据部分管腔和对主动脉的牵拉所引起的变形。成角型封堵伞上缘仅有 0.5 mm 边,置入后不突入到升主动脉内,不会造成管腔的变形和狭窄。

　　有医院对 15 例动脉导管未闭患儿选用新型成角封堵伞进行封堵获得成功,其中 4 例先行常规封堵伞堵闭动脉导管未闭,测量升主动脉到降主动脉的连续压力均有 5～10 mmHg 压差,造影亦显示封堵伞呈蘑菇形占据主动脉腔内,更换成角型封堵伞后压差消失,主动脉造影无狭窄征像。

　　(4)传送鞘管的使用:体质量<8 kg 的婴幼儿静脉尽量不要选用>9F 的鞘管,送入鞘管时应该用逐渐增粗的鞘管逐一扩张静脉穿刺口,以免大鞘管的突然进入造成髂静脉痉挛、撕裂、内膜卷曲断裂而形成静脉血栓、破裂等并发症。若选用新型成角形伞时要选用较大的鞘管,此种伞回收时所需面积较大,细鞘管难以回收。

　　17.成人动脉导管未闭

　　30 岁以上成人血管壁钙化明显,开胸手术危险大,易出现大出血、残余漏、动脉瘤等并发症,应该积极建议患者做介入治疗。年龄较大的患者病史长,心肌损伤较重,精神紧张,手术时常常会出现血压升高、心律失常和心电图 ST 段下移、T 波倒置。术前应给予镇静药物,常规准备硝普钠、硝酸甘油等药物,及时对症处理。建议>50 岁的患者常规行冠状动脉造影。此外,还要注意的是成人的动脉导管管壁纤维化重,血管弹性差,不应选择过大的封堵器,以免造成术后胸闷不适等症状。一般选择大于未闭动脉导管直径 2～4 mm 的封堵器。

　　18.外科手术后再通的动脉导管未闭

　　外科结扎术后由于局部组织粘连、纤维化及瘢痕形成,再通的动脉导管管壁弹性差,可伸展性小,且结扎后漏斗部有变小变浅的倾向。选择 Amplatzer 封堵伞直径与再通动脉导管的最窄直径不能相差太大,以免造成主动脉弓或肺动脉的狭窄。选用的 Amplatzer 封堵伞一般应比再通动脉导管的最窄直径大 1～2 mm,但若外科术后再通的动脉导管最窄直径无变化,则应选择比再通动脉导管最窄直径大 3～4 mm 为宜。

　　对于形态怪异的小导管多选用弹簧圈封堵,治疗效果相同。

　　19.合并下腔静脉肝下段阙如

　　下腔静脉肝下段阙如是一种极为少见的先天性心血管畸形,其发生率占先天性心脏病的0.6%～2.9%,常发现于复杂性发绀型先天性心脏病中,约 1/4 的病例有心脏位置异常。

　　动脉导管未闭合并下腔静脉异位连接较少见,术中心导管不能从下腔静脉直接进入右心房,肝下段血流经由下腔静脉异位连接的奇静脉引流到右上腔静脉至右心房,无法经常规途径行动脉导管封堵术。常规经股静脉封堵动脉导管未闭,关键的一步是将输送鞘管经肺动脉侧通过动脉导管送至降主动脉,如患者合并下腔静脉异位连接等其他畸形,不能经此途径进入右房,可根据动脉导管的大小和形状,穿刺右锁骨下静脉、右颈内静脉,最好是选用右颈内静脉或经主动脉侧送入封堵器进行封堵的方法。

　　20.合并感染性心内膜炎的治疗

　　动脉导管未闭合并感染性心内膜炎后再行封堵治疗的报道较少,在感染性心内膜炎治愈后仍可行介入治疗。

　　21.合并能够介入治疗的其他心血管畸形

　　(1)合并肺动脉瓣狭窄:两种均是常见的先天性心血管畸形。经皮球囊肺动脉瓣扩张术,与动脉导管未闭封堵术的疗效同样优良。可根据动脉导管未闭的大小和肺动脉瓣狭窄的程度选择同期或分期治疗。如同期进行治疗,原则上应先行经皮球囊肺动脉瓣扩张术,再行动脉导管未闭封堵术。

（2）合并房间隔缺损：动脉导管未闭的杂音易于掩盖房间隔缺损的杂音而将其漏诊，超声心动图为本病的有效诊断方法，动脉导管未闭合并房间隔缺损进行同期介入治疗时，一般先行动脉导管未闭封堵术，后行房间隔缺损封堵术。

（3）合并室间隔缺损：动脉导管未闭合并室间隔缺损进行同期介入治疗时，一般先行室间隔缺损封堵术，后行动脉导管未闭封堵术。

第二节　先天性冠状动脉瘘的介入治疗

先天性冠状动脉瘘（coronaryarteryfistula）是一种少见的心血管畸形，是指冠状动脉主干或其主要分支与某一心腔或大血管之间存在直接交通，引起从高压的冠状动脉到低压心腔的分流。发病率占先天性心脏病的 0.2%～0.4%。近年来开展的经皮导管栓塞术是治疗先天性冠状动脉瘘的主要方法之一。

一、病理解剖

冠状动脉瘘的发病机制在胚胎发育过程中，心肌肌小梁窦状间隙与冠状动脉相通，随着心肌发育，窦状间隙被压缩并逐渐退变为毛细血管，由于胚胎期某些原因致心肌局部区域发育停止，窦状间隙不退化而持续存在便形成了冠状动脉瘘。畸形可发生在单支、两支或三支冠状动脉上，异常的引流至任何心腔或大血管，形成左向右或左向左分流。

血流动力学改变与瘘口部位及大小有关，冠状动脉主干或主要分支与某一心腔或大血管之间相通，可引起高压动脉与低压心腔的分流，当瘘口引流至右心系统，则产生左至右分流的先天性心脏病表现；若瘘口引流至左心系统，则产生类似主动脉瓣关闭不全的表现。临床症状与瘘口处分流量大小相关，若分流量大，则可产生肺动脉高压、心力衰竭、心肌灌注不足等现象，分流量小多无症状。冠状动脉瘘在儿童期症状较轻或无症状，常在体检时发现心前区连续性杂音。

随着年龄增长症状会逐年加重，出现不同程度的乏力、心悸、气短、肺动脉高压、心律失常、心肌缺血而致心绞痛、充血性心力衰竭、感染性心内膜炎、动脉瘤形成、瘘管破裂和心肌梗死等并发症，因此，目前认为即使早期诊断时无临床症状也应该选择根治性治疗。

二、分型

Sakarupara 根据瘘管开口位置将先天性冠状动脉瘘分为 5 种类型：Ⅰ 型引流入右心房；Ⅱ 型引流入右心室；Ⅲ 型引流入肺动脉；Ⅳ 型引流入左心房；Ⅴ 型引流入左心室。

Wearn 将冠状动脉心腔瘘分为 3 型：Ⅰ 型为动脉心腔型，即冠状动脉直接漏入心腔；Ⅱ 型为动脉窦状隙型，指冠状动脉与心肌的窦状隙网相交通；Ⅲ 型为动脉毛细血管型，指冠状动脉注入毛细血管，通过 Thebesius。

三、诊断

本病比较少见，临床表现和体征多不典型，而心电图又无特异性改变，诊断上有一定难度。

1.症状

一般患儿多无症状,常在体检时发现心脏杂音,随年龄增长逐渐出现心功能不全的表现,有活动后心悸气短、疲乏无力,年龄大者出现酷似心绞痛的症状。

2.体征

由于瘘管引流的心室腔不同和瘘管大小各异,杂音的部位、性质和响亮程度与漏入的心腔或血管的部位、压力及瘘口的大小有关。引流入右心系统的杂音特点是胸前区可听到连续性杂音;瘘口在右心室时,杂音在胸骨左缘 4～5 肋间处最响;性质为舒张期为主的连续性杂音;漏入右心房时,则以胸骨右缘第 2 肋间处最响:漏入左心室以胸骨左缘第 4～5 肋间最响,仅可闻及舒张期杂音。杂音舒张期增强,是因为心肌舒张时冠状动脉灌注量增多而致。随着肺动脉压力增高,杂音可为两期性或单纯收缩期杂音。

3.胸部 X 线

胸片显示心脏常常增大,心胸比值多＞0.55,心脏增大与肺血增多不成比例。心脏轮廓异常,个别可见异常血管影,瘘口较大的畸形血管且明显扩张的冠状动脉瘘,X 线片上有时可见心脏异常搏动膨突影或呈半圆形影。根据左向右分流量的大小,可出现不同程度的肺充血、肺动脉段变凸和相应房室增大等改变。如漏入左心腔者肺血多正常,而左心室常增大。

4.心电图

年龄较大者多有左心室肥厚或双心室肥厚或有 ST-T 下移,T 波低平、倒置,室性心律失常。

5.超声心动图

可见扩张的冠状动脉引流入异常心腔或血管的开口,部分患者能够确定瘘道的部位和大小。彩色多普勒检查可见扩张的冠状动脉及扩大的心腔,显示瘘口处异常的彩色血流信号。

6.心导管检查和心血管造影

冠状动脉瘘引流至右心系统时心导管检查发现右心系统有不同程度的血氧含量增高,而引流至左心系统时血氧改变不明显。瘘口较小或畸形血管扩张不明显的冠状动脉瘘,X 线片和彩色多普勒检查多不能发现明显的异常征象,必须采用主动脉根部或选择性冠状动脉造影,全面直观准确地显示正常冠状动脉情况与畸形血管的走行、瘘口的部位。选择性冠状动脉造影可见粗大、异常的冠状动脉迂曲盘绕,引流至相通的心腔或血管显影。在造影过程中,应多角度、多体位造影,以充分显示瘘口和畸形血管的情况,造影结束后应反复测量瘘口及靶血管的大小,为治疗提供准确的依据。因此,冠状动脉造影是目前诊断冠状动脉瘘最好的检查方法。

四、适应证

符合下列条件者选择经导管闭塞术。

(1)非多发冠状动脉瘘开口,单发瘘口且易于安全达到的瘘口。

(2)冠状动脉瘘管长而扭曲,且瘘口较细小。

(3)冠状动脉瘘合并冠状动脉根部扩张,扩张的冠状动脉远端为盲端而瘘口邻近无重要冠状动脉分支,堵塞的冠状动脉下游无大的分支血管供应心肌组织。

五、禁忌证

(1)冠状动脉瘘发生在单一冠状动脉或左主干上。

（2）多发性冠状动脉瘘口。

（3）欲封堵的冠状动脉处下部有正常冠状动脉分支供血,封堵后易发生心肌梗死。

（4）冠状动脉瘘管过粗难以封堵者。

六、器材准备

常用的堵闭冠状动脉瘘的器械有以下几种。

（1）美国 Cook 公司生产的弹簧圈,分为可控弹簧圈和不可控弹簧圈两种。可控弹簧栓子有直径 5 mm-5 圈、8 mm-5 圈等型号,输送器能推送可控弹簧栓子,顶端有与栓子相匹配的螺旋纹,末端附带一旋转柄,经 5F 导管送入。

（2）德国 PFM 公司生产的可控性双螺旋弹簧圈。弹簧圈的头部和尾部较大,中间较小呈哑铃状。分为标准型（无记忆合金）、加强型（主动脉侧为记忆合金）和 S 型（两端均有记忆合金）,由弹簧圈两端和中部的直径决定不同型号。输送系统带有内芯和锁扣装置及控制手柄,具有释放和回收双重保险功能,以保证使用的安全可靠性。

（3）美国 AGA 公司生产的动脉导管封堵器（Amplatzer duct-occluder,ADO）,由镍钛记忆合金编织,具有自身膨胀性能。栓子长 7～8 mm,根据栓子腰部不同的直径分为 6～16 mm 6种型号,用旋钮与输送器相连能够回收。输送器由长鞘管和装载器组成。

封堵器的选择:首先确定将要堵闭的位置,一般而论如果有最窄处,要将封堵器放在冠状动脉瘘的最窄处;如果没有最窄处,要将封堵器放在冠状动脉瘘的远端,以不影响冠状动脉的分支为原则。选择的弹簧圈要大于将要堵闭处冠状动脉瘘瘘管直径的 20%～30%,所选择的弹簧圈在冠状动脉瘘内要有很好的形状,太大的弹簧圈将不能在冠状动脉瘘内形成有效的圆形,而是直的,此时如果进一步用力推送弹簧圈,弹簧圈会被推送到将要封堵部位的远端,或者输送导管被弹簧圈的回顶力退回出冠状动脉瘘。选择的蘑菇伞一般大于将要堵闭处的冠状动脉瘘瘘管直径 2～4 mm,封堵物过小或过大均不能形成有效堵塞。

（4）PTEE（多聚四氯乙烯）带膜支架:瑞典 JOMED 公司产品,为球囊扩张性支架。

近来,AGA 公司研制的新型无聚酯纤维的栓子,可直接通过 6～7 F 的冠状动脉导引导管进行堵塞,使操作更简便、更安全。此外,选择带膜支架、膜部室缺封堵伞等堵塞冠状动脉瘘均获得满意疗效。

七、术前准备

1. 术前检查

与一般心导管的手术前检查一样,要详细与患者本人或家属交代病情以及在手术过程中可能发生的各种并发症,并完成签字。

2. 术前用药

手术前药物应用包括静脉使用抗生素、手术前半小时用镇静药和选择合适的麻醉方法。心功能不全的患者应该在心力衰竭控制后方可考虑进行介入治疗。

3. 心导管检查

（1）经股动脉和股静脉穿刺,分别导入 5～6 F 的动脉鞘和静脉鞘。行双侧股动脉插管,一侧血管用于放置封堵器械,另一侧用于封堵后造影观察有无分流。动静脉穿刺成功后立即全身肝素化（50～100 U/kg）。

（2）左、右心导管检查,沿动脉鞘或静脉鞘分别导入 5～6 F 的猪尾导管和 5～6 F 的右心导管,测定上腔静脉、下腔静脉、右心房、右心室、肺动脉、主动脉和左心室的压力和血氧饱和度,并计算左右心排出量、左向右的分流量(Qp/Qs)和肺血管的阻力。

(3)心血管造影:①升主动脉造影:将猪尾导管放在升主动脉的起始部进行造影,观察主动脉和左右冠状动脉的走行及分支,重点观察冠状动脉瘘的起始、动脉行走方向以及瘘口部位等;②选择性冠状动脉造影:根据主动脉造影的结果,选择 3.5 或 4.0 的 5~6 F Judkins 左或右冠状动脉造影导管行左或右冠状动脉造影,再将导管深入冠状动脉瘘内用手推法造影,以确定冠状动脉瘘的数目、大小、走行方向、开口位置以及与正常冠状动脉之间的关系。由于冠状动脉瘘的血管行走迂回曲折,为完全了解冠状动脉瘘的局部解剖结构,选择将要堵闭位置的最好 X 线图像,通常要进行多个体位的造影,并选择其中的一个作为封堵时采用的标准体位。在介入治疗前必须明确。

病变的冠状动脉与正常冠状动脉的解剖关系,从多体位、多角度观察,使其与正常冠状动脉充分展开。

八、操作步骤及技巧

1. 经动脉直接封堵法

对瘘道较短的冠状动脉瘘可直接将导管送至瘘管最窄处的最末端用封堵器进行封堵,同时做对侧股动脉插管送入第 2 根导管至主动脉根部或冠状动脉内造影,观察封堵后的分流情况。

输送长鞘必须经动脉侧鞘管输送到冠状动脉瘘的预定堵闭处,此点非常重要。对于冠状动脉增宽、迂曲盘绕,为更好地将输送长鞘运送到预定处,可以将 0.889 mm×260 cm 或 0.9652 mm×260 cm 的导引导丝先通过冠状动脉瘘到达冠状动脉瘘开口的远端,然后再沿导丝送入输送长鞘;有时选用冠状动脉的导引导管会有一定的帮助,这是因为导引导管的顶端有一恰当的弧度,便于进入冠状动脉瘘管内。

2. 经静脉途径逆行封堵法

当冠状动脉瘘的异常血管曲折盘绕,管道途径较长,从动脉径路难以封堵或瘘口开口于右心房者,可采用建立动静脉轨道法经静脉逆行封堵。

方法是将端孔导管送至异常冠状动脉内,用 0.813 mm×260 cm 或 0.889 mm×260 cm 的超滑或交换导丝经导管通过流入心腔瘘口处至右心房,从股静脉侧送入网套导管至右心房内张开,套住导丝并拉出股静脉。

再由静脉侧沿交换导丝送入传送鞘管至瘘道口上方,选择相适宜的封堵器置于瘘管的心腔开口处,而不在异常血管内封堵,避免堵塞正常小血管分支而致心肌损伤。

3. 冠状动脉瘘的堵闭试验

冠状动脉瘘的堵闭试验是堵闭冠状动脉瘘的重要一步。其方法为用一球囊预先完全堵闭冠状动脉瘘,然后观察 15~20 min 以上,如果出现心电图 ST 段下移、T 波倒置或心律失常,患者有心前区的疼痛等心肌缺血的表现或原有的心功能不全加重,应立即停止冠状动脉瘘的关闭。

近年来选用可控封堵材料进行冠状动脉的栓塞、堵闭瘘口处,患者出现上述情况时能够迅速收回封堵器材,可以不用球囊实验法,但要严密观察患者症状、心率(律)、血压和心电图变化。用封堵器封堵后,观察心电图 15~20 min,无 ST-T 改变、听诊心杂音消失、重复造影无反流后再释放封堵器。如果出现心绞痛和心电图异常,应立即回收封堵器,给予肝素和硝酸甘油等药物,重新调整封堵器位置或更换合适的封堵器。若经过上述处理,患者仍然有症状,应停止手术。

4.完全释放封堵器

在确认冠状动脉瘘完全堵闭并取得很好的临床效果时,通过另一导管再进行选择性冠状动脉造影,如果发现仍然有血流到达封堵的远端,可以再逐次充填一个或多个弹簧圈器。在确定没有分流后,完全释放封堵器。拔除鞘管,局部压迫止血。

九、术后处理

封堵术后常规使用抗生素预防感染,并且需要继续应用肝素治疗3～5 d,防止血栓堆积于封堵器上方的冠状动脉内,造成正常的冠状动脉分支闭塞而出现心肌梗死。

目前对术后抗凝治疗的时间和药物尚有争议,因为抗凝时间过长会造成封堵后的残余分流。可以小剂量肝素和扩冠药物同时应用5 d,根据症状随时减量或停药,术后不需长期服用阿司匹林。

十、并发症及处理

1.封堵器脱落造成栓塞

主要原因是术中未能精确测量冠状动脉直径、瘘口大小或堵塞器大小选择不当、术中堵塞装置应用不规范导致脱落。解决办法是采用可控弹簧圈或封堵器较安全,如果封堵器大小或位置不当均可以回收。若封堵器已脱落,可以依其栓塞的位置来决定采用介入治疗或手术取出。

2.心肌缺血

心肌缺血或急性心肌梗死栓塞之后可能影响冠状动脉供血,发生心肌缺血。

可以采用可控性封堵材料置于瘘管最窄处的最末端封堵,不需要预先做球囊封堵试验即可以观察冠状动脉的供血状态,一旦患者有心绞痛和心电图 ST-T 改变可随时撤回封堵器。术中要注意使用足够量的肝素,操作谨慎细致,勿填正常的冠状动脉或相关的侧支血管。

3.封堵不完全所致血红蛋白尿

封堵不完全所致血红蛋白尿比较少见,如果出现此种情况可用止血、激素及保护肾功能等药物治疗,非手术治疗无效时应开胸手术矫治。

4.心律失常

操作过程或封堵中均会出现各种心律(率)异常,操作者娴熟的心导管介入技术,准确地判断和正确的处置非常重要。

5.紧急开胸手术

当导引导丝或导管造成瘘道壁穿孔、大量心包积液、不能纠正的心肌缺血、残余瘘和封堵器脱位造成栓塞而不能用介入法取出时,应该紧急开胸手术,避免病情进一步恶化。

第三节 经皮球囊肺动脉瓣成形术

肺动脉瓣狭窄是常见的先天性心脏病,占所有先天性心脏病的 7%～10%。

20 世纪 80 年代前的治疗方法是经右心室闭式手术瓣膜分离或体外循环直视下手术瓣膜切开。1982 年 Kan 等首先报道 5 例肺动脉瓣狭窄患者用球囊扩张导管做经皮球囊肺动脉瓣成形术(PBPV)获得成功。其治愈率达 98%,是最安全效果最佳的介入性手术。

一、病理解剖

正常肺动脉瓣有三个完整的薄瓣叶,交界处完全分离。根据其病理改变分成 6 个亚组:圆隆状、单瓣、二瓣、三瓣畸形、肺动脉瓣和瓣环发育不良以及肺动脉瓣环发育不全。以上 6 种畸形瓣叶均有不同程度增厚,瓣叶的正常组织消失,全部均有黏液样组织增生,并有胶原纤维沉积。经皮球囊肺动脉瓣成形术主要机制是瓣膜最薄弱部位的撕裂,解除梗阻,因此有可能产生瓣叶较薄部分的撕裂不在接合点或狭窄解除不充分。准确了解肺动脉瓣狭窄的解剖特点,选择适合的球囊导管,对手术的成败至关重要。

二、临床诊断

单纯肺动脉瓣狭窄容易诊断,其依据如下。

(1)生后即有喷射性收缩期杂音,Click 和第二音弱,其听诊体征在胸骨左缘第 1～2 肋间最明显。Click 呼气时容易听到,严重狭窄时 Click 可与第一音相融而听不清。

(2)胸部 X 线片肺动脉段突出升高伴肺动脉扩张,肺血正常或偏少。

(3)心电图显示右心收缩期负荷过重,一般情况下右心室收缩压<75 mmHg,心电图可以正常,75～100 mmHg 时,可有 QRS 电轴右偏和右心室肥厚。右室收缩压>100 mmHg,除 QRS 电轴右偏和右心室肥厚外,尚可发生右心房大和右心室劳损样 ST-T 改变。

(4)超声心动图室间隔完整,肺动脉增宽,瓣膜增厚和 M 型超声肺动脉瓣"A 凹加深"。

(5)右心导管检查可显示狭窄程度,根据右心室压力、右心室与肺动脉收缩压之间的跨瓣压差,肺动脉瓣狭窄分为四级。

(6)重度狭窄,随年龄增长,心肌纤维增粗而产生心肌缺血,未及时治疗可产生心腔扩大致右心力衰竭。若存在卵圆孔未闭,则可由于右心房压增高而产生右向左分流,可有中央型发绀。

三、病程演变

除新生儿重度肺动脉瓣狭窄外,一般未经治疗的肺动脉瓣狭窄可以活至成年。中度以上肺动脉瓣狭窄时,未经治疗将出现梗阻加重,尤其在生长较快的婴儿期和青年期,右心室漏斗部进行性肥厚是病情加重的原因。成年肺动脉瓣狭窄一般多稳定不变,但长期的心肌肥厚和缺血所致心肌纤维化、坏死和钙化,也可加重病情。

四、适应证

1.明确适应证

典型肺动脉瓣狭窄,心输出量正常时经心导管检查跨肺动脉瓣压差≥50 mmHg。最佳年龄 2～4 岁,其余各年龄均可进行。

2.相对适应证

(1)典型肺动脉瓣狭窄,心电图示右心室大,右心室造影示肺动脉扩张、射流征存在,但经心导管检查跨肺动脉瓣压差<50 mmHg,≥35 mmHg 者。

(2)重症新生儿肺动脉瓣狭窄。

(3)重症肺动脉瓣狭窄伴心房水平右向左分流。

(4)轻、中度发育不良型肺动脉瓣狭窄。

(5)典型肺动脉瓣狭窄伴有动脉导管未闭或房间隔缺损等,可同时进行介入治疗者。

(6)经皮球囊肺动脉瓣成形术用于外科扩瓣或球囊扩张术后引起的再狭窄。

(7)复杂先天性心脏病伴肺动脉瓣狭窄的过渡治疗,这组患者往往有严重的肺动脉瓣狭窄和大的室间隔缺损,常见的有法洛四联症,其他还有大动脉转位、右心室双出口、矫正型大动脉转位、单心室、三尖瓣闭锁等。由于患儿年龄小,体质量轻,不适合做外科矫正手术。此种患儿多存在低氧血症和红细胞增多症,可影响患儿生长发育。选用 PBPV 姑息扩张后肺血流量增加,动脉血氧饱和度升高,发绀会得到较好的缓解,可替代外科传统的主—肺动脉分流术。

五、禁忌证

(1)单纯性肺动脉瓣下漏斗部狭窄,但瓣膜正常者。

(2)重度发育不良型肺动脉瓣狭窄。

(3)伴重度三尖瓣反流需外科处理者。

(4)并存需行手术治疗的心内复合畸形。

(5)下腔或下肢静脉狭窄畸形。

六、术前准备

1.经皮球囊肺动脉瓣成形术

患者术前需经体检、心电图、胸部 X 线片及超声心动图检查,初步确定肺动脉瓣狭窄的类型及其严重程度。

2.心导管术前常规准备。

七、操作步骤及技巧

1.诊断性心导管术

经皮穿刺股静脉,插入右心导管测得肺动脉瓣狭窄前后压力阶差。更换猪尾导管至右心室做左侧位造影,测量肺动脉瓣口及瓣环的内径,评定狭窄程度和右心室流出道肥厚狭窄情况,以肺动脉瓣环直径作为选择球囊大小的依据。

2.球囊导管选择

目前经皮球囊肺动脉瓣成形术常用球囊为单囊和双囊两种。

一般单球囊直径应比测定瓣环的直径大 20%～30%,双球囊直径之和大于瓣环直径的40%～50%;球囊长度婴儿应选择 2 cm,幼儿为 3 cm,青少年或成人可为 4～5 cm。成人和较大儿童可采用 Inoue 单球囊扩张,选择球囊直径以 24～28 mm 为宜。

3.球囊扩张法

(1)单球囊法:①先以端孔导管经股静脉、下腔静脉、右心房、肺总动脉,通常至左肺动脉,最后到达肺小动脉,然后插入直头或弯头、长度为 260 cm 导引钢丝至肺下叶动脉,撤去端孔导管。②用扩张管扩大股静脉穿刺口,选择直径适当大小的球囊导管沿导丝送入。③推送球囊导管至下腔静脉膈下部后,以 1∶3 稀释对比剂扩张球囊,检查球囊是否完好,无异常则推送球囊导管至肺动脉瓣处。④先以少量对比剂扩张球囊以观察球囊是否恰跨在瓣环中央,如果球囊已到位,则再次用稀释对比剂快速充盈球囊,压力 304.0～760.0kPa(3～7.5 大气压),直至球囊被狭窄瓣口压迫形成的"腰凹症"消失,表示扩张成功,即可吸瘪球囊。一般需扩张 2～3次,有时 1 次的有效扩张即可达治疗目的。通常从开始扩张球囊至吸瘪球囊总时间≤10 s。这样可减少由于右心室流出道血流中断时间过长而引起的并发症。⑤重复右心导管检查,记录肺动脉至右心室的连续压力曲线,测量跨瓣压差。⑥左侧位右心室造影以观察球囊扩张后的效果及右心室漏斗部是否存在反应性狭窄。⑦疗效满意者撤出导管,局部加压止血。

(2)双球囊法:目前双球囊法只用于:①小儿肺动脉瓣环直径>20 mm,用单一大球囊不能通过股静脉者;②成人单球囊不够大,不能充分扩张而达到满意疗效时,可采用分别穿刺左右股静脉各插入单球囊导管的方法,同时进行双球囊扩张术。两根单球囊扩张最好选择直径和长度大致相同的球囊,使球囊导管处于同一水平,以稀释对比剂进行同步扩张,以球囊扩张时腰凹消失为度,方法同单球囊扩张。

(3)Inoue 球囊导管法:Inoue 球囊的准备同二尖瓣球囊成形术。经端孔导管送入右心房盘状导丝至左下肺动脉或扩张的主肺动脉内,撤去端孔导管,沿此导丝送入 Inoue 球囊导管至主肺动脉,当球囊大部分越过肺动脉瓣口时,退出球囊伸长管,使球囊远端变软。然后充盈球囊前半部,回撤导管使球囊卡在狭窄的瓣口上,此时迅速将注射器内稀释的造影剂全部注入,充盈整个球囊,其腰部将狭窄瓣膜扩张开。

X 线下见球囊被狭窄瓣口压迫形成的"腰凹症"消失,表示扩张成功,即可回抽球囊内造影剂,一般需扩张 1～2 次。

再将伸长管插入球囊内使球囊变细,固定导丝,退出球囊导管。沿右心房盘状导丝送入多功能导管重复右心导管检查和右心室造影,观察扩张效果。疗效满意者,将导管和右心房盘状导丝一同撤出,局部加压止血。

Inoue 球囊导管法适用于成人和较大儿童,操作简单,尤其使用国产球囊费用低廉,疗效可靠,可代替双球囊法。其优点:①只需单侧股静脉插管;②球囊充盈时间仅 3 s,回抽快,对血流动力学影响小;③扩张时球囊不易滑动,疗效确切;④适于任何巨大肺动脉瓣环。

八、术后处理

(1)术后回病房观察,全身麻醉患者观察至清醒,局部穿刺处压迫止血,重症及小婴儿需重症监护。必要时 24 h 内复查超声心动图。

(2)经皮球囊肺动脉瓣成形术术后伴右心室流出道反应性狭窄者,给予 β 受体阻滞药口服,通常 3～6 个月。

(3)术后 1 个月、3 个月、6 个月及 12 个月行临床随访,复查心电图、胸部 X 线片、超声心动图。

九、并发症及处理

5％左右的并发症,但极少发生重要并发症,死亡者罕见。其中,婴儿并发症要比少年和成人高。主要并发症如下。

1.右心室流出道痉挛

由于术中球囊对右心室流出道的挤压,术后即刻发生反应性右心室流出道痉挛,致使右心室压下降不满意,甚至升高,漏斗部压差出现或增大,影响疗效判定。手术操作时注意避免球囊挤入流出道而扩张流出道,出现激惹现象。

根据患者年龄选择球囊长度,避免过大过长球囊反复多次扩张。对于这类患者术后要给予 3～6 个月的 β 受体阻滞药治疗,随访证实右心室-肺动脉压差明显下降,远期疗效满意。

2.心律失常

心律失常多由导管操作引起,其中室性期前收缩和完全右束支传导阻滞较常发生,不需特殊处理。球囊扩张后易发生短暂心动过缓,常规情况下,球囊导管扩张前应使用阿托品静脉注射以提高心率,成人至每分钟 80 次,小儿达每分钟 100 次以上。

3.阿-斯综合征

部分严重狭窄患者扩张时出现一过性意识丧失,或者抽搐,主要与球囊充盈时间过长,阻断血流有关。

手术操作时必须要注意避免支撑钢丝滑脱,准确地将球囊中心置于最窄处,扩张后迅速回抽造影剂,同时上送球囊导管至扩张的肺总动脉。对于严重肺动脉瓣狭窄也可先用小球囊扩张 1～2 次,再更换合适球囊,避免血流突然中止而出现阿-斯综合征。亦可选用双球囊法,扩张时两个球囊之间有血流通过,不易出现阿-斯综合征,但操作较麻烦。

4.肺动脉瓣关闭不全

肺动脉瓣关闭不全为中远期主要的并发症。超声心动图对肺动脉瓣反流敏感,长期随访证实轻至中度者占 39％～88％,因此,在小婴儿用超大球囊扩张时应谨慎,可用较小的球囊解除有限的梗阻,必要时在年龄大些时进行第二次球囊扩张。

5.三尖瓣乳头肌撕裂

三尖瓣乳头肌撕裂属少见严重并发症,与使用较长球囊,或者是导丝和球囊通过三尖瓣腱索,扩张时球囊滑脱造成腱索的撕裂有关。三尖瓣反流严重者需外科手术修补。

6.静脉损伤

静脉损伤多见于新生儿和婴幼儿使用过大鞘管,造成股静脉或髂静脉的撕裂,内膜卷缩,静脉内血栓形成,因此,操作时手法要轻柔,小儿使用大鞘管时要用逐渐增粗的鞘管扩张静脉穿刺口。

第四节　经皮球囊主动脉瓣成形术

主动脉瓣狭窄可由先天性或后天性病变所致,风湿性心内膜炎引起的狭窄在我国最为常见,欧美等国则多由主动脉瓣退行性变、钙化所致。发病率为 3％～6％,1983 年 Lababidi 等首先开展了经皮穿刺球囊主动脉瓣成形术(PBAV)治疗主动脉瓣狭窄,并取得成功,国内到目前为止不足百例报道。单纯风湿性主动脉瓣狭窄少见,多与二尖瓣病变并存,占 34.5％。

一、临床诊断

根据临床症状、体征、心电图、胸部 X 线片、超声、心导管及造影检查确诊。一般全无症状，一旦出现心绞痛、昏厥或心力衰竭等症状，大多于 2～3 年死亡。诊断依据如下。

(1)生后即听到杂音，最响部位在胸骨右缘第 2 肋间，呈喷射性并向颈部传导。轻中度狭窄有响亮的喷射音，胸骨左缘第 4～5 肋间隙最响。

(2)随年龄增长可能出现心绞痛，脑缺血症状和左心力衰竭。

(3)胸部 X 线片和心电图显示压力负荷改变。

(4)超声心动图主动脉瓣开放间距＜15 mm 为狭窄，＜8 mm 为严重狭窄，8～12 mm 为中度狭窄。瓣膜关闭线偏心指数≥1.5，多为二叶瓣畸形。

(5)根据左心室至主动脉压力阶差和瓣口有效面积，将狭窄分成轻、中、重三种。

1)轻度狭窄为压差＜50 mmHg，瓣口有效面积指数＞0.8 cm²/m²。

2)中度狭窄压差 50～100 mmHg，瓣口有效面积指数 0.5～0.8 cm²/m²。

3)重度狭窄压差＞100 mmHg，瓣口有效面积指数＜0.5 cm²/m²。随着年龄增长，压差呈进行性增加伴左心室舒张末期压升高。

二、适应证

(1)典型主动脉瓣狭窄，心输出量正常时经导管检查跨主动脉瓣压差≥50 mmHg，无或仅轻度主动脉瓣反流。

(2)主动脉瓣狭窄，病情严重，而不能做瓣膜置换术者。

(3)重症新生儿主动脉瓣狭窄，并存左心力衰竭，亦可实行急诊 PBAV 术。

(4)隔膜型主动脉瓣下狭窄。

(5)老年人钙化性主动脉瓣狭窄合并冠心病者，在充分准备下，可行 PBAV 术。

三、禁忌证

(1)主动脉瓣狭窄伴中度以上主动脉瓣反流。

(2)发育不良型主动脉瓣狭窄。

(3)纤维肌性或管道样主动脉瓣下狭窄。

(4)单纯主动脉瓣上狭窄。

(5)有风湿活动的主动脉瓣狭窄。

(6)高龄、钙化性主动脉瓣狭窄合并冠心病者并非禁忌证，但应做好充分准备和应急措施。

四、术前准备

(1)术前体检、心电图、胸部 X 线片及超声心动图检查，提供主动脉瓣狭窄类型及严重程度资料。

(2)心导管术前常规准备，必要时配血备用。

(3)向患者及家属谈话，以求得合作，并在手术单签字。术前半小时给予镇静药(如安定类)。

五、操作步骤及技巧

经皮球囊主动脉瓣成形术主要机制是主动脉瓣狭窄交界融合处撕裂及瓣叶钙化沉积处破

碎,改善瓣叶的活动性,前者多见于先天性主动脉瓣二叶畸形和风湿性主动脉瓣狭窄,后者见于老年主动脉瓣狭窄患者。

1. 诊断性心导管术

经皮股静脉及股动脉插管,给予肝素 100 U/kg,先行右心导管检查,然后经股动脉插入猪尾导管达降主动脉、主动脉弓、升主动脉。先行测压及升主动脉造影观察主动脉瓣口负性射流及幕顶状运动,主动脉瓣反流,冠状动脉分布及形态。由于主动脉瓣狭窄,其瓣口可位于中央或偏心,同时左心室收缩时经瓣口血流形成射流,使猪尾导管难以直接插至左心室。可通过以下方法将导管插至左心室:取直头导引钢丝或超滑导丝经导管直接插至左心室,循导引钢丝插入猪尾导管。亦可用端侧孔导管,以便于通过狭窄的主动脉瓣进入左心室。导管入左心室后撤去导丝,留导管于左心室,先测量左心室压力及跨瓣压差,再行左心室长轴斜位造影来观察瓣膜狭窄类型及左心室功能状况,测量瓣环直径及射流口直径。

2. 球囊导管选择

球囊直径选择一般以略小于瓣环直径或不超过瓣环直径的 100%～110% 为宜,这样既可达到扩张目的,又可减少明显主动脉瓣关闭不全及其他并发症的发生。

单球囊导管法:选择一根聚乙烯球囊导管,球囊直径较主动脉瓣环直径小 1～2 mm,或相当于主动脉瓣环直径的 90% 为宜。

双球囊导管法:选择两根相同大小的聚乙烯球囊导管球囊,其直径之和相当于主动脉瓣环直径 100% 作为首次扩张为宜。

选择球囊的同时要考虑球囊的长度。逆行股动脉插管法时,较短的球囊容易移位,退回主动脉根部或进入左心室;而较长的球囊使用方便,可更加稳固地骑跨在主动脉瓣口上,达到满意的扩张效果。

3. 球囊扩张术

最常用的为逆行股动脉插管法,一些特殊情况下也可采用颈动脉(适用于小婴儿)、腋动脉插管法,或经房间隔穿刺(或经卵圆孔)行 PBAV。PBAV 时通常选择球囊/瓣环比值为 0.9～1.0 或更小,插管前检查球囊有否破损,先以 CO_2 充满待用的球囊内,再以稀释对比剂(1:3 稀释的造影剂)多次扩张及吸瘪球囊,直至无气体后备用,以防球囊破裂造成空气栓塞。

(1) 逆行股动脉插管法:①单球囊导管法:由导管内插入 260 cm 长"J"形导引钢丝至左心室内。沿导引钢丝插入球囊扩张导管,当球囊中央恰骑跨于主动脉瓣口时,扩张球囊至腰凹消失,随即快速吸瘪球囊,通常球囊扩张至吸瘪,总的时间为 5～10 s。如此重复 2～3 次,每次间隔 5min 左右。术后重复测量瓣口压力阶差,并做主动脉造影,以观察有否主动脉瓣关闭不全。如果压力阶差仍>50 mmHg,又无主动脉瓣关闭不全发生,可以适当增加 1 mm 进行重复扩张。对于重症主动脉瓣狭窄可采用逐级球囊扩张法(先小球囊后大球囊)或双球囊导管法进行扩张。②双球囊导管法:与单球囊导管法相似,不同之处是需要穿刺两侧股动脉,沿导引钢丝分别将两根球囊依次引入,并排于主动脉瓣口进行扩张。一般双球囊导管法仅用于年长儿及青少年瓣环较大,单一球囊难以达到合适的球囊/瓣环直径比率,扩张效果不满意者,以期改善扩张效果。

(2) 经股静脉房间隔穿刺法:①穿刺房间隔,成功后沿穿刺套管送入 0.889 mm 交换导丝至左心房→左心室→主动脉,沿导丝送入 14F 扩张器,扩张房间隔;②沿导引钢丝插入球囊扩张导管,经上述途径至主动脉瓣口,使球囊中部置于主动脉瓣口,按上述方法进行扩张。

该法一般适用于不宜行逆行股动脉插管法的患者,如髂动脉阻塞性疾病、腹主动脉瘤等。本法虽不引起股动脉损伤,但经房间隔穿刺使操作复杂化,易发生房间隔缺损。

(3)脐动脉、腋动脉及颈动脉插管法:适用于小婴儿。

①脐动脉插管法在新生儿早期应用,由于较粗的球囊扩张导管容易在髂动脉交叉处受阻,而且操作导管难以通过严重狭窄的主动脉瓣口,因此临床应用受到限制;②经腋动脉插管容易越过狭窄的主动脉瓣口进入左心室,并发症为腋部血肿和血栓形成;③经颈动脉插管由于插入途径短且直,导管很容易插入左心室,操作时间短,为新生儿常用的插管途径。

六、术后处理

术毕撤出导管,局部加压时手法不宜过重,以免局部血栓形成影响下肢供血。术后严密观察 PBAV 后早期发生严重并发症征象,包括血压、心音、心律、心电图的改变,术后 2 h 内及 24 h 复查超声心动图,以早期发现心脏穿孔及主动脉瓣反流,同时观察穿刺股动脉侧血管搏动情况。术后 1 个月、3 个月、6 个月及 12 个月随访,包括临床检查、心电图、胸部 X 线片及超声心动图。

第十一章 心律失常导管射频消融技术

第一节 概 述

自 1891 年 Arsonval 应用高频交流电可以避免手术期间普通交流电的不良作用以来,高频交流电中的射频电流已在外科手术中应用了一个多世纪。1960 年以后,临床电生理学的理论和技术有了较大发展,心外膜和心内膜标测及心脏程序刺激技术的应用,使得人们对多种心动过速的机制和解剖基础有了更深入的认识。

首先应用于导管消融术的能源为直流电,1981 年,Scheinman 等首次经导管采用直流电消融房室交界区获得成功。行导管消融术时,电极导管放置于心内膜靶点处作为负极,板状电极紧贴皮肤作为正极。用一台标准的体外复律除颤器以 200~300 J 能量放电,可产生 2 000~3 000 V,10~15 A 的强大电流,放电时间一般为 5~6 ms。通过导管释放的直流电能,在局部产生强大的电场和火花,引起温度和压力的急剧升高,局部组织损伤由强大的电场及热损伤和气压伤共同造成。由于此种方法造成的损伤范围难以精确控制,远离靶点的区域也可能被严重损伤,严重的并发症包括冠状窦和心室游离壁破裂、心脏压塞、心肌梗死、心源性休克、恶性心律失常及猝死等时有发生,阻碍了这一技术的广泛应用。

1985 年,Huang 等首次在闭胸式动物模型上使用射频电流,通过常规的 2 mm 电极导管成功消融犬的房室交界区,造成了完全房室传导阻滞。1987 年,Borggrefe 等应用射频电流消融人的房室旁路获得成功。此后,导管射频消融技术快速发展并在临床广泛应用,目前已成为常用的治疗快速心律失常的非药物治疗技术之一。

第二节 导管消融治疗的原理

心律失常导管消融可供选择的能量有射频电能、微波、超声、激光、冷冻和 β 射线。目前,选择的能量主要是射频电能,下面重点对射频消融和冷冻消融的治疗原理做一概述。

一、射频消触的治疗原理

临床上使用的射频仪通常采用单极放电。射频仪以两根导线与人体相连,其中一根通过导管进入体内,到达消融部位,另一根与皮肤板状电极相连,两根导线通过人体组织构成射频电流回路。导管电极表面积较小,周围电场强度大,可对局部组织起到加热作用。皮肤板状电极面积大,对局部组织不产生加热作用。如果采用双极放电,则射频仪的两根电极均进入人体消融部位,一起加热局部组织,达到消融目的。

射频电流对组织的加热作用是通过电场实现的,电场线从电极头发出,作用于组织中的带电离子,使之运动并与组织介质摩擦生热。局部组织的温度由弥散产热与对流散热决定,对流散热主要由血液循环引起。一旦局部温度达到 50 ℃并持续数秒,即可造成组织的不可逆损伤。故通常将 50 ℃等温线内视为损伤范围,理论上该等温线以内组织的温度均高于 50 ℃。

通过消融电极传导的射频电流对组织的加热作用发生在组织内,而不是在电极本身。电极温度的升高是由于组织向电极的热传导引起,即组织内温度加热了电极。因此,通过测定电极温度可间接反映电极附近组织内温度。当电极周围是均匀组织时,消融损伤的范围或 50 ℃等温线将随电极头温度、电极表面积大小的改变而改变。测量电极温度除了监测消融效果外,还有助于避免局部温度过高,引起组织炭化。当温度固定时,组织损伤范围将随时间延长而增加,在 30～60 s 达到最大。超过 30～60 s 后,损伤范围不再增加。

射频电流对电极附近心肌组织的加热作用,随电极与心肌组织的接触程度不同而变化。电极与心肌组织接触的部分将被心肌组织加热,而游离在血液中的部分将被血流冷却。

除了电极或组织温度外,监测阻抗对评价射频电流对组织的损伤作用也具有重要价值。阻抗与电极和组织的界面有关。随着组织被加热,阻抗下降。当温度升高到一定程度时,阻抗又会增加,由于蛋白迅速凝固,电导性能降低,阻抗可升至很高水平。因此,温度及阻抗监测对指导和控制射频消融均具有重要意义。

鉴于传统单极放电系统的局限性,目前已推出了数种改良的电极系统,其中较为重要的一种是冷却电极系统。它的基本原理是通过对导管进行冷却(一般通过灌注盐水来实现),使心内膜面的局部温度不致过高,从而利于能量向较深部位的渗透,同时可产生较大范围的损伤。使用盐水灌注电极外表面的技术,确实可以减少电极附近血凝块的形成。但需要注意的是,它并不能完全避免阻抗升高和微泡形成的危险。

二、冷冻消融的治疗原理

冷冻消融又称冷冻疗法,是应用致冷物质和冷冻器械产生 0 ℃以下的低温,作用于人体局部,破坏相应的组织以达到治疗疾病的目的。

冷冻消融需要特定的制冷设备和特定的消融探头。制冷的方法有相变制冷、冷冻物质制冷、节流膨胀制冷等,常用的制冷物质有液氮、氦、氩等。冷冻消融时,将冷冻探头置于组织的表面产生低温,其周围的组织形成冰球。随着温度的下降,冰球内的细胞产生不可逆性的损伤,后期被纤维组织替代。损伤过程可分为 3 个阶段:①冷冻/复温期;②出血和炎症期;③纤维形成期。在冷冻/复温期,冷冻使细胞内和细胞外形成冰的结晶体,引起相邻的细胞质和细胞核受压变形。当温度降到 −70 ℃达 1 min,可见线粒体肿大、基质减少、嵴破坏,肌细胞 Z 带和 I 带不连续或消失。在复温时,内质网内液泡扩张,糖原耗竭,线粒体膜的通透性增加,脂质过氧化,酶水解;但组织结构仍保持完整。微血管内皮细胞损伤,血小板聚集,血流阻断。在出血和炎症期,可见出血、水肿、炎症,称为冷凝性坏死。这些变化在复温后 48 h 内最明显。1 周后可见明显的炎性细胞浸润、纤维蛋白和胶原纤维聚集、毛细血管新生。在纤维形成期,大约在冷冻后 2～4 周,可见致密的胶原纤维和脂肪浸润,周围有许多的小血管形成。心肌组织经冷冻消融损伤后所形成的瘢痕致心律失常的作用较小,这一点与冠心病心肌梗死后形成的瘢痕不同

第三节 射频消融的适应证、禁忌证和并发症

一、导管射频消融的适应证

我国 2002 年对导管射频消融（RFCA）治疗快速性心律失常指南进行了修订，其中将导管消融治疗的适应证分为明确适应证、相对适应证和非适应证 3 种。

（一）明确适应证

目前多数专家认为此类患者应接受 RFCA 治疗，但不等于是绝对适应证，包括下列各类患者：

（1）预激综合征合并阵发性心房颤动和快速心室率。

（2）房室折返性心动过速、房室结折返性心动过速、房速、典型房扑和正常心脏室性心动过速（室速）呈反复发作性，或合并有心动过速心肌病，或者血流动力学不稳定者。

（3）发作频繁、心室率不易控制的典型房扑。

（4）发作频繁、心室率不易控制的非典型房扑。

（5）不适当窦速合并心动过速心肌病。

（6）发作频繁和（或）症状重、药物预防发作效果差的梗死后室速。

（二）相对适应证

此类适应证尚有争议，需要进行综合评估，权衡 RFCA 对患者的利弊。

（1）预激综合征合并阵发性心房颤动而心室率不快。

（2）预激综合征无心动过速，但是有明显胸闷症状，并排除其他原因。

（3）房室折返性心动过速、房室结折返性心动过速、房速、典型房扑和正常心脏室速发作次数少、症状轻。

（4）阵发性心房颤动反复发作、症状严重、药物预防发作效果不好、患者自己要求根治。

（5）心房扑动发作次数少，但症状严重。

（6）不适当窦性心动过速反复发作，药物治疗效果不好。

（7）梗死后室速，发作次数多、药物治疗效果不好或不能耐受。

（8）频发室性期前收缩，症状严重，影响生活、工作或学习。

（三）非适应证

大多数专家认为此类患者不宜接受 RFCA 治疗，但不完全等同于禁忌证。

（1）预激综合征无心动过速、无症状。

（2）房室折返性心动过速、房室结折返性心动过速、房速、典型房扑和正常心脏室速发作次数少、发作时症状轻。

（3）不适当的窦性心动过速药物治疗效果好。

（4）阵发性心房颤动药物治疗效果好或发作减少、症状较轻。

（5）频发室性期前收缩，症状不严重，不影响生活、工作或学习。

（6）梗死后室速，无特殊标测设备和（或）发作时心率不快并且药物可较好地预防发作。

二、心律失常导管消融治疗适应证的进展

近年来,随着对心律失常发生机制的进一步认识,特别是对房颤等复杂心律失常发生机制的研究进展,加上电生理标测和导管消融手段的不断改进,包括三维电生理标测、多元化的消融能量选择等,对既往认为导管消融治疗效果不佳或被认为是消融治疗禁区的一些心律失常也开始尝试进行导管消融治疗,最显著的变化表现在对房颤和室性心律失常导管消融治疗适应证的扩展上。

1.房颤治疗适应证

随着导管射频消融治疗房颤技术的不断成熟和发展,接受导管射频消融治疗房颤患者的适应证也在不断扩大,早期经典导管射频消融治疗房颤患者的适应证是没有明确器质性心脏病的阵发性房颤患者,即特发性房颤患者,而随着越来越多的房颤治疗中心对左房明显增大、有严重器质性心脏病或心力衰竭的房颤患者进行导管消融治疗的临床研究,目前房颤消融治疗的类型已经扩大到持续性和永久性房颤患者。虽然对房颤患者行导管消融治疗的适应证目前尚未达成共识,但从目前的经验分析,左心房大小、持续性或永久性房颤的持续时间、有无二尖瓣反流及程度、患者的年龄等可能是影响手术疗效的重要因素。另一方面,房颤导管消融治疗的适应证与消融策略的选择有密切关系,目前主流的房颤消融策略可概括为两种,即基于局灶性房颤的肺静脉电隔离治疗和基于持续或慢性房颤的环肺静脉线性消融治疗。根据Braunwald 最新版(第 8 版)的《心脏病学》教科书中的描述,肺静脉电隔离治疗适用于无器质性心脏病或抗心律失常药物治疗无效或不愿接受抗心律失常药物治疗的阵发性房颤患者。而环肺静脉线性消融的病例选择包括存在一定程度器质性心脏病的持续或慢性房颤患者,维持窦律对其十分重要,而且尽管接受了标准抗心律失常药物治疗但房颤仍然反复发作;不能耐受或不愿接受药物治疗的房颤患者。

2.室性心律失常适应证

室速常反复发作,40％以上病例抗心律失常药物不能预防复发,且长期服用不良反应大。植入型心律转复除颤器(ICD)可通过抗心动过速起搏或电击终止心动过速,挽救生命,但不能预防复发,且存在价格昂贵、除颤后明显影响患者生活质量等不足。近年来由于标测和消融技术的不断改进,器质性心脏病室速的经导管消融已取得较好的效果。接受导管消融的室性心动过速患者可分为两大类:一类是没有器质性心脏病,但是症状明显,室速持续发作,表现为单型性室速,对药物治疗无效或不能耐受或者是不愿意接受药物治疗;还有一类是有明确的器质性心脏病,室速发生机制为束支折返所致,发作时血流动力学不稳定的单形性或多形性室速、室速频繁发作药物治疗无效,或植入 ICD 后频繁放电的患者。另外,少数情况下,非持续性室速或可引起严重症状的室性早搏也需要进行导管消融治疗。

三、导管射频消融的并发症

(一)急性心脏压塞

导管射频消融治疗时急性心脏压塞是比较常见的并发症,不同类型心律失常导管射频消融治疗均可出现这一并发症,心脏破裂的部位包括冠状静脉、右心房、左心房、左室等。发生急性心脏压塞时,患者可表现为烦躁、淡漠、面色苍白,心率多为减慢,血压降低,透视下可见心影增大(或不增大)、搏动减弱或消失,严重者意识丧失,呼吸、心跳停止。心脏超声可见心包积液

和心脏压塞征。心脏压塞的常见原因与预防措施如下:

1.冠状静脉窦穿孔

主要是由于冠状窦电极头端遇阻力后用力推送所致。预防方法是避免盲目快速推送导管,当导管头端遇阻力时应稍回撤导管并逆钟向旋转,然后再推送,有时需要顺钟向旋转。

2.右心房穿孔

主要是在右心房内用力推送导管所致,导管进入右心耳后头端固定,力量易传导至远端,过分用力推送会导致右心房穿孔。

3.左心房穿孔

导管经房间隔进入左心耳后头端固定局限,推送导管可导致穿孔,并且该处房壁较薄,穿孔后不易闭合,易导致心脏压塞并且经导管穿刺引流不易控制。

4.主动脉穿孔

跨主动脉瓣操作时电极导管经动脉窦穿入心包,这种情况罕见,主要原因有:①标测消融导管远端较硬;②导管跨主动脉瓣操作时粗暴用力。

5.左室穿孔

主要是在左室内操作导管所致,原因具体如下。

(1)消融电极以大弯跨过主动脉瓣后在左心室内伸直时顶破左心室,导管以大弯形状进入左心室后一般应首先使之伸直,然后再使之到达预定位置,伸直操作时应边顺钟向旋转、边回撤导管。在导管伸直之前避免边顺钟向旋转、边推送导管,这种操作易使导管经心尖穿破心室。

(2)经主动脉逆行法消融左侧旁道时,尤其是左前侧壁旁道时消融电极钩挂在左室前侧壁用力推送导管会导致左室前侧壁穿孔,预防方法是避免导管头端固定后过度用力推送导管,另一重要的预防措施是当大弯消融导管总是钩挂到左室侧壁时换用小一号弯度的消融导管。

(3)经主动脉逆行法消融左侧旁道时,导管跨二尖瓣口入左心房操作时导管未能跨过二尖瓣口,相反,顶到左室下后壁,如果此时过度钩挂并且用力推送导管会导致左心室后侧壁穿孔,避免的方法主要是导管头端固定后不能过度用力推送导管。

6.房间隔穿刺导致心脏穿孔

房间隔穿刺有导致右心房、冠状静脉窦和左心房等部位穿孔的可能。以下导管操作过程会导致穿孔。

(1)没有穿过房间隔,回撤并向上腔静脉方向推送穿刺针时穿破右心房。避免的主要方法有两种:一是撤出穿刺针并通过导丝将房间隔穿刺鞘送至上腔静脉,然后重新穿刺。另一方法不用导丝,但是向右房上部推送时要保证以下几条:穿刺针回撤至房间隔穿刺鞘内;鞘管头端指向患者胸骨方向(即穿刺针指向器在12点位置);上送过程左右旋转房间隔鞘管并同时注射造影剂以确保头端在上送过程中游离。

(2)穿刺针进入左心房,但是鞘管通过房间隔困难,过分用力会因惯性作用进针太深而穿破左心房顶部。避免方法是:①更换穿刺点至真正卵圆窝,此处阻力小,但是少数情况下间隔较厚,各处阻力均较大;②保证穿刺针与鞘管之间匹配好;③鞘管通过房间隔时对导管要有足够的控制力,以免鞘管突然通过房间隔后大幅度快速前行。

7.消融导致心脏穿孔

消融导致心脏破裂少见,使用温度控制消融可能有助于减少这种并发症,非温度控制消融时根据电极贴靠程度选择不同功率，当发生焦痂粘连电极时不宜过度用力回撤导管，应适当旋转导管以解除粘连，然后才能回撤。

对于怀疑心脏压塞血流动力学尚稳定者（动脉收缩压 80～90 mmHg），可在超声检查后再行处理，而对于血流动力学不稳定者应立即行心包穿刺术，切忌犹豫不决、等待超声诊断或直接外科处理，以致延误时机，使脑缺氧时间过长发生不可逆损伤。符合以上临床特征者多为心脏压塞，少数有迷走反射可能，静脉应用阿托品 1～2 mg 后症状消失者是迷走反射引起，否则应按心脏压塞处理。对血流动力学不稳定者应立即在 X 线透视和造影剂指示下进行心包穿刺引流，与慢性心包积液发生的心脏压塞不同，介入治疗时发生的心脏压塞积液量较少，一般心包穿刺法较难保证安全有效，而需持续的心包引流。X 线透视和造影剂指示下心包穿刺引流术快速、可靠。多数患者一次引流便可完全缓解，并可继续完成治疗。对于穿孔较大、穿孔部位不易闭合者通过这种引流方法可保持患者血流动力学稳定，为开胸手术治疗提供机会，此时应注意在开胸之前的准备过程中应保证持续有效的引流。心包穿刺引流后仍"出血不止"者应采用开胸手术修补。"出血不止"指从心包完全抽出积血（一般为 300 mL 左右）后 1 h 内仍需继续引流同等量以上的新的积血才能保持血流动力学稳定者。

（二）完全性房室传导阻滞

完全性房室传导阻滞可见于以下心动过速的消融：①AVJRT；②间隔部位旁道；③游离壁部位旁道；④间隔部位房速；⑤房扑；⑥室速（消融部位邻近 His 束）；⑦导管机械损伤房室结或His 束；⑧原有束支阻滞，因消融或机械损伤导致另一束支阻滞。射频消融导致完全房室传导阻滞后恢复传导的可能性和时间均无大样本文献报道，一般认为射频消融导致完全房室传导阻滞在术后两周即应考虑永久起搏，会议交流资料显示最长有 6 个月后恢复正常传导。因此对无严重心动过缓者（无心脏停搏≥3 s 或清醒时逸搏心率＞40 次/分钟）可延长观察时间。

（三）肺栓塞

肺动脉栓塞主要发生在解除卧位开始活动时。栓塞范围小者症状轻、恢复快，大的栓塞很快导致呼吸心跳停止而丧失抢救机会，因此预防血栓形成很重要。预防的方法是缩短卧床时间，仅穿刺股静脉者下肢限制活动不超过 6 h，穿刺股动脉者不超过 12 h。有深静脉血栓高危因素者如高龄、静脉曲张、栓塞史、肥胖等可在血管包扎 2 h 后应用肝素预防血栓形成。

（四）迷走反射

可发生于术中和术后，表现为意识模糊、血压低、心率慢、甚至会有心影搏动消失，严重者会有呼吸心跳骤停。发生迷走反射时的处理包括静脉注射阿托品 1～2 mg、补充血容量、升压药物如多巴胺应用。预防迷走反射发生的措施有：①避免空腹时间太长；②补充足够的血容量，空腹时间较长者可在结束操作之前快速补充生理盐水 500 mL；③避免疼痛。

（五）与血管穿刺有关的并发症

误穿锁骨下动脉、血/气胸、血肿、动静脉瘘、假性动脉瘤、动脉夹层、血栓形成及栓塞、损伤左冠状动脉主干。

（六）严重过敏反应

严重过敏反应导致喉痉挛者一般情况下经过吸氧、阿托品和镇静剂应用后数分钟可缓解，不缓解者应气管切开，病情紧急外科医师不到位时，介入医生可直接切开环甲膜，能够迅速缓解症状。过敏性休克或以心脏骤停为表现者则按心脏骤停处理原则进行。

（七）死亡

病死率 0.1% 左右，导致死亡的可能原因有心脏压塞、肺栓塞、损伤左冠状动脉主干、完全性房室阻滞、气胸、过敏反应、心室颤动、导管室除颤器故障等；另外，严重并发症如脑血管意外、心肌梗死等也会导致死亡。

（八）其他

随着导管消融治疗房颤在临床的逐渐开展，一些与房颤消融治疗相关的并发症也越来越被大家所重视，包括肺静脉狭窄、心房-食管瘘等少见并发症。

第四节　射频消融术的操作步骤

一、患者准备和术后处理

（一）术前准备

1.完善术前检查

RFCA 术前应详细了解患者病史并对患者进行详细的体格检查，获取重要脏器的功能资料，从而对患者的病情进行全面评价。肝、肾功能和出、凝血异常者应慎重评价其对 RFCA 的影响，患者是否可耐受 RFCA。合并肺部疾患，如肺气肿或肺大疱者，应考虑锁骨下静脉或颈内静脉穿刺不慎导致气胸时可能对患者的肺功能产生严重影响。对于并存器质性心脏病的患者应对其心脏结构和功能进行全面评价，了解心脏结构异常（如主动脉瓣狭窄）可预测术中导管操作的难易程度，选择合适的治疗方案以减少并发症发生率；控制心绞痛、纠正或改善心功能不全有助于提高患者对手术的耐受性；高血压患者术前应尽可能使血压控制在理想水平；对于老年患者应考虑到年龄和动脉硬化造成的血管迂曲或走行异常可能会增加血管穿刺和导管操作的难度。

2.分析心电生理资料

全面复习患者的心电图（包括窦性心律和快速性心律失常发作时）及其他心电生理资料，如食管电生理检查或既往有创电生理检查资料。

3.术前药物治疗

绝大多数患者术前应停用所有抗心律失常药物至 5 个半衰期；少数术前心动过速频繁发作的患者，使用半衰期短的抗心律失常药物或通过非药物手段（如食管心房调搏）终止心动过速发作。部分预激综合征并发房颤且伴快速心室率的患者，术前口服胺碘酮（0.2 g，2 次/日，用 1～2 周）可明显减少或避免术中因导管机械性刺激所诱发的房颤，便于手术顺利进行。

4.术前谈话

术前 24 h 内向患者及其家属说明手术过程、成功率、并发症和复发率等，并获得签字同意，需全身麻醉者通知麻醉科。

5.禁食水

术前 4 h 开始禁食水。

（二）术中监护

RFCA 术中应至少开放一条静脉通路以便补液、静脉滴注药物或注射抢救药物。配备有功能良好且保证能随时应用（充好电）的除颤器，并有专人负责使用。专人负责监护患者的心电、血压和一般情况。术者在术中应全面观察患者病情变化，特别是心脏 X 线影像的变化，以及时发现并处理心脏压塞等严重并发症。

（三）术后处理

RFCA 过程顺利无并发症的患者可在一般心内科病房观察。穿刺动脉的患者应卧床 12～24 h，沙袋压迫穿刺部位 6 h；仅穿刺静脉的患者应卧床 6 h，沙袋压迫穿刺部位 2 h。注意观察血压、心律和心电图的变化以及心脏压塞、气胸、血管并发症的发生。有并发症的患者经及时处理后应在监护病房内监护。有深静脉血栓高危因素者，如高龄、静脉曲张、栓塞史、肥胖、口服避孕药物等可在穿刺部位包扎 2 h 后应用肝素。出院前常规复查心电图、超声心动图和超声多普勒及胸部 X 线片，术后建立随访制度。术后口服阿司匹林 50～150 mg/d，连服 1～3 个月。

二、操作人员准备

比较理想的导管射频消融操作团队由 6 人组成，包括术者 1 人、助手 1 人、电生理技师 1 人、X 线心脏影像技师 1 名和巡回护士 2 人。不同的导管室由于编制和环境不同，手术团队的组成人数略有变化。

1. 术者

每台手术通常只设 1 人，由具有较丰富的导管介入诊疗经验和心电生理实际诊疗能力的心电生理学专业医师担任。手术者是操作团队中最主要的成员，其职责是负责制订手术方案、承担主要手术操作步骤、决定手术进度、完成电生理诊断和鉴别诊断、确定治疗效果、组织和指挥并发症的抢救、全面检查手术的准备工作和各个手术步骤的执行情况。

2. 助手

每台手术的台上助手通常只设 1 人，由具有一定心导管介入诊疗经验和心电生理学知识的心内科医师担任。其职责是协助术者完成手术准备、血管插管、电生理检查、射频消融治疗和并发症的处理。

3. 电生理技师

每台手术通常设 1 人。负责多导生理记录仪、心脏程序刺激仪和射频消融仪、相关电生理抢救设备如除颤仪、临时起搏器等的操作，并协助术者进行电生理参数测量、电生理诊断和鉴别诊断、消融靶点的标测和鉴别、放电效果的评价、电生理诊疗资料的收集、整理、报告和保存。

4. X 线心脏影像技师 1 人

负责心脏造影设备的操作和相关 X 线图像的处理。

5. 巡回护士

每台手术通常设 2 人，由经过心血管介入诊疗培训的心内科护士担任。其中 1 人负责无菌手术器械的准备、提供和维护，另 1 人负责患者的病情观察、各种手术器械的交换和管理。

6. 麻醉师

常规心律失常导管消融治疗时往往仅在血管穿刺时选择局部麻醉，因此对麻醉师并无特殊要求，但在有些国家规定，导管消融手术过程中必须有麻醉师参与，其主要目的是尽可能减少患者因射频放电导致的紧张和疼痛症状。另外,对于儿童心律失常患者,由于其本身对手术配合程度明显弱于成年患者,也往往需要在麻醉后进行消融操作。除此以外,近年来,随着房颤导管消融手术开展的日益广泛,其手术本身时间长,放电过程容易导致患者明显疼痛症状,有的电生理实验室也开始对房颤消融患者进行常规术中麻醉,这种情况下,最好是有专业麻醉师对患者进行相应麻醉后再开始手术操作。

三、仪器设备

进行心律失常的导管消融治疗需要的基本设备包括以下几方面:心脏电生理检查设备、射频消融设备、X线透视和造影设备、并发症处理设备。

(一)心脏电生理检查设备

1. 多导生理记录仪

一般能同步放大、显示、记录和储存 12 导联标准体表心电图;8 道以上的心腔内电信号;1 道以上的心腔内压力信号;3 个正交体表心电图导联(Ⅱ、aVF 和 V_1)。可以同时具有多种显示功能如冻结屏幕、信号触发显示、实时和冻结信号分屏显示。具有多种记录功能如延时记录、冻结记录、同步走纸记录、定时记录等。具有多种信号保存功能如临时储存、硬盘储存、光盘储存等。能对正在进行放大、显示的信号进行随意调整。能对保存的信号进行编辑、处理和数字化交流。

2. 程序刺激仪

应具备如下特点:①采用内置式直流稳压电源,漏电电流小于 10 μA;②能进行多个早搏程序刺激;③能进行多种非程序刺激;④能进行多部位同步和顺序刺激;⑤具有良好的信号感知功能。

3. 新型电生理标测设备

(1)CARTO 系统:CARTO 系统又称非 X 线透视的电解剖标测系统,其特点是可以将心电生理与心腔内的解剖结构结合在一起,并进行三维重建。通过 CARTO 系统可以确定激动的起源部位、传导顺序、折返环路以及瘢痕组织等,从而有助于鉴别心律失常的电生理机制、设计射频消融方案并指导消融。CARTO 系统目前主要用于以下几个方面:①房颤消融,随着对房颤发生机制认识的进展,目前房颤导管消融最主要的一种策略是针对肺静脉前庭进行电隔离,CARTO 系统可以重建左房、肺静脉解剖图像,从而指导消融导管对肺静脉前庭进行电隔离。②用于某些电生理基质复杂的心动过速,如心肌梗死后室速、起源于左房或房间隔部位的局灶性房速、手术切口性房速、非典型房扑等的标测。对于这类心动过速,通过 CARTO 系统可以标测到上述心律失常的起源部位、折返环缓慢传导区的出口、折返环路、瘢痕组织及手术补片等,从而指导消融。③线性消融时,通过激动传导图和电压图可以判断消融径线是否已达连续透壁。④通过标测导管指引系统可以使标测导管迅速准确回到原来的位置、有利于提高消融成功率。CARTO 系统目前存在的不足是需要通过接触电极建立标测过程,因此对于持续时间较短和血流动力学不稳定的心动过速难以完成标测。

(2)非接触标测系统:非接触标测系统是另一种具有三维重建功能的标测系统,但其原理与 CARTO 系统完全不同。使用该系统时标测导管游离于心腔之中,然后通过数学方法将某一心腔(心房或心室)在一个心动周期中整个心内膜的激动进行详细的标测并以不同的色彩动态显示出来,而且还能通过其导航系统指引消融电极到达靶点部位。该系统最大的优点是可以根据一次心跳或相邻的两次心搏确定心律失常的起源部位、激动顺序、折返环路、异常径路及缓慢传导区的出口,拟订消融靶点,并即时判断消融效果。非接触标测系统的这一特点使其特别适用于短阵或血流动力学不稳定的室性心律失常。和 CARTO 系统类似,目前非接触标测系统亦主要用于一些复杂的快速心律失常病例的标测,如房颤、心肌梗死后室速、起源于左房或房间隔部位的局灶性房速、手术切口性房速、非典型房扑等的标测。近年来,该系统发展了 NavX 标测技术,该技术不使用心腔内的球囊式多电极矩阵而采用胸壁多电极矩阵,主要功能是提供心腔解剖构型和消融电极的导航,这一技术已经成为房颤导管消融治疗重要的辅助手段之一。

(3)磁导航系统:磁导航技术通过计算机程序指令,变换胸廓两侧磁体的相对位置,计算与改变包绕心脏球形磁场的综合向量,预设和调整体内磁性器件的弯曲、旋转和进退方向,实现了对介入器械的遥控操作。磁导航系统包括以下部件:①Niobe Ⅱ 磁体系统,为置于胸廓两侧的永久磁体,磁体材料为钕铁-硼复合物。两磁体安装在可多向运动的底座上,在计算机控制下相向互动,360°自由旋转,其磁场在胸腔内会聚,产生包绕心脏、强度相对均匀、0.08~0.10 T、直径为 15~20 cm 的复合球体(简称导航球),对心脏内的磁性器件导航。在导航球内的磁性器件所受磁力恒定,无吸引和排斥作用,只随导航球的综合向量改变方向。②Navigant 计算机导航系统,由高速计算机硬件和图形交互处理软件组成工作站,整合各种心脏影像,控制磁体自由旋转角度,计算、预设和储存导航球的综合向量,由综合向量调控体内磁性导管的弯曲、旋转与进退方向。操作者可在导管室外计算机屏幕的三维虚拟心脏或心脏解剖影像上,借助方向导航、靶点导航和解剖标志导航实现对磁性导管的遥控操作。方向导航通过预设和改变导航球的综合向量,调整磁性导管的进退方向;靶点导航通过在采集的互交 X 线影像上,点击目标靶点,调整磁性导管的进退方向;解剖标志导航通过预先设定的解剖标志向量,将磁性导管导向某些解剖部位,如三尖瓣环、卵圆窝、冠状窦口、右室心尖、心耳或肺静脉开口等。③Cardiodrive导管推进器由齿轮驱动器和遥控操纵杆组成,根据设定的导管弯曲与进退方向,以1~5 mm的精度自动或手动推进和后撤导管,到达目标。④磁性器件,如磁导管和导丝。最新一代磁导管 Celsius 为顶端与前段镶嵌 3 个长约为 1.8 mm 磁性材料的 4 极标测和温控消融导管。⑤其他整合系统,包括在强磁场条件下遥控操作使用的 Artis Dfc X 线数字平板影像系统,CartoRMT 电解剖标测系统与多导生理记录仪,电刺激器、射频消融仪和导管床等设备。

(二)导管射频消融设备

1.射频消融仪供给消融的能源——射频电流

目前一般采用频率为 500 kHz 的射频电流,波形为连续性非调制正弦波。射频消融仪由三个部分组成:①射频电流发生器;②控制和显示系统;③转换开关。射频消融仪以功率输出或温度控制输出方式工作。放电时间采用顺计时或倒计时方式。放电时输出功率、阻抗、电极头温度及放电时间显示在射频仪的显示器上。温度、阻抗和功率信号输出端可与多导生理记录仪的直流信号输入通道相连,与心电信号同步显示记录。采用功率输出方式工作时,根据不同情况,选择合适的功率放电。在放电过程中,通过功率输出控制旋钮或键,可增加或减少输出功率。根据消融的需要,可随时调整输出功率。阻抗的上、下限值一般由制造商设定,超出上、下限值范围时,输出电路自动切断,停止放电。

采用温度控制方式放电时,预先设定温度值,不设定功率值。射频仪根据消融电极头的温度,自动调节功率输出值。使电极头局部的温度保持在预先设定位附近。放电过程中,射频消融仪连续监测温度和阻抗的变化,当温度或阻抗达到射频仪安全值上限时,输出电路自动切断,停止放电。

2.冷冻消融仪

冷冻消融仪是应用致冷物质和冷冻器械产生 0 ℃以下的低温,作用于人体局部,破坏相应的组织以达到治疗疾病的目的。目前国内应用的冷冻消融治疗仪仅有一种类型,即加拿大冷冻消融科技有限公司生产的 CRYOCATH 冷冻消融仪。它通过产生液态一氧化二氮并使其在消融电极头端变为气体,将周围组织的热量带走并产生 0 ℃以下的低温,从而破坏相应心律失常病基,转复窦性心律。CRYOCATH 冷冻消融仪采用了防失控和实时反馈设计,使操作更安全;具有友好的操作界面,直观的操作方式,轻松好学;另外,开机时间短、适合于多种消融导管、消融时间温度均可调等都是其优势方面。

(三)X 线透视和造影设备

1.双 C 形臂数字减影血管造影仪

用于快速性心律失常导管射频消融的 X 线透视设备最好是一台具有较高分辨率的双 C 形臂数字减影血管造影仪。虽然单 C 形臂也能基本满足临床要求,但是随着射频消融适应证范围的扩展,越来越多的操作需要用到双平面转换透视和数字减影造影。

2.自动高压注射器

用于进行心腔和大血管的造影,指导电生理检查和射频消融定位。

(四)并发症处理设备

(1)体外心律转复除颤监护仪:在进行心脏程序和非程序刺激、心内导管操作和并发症处理过程中,有时会发生需要进行紧急电复律或除颤的恶性心律失常。因此,体外心律转复除颤监护仪应处于良好的备用状态,对高危病例建议检查前即安放好一次性透 X 线粘贴式监护除颤电极。有条件的导管室可以配备自动式体外心律转复除颤仪。

(2)供氧设备:除了用于处理并发症外,对某些器质性心脏病者,建议在检查治疗过程中常规吸氧。

(3)吸痰设备:用于对严重呼吸性并发症的辅助处理。

(4)临时心脏起搏器用于缓慢性心律失常并发症的处理。

(5)无创性动脉血压自动监测仪:用于操作过程中自动监测动脉血压。

四、血管路径和导管的选择

导管射频消融治疗采用标准 Seldinger 血管介入技术,其主要器械包括两方面的内容,一是用于建立无菌操作区,二是对预定的动静脉血管进行穿刺插管。血管路径主要包括颈内静脉、锁骨下静脉、股动静脉等。

导管消融较常用的导管有:①温控消融导管。与普通消融导管不同,这种导管除可采用阻抗监测方式按预定能量放电外,还可采用温度自动监测方式消融。所测定的温度是大头电极头端附近组织内的温度,而不是大头电极本身的温度。常用的温度感知方式有热敏电阻式和电感应式两种,分别接配不同的射频仪。②8 mm 大头电极导管。这种导管的大头电极直径和表面积比普通大头电极导管都要大,因此,常用的 50 W 射频仪很难使这种电极达到 70℃以上的有效消融温度,必须采用 150 W 新型温控式射频仪。增加大头电极表面积的目的是使一次放电所形成的有效损伤范围扩大和加深,主要用于对心内膜组织的线性消融和需要扩大有效消融面积的情况。③多极大头导管。这种导管共有 4 个大表面积电极,即头端的端电极和随后 3 个相距 5 mm 的直径 4 mm 环状大头电极,其主要设计目的是用于某些需要进行线性消融的情况,可在导管放置稳定后,由温控射频仪自动对这些电极进行顺序放电或同步放电而不必移动导管,这样能很好地保证消融经线的连续性。④球囊消融导管。将放电电极安置在可膨胀球囊上,当充盈球囊后,电极能稳定地贴靠在管腔结构(如肺静脉开口处)的内壁上,通过对多个电极的顺序放电,可迅速造成对管腔内壁的环状消融,并能防止管腔痉挛和闭塞。主要用于对某些管腔结构内壁的电阻断性消融。⑤盐水灌注消融导管。普通射频消融导管的顶端温度达到一定程度时,变性的蛋白质将在电极上形成凝固物,限制损伤的范围和深度。冷盐水灌注消融电极导管在消融过程中由于不断的冷盐水灌注,可以预防和减少电极上的凝固物形成,有效传导能量,增大输出功率,扩大损伤的范围和深度。⑥冷冻消融导管,目前应用于房颤冷冻消融的导管主要有 3 种,分别是普通冷冻直导管、环状冷冻消融导管及球囊冷冻消融导管。

五、导管消融时的 X 线影像学

心律失常的射频消融治疗要求精确定位导管。因此,操作者除了要具备扎实的心电生理和心导管实践经验外,还应具有很好的影像学分析和使用技能。影像学知识的掌握程度对射频消融的成功率、并发症率、操作时间、X 线透视时间等指标均有重要影响。建议大致按如下原则使用透视体位,但由于个人习惯和具体临床情况不同,也可选用其他更为有利的透视体位。

(1)对放置冠状静脉窦导管建议在右前斜 30°和左前斜 45°联合透视下操作。其优点是:①在右前斜位上,能清楚判断导管尖走行与右心房、冠状窦(左房室环)和右心室的相互关系,便于旋转调整管尖的方向;②在左前斜位上,能清楚判断冠状窦开口的高低和方向,导管走行不缩短,能准确判断导管向后进入冠状窦而不是右心室或右心房。

(2)对左侧房室旁道的标测和消融通常在右前斜位 30°透视下操作。其优点是:①投照角度与房室环所在平面接近平行,能最大程度地展示左心室长径;②标测导管在左室内的走行投影缩短很少,容易判断管尖的位置和移动方向;③便于观察导管尖跨越二尖瓣逆行进入左心房,保证在左房侧操作导管的安全性。其缺点是当导管头端钩挂于主动脉瓣下中间隔部位时,与钩挂于游离壁的导管走行不易区别,盲目放电有导致完全性房室传导阻滞或左束支阻滞的危险,此时应增加透视左前斜体位加以检验或纠正。

(3)对右侧房室旁道的标测和消融通常在左前斜 45°透视下操作。其优点是:①投照角度接近垂直于三尖瓣环,与室间隔平行,能最大程度地展示三尖瓣环,使整个三尖瓣环像时钟一样面向术者,清楚地显示有关重要解剖结构的具体部位。例如,三尖瓣环顶点位于 12 点,希氏束位于 1 点,冠状窦口位于 5 点。②标测导管头端从后向前指向操作者,能清楚地判断和掌握标测电极在整个三尖瓣环上的细微移动。

其缺点是不能从影像上准确判断标测电极与三尖瓣的接触关系,必须依靠标测电图配合或右前斜位指导。

(4)对房室结双径路改良建设:①在左前斜位上,能清楚分辨三尖瓣环与冠状窦口的相互关系,能准确判断标测电极与希氏束的上下、前后和左右关系;②在右前斜位上,能清楚分辨标测电极与希氏束的上下关系;③两个透视体位结合,能准确判断标测电极位于冠状窦口前侧或前下侧、希氏束右后下方。

（5）对 I 型心房扑动标测与消融建议在双平面联合透视下操作。其优点是：①通过两个透视体位能准确划出右心房后峡部的消融线；②在消融中通过两个透视平面监测消融导管的移动，能最大程度地保证每次消融操作都固定在同一消融线上。

（6）对左室特发性室速的标测和消融建议在右前斜 30°和左前斜 45°联合透视下操作。其优点是：①在左前斜位上能清楚辨认标测电极向左室间隔面的贴靠程度；②在右前斜位上能准确判断标测标测电极在间隔面的移动及其具体部位；③联合应用双平面透视能准确判断标测电极与希氏束的距离和相互关系。

（7）对右室流出道特发性室速的标测和消融建议在右前斜 30°和左前斜 45°联合透视下操作。其优点是：①在右前斜位上，能清楚分辨标测电极在右室流出道的上下和前后关系；②在左前斜位上，能清楚分辨标测电极在右室流出道的上下和左右关系；③对每一标测点都可以通过双平面立体定位，这样，能保证在初标时不遗漏重要部位，在精标时能准确定位，同时还能防止重复标测那些导管非常容易到达部位。

（8）对穿刺房间隔的操作建议在正位和右前斜 30°联合透视下操作。其优点是：①在正位透视上，术者能清楚判断穿刺针尖在上腔静脉向前的指向逐步转变为指向脊柱（左后方向），能准确、清楚地观察穿刺针尖滑向卵圆窝的特征性移动，能准确判断预定穿刺点与左心房右缘（以脊柱影像判断）和下缘的相互关系；②在右前斜位上，可通过观察穿刺针走行的伸直程度和指向来判断穿刺针尖与房间隔的垂直程度，准确判断穿刺点距离左心房后缘距离，以及通过注射造影剂观察穿刺针尖和鞘管距离左心房后上壁的相互关系；③结合双平面透视能综合确定房间隔穿刺点、穿刺针在左心房的位置、鞘管进入左心房的程度以及与左心房后上壁的相互关系，有效防止心脏压塞的并发症。

（9）对放置冠状静脉窦导管建议在右前斜 30°和左前斜 45°联合透视下操作。其优点是：①在右前斜位上，能清楚判断导管尖走行与右心房、冠状窦（左房室环）和右心室的相互关系，便于旋转调整管尖的方向；②在左前斜位上，能清楚判断冠状窦开口的高低和方向，导管走行不缩短，能准确判断导管向后进入冠状窦而不是右心室或右心房。

（10）对右侧肺静脉而言，右前斜是最好的投照方位，而左前斜是左侧肺静脉的投照。

第五节　游离壁房室旁道的射频消融

一、左侧游离壁房室旁道的消融

（一）左侧游离壁房室旁道的消融途径

目前几乎所有的导管室都将电生理检查和导管射频消融治疗放在一次操作中完成，首先采用电生理检查大致确定是左侧房室旁道后，一般采用以下三种方法进行消融。

（1）经主动脉逆行二尖瓣环心室侧消融是最常用和最多用的途径。

（2）经主动脉逆行二尖瓣环心房侧消融。

（3）经房间隔穿刺二尖瓣环心房侧消融是经主动脉逆行途径不可缺少的补充。对有外周动脉和主动脉疾病者是不可替代的途径；对儿童采用该途径可避免采用主动脉逆行途径难以完全避免的严重并发症——主动脉瓣严重反流；另外，在心室侧消融失败是该途径重要的补充。

（4）冠状窦途径是左侧心外膜旁道的消融途径。

在上述各种方法中，临床上最常用方法是经主动脉逆行二尖瓣环心室侧消融。在开始操作之前，先将参考电极片上均匀涂满电糊，糊面向上压在患者的腰骶部，轻轻回拉，检验是否接触良好，然后将电极板延长线接至射频消融仪的相应插口。

（二）标测消融导管操作时投照角度

（1）右前斜位（RAO）30°常用，该投照角度左室长轴展开好，易于指引导管钩挂到二尖瓣环下。

（2）左前斜（LAO）45°是重要补充，在对导管走行有任何疑问时应行左前斜45°投照，这一体位有助于鉴别导管是贴靠于间隔或游离壁，当消融导管顶端位于左室侧希氏束下方，RAO透视下可误认为在左侧游离壁，此处消融有导致三度房室传导阻滞的可能。

（三）经主动脉逆行途径标测消融导管选择

（1）左后侧壁旁道可选择中、小弯导管，如 Webster 黄把和红把消融导管。

（2）左侧壁旁道多采用中弯消融导管，如 Webster 红把消融导管。

（3）左前侧壁旁道消融导管选择与在左心室钩挂方式有关。

1）以平行与二尖瓣环方向钩挂：需要中、大弯消融导管，如 Webster 蓝把和红把消融导管。

2）以垂直于二尖瓣环方向钩挂：需要小、中弯消融导管，如 Webster 黄把和红把消融导管。

（四）经主动脉逆行二尖瓣环心室侧标测导管操作

（1）对正常心脏和除少数左前壁外的绝大多数左侧旁道，都可选用小弯导管，对少数大心脏或左侧前壁旁道可选择中弯或大弯消融导管。成人选择 7 F、110 cm 的大头电极导管，儿童或婴幼儿则选用 5 F、90 cm 的大头电极导管。目前一般都采用温控消融导管。

（2）在正位透视下将大头导管送入降主动脉，然后将导管头端弯曲后跨过主动脉弓进入主动脉根部，伸直导管头端。

（3）轻轻持续前送导管，使头端顶在主动脉瓣上，同时略微旋转导管使其头端弯曲，在导管张力和主动脉瓣开闭运动作用下，导管头端的弯曲部分自动弹入左室。此时可见室早，伸直导管头端并顺钟向旋转，使大头电极指向心尖部。

（4）在推送导管头端跨越主动脉瓣时，一定要先在主动脉侧形成头端弯曲，然后再进入左心室，要避免以导管直头强行通过主动脉瓣，防止造成主动脉瓣穿孔或导管进入左心室后因惯性力作用造成左室壁穿孔。

（5）调整标测消融导管远端位置，使之利于完成钩挂。

1）位置太偏向心尖部：钩挂时头端易顶至左室壁，不易钩至二尖瓣环。

2）位置太偏向心室基底部：钩挂时导管易弹回主动脉并需再次跨瓣操作。

3）远端最佳位置：多在心尖与基底部中间偏向基底部侧，但是不同患者会有较大差别，应根据上次钩挂结果确定下次钩挂时导管远端应处的位置。

（6）使导管远端指向准备钩挂的部位。

1）指向是否合适应根据钩挂结果判断。

2）钩挂的部位比预想的部位远：下次钩挂方向应比上次更多一点逆钟向旋转。

3）钩挂的部位比预想的部位近：下次钩挂方向应比上次更多一点顺钟向旋转。

（7）同时推送和弯曲标测消融导管，使远端钩挂到二尖瓣环下。

1）切忌过度用力推送，尤其是在头端固定时，以免心室穿孔。

2）同时推送和弯曲导管过程中根据导管头端前进方向可适当保持顺钟向或逆钟向旋转导管的力量，使头端朝着要求的部位前进。旋转不一定有位移，只是有助于控制方向。

3）应当注意鉴别左后游离壁与左中间隔的鉴别。

（五）左前侧壁旁道标测消融导管到位方法

（1）平行钩挂法：以平行于二尖瓣环方向钩挂，方法同上所述，远端部分从左后侧壁钩挂至左前侧壁二尖瓣环下，类似平行于冠状窦标测电极，因此称之为平行钩挂法，这种钩挂法主要用于左前侧壁旁道。

（2）垂直钩挂法：以垂直于二尖瓣环方向钩挂，远端部分直接从左前侧壁钩挂至左前侧壁二尖瓣环下，类似垂直于冠状窦电极，因此称之为垂直钩挂法，由于在左前侧壁直接钩挂，因此需要较小弯度的标测消融导管。这种方法是左前侧壁旁道常用的钩挂方法，即十字交叉法。

（3）两种钩挂方法的区别与联系。对于左前侧壁旁道两种钩挂方法均可以到达同一部位，但是有时平行钩挂不能阻断旁道，而垂直钩挂可以阻断旁道，可能原因是瓣下结构不规则，平行钩挂远端电极不能贴靠心内膜，而垂直钩挂时贴靠较好。

（六）经主动脉逆行途径在二尖瓣环心房侧标测与消融导管操作

1. 在二尖瓣环心室侧消融不能阻断旁道时可试用该方法

（1）使标测消融导管远端指向左室后侧壁或左侧壁，少数需指向左前侧壁。

（2）同步弯曲和推送导管。

2. 注意事项

（1）切忌用力推送，以免左室穿孔。

（2）不是在每个患者都能完成该操作，不宜勉强。

（3）虽然该方法是在二尖瓣环心房侧消融，但是不能取代房间隔途径。

（七）左侧游离壁房室旁道的定位及消融靶点图特点

首先，在心房、心室程序刺激或诱发心动过速时，以冠状窦电极导管初步标测左房室环确定患者存在左侧旁道及其大致部位。

（1）以最早心室激动点、最早逆行心房激动点或旁道电位为消融靶点。

（2）心室侧消融最好以最早前向心室激动点为消融靶点，心房侧消融最好以最早逆行心房激动点为消融靶点。

（3）对显性旁道者，在窦性预激心律下观察并记录心室波（V）最为提前、房室波距离最短，甚至在冠状窦电极 AV 波融合。左侧显性旁道最早心室激动 δ 波的提前一般没有右侧显性旁道大。

（4）对隐匿性旁道者，在快频率心室起搏下观察并记录心房波 A 最提前、房室波最短甚至融合的冠状窦电极对。左侧旁道逆传时旁道部位记录的 VA 通常融合，但是 VA 融合部位不一定临近旁道，例如右室起搏经右侧旁道逆传时二尖瓣环左侧壁心房和心室激动均晚，并且可接近同时激动,因此,左侧壁可表现为 VA 融合,但是远离旁道位置。因此,追求靶点图融合应在宏观方向确定的基础上进行。这些特点可以帮助指导大头电极进一步精确定位初步靶点。通过反复前送和回撤冠状窦电极导管,可以使记录的部位更准确。常用的左侧旁道的表示方法是以旁道距冠状窦口的距离来表示。

(5)右心室起搏有时只经房室结逆传而不经左侧旁道逆传,因此,标测之前应选择不同周长起搏,并确定经旁道逆传。

(6)二尖瓣环心室侧消融最好以最早心室激动点为靶点。

(7)左后间隔旁道逆行心房激动顺序有特殊性,冠状窦近、中、远段心房激动时间差别小。

(8)左后间隔旁道消融靶点图的 A 波通常极小。

(9)有时二尖瓣环下解剖结构不规则,可能需以不同的方向贴靠消融电极才能阻断旁道传导。

不能轻易因经心内膜不能阻断旁道而认为是心外膜旁道。

(10)左侧心外膜旁道标测特征:二尖瓣环下最早心室激动点 AV 融合不好,二尖瓣环心房侧最早逆行心房激动点处 VA 融合不好,并且经心内膜消融不能阻断旁道传导。仅靶点图 AV 或 VA 融合不好不能诊断心外膜旁道。

(八)左侧游离壁房室旁道的放电消融

(1)一旦放电,需持续监测消融结果,旁道阻断的征象是显性旁道表现为体表心电图预激波消失,恢复正常 PR 间期和 QRS 波群;隐匿性旁道表现为室房文氏型传导。

(2)如果旁道在一秒钟内阻断,则以 20 W 能量持续消融 60 s,不必加固消融,除非大头电极不稳定。如果旁道在 5 s 内阻断,分别在靶点左右各 1 cm 范围内加固两个 60 s。如果旁道在 10 s 内阻断或阻断后很快恢复传导,提示靶点标测不准确,应重新标测。

(3)放电阻断旁道后,观察 15 min 进行心房和心室程序刺激加以验证。

二、右侧游离壁房室旁道的消融

对右侧游离壁旁道的消融与左侧有所不同,这是由于在右侧房室环上没有类似于冠状窦的结构作为定位参考,而且由于消融电极位于房室环心房侧,不像在房室环心室侧那样定位稳定。对不同部位的右侧旁道,消融导管的操作方法也略有不同。对右下外侧旁道,常需将导管头端弯成倒 U 字形,以利于导管头端稳定地贴靠于房室环上。对于右前外侧或右上外侧旁道,有时需要使用加硬的鞘管(如 SWARTZ 长鞘管)来保证导管头端与房室环紧密接触。对右后或右后间隔旁道,有时须根据心房大小选用中弯或大弯导管进行标测和消融。

右中间隔旁道则是较为特殊的一种旁道,因为其走行距希氏束较近伸直与希氏束紧邻并行,因此,在标测和消融的过程中很容易损伤希氏束。

(一)右侧游离壁旁道标测和消融特点

(1)多是显性旁道。

(2)三尖瓣环未常规放置标测导管,少见的右侧游离壁隐匿性旁道有被漏诊的可能。

(3)靶点图成分判断的特殊性:多是显性旁路,不能像隐匿旁道那样在窦性心律下评价有无 A 波等现象,因此有时会把单独的 V 波误认为是 AV 融合较好的靶点图。

(4)AV 融合极好(V 波最早)的靶点图之后可有较大的复极波,有时被误认为是 V 波,从而把最好的靶点图误认为是差的靶点图。

(5)粗标测容易,但是标测消融电极稳定贴靠在有效位置难度较左侧旁道大。

(6)右侧游离壁旁路"心外膜旁路"易经心内膜消融成功,见心外膜旁道内容。

(7)标测和消融时常常需要鞘管支撑。

(二)标测消融电极导管"倒 U 字"塑形及操作方法

1.标测消融电极导管"倒 U 字"塑形操作方法

(1)"倒 U 字"塑形操作方法。

(2)完成"倒 U 字"塑形后改变标测消融电极位置的方法:标测消融电极导管以"倒 U 字"塑形贴靠于三尖瓣环后,导管同步推送(左手完成)和弯曲(右手完成)导管操作可使标测消融电极向右后侧壁方向移动,同步回撤和伸开导管弯度操作可使标测消融电极向右前侧壁方向移动。

2.标测消融电极导管"倒 U 字"塑形导管选择

(1)右前侧壁和右侧正前壁旁道:用中、小弯导管,如 Webster 黄把和红把导管。

(2)右侧壁和右后侧壁旁路:用中、大弯导管,如 Webster 加硬蓝把和红把导管。

3.标测消融电极导管"倒 U 字"塑形优点

(1)消融电极与消融靶点部位贴靠好。标测消融导管塑形部分的弹性作用和操作者主动伸开弯度的力量使消融电极与消融靶点部位贴靠好,并且稳定。

(2)消融电极与靶点部位无相对运动。标测消融导管塑形部分随心脏同步运动,心脏位置随呼吸改变时消融电极不会偏离消融靶点部位。

4.标测消融电极导管"倒 U 字"塑形范围

三尖瓣环 6～12 点。

(三)鞘管支撑技术应用

(1)Swartz 鞘支持有利于标测消融电极稳定贴靠于靶点部位。

(2)右侧 Swartz 鞘管根据弯度分型:包括 SR0、SR1、SR2、SR3、SR4 五种,设计目的是分别用于三尖瓣环不同位置,实际应用中仅 SR0 常用,其他型号基本上不用标测消融电极。

(3)SR0 号鞘管辅助支持加标测消融电极导管的塑形:适用于三尖瓣环任何部位。

(4)注意事项:经长鞘送导管时要在透视下完成,避免心房穿孔,因为导管经鞘管力量传导好。

(四)显性旁道窦性心律靶点图成分分析,即靶点图内有无 A 波的判断方法

右侧显性旁道标测消融初学者容易犯的错误是在没有 A 波的靶点图部位消融,从而导致消融失败,因此判断靶点图内有无 A 波有重要意义。

1.根据靶点图本身形态特征

判断靶点图起始部有高频碎裂小成分提示起始部有小 A 波。

2.与冠状窦口记录的 A 波起点对比

(1)靶点图起始部比冠状窦口记录的 A 波落后:靶点图无 A 波。

(2)靶点图起始部比冠状窦口记录的 A 波早:靶点图可能有 A 波。

3.标测消融电极远端电极记录(靶点图)与近段电极记录对照

(1)近段电极一般位于心房侧,记录成分中有 A 波。

(2)靶点图起始部与近段电极记录起始部平齐或接近平齐:靶点图有 A 波。

(3)靶点图起始部明显落后于近段电极记录的起始部:靶点图无 A 波。

4.动态移动标测消融电极

（1）逆钟向旋转导管时靶点图起始部振幅增大、顺钟向旋转时振幅减小或消失，说明靶点图有 A 波。

（2）将标测消融电极沿三尖瓣环向上下小幅滑动，偏离旁路位置后原来融合较好的 AV 融合程度会减小，较易判断原靶点图内有无 A 波。

5.旁路逆传时评价

有时窦性心律不好判断有无 A 波，而心室起搏或心动过速旁路逆传时易判断。

6.简单可靠的方法

根据电极在三尖瓣环上的摆动特征和靶点图本身特征易判断有无 A 波。

（五）理想靶点图标准

（1）最早前向心室激动点（EVA）：多表现为 AV 完全融合，少数不融合，V 波较 δ 波提前多在 20 ms 以上。

（2）最早逆向心房激动点（EAA）：多表现为 VA 完全融合，少数不融合。

（3）在 EVA 或 EAA 附近记录到旁道电位。

（4）以上三种情况对 AV 振幅比值均不要求，但是靶点图成分必须 AV 均有。

（六）右侧显性旁道靶点图例

（1）典型理想靶点图：AV 融合波起始部碎裂多折处为 V 波起点，显著早于 δ 波（最早）。

（2）AV 不融合的理想靶点图：呈小 A 大 V、AV 不融合，但是 V 最早（与临近点相比判断是否最早）。

（3）特殊理想靶点图：AV 融合极好（V 波最早）的靶点图之后有时可有较大的复极波，会被误认为大 A 大 V、AV 间期较大，将理想靶点误认为差的靶点图，从而错过旁路位置。这种特殊靶点图右侧显性旁路多见，多是理想靶点图，误认为是大 A 的 AV 融合波内有高频成分，宽而且多折，其本身已是理想靶点图，根据靶点图起始部形态（有高频成分）较容易判断为理想靶点图。

（七）右侧游离壁隐匿性旁路

1.以下特征提示有右侧隐匿性旁路

（1）心动过速符合 AVRT，希氏束和冠状窦口逆行心房激动早于左侧壁，局部 VA 间期大，不融合。

（2）心室 S_1S_2 刺激室房无递减传导，希氏束和冠状窦口逆行心房激动早于左侧壁，局部 VA 间期大（不融合）。右侧隐匿性旁路在右室 S_1S_2 刺激时希氏束部位记录的局部会有递减，是因房室结同时参与逆传所致，这种情况要靠标测三尖瓣环才能判断是否有右侧旁路。

（3）高右房记录的逆行心房激动早于希氏束部位。

（4）中右房记录的逆行心房激动早于希氏束部位（不常规）。

2.根据希氏束部位和冠状窦口处逆行心房激动时间差别估计右侧隐匿性旁路位置（指在初步认为有右后侧隐匿性旁路时），准确定位要靠标测三尖瓣环

（1）希氏束部位心房激动和冠状窦口同时：正右侧壁旁路。

（2）希氏束部位心房激动晚于冠状窦口：右后侧壁旁路。

（3）希氏束部位心房激动早于冠状窦口：右前侧壁旁路。

（八）移动放电：放电过程中动态移动消融电极（移动放电）

（1）移动放电是指在初步标测靶点部位放电无效时缓慢移动（1 个心动周期移动约 0.2 mm）消融电极，去寻找能够阻断旁路的部位，并在阻断旁路部位固定消融电极继续放电，然后将消融电极回撤 2 mm 左右巩固放电一次。

（2）移动放电优点

1）旁路周围相对较大的范围可记录到较好的靶点图，并且有时不易判断那个最好，而移动放电确定消融靶点迅速。

2）移动导管时阻断旁路点是最好的消融靶点，因阻断旁路是在最短放电时间内实现的，滑动放电过程中任何一点的放电时间均很短。

（3）移动放电缺点对阻断旁路"点"判断不准确，从而导致在偏离阻断旁路巩固放电，相反在最好的靶点部位放电时间不够，这会增加复发率，另外有时会导致电极完全滑至心房侧。因此移动放电是对技术要求较高的操作。

（九）消融途径

（1）股静脉途径：除下腔静脉闭塞外，几乎所有右侧游离壁旁路可经股静脉途径消融。

（2）上腔静脉途径：通过颈内静脉或锁骨下静脉操作不便。

（3）肝静脉穿刺途径仅用于上下腔静脉途径均障碍，而且消融适应证强烈时。

（十）放电时机

（1）窦性心律时放电多在窦性心律时放电，阻断旁路后消融电极稳定。

（2）心室起搏时放电：主要用于心室起搏时标测靶点。

（3）心动过速时放电：①主要用于心动过速时标测靶点；②确定是终止心动过速后消融电极移位。

（4）右心室起搏拖带心动过速时放电：①优点：阻断旁路后消融电极位置较心动过速时放电稳定，主要用于心动过速时标测靶点；②缺点：增加操作。

第六节　房室间隔旁道的射频消融

虽然房室间隔旁道从解剖学上应该包括前间隔、中间隔和后间隔三个部分，但在实际的临床工作中，根据常见的类型可大致分为两种：一种是邻近希氏束和房室结旁路，另一种是后间隔旁路，而发生在间隔其他部位的旁道临床中极少见，为了便于掌握，我们将只对邻近希氏束和房室结旁路及后间隔旁路分别进行详细描述。

一、邻近希氏束和房室结旁路

（一）定义

由于邻近希氏束和房室结旁路标测与消融有较多共同之处，因此在这里放在一起进行讨论。

（1）邻近希氏束和房室结旁路包括左右心室侧希氏束旁旁路和左右中间隔旁路，其中右侧希氏束旁旁路多见,右中间隔、左中间隔和左侧希氏束旁旁路少见。

(2)希氏束旁旁路指有效靶点可以记录到希氏束电位的旁路,包括左侧和右侧,通常亦包括消融距离希氏束电极导管在 5 mm 以内的右前间隔旁道。

(3)中间隔旁路指位于希氏束旁旁路和后间隔之间的旁路,是真正的间隔旁路。

(二)邻近希氏束和房室结旁路的特殊性

1. 心房逆行激动顺序呈向心性

心房逆行激动顺序呈向心性或接近向心性,可与正常传导途径混淆,增加确定靶点的难度。

2. 消融的特殊性

有导致房室传导阻滞并发症的可能。

(三)邻近希氏束和房室结旁路标测

(1)心室起搏标测要注意排除室房传导经正常传导途径的可能。

(2)旁路参与的心动过速发作时标测的靶点最可靠,可完全排除正常传导途径的影响,因心动过速时正常传导途径的激动方向与旁路相反;另外,对希氏束旁旁路,心动过速时希氏束电位独立于 VA 融合波之前,易于判断希氏束电位的振幅,因而易估计最早心房逆行激动点(EAA)距最大希氏束电位记录部位的距离。

(3)右室前基底部刺激可排除希氏束逆传的影响,局部心内记录呈 S-VA-H 关系,即希氏束(H)激动在逆行心房激动之后,和心动过速一样可肯定逆行心房激动完全通过旁路逆传。另外,这种刺激方法也可用于确定该部位的旁路。

第十二章　心脏外科疾病

第一节　感染性心内膜炎

感染性心内膜炎是由于微生物引起的心内膜感染,典型临床表现为发热、心脏杂音、淤点、贫血、栓塞现象以及发展为心内膜上赘生物形成,从而可能导致心瓣膜关闭不全或阻塞、心肌脓肿、瓣环旁脓肿、动脉瘤形成以及心脏传导阻滞。其临床病程可呈急性、亚急性,表现可因年龄、易感性,以及有无其他并发症和致病菌的毒力而有差异。

一、发病率

感染性心内膜炎的精确发病率尚属未知,漏诊甚多。在西方国家发病年龄呈继续增高的趋势,我国近 20 年平均为 30 岁。毒瘾者的右心感染性心内膜炎发病最高。而心脏外科手术和创伤性(侵入性)诊断治疗后的感染性心内膜炎亦称医源性感染性心内膜炎。

二、病因

心内膜组织的感染与多种因素有关。这些包括:①细胞或组织完整性丧失;②血流动力学存在湍流及菌血症;③可能伴有免疫功能的受损。心瓣膜受损后一般引起无菌性纤维素和血小板沉积于表面,为病原体的黏附、侵入和繁殖创造了有利条件。随着沉积物增多使治疗的抗生素、白细胞以及抗体难以接触到微生物,为感染性赘生物形成提供有利条件。小的室间隔缺损以及瓣膜狭窄引起的血流湍流以及心腔内压差,有助于解释赘生物多见于左心室侧而继发孔型房间隔缺损则很少并发感染性内膜炎。致病菌中最常见的是草绿色链球菌,其次为金黄色葡萄球菌,也可由肺炎链球菌、淋球菌、流感杆菌和革兰阴性杆菌等所致,真菌、立克次体和衣原体为少见的致病微生物。有关报道中近年来葡萄球菌的感染性心内膜炎有增多的趋势。由于静脉吸毒者逐渐增加,静脉药瘾者心内膜炎在临床上日益多见。致病菌最常来源于皮肤,主要致病菌为金黄色葡萄球菌,其次为链球菌、革兰氏阴性杆菌和真菌。大多累及正常心瓣膜,三尖瓣受累占 50% 以上,其次为主动脉瓣和二尖瓣。

三、临床表现

1. 症状

急性者起病往往突然,伴高热、寒战、全身毒血症症状明显,病程多为急骤凶险,全身症状掩盖急性感染性心内膜炎的临床症状,常可迅速地发展为急性充血性心力衰竭导致死亡。

亚急性者起病缓慢隐匿,发热最常见,热型多变,以不规则者为最多,伴有畏寒或寒战,出汗,体温大多在 37℃～39℃,也可达 40℃以上。另有全身不适、软弱乏力、食欲缺乏和体质量减轻等非特异性症状。

2. 体征

(1)心脏杂音。除急性早期外,几乎均有心脏杂音,由原有心脏病和(或)感染性心内膜炎所致。真正的杂音改变和新出现的杂音更可能发生于急性,尤以主动脉瓣关闭不全的新杂音为常见。杂音的强度有时由于心率或心排出量变化(如贫血)所致,因心内膜进行性损害引起;如发现有杂音变化应警惕心内膜炎的可能。

(2)周围体征:①淤点,可出现于任何部位,以锁骨以上皮肤、口腔黏膜和结合膜更常见,病程长者更多见;②指和趾甲下裂片状出血;③Roth 斑,为视网膜的卵圆形出血斑块伴中心呈白色,多见于亚急性;④Doler 结节,是在指和趾垫出现豌豆大的红或紫色痛性结节,亚急性者较常见;⑤Janewey 损害,主要见于急性,在手掌和足底有直径 1.4 mm 的出血红斑;以上各种改变可能由微血管炎或微血栓所致,非特异性,现已不多见;⑥杵状指(趾),仅见于 20% 的亚急性病程>6 周者,亦无特异性。

四、并发症

1.心脏并发症

(1)充血性心力衰竭,主要由于瓣膜关闭不全引起,主动脉瓣受损者易发生,其次为二尖瓣;因急性瓣膜破坏或腱索断裂,心力衰竭可于早期出现。

(2)心肌脓肿,常见于急性,心肌脓肿偶有穿破。

(3)急性心肌梗死大多由冠脉栓塞所致,以主动脉瓣感染者多见,少见原因为冠脉血栓形成、感染性动脉瘤。

(4)心肌炎。

(5)化脓性心包炎不多见,主要见于急性感染心内膜炎。

2.动脉栓塞

临床诊断栓塞者占 10%～35%,急性者较亚急性者多见。常见于病程晚期,亦可在病程中任何时间发生。任何部位均可被栓塞。临床所见体循环栓塞多为脑、心肌、脾、肾、四肢。四肢大动脉栓塞主要由真菌性心内膜炎引起。右心内膜炎或发生于左向右分流的先天性心脏病者,肺栓塞常见。

3.感染性动脉瘤

感染性动脉瘤占 3%～5%,多见于亚急性者,一般见于病程晚期,多无症状或仅扣及搏动性肿块。受累动脉依次为:近端主动脉、脑、肾脏和四肢。有周围血管栓塞者易诊断,在脑、肠系膜动脉或其他深部组织者,往往至破裂出血时始能确诊。

4.转移性脓肿

转移性脓肿多见于急性,亚急性者少见。以发生于肝、脾、骨骼或神经系统较常见。

五、诊断

1.超声心电图

经超声心动图可诊断出 50%～70% 的赘生物,经食管超声检查的敏感性高达 95% 以上,能探测赘生物所在部位、大小、形态和数目,经胸超声能探测出<5 mm 的赘生物,经食管超声甚至能探及 1～1.5 mm 赘生物。超声还能探测瓣膜破坏的程度或穿孔、腱索断裂,连枷样的二尖瓣或三尖瓣,感染性主动脉瘤,因感染的主动脉瓣反流引起二尖瓣瓣叶心室面内膜损害所致的二尖瓣病损,以及各种化脓性心内膜并发症如主动脉根部或瓣环脓肿、室间隔脓肿、心肌脓肿、心包积液等。并有助于判断原来的心脏病变,对瓣膜反流的严重程度和左心室功能的评估,可作为判断预后和确定是否需要手术的参考依据。

2.血细菌培养

有 75％～85％ 患者血培养可获阳性,血培养阳性是诊断本病最可靠的证据。病原体从赘生物不断播散到血中,数量不一。急性患者应在使用抗生素前 1～2 h 采集 2～3 个血标本;亚急性者应在开始给抗生素前 24 h 采集 3～4 个血标本;先前应用过抗生素的患者应至少每天抽取血培养,共 3 d,以期提高血培养的阳性率。采血前仔细消毒皮肤,每次抽取 10～20 mL 静脉血作缺氧和厌氧培养,至少应培养 3 周,同时需做真菌培养,并周期性作革兰氏染色涂片和次代培养。

六、治疗

标准的治疗应包括常规地根据药物敏感试验选用有效抗菌药物。但应指出的是位于大赘生物深处的微生物难以获得体液和免疫防御机制的抑制,抗生素亦不易达到,因而必要时应在积极内科治疗的同时,尽早进行手术治疗。近年来多数临床医师同意所谓的"内科加外科"治疗而不再是内科或外科治疗。

1.手术指征

(1)充血性心力衰竭,常由于严重的心瓣膜关闭不全引起。

(2)难以控制的感染,抗生素及其他治疗疗效不明显。

(3)致病菌如为金黄色葡萄球或真菌,一般抗菌治疗效果不佳。

(4)人工瓣膜尤其是机械瓣置换术后的感染性心内膜炎。

(5)有赘生物者。

(6)有栓塞并发症,尤其反复出现者。

(7)心脏传导功能出现障碍,如房室传导阻滞的出现。

(8)出现瓣环旁脓肿或动脉瘤形成者。

2.手术时机

当明确存在手术指征后原则上不应推迟,除非全身情况存在问题,若不矫正将使手术病死率明显提高。

七、手术治疗

手术方法选择。

1.瓣膜成形术

对于心瓣膜的心内膜炎,瓣膜修复手术应是合理的选择之一。对三尖瓣和二尖瓣瓣膜修复有时可能是优先的选择,主动脉瓣心内膜炎近年来亦有学者采用修复成形术,当然必须在感染已得到控制的情况下。

2.瓣膜切除置换术

在心内膜炎的治疗中机械瓣、生物瓣和同种瓣等三种选择亦符合传统的标准。需考虑的因素包括年龄、有无肾病和甲状腺功能障碍,抗凝治疗的耐受性和患者的社会及家庭因素和个人意愿等。对于机械瓣和生物瓣在感染复发率的分歧依然存在,实际上术后感染不再复发取决于感染是否限于瓣叶,多数情况下在受累的瓣叶被切除后,人工瓣置于基本正常的组织上。此后暴露于血流中,有机会直接与体内的细胞和体液及防卫机制接触,亦能直接接受外源性抗生素的作用,这与移植代用品处于软组织或骨组织中完全不同。当瓣旁组织受炎症浸润,人工瓣与瓣环间有炎性物质残留且不易与人体防卫机制和抗生素接触,此时采用何种类型人工瓣区别不大,不论机械瓣、生物瓣植入均有感染复发的机会。同种瓣及无支架生物瓣是否能使感染再发率降低亦需临床观察,目前仍未能证实明确的优点。

第二节 急性化脓性心包炎

一、术式发展过程及现状

急性化脓性心包炎(acute pyogenic pericarditis)为致病菌侵犯心包引起的一种急性心包化脓性炎症。多为血运播散的继发感染,也可发生于脓胸、胸部外伤、心胸手术后的局部感染。致病菌以金黄色葡萄球菌多见,其次为肺炎双球菌、白色葡萄球菌、溶血性链球菌等。

急性化脓性心包炎不及时治疗病死率极高,甚至达100%。因此,一经确诊,需尽早行手术治疗。早在公元前160年Galen就曾描述1例创伤性胸骨骨髓炎在切除胸骨时发现心包积脓。到了19世纪已经了解本病需行手术引流。由于抗生素的广泛应用以及诊断技术和外科治疗的进展,急性化脓性心包炎的发病率和病死率明显降低。

二、手术适应证与禁忌证

1. 禁忌证

如少量心包积液可不必行心包穿刺术。

2. 适应证

如中等量以上积脓或致心脏压塞,应立即行心包穿刺术;如反复心包穿刺抽脓无效,脓液变稠,患者持续有脓毒血症或心包压塞者应立即行心包切开引流术;如病程较长、有发展为慢性缩窄性心包炎可能的患者或者心包黏连、引流不畅、脓液黏稠在心包腔形成分隔者可行心包部分切除术。

三、术前准备

(1)心包穿刺术前应在X线或超声心动图下确定积液的量及定位穿刺点。

(2)心包切开引流术和心包部分切除术前还应应用有效的广谱抗生素控制感染,并予以支持治疗以改善全身状况,予以高蛋白饮食,少量输血或清蛋白,并维持电解质平衡。

四、手术步骤与方法

(一)心包穿刺术(pericardiocentesis)

患者取半卧位,局麻下穿刺,选用口径较大而钝、针斜面较短的18号针,有助于减少心脏和冠脉血管的损伤。还可将穿刺针连于心电图机胸前导联的电极上。当针头触及心室肌时,心电图上即显示ST段升高,触及心房则PR段抬高,应立即将针头稍向外拔出,变更方向进针。

1. 剑突下心包穿刺术

在剑突左肋缘进针,与皮肤呈45°角,朝左肩胛下角方向进针,注射器应边进针边回抽。

一般进针 4～6 cm 即可抽得脓液。将脓液抽出后可向心包腔内注入抗生素,将脓液留做细菌培养及药敏试验。

2.胸骨旁心包穿刺术

在胸骨左缘第 5 肋间心浊音界内侧 1～2 cm 处进针。抽出脓液后,用止血钳固定针头,余步骤同剑突下心包穿刺术。

(二)心包切开引流术(pericardiostomy)

患者取半卧位,局部浸润麻醉。

1.剑突下心包切开引流术

在剑突下 2 cm 偏左处做长 4～5 cm 的弧形横切口,切开左侧腹直肌前鞘,切除胸骨剑突。沿腹横筋膜前面向上方做钝性分离,显露心包膈面,先行穿刺,抽得脓液后横行切开心包,排尽脓液后置入软橡皮管或硅胶管做闭式引流。

2.胸骨旁心包切开引流术

沿胸骨左缘第 5 或第 6 肋软骨下缘做 6～8 cm 长斜行切口,逐层分离至骨膜,切开并分离肋软骨骨膜,切除一段肋软骨,切断并结扎胸廓内血管,推开左侧胸膜,穿刺抽得脓液后切开软骨膜后壁及心包,术者可将示指伸入脓腔,分离心包内黏连,吸尽脓液,并用抗生素溶液冲洗脓腔,放置硅胶管引流。

(三)心包部分切除术(partial pericardiectomy)

气管插管全麻,仰卧位,左侧第 4 肋间前外侧切口进胸,在左侧膈神经前纵行切开心包,分离心包内粘连,清除坏死物,用生理盐水或抗生素溶液反复冲洗心包腔,依次切除部分心包,两侧达左、右膈神经,向上至主动脉及肺动脉根部,放置左侧胸腔引流管,分层关胸。

第三节　慢性缩窄性心包炎

一、术式发展过程及现状

慢性缩窄性心包炎(chronic constrictive pericarditis)是慢性炎症侵及心包壁层及脏层,使心包粘连,压迫心房和心室,限制了心房和心室在舒张中晚期的扩张性,造成心脏舒张功能损害的疾病。常见原因为结核,其他致病因素如细菌、真菌、病毒和日本血吸虫感染心包也可引起心包缩窄。一些其他的非特异性急性心包炎未经及时、有效的治疗也可演变为慢性缩窄性心包炎。Lower 于 1669 年描述了慢性缩窄性心包炎。Lancisi 于 1728 年描述了 1 例尸检病例,发现心脏小,被一层增厚及粘连的心包所包裹。

1869 年 Pick 报道了 3 例慢性缩窄性心包炎的临床过程。随后 Delorome、Weil 提出了心包切除术治疗缩窄性心包炎的观点。Cheever 1842 年、Greisunger 1856 年、Wirks 1870 年及 Kussmaul 1873 年先后报道并强调慢性缩窄性心包炎在临床上的重要意义。1913 年 Both 和 Auerbruck 在德国实施部分心包切除术,成功治愈慢性缩窄性心包炎。我国吴英恺于 1948 年首先实施心包部分切除术治疗慢性缩窄性心包炎。

二、手术适应证与禁忌证

1.适应证

慢性缩窄性心包炎一经确定诊断应立即行心包部分切除术。

(1)慢性缩窄性心包炎经充分术前准备,炎症已基本控制。

(2)慢性渗出性心包炎,心包腔长期大量积液,压迫心脏及大血管并有心包增厚、粘连,经药物治疗及反复心包穿刺无明显疗效者。

(3)肿瘤性心包炎有以下情况者也应考虑行心包部分切除术:①发生威胁生命的心包填塞而预计生存期较长的患者;②对化疗、放疗或心包内注入药物治疗无效;③有心包缩窄;④需行组织学检查确定病因者。

(4)尿毒症性心包炎出现以下情况者应行心包部分切除术:①急性心包填塞;②长期心包腔内大量渗出对大剂量激素治疗无效者;③停用激素后复发性心包腔内渗液;④慢性心包缩窄伴有肝大、腹腔积液者。

(5)体外循环下心包切除术的适应证:①心包粘连致密或心包广泛钙化剥离困难者;②术中误伤心肌致大出血者;③伴顽固性心律失常经药物治疗无效者;④合并心内畸形需同期手术矫正者。

2.禁忌证

高龄、患有严重心血管或肺部疾病、病程长且已发生不可逆的肝脏或肾脏损害或心肌萎缩者,则不宜手术治疗。

三、术前准备

1.结核或化脓性感染

引起者术前应予以抗结核或抗生素治疗。

2.低蛋白血症的纠正

多数缩窄性心包炎的病例因为术前反复抽吸腹腔积液和胃肠道淤血,多伴有低蛋白血症,应予以积极的支持疗法,给予高蛋白低盐饮食,输入清蛋白、血浆,必要时少量输血。

3.控制高血容量

积极利尿以减轻心脏负荷。伴有大量胸、腹腔积液者严重影响麻醉和膈肌运动,在术前1 d应适当地进行胸、腹腔穿刺抽液,改善呼吸和循环功能,减少心包切除术后回心液体过多引起急性心力衰竭。

4.保护与改善心功能

术前常规给予能量合剂,有心房颤动伴有快速心室率者需应用洋地黄制剂控制心室率。这些措施有利于改善心功能和术后处理。

四、手术步骤与方法

1.手术切口选择

心包切除术常用的手术切口有左胸前外切口、纵劈胸骨正中切口及双侧前胸横断胸骨切口。后者切口创伤大,且影响呼吸功能,目前已很少采用。

采用左胸前外切口的患者取仰卧位,左肩部垫高30°,左上肢上举,屈肘90°悬挂在头架上,经左侧第4或第5肋间进胸,在切口前端应结扎和切断内乳动脉,在第4或第5肋软骨与胸骨相连处离断肋软骨以增加显露。采用纵劈胸骨正中切口患者取仰卧位,背部垫以薄枕。

2.剥离和切除心包

在左心室心尖部无血管区的心包上做一小切口,逐层深入,当切开心包壁层及脏层纤维板时可见心肌搏动且向心包切缘处膨出。此处即为增厚的心包纤维板与心外膜之间的间隙,循此间隙平面剥离心包可避免损伤心肌或冠状血管,且粘连较少易于剥离。心包剥离的顺序一般是:心尖→左心室前壁和侧壁＋右心室流出道及心脏大血管根部＋右心室前壁＋右房室沟→上、下腔静脉。剥离时可采用锐性和钝性剥离交替使用,以锐性剥离为主,已剥离的心包片不要立即切除,遇有心肌损伤出血时,可用此心包片缝盖在心肌损伤处用以止血。遇有致密粘连或钙化斑块嵌入心肌时,不要强行剥离,可将钙化斑块周围的纤维板剥离,在钙化斑块上做多处“十”字切口,以达到松解心肌的目的。遇有钙化环束缚心肌,完整剥离钙化有困难时,可将纤维环切断。

3.心包剥脱的范围

如果患者心肌萎缩不严重,心包剥脱的范围宜大,两侧应超过左、右膈神经,上至心底大血管,剥脱右心室面和流出道至肺动脉根部的心包,必须松解至主、肺动脉之间的粘连,也可松解主动脉与上腔静脉之间的粘连;下至膈面。下腔静脉入右心房处往往有环形狭窄,应予以松解。

第四节　临床辅助循环与人工心脏

近年来对急性心肌梗死、联合瓣膜病、心脏术后的心源性休克及低心排出量综合征(LCOS)等进行各种循环辅助治疗,这些方法能暂时或永久性地减轻心脏负荷,充分改善全身循环状态,为患者心脏功能恢复及等待供心提供时间。本文主要对心室辅助装置做一介绍。

一、辅助循环发展简史

1953 年 Gibbon 首次在临床上用体外循环的方法对心内直视手术患者进行循环、呼吸支持,同时为心脏外科医生提供静态无血的手术视野,Gibbon 将人工心肺机加以改进并成功地应用于临床,标志着现代心脏外科时代的开端。1965 年 SpenceI 首先报道了股动、静脉循环支持疗法。1966 年 DeBakey 用心室辅助装置对 1 例双瓣置换术后严重心功能不全的患者进行循环支持,10 d 后患者存活出院。人工心肺功能够提供安全、无血的手术环境以及充裕的手术时间,使心脏外科得以迅猛发展。

二、辅助循环的定义与目的

辅助循环为应用机械或生物机械手段部分或全部替代心脏的泵功能,维持良好全身循环状态的治疗方法。其目的是改善循环功能不全患者的循环状态:①维持全身组织的正常循环;②减轻心脏的前、后负荷及降低心肌的耗氧量;③提高舒张期血压,增加冠脉血流,促进侧支循环的同时改善心肌的收缩力;④促进心脏泵功能的强化及障碍心肌的恢复,在外科治疗前(包括心脏移植)替代全身循环。

三、辅助循环装置的组成与分类

(一)组成

无论哪种辅助装置,基本由四部分组成,即血泵、驱动系统、监测调控系统和能源。

血泵是辅助装置的重要部分,它的作用是辅助自然心脏推动血液循环,维持脏器血液灌注。驱动系统是推动血泵做功的部分,有气体驱动、电机驱动、电液驱动。监测调控系统监测血流动力学变化,根据需要调节泵流量、泵率、泵律。目前应用最多的能源是交流电,小部分用电池,核能尚处于研究阶段。

(二)分类

1. 按用途分类

按用途分类有左心室辅助装置、右心室辅助装置及全心室辅助装置。

2. 按安装部位分类

按安装部位分类可分为植入型、非植入型。

3. 按驱动能源分类

按驱动能源分类可分为气动泵和电动泵。

4. 按动脉波形分类

按动脉波形分类可分为搏动性辅助装置和非搏动性辅助装置。

5. 按减轻心脏负荷的部位分类

按减轻心脏负荷的部位分类可分为减轻心脏前负荷的方法和减轻心脏后负荷的方法。

(1)减轻心脏前负荷的方法:①静脉—动脉分流;②左心房—动脉分流:非开胸经中隔左心房—动脉分流,开胸经中隔左心房—动脉分流;③左心室—动脉分流:非开胸经中隔左心室—动脉分流,左心室—主动脉分流。

(2)减轻心脏后负荷的方法:①静脉—静脉分流;②动脉—动脉反搏;③IABP;④心跳同步下肢压迫法。

(3)心外挤压。

(4)心室辅助装置(VAD)。

(5)全人工心脏。

(6)生物机械辅助。

四、辅助循环装置的研究现状

(一)心脏辅助装置(VAD)

1. VAD 的开发简史

1961 年,Dennis 与其同事首先应用转子泵进行心室辅助:一导管通过房间隔植入左心房将血液引入到股动脉。1963 年,Spencer 等应用体外循环转子泵对心脏术后休克的患者进行辅助。20 世纪 70~80 年代,多种心室辅助泵用于心脏术后休克患者的循环辅助。Litwak 等应用转子泵将左心房与升主动脉相连。Peter 等应用相同的概念,但将心尖与股动脉相连。许多学者应用离心泵对心源性休克患者取得了达到 10 L/min 的非波动血流。

2. 目前所用的 VAD

在 Pennsylvania State 大学,Oslen、Pierce 等设计并生产了一种血液接触面光滑及有一聚碳酸酯硬性室(housing)的体外囊形泵,经左心房插管将血液回流至胸主动脉,可进行右心、左心或双心辅助。目前在全世界 50 多个心脏外科中心应用于心脏术后休克的治疗及作为心脏移植的桥梁。

1987 年 ABIOMED BVS 5000 体外脉动流 VAD 进行了临床试验,最初用于心源性休克患者。1993 年,BVS 5000 成为第一种 FDA 批准的商业化的心室辅助装置。目前已用于 600多例患者,包括心肌梗死、心脏术后及作为心脏移植的桥梁。

1988 年,Frazier 等首先应用 Hcmoupum,这种辅助装置为导管的前端安装有一轴流血泵。这种非脉动流短期辅助装置还包括连接于轴流泵的体外的电磁驱动装置。导管通过股动脉或降主动脉插入,血液通过联接于血泵前端的跨瓣导管被排出到升主动脉。最初用于同种移植后严重的心功能衰竭患者,目前已用于 130 余例不同原因的心源性休克患者。

上述装置可用于心脏移植前的短期循环辅助,Pierce-Donachy 泵目前被常规用作恢复装置及作为心脏移植的桥梁。

下述的装置主要作为心脏移植前的中长期循环辅助。这些装置不仅能进行循环辅助,并且可使患者的心脏在心脏移植前得到恢复。许多应用这些装置进行循环辅助的患者,能够生活自理及恢复正常生活。目前等待心脏移植的患者,可应用一种装置进行长达 6 个月的辅助。

HeartMate 可植入型左心室辅助系统有气动及电磁驱动两种类型。

Novacor 左心室辅助系统自 1984 年以来就用于心源性休克或等待移植的患者。Novacor是第一种成功用于等待心脏移植患者的心室辅助系统。这种装置包括电磁驱动血泵及外驱动系统。血液接触面为聚氨酯囊,1993 年又开发出与 Thermo Cardiosystcms Heart-mate 左心室辅助系统相似的,带有可携带控制器及电源的新型 Novacor 心室辅助系统,患者可自由移动,目前全世界应用约有 150 例。

现在临床应用的 VAD 主要有隔膜泵和叶轮泵两种。隔膜泵的结构和工作原理都是模仿自然心脏而设计的,它的核心结构是一个由柔韧性材料围成的囊腔。囊腔与自然心脏的心腔一样,用于容纳血液。腔两端连接进、出口导管,并在两接口处分别放置单向阀门以保证血液单向流动。对囊腔壁施以外力时腔内容积被迫变化,容积减小时血液由出口流出,增加时则接纳流入的血液。如此周而复始,完成泵血功能,与自然心脏的工作极为相似。电动式隔膜泵是目前临床应用最广的植入式 VAD。叶轮泵是一类非仿生性的血泵,可分为离心泵、轴流泵及混流泵三种形式。无论何种形式均采用高速旋转的叶轮驱动血液单向流动,不需要单向阀门控制血流方向,它克服了隔膜泵体积大、结构复杂、工作寿命短、能耗高的缺点,尤其适用于永久性植入体内时采用,逐渐成为 VAD 的主流。最近,美国的 DeBakey 式和英国的 Jarvik 式微型轴流式血泵已植入人体并取得了成功,展现了该领域未来的发展方向。

(二)全人工心脏

1812 年,Legallois 首先提出了暂时或永久性辅助衰竭的心脏及循环的概念。最初的基础研究为 Kolff-Akutsu 于 1957 年将人工心脏植入到狗所进行的动物实验,虽然动物只存活了90 min,但证明了人工心脏能够维持生命的事实。1964 年,美国国家心、肺、血液研究所制订了"人工心脏计划",他们计划在 1970 年前研制出全人工心脏(TAH)。但人工心脏计划需要多学科的知识和技术的支持,且耗资巨大,所以进展一直非常艰难。1969 年 Coolev、Liotta 及其同事报道了第 1 例全人工心脏的临床应用。在得到供心前,这种气动双心室泵支持患者的循环 64 h,虽然患者在心脏移植 32 h 后死于肺炎,但这种装置作为心脏移植的桥梁发挥了有效的作用。日本于 1960 年开始了血泵及驱动装置的研究。此后人工心脏的研究主要以发达国家为中心进行,特别是 1970 年 Kolff 报道生存超过 100 h 以上以来,各国展开了激烈的竞争。1978 年犹他大学报道的生存时间达到 224 h。1981 年,Cooley 和 Akutsu 应用 Akutsu II 型全人工心脏,即双心室气动膜型泵进行二期心脏替代。1982 年,DeVries 及其同事进行了第 1 例永久性 TAH 的植入(Jarvik 型),患者生存了 112 d。Jarvik-7 型人工心脏是气动型,两个血泵代替机体的两个心室的位置。每个血泵在有弹性的腔内有一柔软的膜,出口及入口处各有一个 Bjork-S 倾斜瓣膜。驱动管路通过胸壁联到体外的气动控制及监测装置。第 1 例 Jarvik-7 TAH 植入后进行了小的改良,其中将 Biork-S 倾斜瓣膜改为 Medtronic-Hall 倾斜蝶瓣。高分子化学的发展促进了血泵抗血栓性及耐久性的改良,电子学及机械学引起的驱动装置,计量器械及可靠性的飞跃发展促进了人工心脏快速发展。但 1990 年 FDA 取消了 Jarvik-7 TAH 的临床应用许可,使空气驱动式人工心脏的应用急剧减少,到 1991 年共应用于 231 例患者。1991 年,Cardiowest(其前身为 Jarvik Symbio Heart)重新得到 FDA 的认可,临床应用又开始增加,到 1992 年 12 月,临床应用 Jarvik-7 及 Jarvik-7-770 型 TAH 的病例达 249 例。

2001 年,Jewish 医院的医生将 AbioCor TAH 首次应用于临床,这是第一个完全独立的可植入永久性 TAH。这种新型 TAH 已经十分接近真正的心脏体积,重约 1 kg,由钛、塑料环氧树脂构成。它由四个部分组成,即金属钛制成的心脏主体、微型锂电池、计算机操纵系统以及外接电池组。它有两个替代左、右心室的腔室及四个接口,分别连接左、右心房、主动脉和肺动脉。其中右边的腔室连接肺动脉,并通过右心房接体静脉。左边的腔室连主动脉并通过左心房接肺静脉,两个腔室中间是电动机和泵,在心脏与血管的接口部分装有活塞,以代替心脏瓣膜的功能。最革命性的变化是"心脏"全部植入体内,没有通过皮肤的任何外接导线或导管。"心脏"由电子控制,根据人体需要来调节心跳速度。微型锂电池和操纵系统植入患者的腹腔,外接电池组不植入人体,而是通过安装在腹部表皮下的插座向植入的微型锂电池充电。电流则通过人体源源不断地向"心脏"传送内部电池可以自动工作 30 min,足以让患者脱下体外电池洗个澡。这种可以完全代替心室功能的人工心脏的新奇之处还在于:它不依赖体外的机器工作,且与人类心脏一样,它在人体活动量增加的时候血液流动加快,在休息时血液流动减少。这一成功的手术受到了医学界的高度评价,标志着人工心脏的研究向前迈进了一大步。

人工心脏的研究自其开始便面临着许多挑战,现代科学技术的飞速发展为人工心脏的研制提供了有利的条件,近年来人工心脏的发展明显加快。许多不同学科的研究者们致力于从各自的领域改进现有的人工心脏,他们的最终目标是实现人工心脏真正意义上的永久植入,代替或部分代替自然心脏的功能。

第五节 先天性主动脉缩窄

一、术式发展过程及现状

主动脉缩窄是指先天性降主动脉狭窄,常发生在左锁骨下动脉远端和动脉导管邻接处。国内文献报道其占先天性心脏病的 1.1%～3.4%,常合并其他先天性心脏病如动脉导管未闭、主动脉瓣二瓣化畸形、室间隔缺损和二尖瓣病变。临床表现可从婴儿的心力衰竭到成人的无症状高血压。

1760 年 Morgagni 首先通过尸体解剖描述了降主动脉局部狭窄的情况。1938 年 Gross 在动物上进行主动脉缩窄的手术。1944 年瑞典 Crafoord 第 1 次进行人的主动脉缩窄手术。主动脉缩窄外科治疗发展经历多年,主要是围绕防止再狭窄进行改良。按历史顺序,其他一些手术技术有人工补片主动脉成形术、锁骨下动脉翻转成形术、切除加扩大的端—端吻合术。还有一些细微变化的手术,如保留左上肢血流的锁骨下动脉翻转成形术、锁骨下动脉游离翻转、锁骨下动脉翻转加导管组织切除、缩窄段切除加广泛性扩大的端—端吻合术、降主动脉和近端主动脉弓端—侧吻合术以及肺动脉同种管道补片成形术。

二、手术适应证与禁忌证

手术治疗是彻底解除主动脉缩窄的根本方法。一般认为,缩窄两端的压力阶差超过 4.0 kPa(30 mmHg)就具备手术适应证。对无症状的患儿手术年龄可在 4～6 岁,因此时主动脉已发育到其最大口径的 50%,主动脉壁亦较有弹性易做吻合,如有心力衰竭征象或血压过高,手术就要提早进行。对于婴幼儿尤其是小婴儿患者,对手术时机过去一直有争论,其主要原因是这些患者术后再缩窄发生率较高。单纯导管后型主动脉缩窄病例诊断明确后,均应施行手术治疗。上肢血压超过 20.0 kPa(150 mmHg)或呈现心力衰竭内科治疗未能控制者,宜立即手术。

对伴有其他严重先天性心血管畸形,肺功能不足,充血性心力衰竭,心电图显示心肌损害或传导阻滞,主动脉壁呈现广泛粥样硬化或钙化病变,以及冠状动脉供血不足等情况,则手术治疗应持慎重态度。

三、术前准备

患主动脉缩窄的新生儿和婴幼儿常常处于严重的左心力衰竭及代谢性酸中毒状态。术前应用前列腺素 E_1(PGE$_1$)可延迟动脉导管关闭,增加缩窄段以下的主动脉血流灌注,改善由于心内左向右分流而导致的肺充血。这在新生儿临床效果最为明显。PGE$_1$ 的作用在生后数天效果逐渐减小,对年长儿童则无延迟动脉导管关闭的作用。PGE$_1$ 的用量从 0.1 $\mu g/(kg \cdot min)$ 开始逐步降低到能维持其作用的最小剂量止;给予碳酸氢钠纠正酸中毒;使用洋地黄类药物或儿茶酚胺药物增强心肌收缩力,以维持良好的心功能,均属术前准备之重要内容。当有左心力衰竭时,静脉持续滴注多巴胺 5～10 $\mu g/(kg \cdot min)$,静脉加用呋塞米等利尿剂。总之,适当的药物治疗可提高手术成功率,减少围术期并发症的发生。

四、手术步骤与方法

(一)一般原则

外科手术途径一般经左后外侧第 4 肋间进胸,对合并心内畸形需同期手术者则采用正中胸骨切口。监测右侧桡动脉血压。采用左胸切口,离断背阔肌但保留前锯肌。对大儿童多根侧支需分别结扎离断,防止术中和术后出血。肺组织向前牵开,切开缩窄处纵隔胸膜。任何大的淋巴管道保留、结扎或离断,将纵隔胸膜向前牵拉和游离,保护迷走神经和喉返神经。

对降主动脉、左锁骨下动脉、主动脉峡部、动脉导管以及横弓至左颈总动脉进行游离。在大儿童,大侧支肋间动脉常常进入缩窄端降主动脉,也需要仔细游离、结扎和离断,以松解主动脉缩窄区域。单纯阻断者,在阻断前静脉注射肝素 1 mg/kg,血液回收和体外循环者,肝素用量 3 mg/kg。

(二)手术技术

1.缩窄段切除及端—端吻合术

1944 年 10 月 Crafoord 等首次成功应用这一技术治疗 1 例 12 岁男孩和 1 例 27 岁男子。1951 年 Kirklin 利用这一技术(加左锁骨下动脉结扎)对 1 例 10 周龄婴儿成功手术。此种术式适用于导管后型,缩窄段较短(2~2.5 cm),侧支循环较丰富的病例。左后外第 4 肋间切口,在常温麻醉阻断下切除缩窄段并将其断端对端吻合,一般不会发生脊髓缺血性损害。阻断弓部(左颈总动脉和左锁骨下动脉之间)、左锁骨下动脉和缩窄段远端降主动脉,游离要充分,以免吻合口张力过大。切除缩窄段,将断端直接吻合,用 4-0 Prolene 线全周连续缝合或后壁间断前壁连续缝合。吻合完成后先开放降主动脉阻断钳排气打结,针眼出血可用压迫止血法,缝合不严密处可在此时补缝,最后开放近端全部阻断钳。血压稳定后用鱼精蛋白按 1∶1 中和肝素。彻底止血,腋中线第 7 肋间安放引流管,逐层缝合切口。

2.缩窄段切除及人工血管移植术

1951 年 Cross 首次应用同种主动脉管道代替长段的主动脉缩窄。适用于 16 岁以上或合并动脉瘤、缩窄段长、主动脉横弓发育不全、缩窄复发等不宜做成形术的病例。有时在缩窄段切除和端—端吻合术中发现张力过高或者狭窄后扩张的主动脉壁薄而需要进一步切除者也采用此术式。移植物多为人工血管。基本方法同"缩窄段切除及端—端吻合术"。人工血管直径应尽量选择 18~20 mm 的,吻合口应尽量做大一些,先吻合近心端,多用 4-0 Prolene 线全周连续缝合。有时近端动脉壁发育较差,管壁很薄,则用 5-0 Prolene 线缝合。吻合完成后,将阻断钳移到人工血管上,检查吻合口有无出血及是否需要补针,确认无出血后再吻合远端,用 4-0 Prolene 线全周连续缝合法。开放远端阻断钳,确认无出血后再开放近端阻断钳。

3.人工补片主动脉成形术

由于经典端-端吻合术再狭窄率高,人工补片主动脉成形术得到应用。1957 年 Vossschulte 采用人工补片进行峡部成形术。基本方法同"缩窄段切除及人工血管移植术"。

用编织物做血管成形:凡缩窄近心端的血管发育较好以及邻近缩窄的血管壁纤维化不重的病例,均可做血管成形术。阻断后纵行剖开缩窄段,向上达左锁骨下动脉,向下达缩窄后扩张处。切除缩窄处的内膜嵴,将补片剪成长梭形,用 4-0Prolene 线全周连续缝合,从上端向下端缝合,先缝前壁,后缝后壁,将补片最宽处缝在缩窄水平,尽可能将胸膜关闭盖在补片上。开放远端阻断钳后打结,如有出血应于补缝后再开放近端阻断钳。

4.锁骨下动脉翻转主动脉成形术

1966 年 Waldhausen 等介绍了锁骨下动脉翻转主动脉成形术,此术式适用于婴幼儿和小儿童。手术通过第 4 肋间进胸,结扎动脉导管或其韧带。

主动脉在左锁骨下动脉近端和狭窄远端阻断,左锁骨下动脉远端(近椎动脉处)结扎,锁骨下动脉沿着侧缘切开,于结扎处离断。切口通过峡部、缩窄段延长至狭窄后扩张段。锁骨下动脉向下遮盖在主动脉切口上方,然后将锁骨下动脉片连续缝合。松开阻断钳,锁骨下动脉片在先前缩窄区域形成一"顶"。椎动脉结扎问题决定于个体,保留它提供侧支循环到上肢,但也可能随着小儿成长造成锁骨下动脉窃血综合征。如果可能,乳内动脉、甲状腺颈干保留完整可提供侧支循环到左臂。偶尔需要更长血管跨越缩窄段,必须牺牲这些血管。

锁骨下动脉翻转主动脉成形术的优点是简单、阻断时间短、避免人工材料、容易控制吻合口出血和由于自身组织非环形吻合具有生长能力。直到最近锁骨下动脉片动脉成形术依然是1岁以下婴儿的手术选择。

5.左锁骨下动脉—胸主动脉吻合术

20世纪50年代Blalock和Clagett曾结扎切断左锁骨下动脉,将其近段下转与狭窄远端的胸主动脉做端—侧吻合术,或同时切除缩窄段,用近段锁骨下动脉与胸主动脉做对端吻合术。本法适用于小儿的主动脉缩窄段较长、较纤细,而左锁骨下动脉较粗的重症病例。术中于切断及缝扎动脉导管(韧带)后,将切断后的左锁骨下动脉远心端与狭窄远端的胸主动脉相吻合。假如左锁骨下动脉较细,不适合与胸主动脉吻合,为缓解危重的病情,可于切断及结扎动脉导管(韧带)后,在切断缩窄段时连同主动脉弓远端的管壁一并切除,并将左锁骨下动脉远心端管壁部分剖开,从而有一个较大的末端,与狭窄远端的胸主动脉断端做对端吻合,形成一个较大的吻合口。由于绝大多数病例左锁骨下动脉口径较主动脉小,且下翻后锁骨下动脉在根部易发生扭曲,影响血流通畅,疗效不满意,故很少被采用。

6.转流术

(1)升主动脉与胸主动脉或腹主动脉搭桥术。适用于成人合并主动脉弓发育不全或再次狭窄的病例。用一段人造血管连通升主动脉与胸主动脉或腹主动脉,改善下身供血不足。

前者应用于合并心脏畸形,需同时在体外循环下手术者。心内畸形纠正后,将心脏翻起切开心包,在膈肌上游离出降主动脉,上侧壁钳阻断,纵行切开,与直径16~18 mm的人工血管相吻合,经下腔静脉前右心房外侧引到升主动脉,与其行端一侧吻合。后者在非体外循环下进行,先游离出肾下腹主动脉,于侧壁钳下与人工血管行端一侧吻合,将人工血管经左小肠旁沟向上由肝左叶的前方、胃和横结肠的后方引入右心房的前方,于侧壁钳下与升主动脉行端一侧吻合。

(2)左锁骨下动脉与胸主动脉搭桥术。适用于锁骨下动脉较粗,而主动脉弓发育好、侧支血管少以及术后再狭窄的病例。本方法不用解剖及游离血管,避免了局部粘连重等困难,并防止了因肋间血管损伤而发生大出血和脊髓缺血的危险。在左锁骨下动脉近端下一侧壁钳,切开管壁,用4-0或5-0Prolene线连续缝合法与人工血管行端-侧吻合术,然后将人造血管与缩窄远侧的胸主动脉行端-侧吻合。

7.球囊扩张血管成形术

1979年Sos等报道对外科切除的新生儿主动脉缩窄可应用球囊扩张导管治疗。1984年Lababidi等应用球囊成功治疗先天性主动脉缩窄。经皮球囊导管主动脉扩张成形术,在临床上应用的时间尚不长,较适用于缩窄段很短的婴幼儿病例,对术后残留狭窄或再狭窄病例疗效较好。尽管球囊血管成形可降低压差、扩张缩窄段,但是仍有担心股动脉损伤、晚期动脉瘤发生。关于球囊血管成形治疗先天性主动脉缩窄的安全性和有效性一直存在争议,远期疗效尚待观察。

第六节 继发孔房间隔缺损的外科治疗

房间隔缺损是先天性心脏病中最常见的一种,是在胚胎发育过程中房间隔的发生、吸收或融合出现异常而形成继发孔房间隔缺损、原发孔房间隔缺损、房间隔阙如或卵圆孔未闭,其中继发孔房间隔缺损最为常见。它是由于继发房间隔发育障碍,或原始房间隔吸收过多,造成上下边缘不能接触而遗留的缺口。临床上分为中央型缺损,下腔型缺损,上腔型缺损及混合型缺损四种。

一、适应症

(1)1岁以内有50％的自然闭合机会,一般不主张手术治疗。1岁以上明确诊断后即应手术治疗。

(2)成人的年龄、性别和心功能不全都不是手术禁忌证,如肺/体循环血流量大于1.5(Qp/Qs＞1.5)者原则上均可手术治疗。

二、禁忌证

并发不可逆的肺动脉高压,肺动脉阻力64～96 kPa·s/L(8～12 Wood Unit),肺/体循环血流量小于1.2(Qp/Qs＜1.2),患者因右向左分流出现发绀。

三、术前准备

(1)全面细致询问病史和进行相关、必要的检查,明确有无并发畸形,防止漏诊或误诊。

(2)并有肺动脉高压者,术前可给予吸氧治疗和应用血管扩张药(可给予卡托普利口服或酚妥拉明静脉滴注),治疗期间间断了解血气是否改善,必要时可行右心导管检查明确肺小血管病变程度。

(3)合并心功能不全者应给予内科治疗,待心功能改善后手术。

(4)肺部和呼吸道感染在儿童期常见,应给予有效抗感染治疗,待感染治愈后再手术。

四、麻醉与体位

采用气管内插管、静脉复合麻醉的全身麻醉方式,以芬太尼和肌松剂为主要措施,效果平稳、可靠。

一般采用仰卧位胸部正中切口,近年发展起来的右前外切口、右腋窝切口需用仰卧位,右侧垫高30°～60°,右上肢悬吊。

五、手术步骤

1.房间隔缺损直接缝合修复术

房间隔缺损直接缝合修复术适用于缺损较小的儿童病例和左房发育较好的中央型房间隔缺损。

(1)胸部正中切口,逐层开胸。

(2)撑开胸骨,纵向切开心包。

(3)心外探查有无肺静脉异位连接、左上腔静脉及并发动脉导管未闭等。

(4)肝素化后常规建立体外循环,插左心引流管。此处可采用不阻断升主动脉和常用的阻断升主动脉两种方式。

（5）行右房斜切口，拉钩将右房切口向左牵拉，检查房间隔缺损类型、冠状静脉窦开口的位置、三尖瓣情况，探查有无三房心、肺静脉异位连接和肺动脉瓣狭窄等并发畸形。

（6）在缺损下缘缝一"8"字缝合，再在上缘行一同样的"8"字缝合，交助手提起，使缺损成一裂隙状。

（7）上下两针间的缺损采用"8"字间断缝合或无创涤纶线往返连续缝合。

（8）最后一针收紧前，请麻醉师胀肺，排出左心气体。

（9）关闭右房切口，循环稳定后停机拔除插管。

（10）彻底止血，置引流管后逐层关胸。

2.房间隔缺损补片修复术

房间隔缺损补片修复术适用于缺损较大或左房发育偏小的病例，上腔型房缺并发部分肺静脉异位连接者，还适用于中年以上的成人，可避免直接缝合造成的张力过大导致的术后房性心律失常。

（1）开胸、建立体外循环、探查与房间隔缺损直接缝合修复术相同，注意纵向切开心包尽量近左侧以便预留做心包补片（亦可用涤纶补片，不需做预凝处理）。

（2）剪一略小于缺损面积的补片，在缺损上下端或四个角各缝一针，穿过补片并结扎固定。如有并发右肺静脉异位连接者，需部分切除肺静脉开口附近的房间隔，扩大房间隔缺损，剪一较缺损口面积稍大的补片修补。

（3）连续缝合补片修补房缺。

（4）排气、关闭切口、停机拔管、置引流管、逐层关胸同房间隔缺损直接缝合修复术。

3.特殊情况的修补方法

（1）对多个房间隔缺损，剪成单孔，再行修补。

（2）上腔型房间隔缺损并发部分右肺静脉异位连接的手术特殊点如下。

1）上腔静脉插管前应向上解剖上腔静脉至奇静脉开口处，宜用金属直角管插管。

2）套上腔阻断带时位置宜偏高，超过右上肺静脉水平。

3）右房切口常延伸到右房与上腔静脉交界处，应避免损伤位于界沟与上腔静脉交界处的窦房结。

4）显露上腔型房缺，一般常需行补片修补，目前多采用自体心包作为补片材料。

5）补片修补时要保证两个通畅：第一是保证异位肺静脉导入左心房的途径通畅，第二是保证上腔静脉回流通畅。

6）第1针缝于心房与上腔静脉交界处，如伴有右肺静脉异位连续，应将所有异位的肺静脉开口隔于左心房侧。

（3）下腔型房间隔缺损的手术特殊点如下。

1）一般常需行补片修补。

2）认清是否有特殊发育的大下腔瓣，应避免将此瓣当作缺损的前缘予以缝合造成下腔静脉血流入左房。

3）缺损的下缘的缝合需由房间隔到左房后壁组织，以防残余缺损。

（4）混合型缺损：此型缺损房间隔几乎完全阙如，宜用补片修补，缝合其前下缘时进针不能过宽，以免损伤传导束。

4.其他治疗方法

其他治疗方法同动脉导管未闭的治疗一样,近年来电视胸腔镜手术和介入性治疗也应用到房间隔缺损的治疗中,该些方法具有微创、省时、康复快等优点。

六、术中注意要点

(1)缝合房间隔缺损时一定要缝在前后肌缘上,如只缝在卵圆窝底部易撕裂。

(2)应注意右房内的 Koch 三角解剖标志,即三尖瓣隔瓣瓣环、冠状静脉窦、Todaro 腱成的三角区,房室结在三角区尖部,希氏束从三角区与三尖瓣隔瓣瓣环交界处穿入中心纤维体,应避免直接夹持、损伤而引起的传导阻滞。

(3)较大缺损的前上缘与主动脉窦相距很近,缝针不可太深以免损伤主动脉。

(4)体外循环停机后应严格控制输血和输液速度,避免左心容量负荷过重而出现左心功能衰竭和急性肺水肿。

七、术后处理

除按一般心脏手术后处理外,无特殊疗法。

(1)术前若有肺动脉高压,可酌情使用扩血管药物治疗。

(2)术前有心功能不全者,术后应给予正性肌力药物治疗。

(3)术前有心动过缓或术中心跳欠佳者或成人患者,关胸前应安置临时起搏导线,术后可予以临时心脏起搏支持并予以异丙肾上腺素治疗。

(4)40 岁以上患者并发房颤发生率较高,有学者推荐补片修复后应予 2～3 个月小剂量华法林抗凝治疗。

第七节　室间隔缺损修补术

室间隔缺损是存在于室间隔异常交通的单个或多个孔洞,可并发多种心脏畸形,也可以是某些复杂心脏畸形的一部分。以先天性为常见,也可由外伤或心肌梗死后室间隔穿孔所致。

一、适应证

(1)一般室间隔缺损如症状轻,肺血管阻力不高(<32 kPa·s/L),可定期复查心脏彩超,手术可稍延迟。也有学者着眼预防心内膜炎而主张手术治疗。

(2)大型室间隔缺损:新生儿或婴幼儿分流量大,特别是并发顽固性心力衰竭和肺功能不全,内科治疗效果不佳,应在 1～3 月龄内就手术治疗。3 月龄以上婴儿如症状严重,发育迟缓或肺血管阻力进行性增高。6 月龄婴儿如肺血管阻力达 64 kPa·s/L(8 Wood Unit)应及早手术。

(3)干下型室间隔缺损宜早期行修补术,以免并发主动脉瓣脱垂或关闭不全。

二、禁忌证

(1)室间隔缺损发生艾森曼格综合征者属心内修补术禁忌。

（2）患者出现发绀，心前区杂音较轻或消失，胸 X 线片示肺部不充血，心电图示右心室肥厚，肺/体循环血流量小于 1.5(Qp/Qs<1.5)，肺血管阻力>80kPa·s/L(10 Wood Unit)也不宜手术。

三、术前准备

（1）全面细致询问病史和进行相关、必要的检查，明确有无并发症，根据结果确定手术方案。

（2）并有严重肺动脉高压的患者术前应常规予以吸氧和血管扩张药治疗。

（3）并发心力衰竭者应给予积极强心、利尿治疗，在心力衰竭得以控制后手术。

（4）肺部和呼吸道感染应给予有效抗感染治疗，待感染治愈后再手术。

（5）并发细菌性心内膜炎患者术前应做细菌培养和药物敏感试验，采用有效抗生素治疗。感染不能控制者应在抗感染的同时，限期手术治疗。

四、麻醉与体位

采用气管内插管、静脉复合麻醉的全身麻醉方式。

一般采用仰卧位胸部正中切口，近年发展起来的右前外切口、右腋窝切口需用仰卧位，右侧垫高 30°～60°，右上肢悬吊。

五、手术步骤

1.经右房修复室间隔缺损

经右房修复室间隔缺损适用于膜部间隔缺损和流入道室间隔缺损。

（1）胸部正中切口，逐层开胸。

（2）撑开胸骨，纵向切开心包。

（3）心外探查有无肺静脉异位连接、左上腔静脉及动脉导管未闭等并发畸形。

（4）肝素化后常规建立体外循环，插左心引流管。此处可采用不阻断升主动脉心脏跳动下手术和常用的阻断升主动脉心脏停搏下手术两种方式。

（5）行右房斜切口：平行房室沟并距离 2 cm 行右房斜切口，上起右心耳，下至下腔静脉上方，拉钩将右房切口向前牵拉，显露三尖瓣环。

（6）显露室缺：探查并明确室间隔缺损类型、大小、边缘情况。寻找时一般在三尖瓣隔瓣和前瓣交界处附近寻找，膜部间隔缺损四周往往为增厚的白色纤维环。有时需平行或垂直切开缺损上方三尖瓣隔瓣以助显露。

（7）修补室缺：根据室缺的大小、部位与邻近关系采用不同的修补方法。

1）膜部小缺损：多采用间断带小垫片缝线缝合，注意勿损伤缺损后下缘的传导组织。

2）膜周部缺损：一般需补片修补。补片略大于缺损。一般用带小垫片缝线间断褥式缝合。第一针缝线从圆锥乳头肌止点开始，顺时针方向缝合，距缺损肌肉缘 5～7 mm 进针，缝线不应超过室间隔厚度的 1/2，注意勿损伤缺损后下缘的传导组织。缝合至三尖瓣隔瓣止点时，带垫片缝线可置于三尖瓣根部，缝线均需置于腱索下方。缺损后上缘，缝线应从三尖瓣前瓣根部和心室漏斗皱褶进针，勿损伤主动脉瓣膜，然后转至室上嵴。推下补片打结。

3）流入道室间隔缺损：此处缺损常被隔瓣掩盖，如显露不佳，可在距隔瓣根部 2 mm 处切开三尖瓣即可显露。补片修补方法与膜周部缺损补片修补相似，注意勿损伤缺损后下缘的传导组织。缝合隔瓣根部切口。有时也可经垂直隔瓣环切口切开隔瓣修补室缺:①彻底排气,闭合心房切口;②循环稳定后停机拔除插管;③彻底止血,置引流管后逐层关胸。

2.经肺动脉干切口修复室间隔缺损

经肺动脉干切口修复室间隔缺损适用于流出道室间隔缺损,特别是干下型室缺,一般均应补片修补。

(1)开胸、建立体外循环与经右房修复室间隔缺损相同。

(2)于肺动脉干下方行 2～3 cm 的纵切口,直达肺动脉瓣环,显露缺损。

(3)补片与缺损大小相适应,一般用带小垫片缝线间断褥式缝合。注意缺损上缘的缝针应从肺动脉瓣窦内穿出后再缝到补片上,小垫片留在肺动脉瓣窦内。

(4)推下补片打结。用无创缝线对肺动脉切口做往返连续缝合。

(5)排气、关闭切口、停机拔管、置引流管、逐层关胸同经右房修复室间隔缺损。

3.经右室切口修复室间隔缺损

经右室切口修复室间隔缺损多适用于肌部室间隔缺损、流出道缺损中的嵴内缺损,膜部间隔缺损经右房切口显露不佳时也可考虑用此切口。

(1)开胸、建立体外循环与经右房修复室间隔缺损相同。

(2)如不需加宽右室流出道则用右室斜切口,否则应用纵切口。在右室漏斗部少血管区先缝两根牵引线,注意切口应距左前降支 1 cm 以上。

(3)在两牵引线间切开右室,小拉钩拉开切口寻找缺损。

(4)肌部室缺、嵴内室缺距传导组织较远,根据其大小可用带小垫片缝线间断褥式缝合或补片修补。

(5)间断缝合右室切口,缝线需贯穿右室壁全层。

(6)排气、关闭切口、停机拔管、置引流管、逐层关胸同经右房修复室间隔缺损。

4.经左室切口修复室间隔缺损

经左室切口修复室间隔缺损适用于肌部室间隔缺损,特别是心尖部多发性缺损。

(1)开胸、建立体外循环与经右房修复室间隔缺损相同。

(2)可先经右房切口探查缺损部位,然后用纱布垫将心尖垫高,于左室尖部少血管区距左前降支 1 cm 处做一短切口,向上延长切口时勿损伤二尖瓣前乳头肌。

(3)此类缺损均需用带小垫片缝线间断褥式缝合穿过补片进行修补。

(4)用带小垫片缝线或采用长条 Teflon 垫片间断褥式缝合左室切口,缝线必须穿过室壁全层。

(5)排气、关闭切口、停机拔管、置引流管、逐层关胸同经右房修复室间隔缺损。

5.其他治疗方法

同动脉导管未闭的治疗一样,近年来电视胸腔镜手术和介入性治疗也应用到室间隔缺损的治疗中,该些方法具有微创、省时、康复快等优点。

六、术中注意要点

(1)室间隔缺损修补术中围手术期完全性传导阻滞的发生率已明显下降,但尚有一定发生率,原因是多方面的,除手术损伤外,尚可能与局部组织水肿、牵拉和出血有关,手术中应特别留意。

（2）膜周型室间隔缺损，特别是干下型缺损其上缘邻近主动脉瓣环，手术修补缺损时，缝线有时要缝在主动脉瓣环上，必要时可在主动脉根部灌注心脏停搏液，认清其结构后再下针。

（3）缺损修补是否完善或有无第二个缺损，可先在直视下检查；心脏复搏后，再认真行心外探查，观察在心脏表面是否存在收缩期震颤，如发现有残余缺损，应再次转流修复。

（4）应防止损伤三尖瓣及其腱索，三尖瓣隔瓣根部缝线，距瓣环不要过远，间距勿过大。以补片修复时，应将补片推放到确切位置上，防止将三尖瓣或腱索压于补片下。

七、术后处理

除按一般心脏手术后处理外，无特殊疗法。

（1）对大型室间隔缺损并发严重肺动脉高压者，术后可使用扩血管药物（硝普钠和酚妥拉明）、前列腺素 E 和一氧化氮等治疗。此类患者痰液黏稠，应加强吸痰和翻身、叩背，适当延长呼吸机支持时间，密切监测血气变化，防止肺动脉高压危象发生。

（2）低心排出量综合征：有时见于严重病例或严重肺动脉高压患者，应寻找原因及时处理，应以全血或血浆为主补充血容量，应用正性肌力药物多巴胺、多巴酚丁胺及米力农等，酌情应用血管扩张药物如硝普钠等。

（3）术后心脏传导阻滞：术后可予以临时心脏起搏器支持并予以异丙肾上腺素治疗，如出现完全性房室传导阻滞且治疗 1 个月好转、发生阿-斯综合征者应安放永久性起搏器。

第八节　二尖瓣置换术

绝大多数二尖瓣狭窄是风湿热的后遗症，极少数为先天性狭窄或老年性二尖瓣环或环下钙化。二尖瓣狭窄患者中 2/3 为女性。约 40% 的风湿性心脏病（风心病）患者为单纯性二尖瓣狭窄。正常二尖瓣质地柔软，瓣口面积 4～6 cm²。当瓣口面积减小为 1.5～2.0 cm² 时为轻度狭窄；1.0～1.5 cm² 时为中度狭窄；<1.0 cm² 时为重度狭窄。通常情况下，从初次风湿性心肌炎到出现明显二尖瓣狭窄的症状可长达 10 年，此后 10～20 年逐渐丧失活动能力。并可能出现心房颤动等心律失常、充血性心力衰竭和急性肺水肿、栓塞、肺部感染和亚急性感染性心内膜炎。常用的有机械瓣和生物瓣。机械瓣经久耐用，不致钙化或感染，但须终身抗凝治疗；生物瓣不需抗凝治疗，但可因感染性心内膜炎或数年后瓣膜钙化或机械性损伤而失效。

一、适应证

（1）病史长的风湿性二尖瓣狭窄患者，年龄 45 岁以上，因风湿热反复发作，二尖瓣的瓣叶和瓣下结构已有较严重的病变，症状明显，心功能Ⅱ级以上。如二尖瓣瓣口面积为 1.5 cm² 以下者，即使无症状也应手术，可结合运动导管检查或运动超声心电图检查，如随着运动二尖瓣压力阶差显著增加，肺动脉压升高，也应手术治疗。

（2）二尖瓣局部的病理形态学改变：超声心动图提示，瓣膜广泛钙化，前叶大片钙化或在前、后叶接合缘有多个大的硬化或钙化结节；整个二尖瓣僵化；瓣下结构增粗形成狭窄。术中直视探查，瓣下结构融合，界限不清，或乳头肌粘连于左室后壁等不能用成形术矫正者。

（3）闭式扩张或直视切开术后再狭窄：再狭窄常发生于手术创伤的部位，在交界区的瓣下形成团块，常伴裸露性钙化，前后叶及瓣下结构融合界限不清，难以再作扩张或成形术矫正。

（4）细菌性心内膜炎：由于炎性变化引起瓣膜损害，发生赘生物堵塞瓣口引起的狭窄，此类病变瓣环常不扩大，瓣叶不松弛，需彻底切除赘生物基部的瓣叶或腱索，方能根除病灶，故通常应施行瓣膜替换术，而且无论感染是否控制均须及早手术。

（5）二尖瓣狭窄伴关闭不全：如关闭不全较为明显，不能经切开交界加缩环术；恢复前后叶的结合消除关闭不全；或由于瓣叶边缘卷缩下陷引起关闭时的缺损，无法通过缩环使瓣叶对合消除缺损者。

（6）二尖瓣瓣环钙化症：病因属非风湿性，50 岁以上女性多见，主动脉瓣狭窄、肥厚性心肌病、二尖瓣脱垂及糖尿病者易患二尖瓣瓣叶钙化症。钙化性病变主要在瓣环，瓣叶和腱索无显著解剖异常或仅有轻度局部增厚。当血流动力学受到严重影响时，应做二尖瓣替换术。

二、禁忌证

1.风湿活动

二尖瓣狭窄适合作二尖瓣替换者如有风湿活动，一般应在控制后 3～6 个月行择期手术。若风湿活动经内科治疗无法控制，且心力衰竭难以改善者，可做限期手术。

2.脑栓塞与脑血栓形成

脑栓塞为风湿性心脏瓣膜病较常出现的并发症，其愈合过程可分为坏死水肿期、吸收期及瘢痕期。为避免体外循环可能增加脑损害和二尖瓣替换术后的处理，如抗凝治疗的困难，此类患者一般宜在 2～3 个月后择期手术。

3.高危因素

①左心室功能：二尖瓣狭窄患者的左心功能受损者较少，但如狭窄的病史很长，风湿热多次发作，心肌高度纤维化，左心室重度萎缩和功能损害，应考虑到左心室对二尖瓣替换术的承受能力；②肺动脉高压：如右心导管检查提示肺血管阻力和肺动脉平均压明显升高，或严重肺动脉高压且用吸氧、扩血管药物无法使压力降低，提示肺小动脉已有器质性病变，不但手术病死率高，而且长期效果不良；③心源性恶病质：全身重要器官如肝、肾、肺、心脏等均受损害，此类患者能否经受手术与术前准备、术后处理密切相关。

三、术前准备

1.控制心力衰竭

减少心脏做功、强心利尿，静脉滴注极化液（GIK）能量合剂。

2.为体外循环作相应的准备

加强营养，对肝功差、伴三尖瓣关闭不全、肝脾大、凝血机制较差者，或为再次手术二尖瓣替换者，手术时间一般较长，渗血较多，尤其应多准备新鲜血，酌情准备纤维蛋白原、抑肽酶、血小板或凝血因子复合物。术前静脉注射维生素 K_1，但不应在术前过多过早使用，尤其是房颤患者，因维生素 K_1 有促进血栓形成的作用。

3.慢性感染病灶的处理

对全身慢性感染病灶如中耳炎等应适当治疗，防止术后感染性心内膜炎发生。

4.并发症

二尖瓣狭窄并伴有其他疾病、慢性病灶需手术治疗，或有潜在的出血病灶，如消化性溃疡，一般应在择期二尖瓣替换术术前手术或治愈。

四、麻醉与体位

采用气管内插管、静脉复合麻醉的全身麻醉方式。一般采用仰卧位胸部正中切口,近年发展起来的右前外切口、右腋窝切口需用仰卧位,右侧垫高 30°～60°,右上肢悬吊。

五、手术步骤

1.不保留二尖瓣瓣下结构的二尖瓣置换术

(1)胸部正中切口,逐层开胸。

(2)撑开胸骨,纵向切开心包。

(3)心外探查有无肺静脉异位连接、左上腔静脉及动脉导管未闭等并发畸形。

(4)肝素化后常规建立体外循环,插左心引流管(如有左房血栓应暂不插入左心引流管)。此处可采用不阻断升主动脉心脏跳动下手术和常用的阻断升主动脉心脏停搏下手术两种方式。

(5)显露二尖瓣。

1)右房—房间隔径路:平行房室沟并距离 2 cm 行右房斜切口,上起右心耳,下至下腔静脉上方,拉钩将右房切口向前牵拉,切开房间隔,显露二尖瓣,注意勿伤及左房。

2)房间沟径路:适用于左房扩大的患者,上下端各向后方延伸,使切口位于上下腔静脉左后方。

(6)切除二尖瓣:钳夹或缝一粗线于二尖瓣前瓣叶上,在前叶基部中点距瓣环 3 mm 用尖刀切开,再逐步切除前后瓣叶,在乳头肌顶部剪断与之相连的腱索,去除二尖瓣,并切除残留飘浮的细长腱索。

(7)置换人工瓣膜:用带垫片缝线间断褥式外翻缝合,心房面进针,心室面出针,然后缝合于人工瓣膜缝环上,共 12～16 针。注意瓣膜入座良好,并牢固打结。检查人工瓣膜活动是否正常。

(8)闭合房间隔或房间沟切口前注意彻底排气。

(9)循环稳定后停机拔除插管。

(10)彻底止血,置引流管后逐层关胸。

2.保留二尖瓣后瓣叶及瓣下结构的二尖瓣置换术

(1)开胸、建立体外循环与不保留二尖瓣瓣下结构的二尖瓣置换术相同。

(2)切除二尖瓣:切除瓣膜时沿前瓣环形切口至前后两个交界,并切除前瓣叶及瓣下腱索,保留二尖瓣后瓣叶及瓣下结构。

(3)置换人工瓣膜:用带垫片缝线间断褥式外翻缝合,心房面进针,心室面出针,再从距后瓣叶游离缘 2～3 mm 处进针至左房面出针,然后缝合于人工瓣膜缝环上,共 12～16 针。

(4)排气、关闭切口、停机拔管、置引流管、逐层关胸同不保留二尖瓣瓣下结构的二尖瓣置换术。

六、术中注意要点

(1)防止显露二尖瓣时破损右心房与撕裂二尖瓣狭窄:前者是用拉钩显露二尖瓣时,用力过猛,撕裂或穿破房间沟附近的右心房壁。后者常为提拉二尖瓣和(或)乳头肌用力过猛,或误用钳夹瓣环引起,在左房小,显露难,再手术时,尤应注意避免。

(2)适当保留瓣叶残边:二尖瓣前叶处因无瓣环,而留瓣叶基部应为 4 mm,后叶则为2～3 mm。

(3)剔除钙化组织:切除瓣叶,留下瓣叶基部,如有钙化,应予切除,如瓣环本身有钙化,应仔细予以剔除。如已嵌入心肌,强行剔除有可能损伤重要组织时,应在心室面与心房面同时加垫片褥式缝合。

(4)乳头肌的裁切:乳头肌剪除的多少,不但与应用人造瓣膜的类型有关,而且因其长短不同而异。一般在乳头肌顶尖处剪断。

(5)保留瓣下结构的二尖瓣置换术需防止左室流出道梗阻,并应不影响瓣叶的活动,更不应影响植入人工瓣膜的型号。

(6)如并发巨大左心房,应施行巨大左房折叠术,否则易出现低心排出量综合征和呼吸功能衰竭。

七、术后处理

除按一般心脏手术后处理外,无特殊疗法。对大型室间隔缺损并发严重肺动脉高压者,术后可使用扩血管药物、前列腺素 E 和一氧化氮等治疗。此类患者痰液黏稠,应加强吸痰和翻身、叩背,适当延长呼吸机支持时间,密切监测血气变化,防止肺动脉高压危象发生。

1.低心排出量综合征

有时见于严重病例或严重肺动脉高压患者,应寻找原因及时处理,应以全血或血浆为主补充血容量,应用正性肌力药物多巴胺、多巴酚丁胺及米力农等,酌情应用血管扩张药物如硝普钠等。

2.术后心脏传导阻滞

术后可予以临时心脏起搏器支持并予以异丙肾上腺素治疗,如出现完全性房室传导阻滞且治疗 1 个月不见好转、发生阿-斯综合征者应安放永久性起搏器。

第九节　心脏外伤的外科治疗

心脏创伤分为闭合性损伤和穿透性损伤两大类,伤情重,发展快,无论平时和战时都不少见。绝大多数患者在到达医院前死亡。随着急救医疗系统和交通运输的发展,能得以送达医院者的比例也在增加,若能及时进行抢救,生存率仍很高。对心脏外伤的治疗原则是早期做出诊断,密切观察病情变化,并及时和果断采取手术治疗。即便心脏已停跳也应开胸抢救,从而可使部分伤员得以挽救。

一、闭合性心脏损伤

(一)受伤机制

心脏闭合伤占胸部伤的 10%～20%,但由于常对其缺乏警惕、轻者表现不明显,或被其他损伤所掩盖而致漏诊,受伤机制如下。

1.直接作用

一定强度的单向力量直接作用于心前区造成损伤,或可伴之胸骨和肋骨骨折的刺伤。

2.间接作用

腹部遭受突然挤压,大量血液骤然涌入心脏和大血管,通过血管内液压作用引起破裂性损伤。

3.减速作用

高速运动的人体突受减速,因惯性作用,心脏可冲撞于前胸壁或脊柱上,或因不等同的减速而使心脏发生扭转,引起损伤。

4.挤压作用

心脏被挤压于坚硬的胸骨与脊柱之间而受伤。

5.爆震作用

冲击波直接作用于心脏所致损伤。临床上,心脏闭合伤常为几种因素联合作用所致。大多数为交通事故伤引起。

(二)心脏钝性伤

心脏钝性伤可引起不同程度和类型的损伤,包括以下几种。

(1)心包损伤挫伤或破裂。单纯心包破裂很少见,一般合并于心脏其他部位损伤。

(2)心肌挫伤从小片心外膜或内膜下出血瘀斑(心肌震荡),直至全层心肌的撕裂、出血、水肿和坏死等。

(3)心脏破裂大多数发生在受伤即刻,引起大出血或心包填塞;极少数为伤后数日或数周后由于心肌挫伤区的软化、坏死而发生延迟性破裂,在病情相对平稳后突发严重胸痛和心包填塞。

(4)创伤性心脏间隔缺损多为室间隔破裂,在舒张末期和收缩早期心腔充盈和瓣膜均关闭时突受暴力使心脏压力骤升而引起的间隔撕裂,或断之心肌挫伤后的软化坏死所致延迟性穿孔。

(5)瓣膜损伤以主动脉瓣最多,常为撕裂或穿孔,其次为二尖瓣,常为腱索或乳头肌断裂。

(6)冠状动脉损伤多为左冠前降支裂伤。

(7)创伤性室壁瘤为心肌挫伤后坏死或冠状动脉阻塞引起的真性室壁瘤。心脏闭合伤常有并发伤,如胸骨和肋骨骨折及血气胸等。

(三)手术适应证

(1)心肌挫伤的治疗主要为非手术疗法,行对症处理、控制心律失常和防治心力衰竭等,严密监护。

(2)创伤性室间隔破裂和瓣膜损伤,若不因其他严重并发伤而死亡,患者有机会送到医院进一步确诊并争取在伤情相对稳定后及早在体外循环下行心脏直视修复手术。

(3)一旦考虑有心脏破裂和冠状动脉、大血管损伤,应立即手术探查。

(四)术前准备

(1)严密监护包括心电、血气分析及生化测定,注意伤情变化,床旁备有电除颤和开胸急救设备。

(2)及时做静脉切开,要准备大量血源,并做好自家输血准备。

（3）在手术准备期间如心脏受压症状过重,可进行心包穿刺术暂时缓解症状,可以增加伤员对手术的耐受性。

（4）心脏闭合性损伤可能是全身多发伤的一部分,要注意仔细检查,全面诊断,防止漏诊。

(五)麻醉与体位

快速气管内插管镇痛期麻醉,如遇昏迷患者,可直接气管内插管全身麻醉,采用小剂量麻药、肌肉松弛剂、正压通气的方法。

(六)手术步骤

（1）体位、切口:由于闭合性心脏伤的部位在术前难以确定,一般选用胸骨正中切口,但左前外侧切口也有进胸快而简便、不需特殊撑开胸骨器械的优点。

（2）对心脏裂伤的止血和缝合可采取以下方法。

1）指压止血缝合法:心脏裂伤较小,术者可用左手示指轻压裂口临时止血,用3-0无创伤缝线在手指下间断缝合,助手立即打结,手指下移继续缝合。

2）预置交叉褥式缝线止血缝合法:手指压住伤口后,在心脏裂口两侧各做一褥式牵引线,将此两牵引线相互交叉牵拉,封闭出血点,再做伤口缝合。

3）冠状动脉下缝合止血法:裂伤位于冠状动脉附近,缝合止血时应小心避开冠状血管,通过冠状血管深层作间断褥式缝合,以防缝住冠状血管导致心肌缺血不良后果。

（3）置心包引流管。

（4）冲洗心包腔,疏松缝合心包切口。

（5）逐层关胸。

(七)术中注意事项

（1）注意扪诊和探查有无并发心内结构损伤,如室间隔穿孔、瓣膜损伤等,如伤情未对生命造成威胁者,则宜待患者康复后经超声心动图或心导管检查明确诊断后,再择期在体外循环下作缝合修补术。

（2）术中出血多,可用自体血液回收装置输血,避免丢失大量血液。

(八)术后处理

（1）术后常规放置心包或胸腔引流管48～72 h,并按心脏手术常规处理。

（2）注意严密观察创伤反应及积极治疗并发伤。

(九)疗效评价

闭合性心脏伤的预后取决于心脏损伤的程度和抢救是否及时,多数心脏挫伤症状不明显,恢复后也不留后遗症。如心脏结构受到了严重损害,患者常于伤后短时间内死亡,主要的死亡原因是严重心律失常、进行性心力衰竭和心脏破裂。

二、心脏穿透伤

心脏穿透伤是极为严重的损伤,它包括穿透性心包伤、心房和室壁伤、间隔穿孔、瓣膜及乳头肌损伤、冠脉损伤。心包创口很小或被邻近组织闭塞则呈现血心包和心脏压塞的症状和体征。少数病例心腔裂口被血块暂时堵塞,则可延迟于创伤后数小时或数日,血栓脱落后呈现心脏压塞。心包膜创口大临床表现是出血性休克和胸膜腔大量积液。穿入伤引致心脏破裂的部位最多见的是右心室,后面依次为左心室、右心房、左心房。根据胸壁创伤的致伤物、部位、伤道、临床上呈现休克和心脏压塞等征象,一般即可诊断心脏创伤。"心脏损伤危险区",上界自锁骨,下界至肋弓,两侧为锁骨中线。凡在此危险区内和剑突下的穿透伤均应想到可能致心脏损伤,颈根部、左季肋部和腋、后胸部的枪弹伤亦可能引起心脏损伤。心包穿刺术、胸部 X 线检查和心电图检查虽有诊断意义,但进行这些检查会延误紧急治疗的时机,得不偿失,对伤情危急的患者不宜采用。

(一)适应证

对心肌穿透伤的伤员,应行急症手术,以抢救生命。手术适应证如下。

(1)胸部穿透伤后几分钟或 1 h 内即出现严重休克或大量血胸,应开胸探查。

(2)心包填塞时行心包穿刺后发现大量血液积存或穿刺后症状稍改善但又迅速恶化者应立即手术。

(3)伤情重、心脏濒于停搏者应在监护室或急诊室行抢救手术。

(二)术前准备

(1)术前准备(包括输血、输液、抢救休克、准备大量血源等)要尽量缩短时间,动作要敏捷,并将伤员立刻送手术室,不等休克纠正即行手术。

(2)术前准备以快速大量输血为主,适量给予多巴胺和异丙肾上腺素以增强心肌收缩力。

(3)如心脏受压症状过重,可在诱导麻醉前,迅速由心包抽出一部分血液以改善心脏严重受压。如在急诊室发生心搏骤停,可在现场开胸心脏按压,边心脏复苏边做心肌缝合止血。

(4)创道经过胸膜腔时要注意肺损伤和张力性气胸的出现,及时进行胸腔闭式引流。

(5)严密监护,注意伤情变化,床旁备有电击除颤和开胸急救设备。

(三)麻醉与体位

快速气管内插管镇痛期麻醉,如遇昏迷患者,可直接气管内插管全身麻醉,采用小剂量麻药、肌肉松弛剂、正压通气的方法,防止麻醉剂量过大,抑制循环功能和保证足够供氧,防止二氧化碳蓄积。

(四)手术步骤

(1)体位、切口:根据伤口部位选用前外侧或正中切口,并随时准备扩大切口。一般以前外侧切口进胸最快,多经第 5 肋间切开,切断第 5 肋软骨。

(2)仔细找到心包穿破的小裂孔后,在裂孔两边用止血钳提起心包,准备好吸引器,然后纵行切开心包,向两边拉开后,吸出心包腔内积血,取出血块,充分显露手术野,迅速找到心肌上的裂口,用左手示指轻压临时止血。

(3)裂孔修补缝合:用丝线在手指下间断或褥式全层缝合心肌裂口。

1)若为心房穿透伤时,可先用心房钳或心耳钳夹住裂口周围的心房壁,然后再做修补缝合。

2)若为室壁损伤,可应用带小垫片的双针无创缝线沿手指压住的伤缘两侧做贯穿心壁全层的缝合,边缝合边结扎止血。裂损较大时应补片修补。

3)若裂口位于冠状动脉附近,应做冠状动脉下褥式缝合,以免结扎冠状动脉而影响心肌血运。

4)若伴有冠状动脉损伤,常为心外膜下冠状动脉分支,可用心外膜覆盖;如出血明显予以结扎。

如为冠状动脉主干损伤,可用 6-0 无损伤缝线试行修复,必要时只有行冠状动脉搭桥术。

（4）除非能肯定胸膜腔未受损伤，否则应打开两侧纵隔胸膜探查，检查乳内动脉、肺门血管等。

（5）置双侧胸腔引流管和心包引流管。

（6）缝合心包：检查心脏裂口缝合满意，不再出血后，冲洗心包腔，疏松缝合心包切口。

（7）逐层关胸：如切断第 5 肋软骨入胸，应用 10 号丝线或细钢丝缝合第 5 肋软骨。

（五）术中注意事项

（1）心脏穿透伤缝合术中，往往出血量大，并且出血很快，术者应镇静、仔细操作，但动作要敏捷、正确，切不可慌乱。一般沿心包裂口方向，可帮助找到心肌裂口。

（2）心脏前壁伤口修复后要小心检查后壁，注意有无心脏贯通性损伤，以防漏诊。

（3）如为非贯通伤，应寻找异物并摘除异物。

（4）注意扪诊和探查有无并发心内结构损伤，如室间隔穿孔、瓣膜损伤等，根据伤情同期在体外循环下做心脏间隔破裂缝补术、瓣膜修补或替换术。但如伤情未对生命造成威胁者，则宜待患者康复后经超声心动图、心导管检查明确诊断后，再择期在体外循环下做缝合修补术。

（5）术中出血多，可用自体血液回收装置输血，避免丢失大量血液。

（六）术后处理

（1）术后加强心电图和血流动力学监护，以及复苏后续治疗。严密观察脉搏、血压，注意术后再出血。注意观察有无继发性出血、残余症和并发症。

（2）注意胸腔引流是否通畅，一般在手术后 1～3 d 胸腔内渗出液减少或停止后拔除引流管。

（3）常规给予破伤风抗毒素和抗生素，应用高效广谱抗生素。

（4）心肌穿透伤或撕裂伤即便未穿破心腔，这种损伤也能伤及室间隔，造成外伤性室间隔缺损。

术后应注意听诊，检查有无新的心脏杂音出现，因为室间隔穿孔，可于晚期表现出来。

（七）疗效评价

心脏穿透伤有 69%～84% 的伤员在现场或运送途中死亡，主要致死原因为大量失血和心包填塞。

如能及时运送、抢救，尚可挽救生命，到医院仍存活者预后较乐观。

第十三章　临床心电图

第一节　心房肥厚与扩大

心房肥厚(atrium isplump)，临床多称为心房扩大(atrium expansion)，因其病理改变多数表现为心房扩张而较少出现心房肌增厚。心电图无法准确鉴别心房的肥厚或心房扩大，故统称为心房肥大。心房扩大主要见于慢性风湿性心脏病、肺源性心脏病、先天性心脏病，或其他心脏疾病造成的心功能衰竭(heart function failure)等。心电图上心房肥厚可以是单侧或双侧，主要是由于心房肌纤维增长、增粗，以及房间传导束被牵拉和损伤而发生功能改变，影响了整个心房的综合心电向量，并发生一定的变化。心电向量图上表现为 P 向量环增大，运行时间延长，运行方向改变及 P 环不合拢。心电图上表现为 P 波电压增高，时间延长，波形改变及电轴偏移。由于左右心房的解剖位置及除极程序不同，P 向量环的形成分为三部分：起始 30 ms 代表右心房除极，除极向量的方向向下向前并略偏向左；中部 30～80 ms 代表左右心房共同除极，除极向量的方向向下向左并略偏前或偏后；终末 20 ms 代表左心房单独除极，除极向量方向向左下并向后，故左心房或右心房肥厚时，其除极向量不会发生相互抵消，而是各自表现出自己的特性。

一、左心房肥厚及扩大

(一)病因及产生机制

左心房肥厚(left atriumisplump)多发生于二尖瓣或主动脉瓣病变、高血压、肥厚型心肌病或其他原因所致慢性左心力衰竭等。心房内压力或容量负荷过重，从而造成左心房肥厚扩大及房间束的传导功能减低，使左心房的除极时间延长，进而导致整个心房的除极时间亦相应延长。由于左心房位于心脏的后方偏左，当左心房肥厚时，其除极向量后期向左、向后电力增大并持续时间较长。左心房肥厚时其 P 向量环的主要改变是环体增大。P 向量环向后向左移位，整个 P 环的运行时间亦较正常延长，其水平面 P 环呈逆钟向或"8"字形运行。早期向量向前，后期向量向左后，振幅可超过正常，成为最大向量，历时较长。心电图上 V_1、V_2 导联出现正负双向 P 波，其负向部分明显增深加宽。将 V_1 导联负向部分的时间与振幅相乘以求得左心房除极向量的"面积"，即为 P_{V_1} 终末电势(亦称 $PtfV_1$)。经过临床与病理对照研究证实，P_{V_1} 终末电势 $\leqslant -0.03$(mm·s)系左心房肥厚的表现。此种改变多见于二尖瓣病变时，故常称为"二尖瓣型"P 波(bicuspid valve Pwave)。

近几年来研究表明，凡左心力衰竭等左心室负荷增加的疾病，如高血压、冠心病等，也均出现此种 P 波改变。因此，PV_1 终末电势也是诊断冠心病的一项重要指标。在心电向量图额面上 P 环呈逆钟向运行，环形常不规则或分叉，其后期向量位于左下，运行时间较长。因此 Ⅰ、Ⅱ、aVR 及 aVL 等肢导联中显示明显的 P 波增宽，并出现双峰，两峰之间距多大于 0.04 s。右侧面 P 环多为顺钟向运行，呈三角形，有切迹，与正常相比更向后移位。

（二）心电图特征

左心房肥厚的心电图主要特征

1.P 波时限增宽

P 波时限≥110 ms，左心房肥厚愈显著，P 波时限延长愈明显，但 P 波时限很少超过160 ms。

额面 P 波电轴轻度或中度左偏，Ⅰ、aVL 导联 P 波时限最宽；P 波电轴正常者，Ⅰ、Ⅱ、aVR 导联或 aVL 导联 P 波时限明显延长。横面向量 P 环指向后方时，投影在 V_1 或 V_3R、V_2 导联轴负侧，形成负向 P 波或以负向波为主的正负双向型 P 波，$PtfV_1$ 负值增大。若 P 环指向左后方，V_4～V_6 导联 P 波明显增宽。

2.P 波双峰型

P 波呈现双峰型，双峰间距≥40 ms，代表左心房除极的第二峰等于或大于第一峰。双峰 P 波在Ⅰ、Ⅱ、aVL、V_4～V_6 导联中最明显。

3.P-R 间期延长

一般左心房肥厚，P-R 间期并无明显延长。但有一部分患者 P-R 间期延长大于 210 ms，其机制可能与心房内传导延迟或合并有房室结希氏束或双束支阻滞等有关。

4.右心室肥厚

风湿性心脏病、二尖瓣狭窄、左心房肥厚者，常合并有不同程度的右心室肥厚的心电图表现。但不如先天性心脏病所致的右心室肥厚显著；表现为心电轴轻度或中度右偏，Ⅰ导联呈 rS 型，aVR 导联 R 波增大，但不一定超过同导联中 S 波的振幅。V_1 导联多呈 Rs、RS 型，V_4～V_6 导联呈 rs 或 RS 型。

5.房性心律失常

左心房负荷长期过重，可引起心房肌及心房内传导束受损，心房内异位起搏点自律性增高或由于折返现象、触发活动，诱发房性快速心律失常。有明显左心房肥厚的患者，几乎都有房性心律失常：病程早期以房性期前收缩多见，病程中期出现频发或多源性房性期前收缩、阵发性房性心动过速等，最后出现心房扑动或心房颤动。

（三）心电图诊断条件

（1）Ⅰ、Ⅱ、aVR、aVL 导联中 P 波增宽，超过 0.11s。

（2）P 波多呈双峰，后峰大于前峰，两峰间距可达 0.04 s 以上。在Ⅰ、Ⅱ、aVL、V_4～V_6 导联中的表现最为典型。

（3）V_1 导联呈正负双向型 P 波，其负性 P 波电压与时间的乘积（$PtfV_1$）≤ －0.03（m·ms）。

（4）P 向量环较正常者更偏向左后并偏向上。

（5）常合并右心室肥厚。

（6）常伴有房性快速心律失常，如房性期前收缩、阵发性房性心动过速、心房扑动或颤动。

（7）有引起左心房肥厚的病因与证据，病因如风湿性心脏病、二尖瓣狭窄，证据为 X 线、超声心动图显示左心房肥厚。

（四）鉴别诊断

1.非典型预激

预激波起始于 P 波的降支，且振幅较小时，P 波与预激波融合在一起，酷似二尖瓣 P 波。

2.不全性心房内阻滞

P 波特征与左心房肥厚所致的二尖瓣型 P 波大致相同或几乎完全相同。不全性心房内阻滞主要见于冠心病、心肌梗死等,临床上无左心房肥厚的证据。

(五)与临床的联系

凡能引起左心房负荷增重的疾病,都将导致左心房肥厚,常见的病因有风湿性心脏病、二尖瓣病变。所致 P 波时间延长及形态变化,有"二尖瓣型 P 波"之称。其他病因如高血压病、心肌病等也可引起同样的心电图变化。左心房肥厚的患者常伴发各种类型的房性心律失常,左心房肥厚的程度越严重,房性心律失常的发生率越高。

二、右心房肥厚及扩大

(一)病因及产生机制

由于右心房除极的开始及结束都早于左心房,因而右心房肥厚(right atrium isplump)时,除极时间虽较正常延长,但仍不会延长到左心房除极结束以后,整个心房除极的时间不超过正常时限。肥大的右心房向量将向前下方增大,其 P 向量环的特征在额面呈:逆钟向运行,向下的电力增加,最大 P 向量在 $+70°\sim+90°$,趋向于垂直,几乎平行于 aVF 导联轴,故 Ⅱ、Ⅲ、aVF 导联上 P 波高尖最为明显,振幅可超过 0.25 mV。右侧面环体呈顺钟向运行,向前的向量大于向后的向量,最大向量可大于正常最高值。在水平面环体呈逆钟向运行,向前电力增大,最大向前向量大于向后向量,并于 V_1、V_2 导联轴的方向接近平行,而与 V_5、V_6 导联轴的方向接近垂直,故胸前导联 V_1、V_2 波的全部或其前部显得高而尖,而 V_5、V_6 导联 P 波多较低平。P 波时限多无延长。此种 P 波改变常见于慢性肺源性心脏病所致的右心房肥厚,故通常称为肺型 P 波。

(二)心电图特征

1.P 波振幅增大

肢体导联 P 波尖耸,振幅 ≥ 0.25 mV,Ⅱ 导联 P 波正向,aVL 导联 P 波较低平,有时呈双向或倒置。胸前导联 V_1、V_2 的 P 波高尖,振幅 ≥ 0.20 mV。

2.P 波时限

在各个导联上,P 波时限一般不超过 100 ms。

3.心房复极波增大

心房复极波的方向与 P 波方向相反,P 波高尖的导联上,心房复极波倒置,往往位于 PR 段上,引起 PR 段轻度下移。

(三)心电图诊断条件

(1)Ⅱ、Ⅲ、aVF 导联 P 波高尖,电压超过 0.25 mV。

(2)P 电轴右偏 $>+80°$,Ⅰ、aVL 导联 P 波低平或倒置。

(3)V_1、V_2 导联 P 波多高尖,电压超过 0.15 mV。

(4)QRS 波群低电压时,P 波高度大于 1/2R。

(5)P 波时间基本不超过正常时限。

(四)鉴别诊断

1.心动过速伴 P 波振幅增大

平板运动试验时,最高心率接近目标心率或达到并超过目标心率时,P 波在 Ⅱ、Ⅲ、aVF 导联常高达 0.25 mV 或以上。运动终止后,随着心率的减慢,P 波振幅恢复正常。类似情况也可见于各种疾病所致的窦性心动过速及房性心动过速等。

2.右心房内阻滞

可表现为 P 波振幅增大,P 波时间正常,酷似右心房肥厚。房内阻滞消失以后,P 波恢复正常。

3.3 相右心房内阻滞和 4 相右心房内阻滞

心率不快不慢时,右心房内传导正常,P 波形态、振幅时间正常。发生 3 相右心房内阻滞与 4 相右心房内阻滞时,P 波振幅异常,可表现为增大、变尖。前者出现于心率加快时,后者发生于心率减慢时。

(五)与临床的联系

右心房肥厚是由于右心房的压力或容量负荷过重所引起,常见的病因有原发或继发性肺动脉高压、肺动脉瓣狭窄、三尖瓣病变、发绀型四联症、房间隔缺损、三尖瓣下移畸形等先天性心脏病等。显示异常高尖的 P 波,肺心病引起的 P 波高尖,称之为"肺型 P 波"。

三、双侧心房肥厚与扩大

根据心房除极的特点,右心房在先,左心房在后,并非完全同时开始并同时结束,故双侧心房肥厚时,各自增大的除极向量都可充分显示出来,不会相互抵消。P 向量环同时显现右心房和左心房肥厚的变化特征。在心电图上表现为异常高大而宽阔的双峰型 P 波(twin peaks P wave),P 波时间>0.12 s,电压>0.25 mV。

(一)病因及产生机制

双侧心房肥厚以后,除极程序仍是右心房在先,左心房在后,右心房与左心房除极时间均延长。因此,左右心房肥厚以后,各自增大的除极向量均可以显示出来,而不致相互抵消。在心电图上表现为 P 波异常高大及时间延长。右心房肥厚,心房除极向量向右、向前、向下增大;左心房肥厚产生的除极向量向左、向后,出现增高、增宽的 P 波。

(二)心电图特征

(1)P 波振幅增大 II、III、aVF 导联 P 波振幅≥0.25 mV。P 波电轴在正常范围内,P_{II} 增高最明显,P 波电轴接近+90°者,P_{aVF} 电压最高。右胸前导联 P 波振幅超出正常最高限度,呈正负双向波形。

(2)P 波时限延长>110 ms,一般在 I、II、aVR、V_3～V_6 导联增宽明显。

(三)心电图诊断条件

心电图诊断双侧心房肥厚,必须同时具备以下 3 条。

(1)P 波振幅增高≥0.25 mV。

(2)P 波时限延长≥110 ms。

(3)有引起双侧心房肥厚的病因及证据。

(四)与临床的联系

双侧心房肥厚见于严重的先天性心脏病患者,开始由左向右分流,当肺动脉压力超过左心室压力以后,又出现右向左分流,引起双侧心房负荷增重。其他病因有风湿性心脏病、扩张型心肌病等;双侧心房肥厚易致各种类型的房性快速心律失常,同时伴发多种类型的室性心律失常。

四、V₁导联P波终末电势测量及临床意义

Morris 于 1967 年首先提出 V_1 导联 P 波终末电势（$PtfV_1$）概念。近几年来多数学者经过探讨和研究,认为 P_{V1} 的终末电势变化,对左心房肥厚、左心力衰竭、冠心病等有重要诊断价值。

1. $PtfV_1$ 测量及计算

首先是在 V_1 导联 P 波呈双向（正负）或负向时,采用负向部分计算,即 $PtfV_1$＝P 波终末部分的振幅（以 mm 计）×时间（s）。如 V_1 导联 P 波呈正负双向,其负向部分深为 1 mm,时间为 0.04 ms,那么 $PtfV_1$＝－1mm×0.04s＝－0.04(mm·s)。

2. $PtfV_1$ 阳性的临床意义

有作者认为,$PtfV_1$≤－0.04(mm·s),对鉴别正常人和左心瓣膜病的正确率达 92%,也有学者主张 $PtfV_1$≤－0.03(mm·s)为病理性异常界限。但一组研究表明,在正常人组仅 0.5%的受试者 $PtfV_1$≤－0.02(mm·s),因而认为以 $PtfV_1$≤－0.02(mm·s)作为异常界限值较为恰当。

在急性心肌梗死时,$PtfV_1$ 的异常是一个预示左心房负荷增重的敏感指标。临床研究证实,急性心肌梗死患者左心房平均压与 $PtfV_1$ 的改变,两者之间有着密切的关系。$PtfV_1$ 异常者,左心房平均压升高,而 $PtfV_1$ 正常者左心房平均压多正常。故在急性心肌梗死的患者中 $PtfV_1$ 的变化是评价左心房舒张末期压力的敏感指标。如果 $PtfV_1$ 持续≤－0.04(mm·s),往往提示预后不良。还有作者提出,在运动负荷试验后,V_1 导联的 P 波由直立转为双向,或 V_1 的双向 P 波的负向部分增深,均提示有心室功能不全。

关于 $PtfV_1$ 负值增大的机制,通常认为冠心病者 $PtfV_1$ 负值增大,与左心房传导延缓和心肌供血不足有关。也有人认为,房间束组织的脂肪浸润、破裂、变性或纤维化,以及心房肌纤维退行性变,为 $PtfV_1$ 负值增大的重要原因。左心房受损时,左心房在水平面向后旋转,导致终止向量异常而使 $PtfV_1$ 负值增大。如肺心病患者合并 $PtfV_1$ 异常,常提示合并有使左心室受损的病变。

五、P/P-R 段比值与二尖瓣 P 波

正常情况下,P/P-R 段比值（P/P-R section ratio）在 1.0～1.6（均值为 1.2）。在心房肥厚的心电图中,测量 P/P-R 段比值,有助于鉴别是左心房肥厚或是右心房肥厚。左心房肥厚时 P 波时间延长,P-R 间期无改变,故 P-R 段缩短,致使 P/P-R 段比值增大,往往超过 1.6；而右心房肥厚时 P 波高尖,P-R 段不变或略延长,故 P/P-R 段比值正常或小于 1.0。如双侧心房均发生肥大,则因 P 波及 P-R 段均有所延长,致使上述比值反而波动在正常范围中。

第二节　心室肥厚与扩大

心室肥厚（ventricle is plump）由心脏收缩期压力负荷（systole pressure load）或舒张期容量负荷（relaxing period volume load）过重所致。压力负荷过重导致的心室肥厚以心肌纤维肥

大为主,而容量负荷过重则以心室容积增大为主,即心室扩大。也有作者认为心脏扩张之前往往也有心肌的肥厚,另外,心室肥厚与扩张往往同时存在。但不论是肥厚还是扩张都会影响心肌的除极和复极过程,从而使肥大的心室除极面增大,室内激动传导时间延长,并出现原发性或继发性复极改变,以及心室轴的变化。这些变化可成为心电图上诊断心室肥厚的重要依据,甚至可粗略地推测出心室肥厚的程度。值得注意的是,这些异常改变除反映心脏肥大本身变化外,还受心室内压力、大血管阻力、心肌间的纤维组织增生、心室扩张的程度、心脏的异常转位及心脏与胸壁的解剖关系等诸多因素的影响。因而,即使在部分心脏确属正常的情况下,也可出现电压增高、电轴偏移等貌似心室肥厚的某些心电图表现,而另一部分确有心室肥厚者,其心电图检查却无心室肥厚之表现。

一、心室肥厚的心电图改变及机制

肥厚的心室将影响其除极面的方向及大小,而且该侧自内膜至外膜除极的时间也将有所延长。在除极发生改变的同时,即使心肌并未因肥厚而发生器质性改变,复极过程也会有"继发性"变化,即继发于心室肥厚除极顺序的改变,复极程序亦发生相应的改变,继而出现 ST 段及 T 波变化。若心肌肥厚达到一定程度,则可能产生相对的缺血,甚至发生纤维化等改变。此时,心肌的复极过程非但有继发性改变,也可伴有"原发性"改变,即由于心肌损伤造成 ST-T 改变。心室肌除极过程的变化,将使其除极或复极综合心电向量产生相应的改变。其心电图特征为以下所示。

(一)QRS 电压增高

心室肥厚时,心脏表面积增大,心肌纤维增粗,产生的电偶数目增加,内部电阻减小,致使心脏的除极面及心电向量环较正常增大,QRS 向量环在某些导联轴上的投影增大,因而 QRS 电压增高。从心脏的解剖位置来看,左心室位于左后方,右心室位于右前方。当左心室肥厚时,所指向左后方的向量相应增大。同样,右心室肥厚时,其综合心电向量较正常更加向右前突出。由此可见,无论是左心室肥厚还是右心室肥厚,其心室综合向量主要是在前后和左右两个方向上发生变化,而向上或向下的变化较小。

因此,水平面向量图变化较额面向量图改变更为明显,右心室肥厚时尤其是这样。这说明为什么心室肥厚,尤其是右心室肥厚的心电图诊断,要更多地依靠胸导联图形的变化。另外,有学者认为心室肥厚后,心室与胸壁的距离相应缩短,与胸导联的电极也较正常时更加接近,从而使电压进一步增高。在动物实验中,将探查电极置于心脏表面记录到波形的电压,较置于胸壁上记录到的波形的电压增高 5 倍,这说明心脏与探查电极的远近对波幅有直接影响。但心室扩张时,心室壁虽靠近胸壁,往往因并发心力衰竭、心肌间水肿或心包腔积液、组织水肿等原因,反而可使 QRS 波群电压降低。

(二)室壁激动时间延长及 QRS 间期增宽

心室肌肥大使室壁激动时间及 QRS 间期延长,其原因如下。

(1)心室肌增厚:心脏扩张,致使 QRS 环体增大,运行时间延长,自 0 点到达最大向量的时间亦延长。

(2)心室肥厚伴不同程度的心室扩张:扩张的心肌往往牵拉传导系统的终末部分,如束支的分支、浦肯野纤维,使其遭受机械性损伤,从而影响传导功能,造成传导延缓,甚至发生左或右束支传导阻滞。

（3）肥大的心室肌及室内压力增高，不但使心肌相对供血不足，而且心室内膜包括传导系统供血也减少，部分心肌发生退行性变或传导组织功能障碍，因而激动传导减慢，QRS 时间延长。

（三）ST-T 改变

1. 原发性 ST-T 改变

即所谓的心肌劳损。心室肥厚发展到一定程度，可出现相对供血不足，心肌损伤，从而导致复极过程改变，称为原发性 ST-T 改变。

2. 继发性 ST-T 改变

由于心室壁增厚，室壁激动时间延长，因而首先进行除极的心内膜下心肌先开始复极，致使 T 波方向与正常时相反。

同时，因室壁增厚，当整个心室肌尚未完成除极时，部分心肌已开始复极，致使 ST 段发生偏移。此外，当心脏明显扩张时，因长期牵拉传导系统，使其传导功能减退，亦可使 ST 段及 T 波发生改变。心电图判断 ST-T 改变究竟系原发性还是继发性，有时比较困难。在多数心室肥厚病例，往往是原发性及继发性 ST-T 改变并存，只是程度不同而已。心室复极差力测定，可以提供一定的参考价值。

（四）QRS 波平均电轴偏移

心室肥厚多伴有 QRS 波电轴偏移，这主要是由于心室肥厚时，增大的 QRS 环最大向量在额面上投影的角度发生改变所致。例如，左心室肥厚因受胸腔中其他器官的限制，向后下方扩大较少，而多呈逆钟向转向左后上方扩大。因此额面 QRS 环的最大向量指向左后上方，电轴呈现左偏。另有学者认为，左上部的心肌延缓除极，因而造成电轴左偏。少数病例可因膈肌位置较低，心脏呈垂位，左心室发生肥大后，心脏反呈顺钟向转位，额面 QRS 环主要向右下方增大，故不发生电轴左偏。同样，右心室肥厚，QRS 环的主体向下方增大，因而呈现电轴右偏。此外，右心室肥厚所致的室内传导阻滞，亦可影响心电轴偏移。

二、心室肥厚血流动力学改变与心电图改变的联系

根据心室肥厚的血流动力学改变，结合临床资料，可将心室肥厚的心电图改变归纳为四种类型。

（一）右心室收缩期负荷过重

心电图表现为 V_1、V_2 导联 R 波异常高耸，R/S>1，S 波小或无 S 波，T 波倒置，显著电轴右偏。根据临床心电图与尸解的对照研究提示，V_1 导联中出现 rSr′型，表示右心室的室上嵴肥大；而表现为 rsR′，且 R 电压>1.5 mV 者，多为右心室流出道肥大；若 V_1 导联中显示 qR 或 R 型，则说明有右心室游离壁肥厚。如果按肥大程度的轻重排列，则以 V_1 导联中呈现 qR 或 R 型波者最重，Rs 型次之，而 rsr′或 rsR′型最轻。

（二）右心室舒张期负荷增重

因右心室舒张期负荷加重，可造成右心室扩张。心电图表现为完全性或不完全性右支传导阻滞，并伴有 ST-T 改变（主要表现在 Ⅱ、Ⅲ、aVF 导联）。

（三）左心室收缩期负荷增重

左心室收缩期负荷过重的心电图改变为 V_5、V_6 导联 R 波电压异常增高，伴 ST 段下降及 T 波低平或倒置。

（四）左心室舒张期负荷增重

左心室回流血量增多,致左心室舒张期血容量和舒张期压力增加,因而加重了左心室负荷,使左心室扩大。心电图表现左心室面的导联 Ⅱ、Ⅲ、aVF、V_5、V_6 出现深 Q 及与高 R 波,ST 段上移,T 波高耸直立,室壁激动时间延长。研究认为,单纯向心性及单纯离心性左心室肥厚,除后者心电图中发生室内传导阻滞的机会较多外,两者图形并没有什么根本差异。并认为心室肥厚的图形形态和心室扩大与否并无关系,而主要是决定于心肌本身增厚的程度。此外,V_1 呈 rSR 波形不仅见于右心室舒张期负荷增重,亦可见于正常人及肺动脉瓣狭窄所致右心室收缩期负荷增重。又如,同样是高大 R 波,在 V_1 导联则表示收缩期负荷增重,在 V_5 导联则表示舒张期负荷增重,较难以理解。另外,有些学者认为先天性心脏病所致右心室肥厚,其负荷增重的图形与临床相符,而左心室肥厚则不肯定。在后天性心脏病,V_1 室壁激动时间增加多提示右心室舒张期负荷增重,V_5 导联的 T 波倒置多为左心室收缩期负荷增重而 V_5 导联增宽多提示舒张期负荷加重,V_5 导联 R 波过高并无肯定的鉴别意义。综上所述,此分类仅有一定限度的参考价值,不可将其估计过高。

三、心室肥厚的心电图及心电向量图表现

（一）左心室肥厚

左心室肥厚时,一般不影响心脏的传导系统,激动的传导程度仍与正常情况相同。但由于左心室壁肥厚及扩张,左心室壁除极面的方向及大小可发生相应的改变。左心室位于心脏的左后方,因而指向左后方的除极面及其产生的综合心电向量必然增大,表现在心电向量图上便是 QRS 向量环体增大、时间延长,而且环体的最大向量偏向左后方。在合并室间隔肥厚时,指向右前方的初始向量可明显增大。由此可见,左心室肥厚时的主要表现多是"量"上的增大。由于心室肌除极过程延缓或心室肌本身存在病变,可能使复极过程同时发生改变。因此,在左心室肥厚时,其除极和复极过程都发生了明显的改变,在心电图及心电向量图上可反映出一系列相应的特征性变化。

1. QRS 波群电压的改变

正常情况下 V_5、V_6 导联 R 波和 V_1、V_2 导联 S 波是代表左心室壁除极的电压变化。通常,V_5、V_6 导联 R 波不超过 2.5 mV,V_1、V_2 导联 S 波电压不超过 1.5 mV。左心室肥厚时,额面 QRS 最大向量向左后增大,投影到 V_1、V_2、V_5、V_6 导联轴上分别表现为较深的 S_{V1}、S_{V2} 与高大的 R_{V5}、R_{V6}。也有少数病例 QRS 综合向量向左增大不明显,主要是向后增大,表现为 V_6 导联 R 波较 V_5 导联 R 波高,S_{V2} 较 S_{V1} 深。因此,有人提出应取 R_{V5}、R_{V6} 中最高的指数加上 S_{V1}、S_{V2} 中最深的指数,作为诊断条件。另外,还可见一部分左心室肥厚的病例,可能是室间隔长期供血不足,而发生纤维性变的结果,致使室间隔的除极向量减小。自 V_1～V_3 导联的 R 波异常减低甚至无 r 波,V_5 导联的 Q 波亦减小。另外,还可见在左心室发生扩张后,由于心脏的转位及除极向量增大,往往使心电图胸导联中的所谓"过渡地带"变得非常狭小,自 V_1～V_3 呈 rS 型,但 V_4、V_5、V_6 导联可突然变成 Rs 或 qR 型。左心室肥厚时额面 QRS 综合向量向左增大且偏上,QRS 环的最大向量投影于 Ⅰ、aVL 导联轴的正侧及 Ⅲ 导联轴的负侧,而出现高大的 R_1、R_{aVL} 及较深的 $S_Ⅲ$,并伴有心电轴左偏。此时心电图 $R_1>1.5$ mV,$R_{aVL}>1.2$ mV,或 $R_1+S_Ⅲ>2.5$ mV,亦可视为左心室肥厚的辅助诊断条件。但也有一部分病例的最大向量投影在 Ⅱ、Ⅲ、aVF 导联轴的正侧,因而 Ⅱ、Ⅲ、aVF 导联出现一高大的 R 波,心电轴正常。如果心电

图 $R_{II}+R_{III}>4.0$ mV,或 $R_{aVF}>2.0$ mV,也可作为诊断左心室肥厚的辅助条件。从临床观察所见,在左心室肥厚时,额面 QRS 环的变化不如水平面 QRS 环变化那么显著。其原因是心室肥厚的额面向量环主要向左后上方增大,且以向后为主。因此,当 QRS 环体向左上方增大不明显时,额面上的投影并无重要的诊断价值,仅可起到辅助诊断的作用。

2. QRS 间期及室壁激动时间的变化

左心室明显肥大时,可见 QRS 波群时间延长超过 0.10 s,极显著的左心室肥厚时 QRS 时间可达 0.12 s。同时,V_5 或 V_6 的室壁激动时间延长超过 0.05 s(女性 0.045s),这是由于投影在 V_5 或 V_6 导联轴上最大向左向量出现时间延迟之缘故。

3. ST-T 的改变

左心室肥厚时,QRS 向量环的终末向量并未回归至 0 点,而是直接与 T 环相连。由于 QRS 向量环未能正常闭合,便产生了明显的向右前的 ST 向量。T 环的方向与 QRS 环方向呈相反的方向,使平均 QRS 向量与平均 T 向量间角度增大,QRS-T 夹角增大。心电向量环在各导联上的投影,是该导联心电图波形产生的基础。因此,当 V_5、V_6、aVL、aVF 导联 ST 段下降超过 0.05 mV 时,T 波呈现低平、双向或倒置。V_1 导联 ST 段轻度抬高,V_1 导联 T 波多为直立或直立高耸,但在轻度左心室肥大时可完全没有或仅有轻度 ST-T 改变。

4. QRS 电轴的改变

左心室肥厚时,额面 QRS 综合向量如果向左上偏移,心电轴多为左偏,但一般不超过 $-30°$,大多在 $-10°$ 左右。产生心电轴左偏的原因主要是由于左心室向下向后受到膈肌和胸腔其他脏器的限制。肥大的左心室只能沿心脏长轴逆钟向旋转,使位于后方的左心室转向左上方所致。但有时肥大的左心室 QRS 向量并不向左上移,而是向左下,此种左心室肥厚的心电轴并无偏移,故无心电轴左偏并不能排除左心室肥厚的存在。

综上所述,左心室肥厚时的主要表现是 QRS 向量环向左后上方异常增大,以向后增大最为显著而且重要。因此,水平面的表现更为明显且具有特征性。相反,在额面上常不显著,这说明在左心室肥厚的心电图诊断,往往更多地依靠胸导联中的图形变化。需要指出的是,上述各项诊断指标,虽可作为左心室肥厚的诊断标准,但决不能孤立地只依靠其中的一二项表现而做出肯定的诊断。一般认为,如 V_5 导联电压超过正常最高值,同时又表现出 V_5 或 V_6 的室壁激动时间延长,QRS 间期增宽,V_5、V_6 导联 ST-T 改变及 QRS 波群平均电轴左偏小于 $-10°$,此时心电图诊断左心室肥厚是比较确切的。另外,如临床上确有可引起左心室肥大的疾病存在,而心电图上有左心室面电压显著增高,并同时伴有电轴左偏小于 $-10°$ 及 V_5、V_6 导联 ST-T 均有改变时可做出符合左心室肥厚的心电图诊断。若临床上诊断尚未明确,而心电图上显示重度心电轴左偏或 V_5、V_6 导联 QRS 电压异常增高,则心电图上可提示左心室肥厚。若临床上无引起致左心室肥厚的疾病存在,心电图上仅有 V_5 或 V_6 导联 QRS 电压高于正常,或 QRS 平均心电轴轻度左偏,只能做出左心室高电压或心电轴左偏的心电图诊断,不应断然肯定为左心室肥厚。

在临床心电图诊断中,一般将仅有电压增高,或者并心电轴左偏、室壁激动时间延长,而没有 ST-T 改变者,称为左心室肥厚。仅有 ST-T 改变而电压不增高,称为左心室劳损;如同时具有电压增高和 ST-T 改变者称为左心室肥厚伴劳损。

(二)右心室肥厚

从心室的结构上看,正常左心室壁较右心室壁厚约 3 倍。当右心室壁较度增厚时,其除极所产生的综合向量仍以左心室占优势,并不能产生右心室肥厚的心电图改变。只有在右心室肥厚达到一定程度,或右心室内激动传导延缓时,方能引起心室综合心电向量的方向及心电图图形的改变。右心室肥厚向量图的改变,可因不同疾病及肥大的程度而呈现出多种图形。轻者近似正常图形,显著肥大者其 QRS 环的主体偏向左前,有的偏向右前下方,有的偏向右后上方,还可因右心室除极发生了改变,而引起复极改变,呈现 ST-T 继发性改变。

1. QRS 波群电压的改变

右心室肥厚时,横面 QRS 环多数呈显著向右前突出,向左后伸延很小或者完全不能伸延,故 QRS 环的最大向量投影在 V_1 导联轴的正侧及 V_5、V_6 导联轴的负侧。因此心电图上表现为 V_1 导联 R 波电压增高到 1.0 mV 以上,S 波变浅或消失,V_5 导联 S 波增深。V_5、V_6 导联 R 波降低,V_5 导联 R/S<1,$R_{V1}+S_{V5}$>1.2 mV,V_1 导联 R/S>1。

右心室肥厚时,额面 QRS 环体增大不明显,甚至不增大,故肢体导联电压大多不高。因多数右心肥大的 QRS 综合向量向右下或向右上,若为右上,QRS 综合向量的最大环体落在 aVR 导联轴的正侧,故 aVR 导联呈 QR 型,R≥0.5 mV 或 R/Q>1。

2. 室壁激动时间及 QRS 间期变化

心室壁肥厚使内膜向外膜的除极时间延长,表现在 V_1 导联的室壁激动时间往往超过 0.03 s,但不超过 0.05 s。由于肥厚的右心室很少超出左心室壁的厚度,故 QRS 波群时间一般不会有明显的延长,多在 0.10 s 之内。

3. ST-T 改变

由于除极时间延长,所以复极也发生了与正常方向相反的改变,ST-T 向量向左后偏移。心电图中 V_1 导联表现为 ST 段下降超过 0.05 mV,T 波倒置,而 V_5、V_6 导联 T 波往往为直立,此为继发性 ST-T 改变。如果右心室存在心肌缺血或发生纤维化病变,可造成原发性 ST-T 改变,称为右心室劳损。

4. QRS 电轴改变

右心室肥厚时,额面 QRS 综合向量向右下或右上,投影在 Ⅰ 导联轴的负侧及 Ⅲ 导联轴的正侧。心电图表现为 Ⅰ 导联深的 S 波与 Ⅲ 导联高的 R 波,故形成心电轴右偏,多数超过+110°。右心室肥厚的心电向量图及心电图特征,可因血流动力学改变及肥大程度的不同而有多种形式的表现,主要分为四种基本类型。

5. V_1 导联 QRS 波群呈 rsR′型

此型心电图的特点是在 V_1 导联 QRS 波群呈 rsR′、rsR′S′、rsr′或 RsR′型。这类右心室的心电向量图改变,主要表现在水平面上,QRS 环的初始向量仍指向右前方或左前方,呈逆钟向运行。但在 0.03 s 或更早的时间,突然转为顺钟向,由左前或左后径直转向右前方,终末向量在右前或右后方,其 QRS 向量环大部分位于右前方,故 V_1 导联出现上述几种改变。此型心电图平均电轴在+80°~+140°,QRS 波群多伴不完全右束支传导阻滞图形,时间不超过 0.11 s。过去将此类心电图诊断为不完全性右束支传导阻滞,近年来经病理研究证实多因右心室流出道(主要是室上嵴)肥厚所致。室上嵴是右心室的一个肌束,位于肺动脉瓣之下,构成右心室流出道的后基底部,V_1 导联出现的 R 波,就是肥厚的室上嵴产生的一个较大的向右终末向量。本型多见于房间隔缺损及二尖瓣狭窄的病例。

6. V_1~V_6 导联 QRS 波群均呈 rS 型

本型的心电图特点是:胸前导联 V_1~V_6 均呈 rS 型,有时 V_1、V_2 可呈 QS 型,颇似前间壁心肌梗死。此类心电向量的特征是:QRS 环体大部分位于右后方,QRS 波群初始向量投影在胸导联的负侧,故在胸前导联有较深的 S 波,心电轴显著右偏,常达＋110°以上。常见于慢性肺源性心脏病,可能与心脏位置垂直、显著顺钟向转位及右心室肥厚扩张有关。

7. V_1 导联 QRS 波群呈 R 或 Rs 型

本型的特点是 V_1 导联 R 波异常增大,心电轴右偏达＋110°～＋180°以上,伴有 ST-T 改变,即 ST 段下降,T 波倒置,V_5、V_6 导联 T 波直立。心电向量图 QRS 环体偏向右前方,呈顺钟向运行,常见于发绀型法洛四联症、肺动脉瓣狭窄、重症二尖瓣狭窄,其病理基础常为右心室流入与流出道普遍肥厚。也有人称此型为右心室收缩期负荷过重。

8. V_1 导联 QRS 波群呈 qR 或 qRs 型

这一类型的心电图多见于显著的右心室肥厚的病例中,在心电向量图的水平面上,QRS 环初始向量指向左前或左后方,呈顺钟向运行。然后迅速转向右前方,整个 QRS 环体大部分位于右前方,故形成 qR 型。关于 V_1 导联 q 波的产生机制曾有许多不同的看法。目前主要认为与右心室极度肥厚,心脏发生了显著的顺钟向转位有关。因在正常情况下,室间隔的解剖关系与额面是基本平行的。当显著顺钟向转位时,室间隔随右心室由前向后转动,原来面向右前方的间隔右侧,转为面向左前方。因此,室间隔除极的初始向量已不再指向右前方,而转为左前方,这个向量投影在 V_1 导联轴的负侧,故 V_1 导联产生了一个小 q 波。

总之,诊断右心室肥厚比较可靠的心电图指标是 QRS 波群形态和电压的改变,以及心电轴右偏,其他条件仅作为参考。在临床工作中,心电图诊断右心室肥厚的敏感性不高,主要是因为在心室除极综合向量中左心室占优势,从而掩盖了右心室除极向量。但是,一旦在心电图上出现右心室肥厚的典型表现,说明右心室肥厚已达相当程度。轻度右心室肥厚病例,心电图上通常只表现出一二项异常指标,而不出现典型的心电图改变,此时应结合临床综合分析。若临床上无引起右心室肥厚的疾病存在,仅在心电图上有轻微改变,不可贸然做出心室肥厚的诊断,可仅对心电图改变做出如实的描述。

(三)双侧心室肥厚

由于心电图表现是心室激动综合心电向量、电力相互抵消的结果。因此,在双侧心室肥厚时,可产生正常或非特异性的图形。

1. 心电图特点

一般常见的心电图有以下几种表现。

(1)一侧心室电压突然增高而掩盖了另一侧心室的电压心电图改变只呈现一侧心室肥厚的图形,常见左心室肥厚掩盖右心室肥厚。如风湿性二尖瓣狭窄合并主动脉瓣关闭不全,在临床中应是双侧心室肥厚,但在心电图上仅表现左心室肥厚,右心室肥厚的图形被掩盖了。

此时心电向量图在水平面上 QRS 环体为前后电力显著大于左右向电力。右心室肥厚使早期向前的电力增加,左心室肥厚使后期的电力向后增大。由于电力优势的结果,心电图表现为 V_5、V_6 导联出现高大的 R 波与 V_2～V_6 导联出现大的双向 Rs 波。

(2)左右两侧心室肥厚的电压改变相互抵消呈现出一幅大致正常的心电图,或仅有一些非特异性的改变,例如 QRS 波群时间轻度增宽、切迹及 T 波低平等。此类双侧心室肥厚的心电向量在水平面的 QRS 环表现为逆钟向运行,起始都向前,不久即转向后。最大向量接近＋27°,S 环较大,S 向量也大,约为最大向量振幅的 70%,在心电图上无特殊表现。

(3)双侧心室肥厚的心电图改变同时出现,此种情况比较少见,据统计约占双侧心室肥厚病例的 1/4。如果 V_1 和 V_5 导联上分别有右心室及左心室肥厚的图形,同时伴有下列改变者,可考虑双侧心室肥厚的存在。

1)心电图上有明确的左心室肥厚改变,同时合并有:①心电轴右偏$>+90°$;②V_1 导联 R 波明显增高;③V_1 导联 R/S>1 或 aVR 导联 R/Q>1;④V_1 导联室壁激动时间>0.03 s;⑤V_1 导联 ST 段下降,T 波倒置。此种双侧心室肥厚的向量表现,在水平面上 QRS 环呈逆钟向运行,向前向后电力增大,环的前后大于左右。

2)心电图有明确右心室肥厚改变,同时伴有:①V_5 导联 R 波明显增高及室壁激动时间延长>0.05 s;②Q 波在 Ⅰ、Ⅱ、Ⅲ、aVF、V_4、V_5、V_6 导联明显加深;③TV_1 直立,TV_5 倒置。此种双侧心室肥厚的向量在水平面上 QRS 环表现为起始逆钟向运行向左的电力较大,但后期转向右前的电力占优势。心电图上可见 V_5、V_6 导联 R 波增高,同时 V_3R_1、V_1 导联的 R 波亦增高,或者 V_1 导联 R/S 大于 V_2、V_3 导联 R/S,aVR 导联的 R 波增高。

2.心电向量图特点

双侧心室肥厚心电向量图改变主要反映在横面。根据 QRS 环形状不同分三种类型。

A 型

QRS 环呈饼盘状,向前和向后向量明显增大,均大于向左向量。向前向量>0.6 mV,向后向量>1.6 mV。环呈逆时针(CCW)旋转。T 环圆小位于左前。

B 型

QRS 环向左后和向右后展开,向左后和右后向量均明显增大,向左后向量电压>1.7 mV,向右后向量电压>1.5 mV。环呈 CCW 旋转。T 环圆小位于左前。

C 型

最大 QRS 环向量位于左前,电压>2 mV。向前向量电压>0.6 mV。环呈 CCW 旋转。T 环圆小位于左前。伴有额面 QRS 环电轴左偏、电压增大、环呈 CCW 旋转。

四、心室肥厚与束支传导阻滞

(一)左心室肥厚合并右束支传导阻滞

左心室肥厚时,心室的除极运行方向与正常相似,差别仅在于向量的振幅大小、方位与时间的不同。右束支传导阻滞时,除极过程主要改变在终末向量。因此,左心室肥厚合并右束支传导阻滞时两者互不产生影响,即兼有两者的心电图改变。

(二)左心室肥厚合并左束支传导阻滞

由于左束支传导阻滞时心室的初始除极发生了改变(正常情况下室间隔是自右向左除极),造成 QRS 波电压增高,也可使左心前导联的电压降低而掩盖了左心室肥厚图形,因而诊断比较困难。如心电图出现如下改变应注意是否有左心室肥厚:①间歇性或交替性左束支传导阻滞时,观察恢复正常的 QRS 波群是否有左心室肥厚;②在 V_5、V_6 导联及 Ⅰ、aVL 导联中,R 波电压不但很高而且粗钝、宽阔,V_1 导联 S 波深大于 3.0 mV。但若 V_5、V_6 导联的 QRS 呈 qR 型,不应考虑左心室肥厚合并左束支传导阻滞的存在。

(三)右心室肥厚合并右束支传导阻滞

右心室肥厚的不同阶段,即可造成心室 QRS 环体方向运行的不同改变。严重的右心室肥厚其初始向量即发生变化,而且右心室肥厚本身就是引起束支传导阻滞的原因之一。因此如何诊断右心室肥厚合并右束支传导阻滞,的确存在不少的问题。如果先有右心室肥厚后出现右束支传导阻滞,比较容易诊断;如果先有右束支阻滞而后有右心室肥厚,则诊断往往比较困难,必须借助于临床资料以及心电图的其他变化,方可做出正确的诊断。许多学者认为,在合并不完全性右束支传导阻滞时,V_1 导联 $R'>1.0$ mV;在合并完全性右束支传导阻滞时,QRS 附加环时限明显延长,心电图 V_1 导联 R 波时限≥0.085 s,R 波电压>1.5 mV,同时伴有电轴右偏≥+110°,V_5、V_6 导联 S>R,或者 S>0.5 mV,应考虑右心室肥厚合并右束支传导阻滞。但有的作者发现,无右心室肥厚者,其右束支传导阻滞图形 R 波也可超过 1.5 mV。有学者曾根据多方面的临床资料研究认为右心室肥厚合并右束支传导阻滞时,V_1 导联 R 波电压大部分>1.5 mV,而无右心室肥厚者其 V_1 导联 R 波电压虽然有不同程度的增高,但很少超过1.5 mV。

(四)右心室肥厚合并左束支传导阻滞

右心室肥厚时,其除极综合心电向量偏向右,而左束支传导阻滞时偏向左,故各自的初始向量可相互抵消,不表现出右心室肥厚合并左束支传导阻滞的图形。

五、心电图诊断心室肥厚的准确性

在实际工作中,采用上述诊断标准判断有无心室肥厚,有较高的准确性。当然,具备的阳性标准愈多,程度愈重,其诊断的准确性也就愈高。

(一)左心室肥厚心电图诊断准确性

1.左胸导联 QRS 波高电压

据统计占 90%。但必须指出,左胸导联电压的改变很难与正常范围的心脏划清界限。例如年轻人、胸廓狭长、胸壁薄以及部分运动员,常有左胸导联电压增高。另外,虽无左心室肥厚但消瘦或恶病质的患者,也可出现左胸导联电压增高的现象。因此,仅仅依靠单独一项电压增高来诊断左心室肥厚,是不够准确的。相反如缺少这一项指标而具备其他几项指标,也不能排除心室肥厚的诊断。根据尸解材料分析,在心室肥厚时,胸导联电压增高较为敏感,但假阳性亦多,肢导联敏感性较差,假阳性亦少。

2.左心室壁激动时间延长

临床观察发现,单纯左心室肥厚的心电图 QRS 时间虽然较无左心室肥厚的心电图 QRS 时间有所延长,但很少大于 0.11 s,V_5 导联的室壁激动时间也很少超过 0.05 s,这一项诊断条件的敏感性不高。因此,有人强调在有 Q 波的左胸导联中,若室壁激动时间超过 0.05 s,QRS 时间大于 0.10 s,均属于异常,可能为左心室大或室内传导障碍。如同时合并左束支传导阻滞,则 QRS 波群亦增宽,但左心室面导联的 q 波消失。

3.ST-T 改变

左心室肥厚除有 QRS 波群电压及时间的改变外,继发性 ST-T 改变也较常见。引起 ST-T 改变的因素很多,如冠状动脉供血不足、心肌病变、药物影响、电解质紊乱、自主神经功能紊乱等,应注意鉴别诊断。

4.心电轴左偏

心电轴左偏是左心室肥厚心电图诊断的辅助条件之一,但准确性不高。因为肥大的左心室本身可以向左后上方旋转,也可向左下方旋转。近年来已认识到心电轴左偏不是左心室肥厚的特点,即使有心电轴左偏也只能大于-15°。如果合并室内传导阻滞,尤其左前分支传导阻滞,心电轴左偏可小于-30°。当然,轻度的心电轴左偏亦可见于正常人或其他心脏疾病者。

另外,心脏与胸腔的几何关系改变亦可造成心电轴左偏,但 QRS 及 T 波的电轴方向是一致的,QRS 波与 T 夹角不超过正常值($30°\sim45°$)。

（二）右心室肥厚心电图诊断的准确性

1.右胸前导联 R 波增高

在排除心脏沿其长轴转位之后,诊断为右心室肥厚的准确性较高。因为在正常情况下左右心室壁厚度比例约为 3:1,轻度右心室肥厚早期心电图很难表现出来,只有当右心室肥厚到了相当显著的程度时,所产生的电力方能与左心室壁的电力抵消。此时右胸导联中 R 波才能显示出增高的电压,其假阳性也相对较低。但要准确地做出右心室肥厚的诊断,还必须结合其他指标的改变,如 V_1 导联 R/S>1,V_5 导联 R/S<1。

2.右胸导联室壁激动时间

如同 V_1 导联 R 波电压增高一样,虽敏感性低,但假阳性却很少,因此特异性较高。

3.ST-T 改变

主要表现在 V_1 导联中 ST 段下降,T 波倒置,多出现在负荷增重的右心室肥厚时。

4.心电轴右偏

显著的心电轴右偏假阳性率很低,对右心室肥厚诊断的准确率较大。

5.显著的右心室肥厚

容易引起右心房相继扩大,出现高尖的 P 波,可能是由于右心室壁较薄,代偿能力较差所致。综上所述,心电图对心室肥厚诊断的准确性是较高的,往往能给临床提供具有重要意义的诊断依据,从而弥补其他检查方法之不足。但是心电图诊断也有不足之处,如轻度的心室肥厚不论是左是右还是双侧心室肥厚,均可显示出正常或近似正常的图形,或者只有一、两项阳性指标,不足以诊断为心室肥厚。对于这一类不够“典型”的心电图表现,在进行诊断时,必须结合其他临床资料,全面地、慎重地加以判断,方可得出结论。

六、影响心电图诊断心室肥厚的因素

心室肥厚的心电图诊断,主要依靠 QRS 波群及 ST-T 的改变。虽然其变化取决于心室本身肥大的程度,但同时也受其他许多因素的影响,从而使 QRS 波群及 ST-T 的变化复杂化。如不充分了解这些影响因素,易造成诊断上错误。

（一）影响 QRS 波群电压和时间的因素

(1)心电图机的性能不良及操作的非标准化,均可影响 QRS 波群电压及 R/S 比例,而产生伪差。

(2)记录纸上基线调得过高或过低,都将影响 R 波及 S 波的振幅,或将 R 波的高度切断,或 S 波的深度不能充分展示,而影响 R/S 的比例。

(3)心电图机的正负放大平均度不均等,使记录 R/S 比例发生误差。

(4)心脏显著逆钟向转位,亦可使 V_1 导联 R/s 大于 1。显著顺钟向转位,可使 V_5 导联 R/S 小于 1。出现上述两种情况,要结合其他条件方可诊断右心室肥厚。

(5)A 型预激综合征、正后壁心肌梗死等,均可造成 V_1、V_2 导联 R 波电压增高,致使 V_1 导联 R/S 大于 1,V_1 的室壁激动时间亦可超过 0.03 s。

(6)胸廓手术后、消瘦、恶病质等,可因心脏距胸壁较近,探查电极与心脏的距离相应缩短,而使电压增高。

（7）心脏显著转位，致使胸导联电极不能如实反映常规部位心室的电位变化。

（8）重度心室肥厚常伴有心肌纤维变性，产生电流的心肌细胞数量减少，电压反而降低，心电图上仅表现为心脏劳损的 ST-T 改变。

（9）肺气肿、皮下气肿或水肿，心包或胸腔积液，以及肥胖等，因电流传导障碍亦可使电压降低。、

（10）双侧心室肥厚时，可因两侧心室的电力同时增大而相互抵消，在心电图上呈现出正常的图形。

（二）影响 QRS 波群时间及室壁激动时间的因素

心电图机性能不良及操作不正确，如心电图记录纸的滑行速度不均匀，心电图纸安放部位不正，或描笔调放位置不适中等，均可出现波形伪差而造成误差。

（三）影响 ST-T 变化的因素

（1）基线不稳，可使 ST-T 出现漂移而影响判断。

（2）阻尼过度或描笔与心电图纸面的阻力过大，影响描笔的正常摆动，使 ST 段不能及时回归基线上，而呈现 ST 段偏移。

（3）双侧心室肥厚时，QRS 向量可以相互抵消，故心电图上不能反映出 ST-T 改变。

（四）影响心电轴偏移的因素

（1）导联标记或导联连接错误，如将左右手导联连接颠倒，心电图上可出现电轴偏移图形。

（2）双侧心室同时肥大伴有心脏转位时，心电轴偏移相互抵消，心电轴可在正常范围内。

（3）心脏转位，可导致心电轴左偏或右偏。

七、心室肥厚与心肌劳损

在心电图上，典型的心肌劳损图形是肥大侧心室面 ST 段呈凸面向上型下降，T 波呈负正双向，有的甚至出现 ST-T 融合似波浪形。而在对应导联出现 ST 段呈凸面向下的抬高和伴正负双向的 T 波改变。但在心室负荷增重的早期或双侧心室劳损的情况下，常无上述典型的图形改变，只是显示局部或胸导联 T 波的低平。传统的观点认为心室肥厚图形合并 ST-T 改变的心电图，称为心室肥厚伴劳损。近年来，有人主张废弃心室肥厚伴劳损这种说法，又重新强调关于收缩期负荷过重与舒张期负荷过重的概念。

对于以上概念，临床心电图学者们也有不同的看法。持否定观点者认为：①伴有心肌劳损的心电图并不能直接反映心室的负荷程度；②有多年劳损图形的高血压患者，并无心力衰竭，而有心力衰竭者也并非一定出现心肌劳损的图形；③某些药物如洋地黄或奎尼丁、其他心肌病变、慢性冠状动脉供血不足等，心电图上亦可出现上述 ST-T 改变图形。但是，多数学者仍认为在心室肥厚时伴有原发性 ST-T 改变，是由于心肌结构和功能异常所致，其根据是：①心电图上并没有显示心室肥厚的电压及 QRS 波形改变者，亦可出现负荷增重的 ST-T 改变。如急性肺源性心脏病，心肌劳损的图形可出现在心室肥厚之前；②高血压病患者经过有效的治疗，心室负荷减轻后，原有劳损图形可迅速消失或减轻。另外，感染、中毒、心肌缺血、缺氧、电解质紊乱及药物影响等，也常见有上述的 ST-T 改变。临床心电图学的经验认为，心肌劳损的心电图改变常与心室肥厚的程度、心脏负荷的轻重有一定的关系。心室轻度或中度肥大时，很少出现典型的劳损图形。但重度心室肥厚，特别伴有心室扩张时，通常均可见。而且，劳损图形改变的程度，常与临床症状及其他检查结果（体征、X 线等）相平行。左心室肥厚的心电图改变，

分为收缩期负荷过重和舒张期负荷过重。最近有的学者采用超声心动图测定左心室舒张末期内径、左心室后壁及室间隔厚度、二尖瓣斜率等指标,研究它们与左心室负荷之间的关系,结果提示舒张期负荷过重者以心脏扩大、容积增加为主。由此可见临床工作中区别收缩期负荷增重还是舒张期负荷增重,主要在于前者伴有 ST-T 改变,后者则无此改变。收缩期负荷过重者,部分可出现 ST 段抬高和 T 波增高,而与左心室面 R 波增高的程度无明显差异。右心室收缩期负荷增重的心电图改变主要是重度右心室肥厚图形伴显著心电轴右偏及右胸导联 ST-T 异常改变,多见于肺动脉瓣重度狭窄和肺动脉压增高症等。右心室舒张期负荷增重的心电图表现常见有不同程度的右束支传导阻滞,属于轻度右心室肥厚,多见于房间隔缺损的患者。

第三节　冠状动脉供血不足

引起冠状动脉供血不足的病因有多种,其中冠状动脉粥样硬化占 90% 左右。其他病因较少见,约占 10%,如冠状动脉栓塞、肿瘤、夹层动脉瘤、冠状动脉炎、先天性冠状动脉畸形、外伤、较长时间的心脏停搏等。冠状动脉供血不足有急性与慢性之分。急性冠状动脉供血不足时,临床上多有心绞痛,偶可无症状,心电图可出现一过性缺血性改变或心律失常。慢性冠状动脉供血不足者,平时心电图即可能显示心肌缺血的改变。

一、急性冠状动脉供血不足

(一)心电图改变

急性冠状动脉供血不足发病是突然的,在有症状的患者表现为心绞痛,或在运动及心电图负荷试验中诱发急性心肌缺血,伴有或不伴有心绞痛。急性冠状动脉供血不足发作前后的心电图可以是正常或基本正常,也可以在慢性冠状动脉供血不足的基础上发生。

1.损伤型 ST 段改变

急性冠状动脉供血不足时,心电图上出现一过性损伤型 ST 段移位,缺血因素解除以后,心电图迅速恢复原状。

(1)ST 段下降

急性心内膜下心肌缺血或损伤,可引起 ST 段下降。其形态呈水平型、下斜型及低垂型,下降的幅度大于 0.10 mV,持续时间大于 1 min,QX/QT≥50%,R-ST 夹角≥90°。原有 ST 段下降者,在原有基础上再下降大于 0.10 mV。原有 ST 段抬高者,急性冠状动脉供血不足时,ST 段可暂时回至基线,或下降的幅度大于 0.10 mV。ST 段下降可以单独出现,也可以伴有 T、U、QRS 波群改变。根据 ST 段下降的导联,可以推测出心内膜下心肌损伤的部位。ST 段下降至少出现在 2 个或 2 个以上相邻的导联上。因心肌缺血损伤大多发生于左心室前壁、心尖部及下壁心内膜处,故 ST 段下降多见于 V₄～V₆ 及 Ⅱ、Ⅲ、aVF 导联。急性前间壁心内膜下心肌损伤,V₁～V₃ 导联 ST 段下降多在 0.20 mV 左右。急性前壁内膜下心肌损伤,V₃～V₅ 导联 ST 段下降,多数以 V₄ 导联下降最显著,可在 0.10～0.50 mV。急性前侧壁心内膜下心肌损伤,V₄～V₆ 或 V₅、V₆ 导联 ST 段下降多在 0.10～0.30 mV。急性高侧壁心肌损伤,

Ⅰ、aVL 导联 ST 段下降多在 0.10～0.20 mV。急性广泛前壁心内膜下心肌损伤，V_1～V_6 或 Ⅰ、aVL 导联 ST 段下降。急性下壁心内膜下心肌损伤，Ⅱ、Ⅲ、aVF 导联 ST 段下降，ST 段下降的幅度为 Ⅲ＞aVF＞Ⅱ，Ⅲ 导联可达 0.30 mV，Ⅱ 导联多在 0.10～0.20 mV。急性后壁心内膜下心肌损伤，V_7～V_9 导联 ST 下降，对应导联 V_1～V_3 的 ST 段轻度抬高。一般将 ST 段下降的幅度＞0.20 mV 者列为心肌缺血的强指征。冠状动脉造影多显示有多支严重的冠状动脉病变。因此，ST 段下降的程度越显著，提示内膜下心肌损伤的程度越重。Holter 监测结果表明，缺血性 ST 段下降时，核素心肌显像示 ^{201} 铊心肌灌注缺损，左心室造影发现缺血区心肌收缩功能减低。由此证明，一过性缺血性 ST 段改变，是反映急性冠状动脉供血不足最可靠的指标之一。Holter 监测是捕捉急性冠状动脉机能的有效、实用、可靠、无创的检查方法。它可以记录到一定时间内心肌缺血的次数，每阵缺血持续的时间，缺血的程度及心肌缺血总负荷（ST 段下降幅度×缺血总时间＝心肌缺血总负荷，单位是 mm·min）。心脏负荷试验也是检测急性冠状动脉供血不足最常用的检查方法。活动平板运动试验显示，急性冠状动脉供血不足多发生于运动量接近于极限状态及运动结束 2～10 min 以内，历时 3～10 min，超过 10 min 少见。经休息或含服硝酸甘油后，心绞痛症状及缺血性 ST 段改变迅速消失。

（2）ST 段抬高

急性冠状动脉供血不足引起 ST 段抬高的同时有心绞痛发作，见于变异型心绞痛及自发性心绞痛。ST 段抬高的程度在 0.20～1.0 mV，症状缓解以后，ST 段立即回至基线。原有 ST 段抬高者，变异型心绞痛发作时，ST 段可进一步显著抬高；原有 ST 段下降者，可出现伪性改善，即 ST 段暂时回至基线。ST 段抬高不太多见，它是穿壁心肌损伤的表现，冠状动脉造影显示相关的某一支冠状动脉几乎闭塞或完全闭塞。如闭塞的冠状动脉不能短时间内开放，则可发展成为急性心肌梗死。ST 段抬高的同时常伴有 T 波高耸，QRS 时间延长及振幅增大，室性心律失常和心脏电交替等。ST 段抬高有时也可伴有 T 波倒置或正负双向，ST 段呈凸面向上，与急性心肌梗死充分发展期的图形相类似。

2. T 波动态改变

急性冠状动脉供血不全引起的缺血性 T 波改变呈一过性，缺血因素缓解以后，T 波恢复原状。

（1）急性心内膜下心肌缺血：急性心内膜下心肌缺血发作时，缺血部位的导联上 T 波增高、变尖，两肢对称，基底部变窄，可伴有 QT 间期缩短。

（2）急性心外膜下心肌缺血：缺血区的导联 T 波倒置，呈冠状 T 波。原为 T 波倒置者，T 波倒置进一步增深。

（3）急性穿壁性心肌缺血：在缺血部位的导联上 T 波倒置进一步增深，可伴有 QT 间期延长。

3. 一过性 U 波改变

急性冠状动脉供血不足可引起 U 波一过性变化。急性冠状动脉供血不足引起的 U 波改变有：①U 波倒置；②U 波直立，振幅增大，时间增宽，有时 U 波振幅大于 T 波。U 波倒置相对多见，既可单独出现，也可与 ST 段和 T 波异常改变伴随出现。部分左心室前壁急性缺血可出现 U 波直立，常伴有心率增快或心动周期缩短。U 波变化与 ST 段和 T 波改变一样，通常为一过性，随着缺血缓解而恢复正常或恢复到缺血发作前状态。关于 U 波的产生机制尚未完全阐明。

4.一过性心肌梗死图形

少数急性冠状动脉供血不足的患者,因心肌遭受到了严重的缺血性损害,可暂时丧失除极能力,出现急性心肌梗死波形,在梗死区的导联上出现异常 q 或 Q 波。但此时处于电静止状态下的心室肌仍处于可逆阶段,反映透壁性缺血后一部分心肌发生顿抑,此时血液中提示心肌坏死的血清心肌标志物并不升高。随着心肌缺血的缓解,异常 Q 波数分钟至数小时后消失,少数患者的异常 Q 波可持续长达数日。急性冠状动脉供血不足形成的异常 Q 波可以为 q、Q 或 QS 形,出现在有 ST 段改变的导联或有 ST 段改变的部分导联。

5.一过性心律失常

急性冠状动脉供血不足导致的心肌缺血性损伤可引起多种心律失常。主要有以下几种。

(1)窦性心律失常:出现一过性窦性心动过速、窦性心动过缓、窦性停搏、窦房传导阻滞。

(2)期前收缩:可有房性期前收缩及室性期前收缩。期前收缩可为单形性、多形性及多源性。

(3)室性心动过速:多数为单形性室性心动过速,心室率多在 150 次/分钟左右,R-R 间期可匀齐,也可明显不规则,多由 3～7 个室性 QRS 波群构成,常由成对室性期前收缩诱发。其他类型的室性心动过速比较少见,如多源性、多形性及尖端扭转型室性心动过速,常由 RonT 现象的室性期前收缩诱发。QT 间期缩短时发生的 RonT 现象,诱发的室性心动过速频率较快,可达 180～260 次/分钟。此型室性心动过速因心室率过快,持续 10 s 以上者,可引起昏厥,即阿-斯综合征。在 QT 间期延长基础上发生 RonT 现象的室性期前收缩诱发的室性心动过速,基本心律多为缓慢心律失常及房室传导阻滞,可用起搏法治疗。将起搏频率调至 70 次/分钟左右时,随着 QT 间期的缩短,心室肌非同步复极化现象趋向一致,从而终止激动折返,室性心动过速亦即消失。

(4)房室传导阻滞及束支传导阻滞:一度房室传导阻滞比较常见,表现为暂时性 P-R 间期延长。二度房室传导阻滞中以 I 型多见 II 型少见,多见于下壁心肌梗死。由前壁心肌缺血引起的二度 II 型房室传导阻滞,可发展成为高度、几乎完全或完全性房室传导阻滞。三度房室传导阻滞少见,可有一过性左、右束支传导阻滞及其分支传导阻滞。

(5)其他心律失常:常见有房性心动过速、心房扑动、心房颤动等。室性快速性心律失常最为常见,急性 ST 段抬高和严重 ST 段下移的心肌缺血均可伴发频发室性期前收缩、短阵性或持续室性心动过速。急性缺血引起的正常心肌、缺血心肌和损伤心肌之间的电流差异,以及复极离散程度的不均一性的增加是室性心律失常发生的重要基质和电生理机制。

(二)急性冠状动脉供血不足的向量图改变

1.ST 向量改变

正常情况下,心室除极所形成的 QRS 向量环,一般是闭合的。心肌损伤以后,QRS 环不再闭合,出现 ST 向量。ST 向量投影在某些导联轴负侧,出现 ST 段下降;投影在某些导联轴正侧,则 ST 段抬高。

2.T 向量改变

正常 T 环最大向量方位与 QRS 波最大向量的方向保持一致。但心室某一部位缺血时,该部位心室复极程度发生了改变,最大 T 环向量背离缺血区,在缺血区的导联上 T 波倒置。例如,左心室穿壁心肌缺血时,T 向量背离左心前导联,投影在该导联轴的负侧,出现深而倒置的 T 波。如果是心内膜下心肌缺血,复极程度没有发生明显改变,缺血区心肌复极时间延迟,并且不受对侧部位心室复极的影响,可产生一个方向不变而明显增大的 T 波。如左心室前壁内膜下心肌缺血,在横面上,向前的 T 环增大,投影在前壁导联轴正侧,出现高大 T 波。

二、慢性冠状动脉供血不足

慢性冠状动脉供血不足(chronic coronary in-sufficiency)是冠状动脉粥样硬化性心脏病的一个重要病理生理过程。由于冠状动脉粥样硬化病变缓慢稳定的发展,使心脏长期处于慢性缺血过程中。在静息状态下往往不出现临床症状,心电图的改变往往也缺乏特异性和敏感性,因此,仅依靠心电图的异常改变是难以做出慢性冠状动脉供血不足的正确诊断。但如能仔细分析心电图,观察其异常改变的变化特点,尚可得到一些诊断线索和需要作进一步检查的依据。慢性冠状动脉供血不足的心电图特点综合如下。

(一)慢性冠状动脉供血不足的心电图改变

多数慢性冠状动脉供血不足患者,在静息状态下心电图可有某些异常改变。持续存在的慢性心肌缺血,心电图可表现为长期的慢性改变。

1.缺血性 T 波改变

慢性冠状动脉供血不足引起的心肌缺血可表现在任何部位的导联,但临床上以左心前及肢体导联上的 T 波改变为多见。

(1)$T_{V1}>T_{V5}$ 或 $T_{V1}>T_{V6}$:正常人 V_1 导联中的 T 波可以倒置,也可以直立,但 T 波振幅往往比 V_5、V_6 小。如果 $T_{V1}>T_{V5}$ 或 $T_{V1}>T_{V6}$ 即被不少作者视为异常,甚至有学者根据这一现象诊断为慢性冠状动脉供血不足。我们观察到 $T_{V1}>T_{V5}$ 或 $T_{V1}>T_{V6}$ 现象不少见,在冠心病患者,它是冠状动脉供血不足最早期的心电图表现。多数患者冠状动脉造影显示左冠状动脉前降支有明显狭窄(>75%),或左冠状动脉旋支有明显狭窄。活动平板运动试验亦多显示前壁及前侧壁缺血改变,与常规心电图对照分析可以看出 V_4~V_6 导联 T 波有明显的变化,如时而直立、时而低平或平坦等。其他病因引起的 $T_{V1}>T_{V5}$ 或 $T_{V1}>T_{V6}$ 现象,有高血压病、肥厚型心肌病、心肌炎、电解质紊乱、自主神经功能紊乱及少数正常人。临床上在判定 $T_{V1}>T_{V5}$ 或 $T_{V1}>T_{V6}$ 的意义时,应密切结合病史、冠状动脉造影、心脏负荷运动试验心电图、超声心动图、核素心肌显像等资料,方能得出正确的结论。切不可仅根据心电图上这一项改变来诊断慢性冠状动脉供血不足。

(2)T 波低平:以 R 波为主的导联上,T 波振幅小于 1/10 R 波者,称为 T 波低平。单纯 T 波低平出现于 V_5、V_6 导联的意义较大,但应除外非心血管病变引起的 T 波改变。如果 V_1 导联 T 波是直立的,V_2、V_3 导联 T 波不应低平。Ⅲ、aVF 导联 T 波倒置时,Ⅱ 导联 T 波低平者也属于异常情况。

(3)T 波双向:T 波先直立后倒置者,称为正负双向 T 波。过去认为正负双向 T 波的意义没有负正双向重要,实际上正负双向 T 波的重要性与负正双向一样。急性心肌梗死衍变过程的早期阶段,最显著的心电图改变就是 T 波由直立转为正负双向。双向 T 波仅出现于缺血区的导联。如伴有 ST 段抬高,则抬高的 ST 段呈弓背向上。但在无明确心绞痛而心电图上又无 ST 段下斜或水平型下降者,即使出现正负或负正双向 T 波改变,也不能盲目做出慢性冠状动脉供血不足的心电图诊断。T 波先负后正者,称为负正双向型 T 波。如伴有 ST 段下降,则下降的 ST 段呈下斜型。负正双向 T 波除见于慢性冠状动脉供血不足外,还可见于洋地黄影响、左心室肥厚、束支传导阻滞、预激综合征等。如为慢性冠状动脉供血不足,多伴有 QT 间期正常或延长。若系洋地黄药物影响,则 ST 段呈鱼钩状,QT 间期缩短。

(4)T 波倒置:典型慢性冠状动脉供血不足的心电图改变是缺血性 T 波倒置,是心外膜下心肌缺血和穿壁性心肌缺血的表现。具有以下特点:①倒置 T 波两肢对称,基底部变窄,波谷变尖,称冠状 T 波;②能定位诊断:如冠状 T 波出现于前壁或下壁导联上,分别代表前壁或下壁心肌缺血;③有动态变化:将患者多次记录的心电图作对照分析,可以看出倒置 T 波时深时浅。若 T 波倒置持续多年而无明显变化者,不一定是慢性冠状动脉供血不足的表现,可见于肥厚型心肌病等。持续性 T 波倒置的慢性冠状动脉供血不足患者,冠状动脉造影多显示相关部位的冠状动脉弥散性或节段性严重狭窄(85%<管径<95%)。而又尚未建立起丰富的侧支循环者,在休息状态下已显示出明显的心肌缺血,活动平板运动试验,往往未达到目标心率,便出现明显的缺血性 ST 段改变,运动核素试验显示心肌缺血改变。

2.ST 段下降

慢性冠状动脉供血不足时,ST 段常呈水平型或下斜型下降 0.10～0.30 mV,但很少超过 0.3 mV。ST 段下降是内膜下心肌损伤的标志,下降的 ST 段可有明显的动态变化,即下降的程度时轻时重。

3.ST 段平直延长

有的慢性冠状动脉供血不足,心电图上不出现缺血性 ST 段移位及 T 波改变,仅表现为 ST 段平直延长,此时的 T 波多低平。

4.QT 间期延长

部分冠状动脉供血不足的患者,可出现复极时间延长,表现为 ST 段延长,T 波增宽,导致 QT 间期明显延长。

5.U 波倒置

U 波倒置见于左心室面导联上,可为慢性冠状动脉供血不足唯一的心电图表现。

6.$PtfV_1$ 的负值增大

$PtfV_1$ 负值≤−0.03(mm·s)。其原因可能与左心房压力增高、传导延缓、心房肌缺血等有关。

7.心律失常

慢性冠状动脉供血不足引起的心律失常有房性期前收缩、室性期前收缩、房性心动过速、心房扑动、心房颤动、房内传导延迟、房室传导阻滞、室内束支及其分支传导阻滞等,但缺乏特异性。

(二)慢性冠状动脉供血不足的心向量图改变

正常 T 环运转方向一般与 QRS 环的运转方向一致,慢性冠状动脉供血不足者,T 环可出现相反方向的运转,尤以横面改变最明显。T 环向前向右的向量增大,投影在 V_1、V_2 导联轴正侧,出现增高的 T 波,因最大 T 环几乎垂直于 V_5、V_6 导联轴,故 V_5、V_6 导联的 T 波可低平、平坦、双向或倒置。如果 QRS 环未能闭合,将出现 ST 向量,引起 ST 段下降。慢性冠状动脉供血不足的心向量图特点如下所示。

(1)T 环短小,即 T/QRS<1/4。

(2)T 环转向异常(正常 T 环的转向为离心支有慢、快、慢和回心支快的规律,环是展开的),转向异常的诊断意义较大,因而若横面 T 环有转向异常,其价值等于两项阳性。

(3)T 环长宽比例<2.5(3 个面均异常)。

(4)T 环方位异常,即 R-T 夹角增大(额面>40°、横面>60°、右侧面>120°。)。出现上述 4 项中 1 项为"大致正常",2 项为"提示心肌缺血",3 项以上为"心肌缺血"。诊断时应排除继发性 T 向量改变。

三、心绞痛

心绞痛(angina pectoris)是由于心肌供氧和需氧不平衡所致的心肌缺血缺氧。在心绞痛患者中,由冠状动脉粥样硬化引起的占 90%,其他病因有主动脉瓣狭窄和关闭不全、左心室肥厚、心肌病、贫血及甲状腺功能亢进等。正常人冠状动脉有很大的血流储备量,当剧烈运动心率加快时,冠状动脉阻力下降,冠状动脉血流量可增加 5~6 倍;当心外膜大的冠状动脉狭窄>50%时,血流阻力增加,冠状动脉最大血流储备量开始下降。当心脏负荷加重及心肌耗氧量增加超过小动脉的扩张储备能力时,即可诱发相对的心肌缺血,发作心绞痛。冠状动脉严重狭窄达 90%左右时,小的冠状动脉血流量不再随阻力的进一步降低而增加,开始影响静息血流量。即使是轻微活动,甚至在安静状态下及卧床休息时也可发生心肌缺血,诱发心绞痛。冠状动脉狭窄部位的血管突然发生痉挛,使狭窄部位的血管管腔突然变细或闭塞,导致心肌缺血,是发生心绞痛的又一重要因素。典型心绞痛的部位在胸骨后,可放射至上腹部、左上肢、颈部、左肩部等。每次发作的疼痛程度可有轻有重,但疼痛的性质大致相同,表现为紧缩和压迫样感觉,常伴有焦虑或恐惧感。心绞痛常由体力劳动、运动、情绪激动所诱发。疼痛发生于活动时,休息后可很快消失。饱餐、大量饮酒和吸烟、排便等也可诱发心绞痛。在寒冷季节心绞痛发生率较高。卧位型心绞痛发生于卧床休息或睡眠时,坐起后症状缓解。自发型心绞痛(eous angina)多在无任何诱因情况下发生。心绞痛呈阵发性发作,每次持续时间 3~5 min,一般不超过 15 min。变异型心绞痛(anomaly angina pectoris)每次发作持续时间差异很大,短者几十秒,长者可超过 20 min。经休息或口含硝酸甘油可迅速缓解症状。

(一)劳力型心绞痛

当冠状动脉狭窄超过 50%时,冠状动脉循环的最大血流储备力开始下降;并随管腔阻塞的不断加重而呈进行性下降,如狭窄程度大于 75%,一旦运动、激动等因素所致的心肌耗氧量的增加超过狭窄的冠状动脉代偿供血能力时,可发生心肌缺血和劳力型心绞痛。

1.初发劳力型心绞痛

初发劳力型心绞痛(starts the labor force core colic)是指心绞痛程度在 1 个月以内,半数患者可于休息或睡眠中发病,但多发生于重体力劳动和激动等情况下。患者多较年轻,在发病的头 1 个月内约有 10%的患者发生急性心肌梗死,多数经适当治疗后转变为稳定劳力型心绞痛。初发劳力型心绞痛患者冠状动脉造影大多有冠状动脉严重的固定性狭窄,单支病变多见,多累及左冠状动脉前降支,其次为双支血管病变,三支或左冠状动脉主干阻塞性病变的发生率较低。发生心绞痛的原因有:①冠状动脉粥样硬化迅速发展或内皮下滋养血管破裂出血,使原已狭窄的部位进一步加重;②斑块破裂,新的血栓形成造成血管不完全性阻塞;③斑块处血管痉挛,导致该处血管不完全性阻塞。初发劳力型心绞痛发作时,常规 12 导联心电图上显示缺血性 ST 段下降,T 波低平、双向或倒置,有时出现 U 波倒置。心绞痛症状缓解后,上述改变消失。活动平板运动试验可为阳性。Holter 监测可记录到有症状及无症状心肌缺血。缺血损伤的部位多在左心室内膜下,主要表现为 ST 段下降。一般不出现穿壁性心肌损伤,不出现损伤型 ST 段抬高。一旦出现损伤型 ST 段持续性抬高者,可迅速发展成为急性心肌梗死。

2.稳定劳力型心绞痛

稳定劳力型心绞痛(stable labor force core colic)临床很常见,心绞痛由劳力或情绪激动诱发,发作持续时间和程度相对固定,可经休息或口含硝酸甘油而迅速缓解,病程稳定在1个月以上。稳定劳力型心绞痛患者冠状动脉造影均有至少一支较大的冠状动脉狭窄>75%,多支病变比单支病变多见。如冠状动脉血管病变弥散,狭窄程度大于90%,可有良好的侧支循环建立。稳定劳力型心绞痛患者的疼痛阈值常在一定范围内波动,冠状动脉狭窄的程度越重,疼痛阈值的波动幅度越大。心绞痛发作时,ST段立即呈缺血型下降,伴有或不伴有T波低平、双向或倒置。原有ST段下降者,心绞痛发作时又进一步下降。一般心率略偏快。缺血改善后,ST段又回至原位。Holter监测结果显示,心肌缺血持续的时间多在10 min左右。活动平板运动试验及核素扫描显示心肌缺血。

3.恶化劳力型心绞痛

稳定劳力型心绞痛患者短期内发作频繁、程度加重、持续时间延长。心绞痛发作诱发因素亦发生明显变化,称为恶化劳力型心绞痛(worsened labor force core colie)。恶化劳力型心绞痛患者冠状动脉造影多显示有多支或左冠状动脉主干病变,狭窄程度多在90%以上。心绞痛发作突然加重多由斑块迅速增大使血管狭窄达到几乎闭塞的境地,或因斑块下滋养血管破裂或内皮下血管破裂出血压迫管腔,或由于斑块处形成了新的血栓使管腔显著变细,也可能是血管参与了收缩而使血管管腔明显变窄。恶化劳力型心绞痛发作时,常出现ST段显著下降,症状缓解以后有时可见T波双向或倒置。无心肌酶学升高。活动平板运动试验显示强阳性。运动试验结束以后,ST段下降持续的时间延长,或出现延迟的缺血性ST段及T波改变。此型心绞痛患者有随时发生急性心肌梗死的危险性,应行冠状动脉造影术,行PTCA、冠状动脉斑块旋磨、旋切或冠状动脉架桥术。

4.卧位型心绞痛

卧位型心绞痛属重症劳力型心绞痛的一种类型。心绞痛发生于卧位,发作时患者往往立即坐起或站立,症状可得到部分缓解。患者多有陈旧性心肌梗死和高血压病史。

冠状动脉造影多为多支弥散性病变,一组资料提示冠状动脉造影左主干病变占23%,三支病变占96%。主要冠状动脉狭窄的程度在50%~74%者占13.9%,75%~88%者占7.6%,90%~96%者占41.8%,100%阻塞者占36.7%。Holter监测结果显示,卧位型心绞痛发作时平均心率偏快,血压进一步增高,尤以血压升高为显著,ST段显著下降,多显示前侧壁、心尖部心肌缺血。左心室舒张功能不全是大多数卧位型心绞痛发作的主要诱因,心绞痛发作与心肌耗氧量增加有明确的关系。

(二)自发型和混合型心绞痛

1.自发型心绞痛

自发型心绞痛的发作与心肌耗氧的增加无明显关系,主要是由于一过性冠状动脉痉挛和收缩,以及其他动力性阻塞因素造成一过性心肌缺血。自发型心绞痛可在静息时发作,也可在一般活动时发生。自发型心绞痛发作时出现暂时性ST段改变:①ST段呈损伤型抬高,如在某一支冠状动脉发生完全闭塞性痉挛,即可造成穿壁性心肌损伤,心电图上表现为ST段弓背向上型抬高;②ST段下降,多见于心内膜下心肌损伤,往往是由于冠状动脉某支血管发生痉挛,但多为完全性的管腔闭塞。Yasue报告过38次有ST段抬高和26次有ST段下降的痉挛性心绞痛患者的冠状动脉造影资料。在38次ST段抬高的心绞痛中,29次呈暂时性完全阻塞

(管腔阻塞达 100％)，8 次为几乎完全阻塞（血管狭窄 99％），1 次因出现痉挛而引起广泛狭窄 60％～90％。ST 段抬高的程度越严重，冠状动脉狭窄的程度越重。在 26 次心绞痛发作伴 ST 段下降者中，76.9％造影显示有一支冠状动脉主要分支是不完全阻塞性痉挛。在某一支冠状动脉完全阻塞致心绞痛发作时 ST 段下降者中，侧支循环是丰富的，或阻塞的血管属主支的一个小分支。可见自发型心绞痛和变异型心绞痛主要是损伤程度上的差别。变异型心绞痛是因冠状动脉痉挛致管腔完全或几乎完全闭塞造成穿壁性心肌损伤；自发型心绞痛则主要因不完全阻塞性痉挛引起心内膜下心肌损伤。在每次心绞痛发作时，由于冠状动脉痉挛所致狭窄的程度不同，两种心绞痛可以互相转变。Holter 监测表明，除心绞痛发作伴有 ST 段抬高以外，有时也出现 ST 段下降，或 ST 段先有下降，以后出现抬高。

2. 变异型心绞痛

变异型心绞痛属自发型心绞痛的一种类型。它的发作与心肌耗氧量增加无明显关系，冠状动脉痉挛是引起变异型心绞痛的重要原因。引发冠状动脉痉挛的原因很多而且又复杂，其中：①神经因素：病变部位的血管对刺激的敏感增强，交感神经兴奋性增高释放的去甲肾上腺素可通过兴奋 α-受体而诱发病变部位的冠状动脉痉挛，迷走神经兴奋则可通过毒蕈碱受体的直接作用诱发冠状动脉痉挛。②体液因素的影响：变异型心绞痛多发生于后半夜及清晨，因此时全身的代谢率低，氢离子浓度降低，钙离子更多地进入心脏血管细胞内，增加了冠状动脉的张力，引起冠状动脉痉挛。另外，镁离子缺乏也可诱发冠状动脉痉挛。③动脉粥样硬化的病变部位：血管内皮细胞数量减少，前列腺素生成减少，导致局部血管张力增高，因而冠状动脉易发生痉挛或收缩。④冠状动脉粥样硬化部位与血管痉挛密切相关，其血管内皮损伤是冠状动脉痉挛最重要的诱发因素。

变异型心绞痛的临床发作特点：①心绞痛多发生于午休、后半夜睡眠及清晨，也可发生在休息及一般日常活动时。②发作常呈周期性，几乎都在每天的同一时辰发生。③清晨易发作，临床观察清晨起床后大便、洗漱时易发作，但在同等活动量的下午则不易诱发。④运动亦可诱发变异型心绞痛，过去强调运动不能诱发变异型心绞痛，目前对此已有异议。Waters 曾对 13 例有变异型心绞痛发作而无冠状动脉狭窄者进行心电图负荷试验，结果 7 例发生心绞痛伴 ST 段抬高。⑤每阵变异型心绞痛发作持续时间与管腔缩窄的程度相并行。同一患者中，冠状动脉痉挛引起血管缩窄的程度不同，同一部位的导联上可出现 ST 段下降及抬高两种图形。在冠状动脉有明显病变的患者中，以左冠状动脉前降支痉挛的发生率最高，其次为右冠状动脉、左旋支、对角支和后降支。无明显冠状动脉病变的患者，右冠状动脉痉挛的发生率高于左前降支。单支冠状动脉血管多处发生痉挛较为多见，多支冠状动脉同时痉挛者较少见。痉挛可由血管的某一处转移至另一处，也可由某一支血管转移至另一支血管，小分支血管的痉挛只引起一个或两个导联上发生 ST 段改变。冠状动脉大的主要分支痉挛可引起多个导联上的 ST 段改变。变异型心绞痛发作时的心电图特征性改变差异很大，短者几十秒钟，长者可达 20～30 min，半数以上持续时间在 5 min 左右。⑥无痛性 ST 段抬高也不少见。⑦口含硝酸甘油可迅速缓解变异型心绞痛。

冠状动脉造影所见，冠状动脉痉挛发生于有狭窄病变的冠状动脉，占变异型心绞痛的 70％，冠状动脉造影完全正常的变异型心绞痛占 20％。约 90％的患者冠状动脉痉挛发生于冠状动脉粥样硬化的部位。冠状动脉痉挛可表现为非闭塞性和闭塞性痉挛，前者造成心内膜下心肌缺血 ST 段下降，后者造成穿壁性心肌损伤伴损伤型 ST 段抬高，此为变异型心绞痛的特征性改变。

ST 段抬高的幅度与冠状动脉痉挛的关系有以下几种:①发作时 ST 段立即呈损伤型抬高,对应导联 ST 段下降,疼痛缓解以后 ST 段迅速回至基线。原有 ST 段下降者,疼痛发作时 ST 段可暂时回至基线,出现伪改善;原有 ST 段抬高者,疼痛发作时可进一步明显抬高。②T 波增高、变尖,此种较为常见,较 ST 段抬高更敏感。③出现急性损伤阻滞图形,即 R 波振幅增高,QRS 时间增宽,室壁激动时间延长。④冠状动脉痉挛性闭塞时间长者,可发生急性心肌梗死。⑤心脏电交替,常见的有 QRS、ST、T 或 QT 间期电交替。⑥变异型心绞痛发作时常伴发各种心律失常,前壁缺血损伤时多出现频发单源或多源室性期前收缩、房性期前收缩、短阵室性心动过速、束支传导阻滞等。下壁缺血损伤可出现窦性心动过缓、窦房传导阻滞、窦性停搏、房室传导阻滞、交界性逸搏及交界性逸搏心律等缓慢性心律失常。在冠状动脉痉挛闭塞时发生的闭塞性心律失常来势凶险,如有 RonT 现象,室性期前收缩可引发心室颤动。痉挛解除后冠状动脉再通又出现再灌注性心律失常,以加速的室性逸搏心律最具有特征性,但一般较少引发心室颤动。

四、无症状性心肌缺血

冠状动脉粥样硬化性心脏病的临床类型除常见的心绞痛、心肌梗死、心律失常、心源性休克和猝死等以外,还有近年来才被引起重视的无症状(无痛)性心肌缺血(symptomless cardiac muscle ischemia,SMI)。SMI 患者通常有以下几种情况,即心电图负荷试验出现缺血性 ST-T 改变,而无心绞痛症状;冠状动脉造影证实有一支以上冠状动脉或其较大的分支有明显狭窄,而不伴有各种类型的心绞痛;或者有无症状性心肌梗死,或虽有心绞痛发作,但同时又有无症状心肌缺血。不少学者主张将 SMI 分以下三型:①Ⅰ型见于完全无症状的人群;②Ⅱ型为心肌梗死伴发 SMI;③Ⅲ型有心绞痛又伴有 SMI。

在完全无症状的中年人群中,无症状心肌缺血的检出率约为 5%。在心肌梗死患者中,SMI 的发生率约为 25%,但有一组报告 173 例急性心肌梗死于发病后 2 周发现心肌缺血者 40 例(23%),其中 96% 为 SMI。在心绞痛患者中,稳定型心绞痛患者 SMI 的检出率约占日常生活中心肌缺血的 24%~82%,其发生率比有症状心肌缺血高出 4~8 倍。有报告 423 例患者共发作 2583 次心肌缺血中,SMI 占 72%。在不稳定型心绞痛患者中,SMI 的发生率占 90%。心肌缺血发作伴有心绞痛,但也确实有部分冠心病患者心肌缺血发作时无任何症状,对此常有许多不同解释。如有的学者认为:①心肌缺血的程度较轻,未能达到疼痛阈值;②痛觉神经受损,不能感受到一定程度的疼痛;③心脏的疼痛阈值改变,即疼痛阈值升高;④心绞痛是在心肌缺血最后才出现的一种临床现象。

新近的研究发现,心肌缺血以后最先引起心肌舒张功能异常,继之心肌收缩功能障碍,随后左心室充盈压上升,心电图改变,最后才出现心绞痛。实验研究发现,心肌缺血过程中有一个无症状期,从供氧到需氧不平衡的发生到临床可以观察到心肌缺血发作需要经过一段时间,称为缺血空隙。不同患者或在同一患者中,缺血空隙有长有短,因此,有人缺血可以发生心绞痛,胸痛出现于 ST 段移位之后;而有人心肌缺血时无明显的心绞痛症状。在 Holter 监测过程中,于 ST 段下降时行[201]铊灌注扫描,心肌显影呈明显缺损。运动核素射血分数测定显示左心室功能异常,正电子断层显像心肌充盈缺损,这些改变都是心肌缺血的有力证据。

因此,Holter 监测日常生活当中的心肌缺血,具有无创、可重复、准确、实用等优点,是研究心肌缺血较好的方法之一,尤其能较好地监测到无症状(无痛)性心肌缺血发作的次数和缺血的程度与范围。但并非 Holter 监测时每一次 ST 段的改变都源于心肌缺血,判断时应仔细分析:①心肌缺血的 Holter 监测诊断标准是 $1 \times 1 \times 1$:即心肌缺血时,ST 段呈水平型或下斜型下降$\geqslant 1$ mm(自 J 点后 80 ms 处算起),持续时间 1 min 以上,在心肌缺血型 ST 段回至基线 1 min 以后再次下降,为另一次心肌缺血的发作。②SMI 存在昼夜节奏的变化:若将一日划分四个时段,上午 6～12 时,SMI 发作频率最高,占 24 h 发作总数的 55%;而 0～6 时发作频率最低,仅占 9%;约 75% 的心肌缺血发作是在轻微体力或脑力活动、饱餐、工作和会客时。SMI 发作时心率略偏快,不过夜间发作时心率不一定增快。③SMI 发作频率的变异:Holter 监测结果显示,SMI 在每日、每周和每月之间都有很大变异,说明心肌缺血发作有时频繁,有时则相对缓解。Holter 监测时间越长,心肌缺血可能检出的机会越多。④SMI 发作持续时间:一组 36 例稳定型心绞痛患者,Holter 监测共 415 d,发生心肌缺血 1882 次,其中 75% 为 SMI,24 h 之内发作次数为 0～23 次,发作总时间为 0～793min。SMI 和有症状心肌缺血平均持续时间分别为 15.1 min 和 14.3 min。目前部分 Holter 仪器还能计算出心肌缺血总负荷,即缺血性 ST 段下降的程度(mm)×缺血总时间(min)。⑤SMI 与运动试验和冠状动脉造影密切相关:SMI 患者行踏车试验和平板运动试验,与 Holter 监测的阳性符合率达 96%,与冠状动脉造影结果比较,Holter 检出冠心病的敏感性为 81%、特异性为 85%、阳性预测值为 91%;多支冠状动脉病变者 SMI 发作频率较高,病变程度与 ST 段下降程度密切相关。

五、心电图负荷试验

心电图负荷试验方法较多,其中平板运动试验及踏车运动试验已被广泛应用于临床。

第四节　急性心肌梗死的心电图特征及其演变分期

急性心肌梗死,其心肌组织通常表现为中心部坏死,近坏死区周边组织明显损伤,损伤区外周组织心肌缺血。由于体表电极离心肌较远,它所反映的室壁面积较宽,因此,常同时描记到坏死、损伤和缺血性改变的综合图形,即在体表心电图代表梗死部位的那部分导联上,出现病理性 Q 波或 QS 波、损伤型 ST 段抬高及缺血型 T 波改变。有时尚伴有梗死周围阻滞等特征性改变。

若以向量观点来考虑急性心肌梗死的诊断,则心电图的改变主要是由于 3 项向量异常所致。即:①初始 0.03～0.04 s QRS 向量的异常;②ST 向量的改变;③平均 T 向量的改变,②、③向量常综合在一起。

一般说来,根据上述 3 项改变,结合临床心电图诊断急性心肌梗死是比较有把握的。但也应注意某些不典型改变,如在超急性期,ST-T 可有多种形式变化;非 ST 段升高型心肌梗死可只有 T 向量改变。掌握上述这些特征改变并把握其演变规律,不仅有助于心肌梗死的早期诊断,同时对梗死的分期、心肌受累的面积及预后评估均有帮助。

一、急性心肌梗死的心电图特征

（一）QRS 波群变化

1. 异常 Q 波或 QS 波

当心肌发生缺血性坏死时，其电活动丧失，跨膜动作电位消失。但健康心肌仍照常除极，故产生与梗死部位相反的心室综合向量，称梗死向量。此向量背离梗死区，投影在梗死区导联的负侧，产生负向波，即异常 Q 波或 QS 波。因此，异常 Q 波或 QS 波是诊断心肌梗死的重要指标。由于梗死部位及程度不同，异常 Q 波出现的导联及振幅大小也各不相同。但作为病理性 Q 波应符合下列条件：①Q 波时间：Q 在 I、II、aVL、aVF、V_5、V_6 导联＞0.03 s，V_4 导联＞0.02 s，V_1、V_2 导联出现 Q 波即应视为异常；②Q 波电压≥1/4R 波；③Q 波带有明显切迹；④R波消失呈 QS 型。

在诊断心肌梗死时，Q 波的宽度较深度更为重要，有很多非心肌梗死的心脏疾病能产生异常 Q 波，如心室肥厚、心肌病、室内传导异常和部分预激综合征等。因此，在估价梗死性 Q 波时应考虑下列情况：①异常 Q 波是否存在于任何导联；②是否存在产生异常 Q 波的其他心脏情况；③Q 波异常程度是否超过其他心脏情况所能产生的 Q 波异常。

2. 异常 R 波

非透壁性心肌梗死虽无病理性 Q 波出现，但可使 QRS 波电压及时间发生改变。其诊断条件如下。

（1）I 导联 R 波≤0.2 mV，aVR 导联 R 波≤Q 波幅度；aVF 导联 R 波≤Q 波，V_2 导联 R 波时间≤0.01 s，幅度≤0.1 mV；V_3 导联 R 波振幅≤0.7 mV 或≤Q 波幅度；V_5 导联 R 波振幅≤0.7 mV 或≤Q 波幅度；V_5 导联 R 波振幅≤0.7 mV 或≤1/2Q 波；V_6 导联 R 波≤0.6 mV或≤1/3Q 波幅度。

（2）如果是正后壁心肌梗死，V_1 导联显示 R 波时间≥0.04 s，振幅≥0.6 mV，R/S＞1；V_2 导联 R 波时间≥0.05 s，幅度≥1.5 mV，R 波≥1/2S 波幅度。

（3）胸导联 R 波从右胸向左胸递增不良，表现为 V_3 或 V_4 导联 R 波小于 V_1 或 V_2 导联 R 波。诊断时应密切结合临床病史及其他辅助检查结果，注意排除能引起 R 波异常的其他疾病，如心包炎、肺气肿、右心室肥厚、黏液性水肿、左中隔支传导阻滞等。

（二）ST 段变化

当透壁性心肌梗死累及心外膜下心肌层时，心电图代表梗死区的导联上，ST 段呈弓背向上抬高。其产生原因可能为：①由于收缩期损伤电流的出现，使 ST 段发生正向偏移；②由于休息时膜电位原发性降低，TP 段原发性降低；③在接受经皮腔内冠状动脉成形术（PTCA）的患者，当解除冠状动脉阻塞后，ST 段变化会突然明显消失。有人认为这提示心肌细胞有可逆性缺血，并且实际上未受损伤，因 ST 段抬高仅发生于涉及心室壁全层的完全阻塞期间，故称"透壁性缺血"似乎比"外膜损伤"更合适。如果心肌梗死仅限于心内膜下心肌层，其范围不足室壁厚度的 1/2 时，心电图不出现异常 Q 波，只表现在梗死部位的导联上 ST 段明显下移，ST 段的偏移是诊断急性心肌梗死的重要指标。ST 段改变有以下特征：①ST 段起始与 QRS 交界部（J 点）抬高，呈凸面向上型；②肢体导联、左侧胸导联 ST 段抬高＞0.1 mV；③右侧胸导联抬高＞0.3 mV；④QRS 波电压过低时，ST 段凸面向上抬高＜0.1 mV，并伴有 T 波倒置，也有诊断意义。在观察急性心肌梗死 ST 段变化时应注意下列问题。

（1）当缺血心肌成为梗死或重新获得足够血供时，透壁性缺血所引起的典型 ST 段弓背型抬高则明显消失。如果 ST 段重新抬高时，往往提示新的透壁性缺血出现或存在心包病变，特别当 ST 段重新抬高发生在代表左心室区域的多个导联时，应考虑有急性出血进入心包腔。这可能是梗死引起心肌破裂并有血液漏入心包腔的第 1 个指征。

（2）观察中应注意与早期复极综合征、变异型心绞痛、急性心包炎、室壁瘤等临床情况相鉴别。

（3）急性心肌梗死时远离梗死区的 ST 段下移。过去曾认为是梗死区 ST 段抬高的"对应性改变"或"镜面反应"。目前众多学者认为，急性心肌梗死远离梗死区 ST 段下降，在相当一部分患者反映为非梗死区的内膜下缺血或梗死面积较大，此与多支血管病变或供应梗死区血管的近端狭窄有关。仅少部分患者为梗死区 ST 段原发性抬高（指示性改变）的对应性改变。

（4）ST 段呈水平型或下斜型下移发生在至少 2 个导联以上。

（5）ST 段下移＞0.2 mV，多持续 24 h 以上。无 Q 波性心肌梗死，从心电图上不易与严重心肌缺血相鉴别，需结合临床症状和血清酶学改变考虑诊断。

（三）T 波变化

心电图 T 波代表心肌需要代谢功能的复极过程，由心肌缺血引起的 T 波改变称缺血型 T 波改变。实验和临床观察证明，心肌缺血时，在极短的时间内首先出现内膜下心肌缺血向外膜下心肌扩展，当心肌缺血以外膜下心肌为主时，T 波转为倒置。心肌复极过程可分为内膜侧心肌复极和外膜侧心肌复极过程。复极电位等于二者复极电位的代数和。内膜侧心肌复极由内向外，外膜侧心肌复极由外向内，二者的复极电位方向相反。正常的心肌由于存在心室复极差力（温度及压力差），使内膜侧复极慢，故外膜侧复极电位大于内膜侧，因此 T 波直立向上。当内膜下心肌缺血时，其复极速度更加减慢，外膜侧心肌电位远远大于内膜侧，出现 T 波高耸，面积增大，QT 时间延长。常视其为急性心肌梗死极早期表现。当外膜下心肌轻度缺血时，其复极速度减慢，外膜侧心肌复极电位减小，内外膜心肌复极电位差缩小，T 波减低或平坦。当外膜侧心肌严重缺血时，其复极速度显著减慢，内膜侧心肌复极速度相对比外膜侧快，内膜侧心肌复极电位大于外膜侧，产生对称性倒置 T 波，亦称"冠状 T"。倒置 T 波面积增大，QT 间期延长。如果内外膜侧心肌缺血程度大致相等，两侧心肌复极速度出现相等程度的减慢，产生的复极电位变化也大致相等，则 T 波可以不发生改变，而仅表现为 QT 时间延长。

T 波改变的心电图特征

（1）T 波增高：①标准导联＞0.7 mV；②单极加压肢体导联＞0.5 mV；③胸前导联＞2 mV。

（2）T 波低平：T 波小于同导联 R 波的 1/10～1/8。

（3）T 波双向：呈负正双向或正负双向。

（4）T 波倒置：倒置的 T 波尖锐，两肢对称，起始角接近终止角。

任何影响心肌代谢的情况，都可以引起 T 波变化。临床上在很多病理及生理状态下可见 T 波的改变，如电解质紊乱、心肌炎、心包炎、洋地黄及某些抗心律失常药物影响、心脏自主神经张力改变等。因此，T 波变化不是反映冠状动脉缺血的可靠指征。

（四）梗死周围阻滞

在急性心肌梗死，长期以来主要是依据 QRS 波、ST 段和 T 波的上述改变来作出判断的。1950 年 Firsl 等提出某些心肌梗死除合并完全性左、右束支传导阻滞外，尚伴有 QRS 波群增宽,并认为系梗死区表面心肌传导障碍所致,故称之为"梗死周围阻滞"。以后 Grant 通过更细致的对照研究后,正式提出梗死周围阻滞是心肌梗死的第 4 种心电图改变,并进一步分为梗死区内阻滞、分支性梗死周围阻滞和局部梗死周围阻滞。

1. 梗死区内阻滞

由于梗死后心肌坏死区内有岛状存活组织,其产生的延迟兴奋使心电图 Q 波或 QS 波中出现较小的正向波,使之形成切迹、粗钝。如果梗死区的坏死组织均匀,无岛状存活组织,则 Q 波应是光滑、规整的。因此,对心电图中梗死性 Q 波上出现切迹、挫折、粗钝者,视为存在梗死区内阻滞。这是与非梗死性 Q 波的有力区别。

2. 局部梗死周围阻滞

心肌梗死后,激动不能通过中心坏死区抵达外膜下存活心肌,只能通过梗死区周围存在损伤阻滞的心肌缓慢传导,致使心室除极延迟,因而产生增宽的终末 R 波。心电图特点为:①在具有病理性 Q 波的导联中,出现增宽的终末 R 波;②可见于任何部位的心肌梗死;③在胸导联,$V_1 \sim V_2$ 多呈 QS 形,$V_4 \sim V_6$ 呈 QR 形(此与梗死合并右束支传导阻滞不同);④额面心电轴偏移无特异性。

3. 分支性梗死周围阻滞

有人认为,所谓分支性梗死周围阻滞,实际上就是前侧壁心肌梗死或高侧壁心肌梗死合并左前分支传导阻滞,或下壁心肌梗死合并左后分支传导阻滞。急性心肌梗死合并左前或左后分支传导阻滞时,可出现 QR 型。此种梗死周围阻滞的心电图特点是:①分支性梗死周围阻滞常伴发于高侧壁、前侧壁及下壁心肌梗死中。②在梗死区指示性导联上出现增宽的终末 R 波,QRS 波多数情况下仅略增宽,少数患者 QRS 波群时间可 >0.12 s。③伴有特殊的终末 QRS 电轴,前侧壁分支梗死周围阻滞时,心电轴左偏约 $-60°$;下壁分支梗死周围阻滞时,心电轴 $+90° \sim +100°$。④10% 患者伴有 QRS 终末向量时间延长。如前侧壁分支梗死周围阻滞伴有终末 QRS 时间延长,可类似前间隔梗死合并左束支传导阻滞;下壁分支梗死周围阻滞伴有终末 QRS 时间延长,可类似下壁心肌梗死合并右束支传导阻滞。⑤分支性梗死周围阻滞并非稳定出现。其发作突然,一般发生在梗死开始后的数日内,可表现为间歇性。

(五)急性心肌梗死的向量图特征

心电图上如果没有异常 Q 波,诊断急性心肌梗死是比较困难的,尤其是在心电图电极难以反映出的部位,例如正后壁和高侧壁心肌梗死。心电向量图诊断心肌梗死,并不仅仅依靠起始向量的改变,在 QRS 环的中部与后部也可有特征性改变,例如出现蚀缺和突然改变转向。所以,对心肌梗死的诊断,心电向量图优于心电图。根据尸检研究,生前无心室内传导阻滞者,心电图诊断心肌梗死的敏感性仅为 $55\% \sim 61\%$。急性心肌梗死的心电图正确诊断率可达 $75\% \sim 94\%$。但陈旧性心肌梗死,心电图可高达 80% 无特异表现。心电图诊断心肌梗死,前壁比其他部位敏感,而内膜下心肌梗死、多部位心肌梗死和伴有左束支阻滞者,心电图的诊断就十分困难,可不出现异常 Q 波。反之,有异常 Q 波并不一定是心肌梗死(MI),所谓"假性 MI(pseudo infarction)"的图形,可占异常 Q 波的 $11\% \sim 31\%$。心电图诊断心肌梗死假阳性的情况是:异常 Q 波仅位于 $V_1 \sim V_4$ 或仅见于下壁导联,可达 46%;但若仅位于 V_5 和 V_6 或前壁与下壁导联均有,则假阳性仅有 4%。有研究比较心电图与心电向量图诊断心肌梗死的情况,在尸检证实的 98 例心肌梗死,心电图仅能诊断 48 例,心电向量图诊断为 63 例。有不少类似的研究,结果均相似。根据心电向量图的各种诊断标准,诊断心肌梗死的敏感性为

77%～94%,而心电图则为 66%～70%;但心电向量图诊断心肌梗死,也有 3%～31%的假阳性。下壁心肌梗死的诊断心电向量图无疑优于心电图。若起始向量开始不向上,在下壁导联就不出现 Q 波,心电图难以诊断,而心电向量图可以诊断。Hurd 等通过冠状动脉造影证实的下壁心肌梗死 146 例,心电向量图能正确诊断的达 90%,而心电图仅 62%。

急性心肌梗死向量图的特点如下。

(1)初始 0.03～0.04 s QRS 向量的异常以心脏额面向量分析,心室激动发生后的 0.03～0.04 s内,大部分左心室内膜下心肌都已除极,因而产生 QRS 向量。在正常人中 0.03～0.04s 向量大致系指向左下方略偏后。若某一部分心肌发生坏死,必然不能被除极而不产生心电向量,因而综合向量势必指向与梗死区相反的方向。从额面向量角度看,左心室壁大致占有－30°～＋90°的范围。如果在这个范围内左心室壁的心肌层发生了穿透性坏死,其结果必然产生一个与该区方向相反的初始 0.03～0.04 s 综合向量。这个向量必然投影于某一标准导联或肢体导联的负侧(除外 aVR 导联),呈现为 Q 波。

(2)ST 向量的改变:急性心肌梗死后,坏死灶周围必然有一损伤区域,此损伤区域的心电图表现就是 ST 段偏移。ST 向量自正常心肌指向损伤区,如果记录电极靠近损伤区,ST 段上移;如损伤在心内膜下,则置于外膜的电极,记录到明显下降的 ST 段。在心肌梗死的超急期,梗死区 Q 波可能尚不明显,ST 段常连同 T 波一致向上,形成所谓"单向曲线"或类似的变化。这是急性心肌梗死具有特征性的变化,可据此确定诊断。如果记录电极置于胸前而梗死部位在左心室正后壁,则会呈现倒置的单向曲线。随着时间的推移,ST 段还会出现有规律的演变。

(3)平均 T 向量的改变:急性心肌梗死在超急期之后,即可产生 T 向量改变,系由于梗死区周围心肌缺血,其方向是背离梗死区。在初始 0.03～0.04 s 的异常 Q 波出现时,T 波向量大致与 Q 波方向相同。例如,前壁心肌梗死时,邻近电极 V_3～V_5 导联呈现 Q 波与倒置 T 波。正后壁心肌梗死则 V_1、V_2 导联呈现相反的投影,即 V_1、V_2 导联不呈现 Q 波,而是 R 波,其 T 波直立高耸。

(4)QRS 终末向量改变:又称梗死周围阻滞(peri - infarction block),这种 QRS 波群后部分增宽的现象分为两种类型:①见于高侧壁心肌梗死,在 I、aVL 导联的 Q 波后,继以增宽的 R 波;②是因为梗死病变波及左束支的后分支分布区域,使膈面未坏死心肌最后除极。QRS 波终末向量改变只限于额面上的各肢体导联。目前认为,原来 Grant 等提出的"梗死周围阻滞",实际上是由于心肌梗死所致左束支的分支阻滞的一种特殊类型。

(六)心肌梗死的心电学定位

根据心肌梗死的部位及电激动的顺序,从心电向量学的角度可作以下组合。

1. 根据 QRS 环初始向量(一般在 40 ms 内)分类

(1)Ⅰ型

QRS 环初段向后方移位。正常成人 QRS 环初段位于前并偏右、上,向前运行时间多数为 20 ms。当出现梗死时,在心电向量图的上横面,右侧面 QRS 环初段向前运行时间明显减少,甚至消失。心电图 V_1～V_5,导联的 QRS 波群呈 QS 或 QR 型,这类改变多反映左心室前壁及间壁的梗死。

(2)Ⅱ型

QRS 环初段向上移位。正常成人 QRS 环初段虽有向上力,但向上时间均<20 ms,向上振幅及向上指数均较小;当出现心肌梗死时,在心电向量图的前额面,右侧面的横轴以上的部

分明显增加,心电图Ⅱ、Ⅲ、aVF 导联的 QRS 波群呈 QS 或 QR 型,这类改变多见于下壁或膈面的心肌梗死。

（3）Ⅲ型

QRS 环初段位于右向量增大。正常成人 QRS 环初段虽略偏右,但其右向力及右向指数均较小,一般均在 20 ms 时已转向左方;当出现这类心肌梗死时,在心电向量图的前额面和上横面的纵轴以右部分明显增加,心电图Ⅰ、aVL、V₆ 导联 QRS 波群呈"QS"或"QR"型。此多见于侧壁心肌梗死。

（4）Ⅳ型

心肌梗死发生于多个部位,根据 QRS 环初段的改变可出现以下多种组合。

①QRS 环初段向上方移位,向前向量消失或减少,此多见于下壁合并前壁心肌梗死;②QRS 环初段向上右向量均增大,此反映下壁心肌梗死;③QRS 环初段位于右、后、上向量增大,此表示前下壁及侧壁心肌梗死;④QRS 环初段位于右、后方,则反映前侧壁心肌梗死。

2.根据 QRS 环中-终末向量分型

冠心病可出现部分心肌纤维的萎缩或小范围心肌非透壁性梗死,以后变成小的瘢痕,常不均匀地分布于不同范围的心肌区域,此类改变不影响 QRS 环初段向量;如左心室外中间层或心尖部的小灶型心肌梗死,其改变仅局限于 QRS 环的中段向量,在心电向量图上表现为 QRS 环中段突然转折,形成蚀缺（bite）,使环体扭曲,这种改变反映该处缺少应有的正常向量。Selvester 等认为,除了一段心电向量图诊断心肌梗死的标准外,还应根据 QRS 环蚀缺的振幅及时限,提出了心肌梗死范围的标准。当然蚀缺的范围越大,诊断心肌梗死的可靠性越大。在心电图上仅显示心前导联 QRS 波群粗顿或切迹。但这类改变在室内传导障碍、心肌病、糖尿病等患者亦常见,故应密切结合临床。

也有部分心肌梗死,仅影响 QRS 环中段-末段向量。如左心室后壁（后基底部）心肌梗死,只影响心室除极后 40～60 ms,QRS 环向前移位,心电图显示 V₁、V₂ 导联呈"RS"型,R/S>1 及 V₇、V₈、V₉ 导联呈"Qr"型。

（七）ST 向量及 T 环改变

左心室游离壁的内 1/3～2/3 部分,对心室除极形成的 QRS 环综合向量作用较小。故当出现心内膜下心肌梗死时,仅引起心室复极中 ST 向量抬高及 T 环背向 QRS 环最大向量。在急性心内膜下心肌梗死时,QRS 环初始向量虽无改变,但梗死部位的 QRS 环振幅常有某种程度降低（特别是与以往心电图正常作比较时较为明显）,此点可作为心内膜下心肌梗死的诊断条件。但此类改变的特异性较差,应密切结合临床及酶学改变慎重诊断。

二、心肌梗死的心电图演变分期

急性心肌梗死发生后,心电图的变化随着心肌缺血、损伤、坏死的发展和恢复而呈现一定演变规律,其 QRS-ST-T 的变化具有特征性的演变过程。经实验及临床证明,在冠状动脉急性闭塞后,典型的心电图变化依次为:①超急期 T 波,即 T 波巨大高尖,但 ST 段仍在等电位线上;②ST 段抬高与高大 T 波形成单向曲线;③R 波振幅降低,室壁激动时间延长（急性损伤阻滞）,继而出现病理性 Q 波;④ST 段恢复至等电位线;⑤T 波由直立转倒置,由浅变深,以后逐渐变浅,最后恢复直立。目前,心肌梗死的心电图分期方法尚无统一标准,根据上述心电图图形的演变过程和演变时间,将其分为超急性期、急性期、亚急性期（恢复期）、陈旧性（慢性）期

4期。国内有学者新近提出将心肌梗死心电图的急性期再分成超急性期（T波改变期）、进展期或称急性早期（ST段改变期）、心肌梗死确定期（Q波及非Q波）3个亚期。超急性期通常表现为T波高尖，尚未出现ST段的抬高或下移；急性早期是指ST段抬高或下移出现后；心肌梗死确定期是指Q波出现后或ST段演变稳定，回到基线后。

（一）超急性期

超急性期亦称超急损伤期。在梗死的数分钟至数小时内发生，一般在24 h内消失。此时，仅为冠状动脉急性供血不足，心肌发生透壁性缺血而处于可逆阶段。心电图表现为T波巨大高耸，两肢对称也可不对称而呈圆拱形篷顶状。此种高大T波可见于8%～11%的病例，常出现于前壁和下壁心肌梗死。超急期T波确切的产生机制尚不清楚，Lenqrel等认为心内膜下心肌缺血与细胞内的钾离子突然逸出细胞外，是造成T波高大的主要原因。另外，心外膜细胞急性损伤时，由于损伤的心外膜比心内膜复极提早完成，而不受后者的中和与抵消。这样便使T波变得格外高耸，即呈急性缺血性早期复极。这种T波变化可伴有ST段轻度升高，或在等电位线上甚至可稍下降。另有一些病例，心电图上最早表现为ST段自J点起呈直线或弧线斜行向上，形成圆顶形的T波，而T波的振幅可不增大。此时ST段与T波不易分辨，使T波变宽。如ST段进一步抬高并使T波前肢升高，二者完全融合，看上去似无ST段。另外，由于急性损伤的心肌组织存在传导延缓，当除极经过该处心肌时出现激动传导减慢，心电图表现为：①QRS波时间延长，可达0.12 s；②室壁激动时间延长，达0.045 s或更长；③QRS波振幅增高。因延缓的兴奋波出现前，不再被远处健康部位心肌除极所平衡或抵消，以后R波振幅随着Q波的出现而逐渐减低或消失。急性损伤阻滞是极早期心肌梗死的重要表现之一。超急性期尚未有坏死型Q波出现。此时心肌生物电处于一种极不稳定的状态，易发生期前收缩及快速严重的心律失常而导致死亡。据统计，急性心肌梗死发病1～2 h内病死率占14%左右。由于此期心肌处于可逆阶段，如果及时发现并迅速采取措施，则可挽救缺血心肌，缩小甚至避免梗死的发生。

（二）急性期

急性期又称充分发展期，发生在梗死后数小时到数周内，心肌为透壁性缺血、损伤合并坏死改变。心电图表现ST段呈弓背向上型抬高，并与T波前肢融合形成单向曲线；随着病理性Q波的出现，ST段开始恢复至等电位线，同时伴有缺血型"冠状T波"及T波倒置达最深。此期一般持续3～6周，急性期心肌梗死的典型心电图表现，反映心肌从急性透壁性缺血损伤状态进入坏死阶段。由于凡心肌坏死超过室壁厚度的1/2，心电图上出现梗死性Q波及透壁性缺血损伤引起的ST-T改变；根据这些改变，大多能迅速做出正确的诊断。但近年来研究一系列病理诊断纠正的心电图变化说明，心电图在诊断急性心肌梗死的准确性上也有一定限度。阜外医院病理科证实为心肌梗死的81例，均因心电图上未显示出典型的变化而漏诊。在心肌梗死急性期中，心电图不能做出诊断的原因大致如下。

(1)未能及时描记心电图或未能及时重复描记心电图，部分患者可能延迟出现急性心肌梗死图形，或患者就医较晚，心电图变化已明显改善，甚至转为正常，以后又出现心肌梗死典型表现时，心电图未能重复描记，以致漏诊。

(2)心肌梗死部位和范围特殊，以致传统的体表心电图显示不出典型的变化，如梗死范围过小或梗死部位为常规12导联心电图所不能探及的部位。

(3)原心电图存在传导异常，掩盖了心肌梗死的心电图变化，如原有左束支传导阻滞、预激症候群等。

(4)受原有心肌梗死图形影响以致本次心肌梗死不能显示其典型表现。因此,切不可因一次心电图正常或心电图表现不肯定而忽视急性心肌梗死的临床诊断。其心电图主要表现为:

1)面向梗死部位的导联上出现宽而深的 Q 波或 QS 波。心电图出现持久的病理性 Q 波或 QS 波,是诊断急性透壁性心肌梗死的肯定性改变。一般坏死层越厚,Q 波越宽,诊断时其 Q 波的宽度往往比深度更为重要。

2)在出现 Q 波的导联上,ST 段呈弓背向上型抬高并持续 24 h 以上,对应导联 ST 段可压低。

ST 段抬高可于发病半小时或数小时以至 10 余小时出现,其形态也可呈斜线状或平顶型。ST 段抬高是诊断急性心肌梗死的重要条件,也被认为是心肌梗死急性期与恢复期的心电图分界标准。

急性心肌梗死时背离梗死区导联 ST 段下降,曾认为是梗死区 ST 段抬高的"镜面反应"。目前不少学者认为,在相当部分患者中它反映了梗死区的内膜下心肌缺血或梗死面积较大,此与多支血管病变或供应梗死区血管的近端狭窄有关。仅少部分患者为梗死区 ST 段原发性抬高的镜面反应。

3)在面向梗死区的导联上,T 波倒置并逐渐增深。对应导联 T 波可直立增高。

4)可出现梗死周围阻滞。梗死周围阻滞对急性心肌梗死的诊断及鉴别诊断均有一定价值。

(三)恢复期

亦称亚急性期心肌梗死,此期一般持续 3～6 个月。心电图表现如下所示。

(1)病理性 Q 波,在梗死区导联上可出现病理性 Q 波或 QS 波。

(2)ST 段回至等电位线或下移。

(3)T 波倒置由深变浅,逐渐恢复。

此期与急性期的心电图表现,被认为是 ST 段降至等电位线,而与陈旧性心肌梗死的心电图分界点是 T 波由深变浅并逐渐恢复。

(四)陈旧性期

又称慢性稳定期。在心肌梗死发生数月至数年后,倒置的 T 波恢复正常或长期无变化,ST 段一般在等电位线,有时可下移。最后心电图上可只遗留有病理性 Q 波作为曾患过心肌梗死的证据。在心电图上符合下列各项中的任何一项者,即可考虑有陈旧性心肌梗死的可能。

(1)Ⅰ、Ⅱ、V_2～V_6 导联 Q 波≥0.03 s,且≥1/3R 波。

(2)Ⅰ、Ⅱ、V_2～V_6 导联 Q 波≥0.04 s。

(3)aVL 导联 Q 波≥0.04 s,且 aVL 导联 Q 波≥0.3 mV。

(4)Ⅲ导联 Q 波≥0.04 s,且 aVF 导联有 Q 波。

(5)aVF 导联 Q 波≥0.04s。

(6)V_2～V_6 导联 QRS 波群呈 QS 型,而 V_1 导联有 R 波。

(7)V_1～V_4 或 V_1～V_5 或 V_1～V_6 导联 QRS 波群全部呈 QS 型。

(8)V_1～V_2 导联呈 QRS 波。

(9)左胸导联 Q 波 V_6＜V_5＜V_4。

(10)左束支传导阻滞时,Ⅰ、aVL、V_4～V_6 导联出现 Q 波,不论 Q 波深度及宽度如何,都应高度怀疑陈旧性心肌梗死。

(11)QRS 主波向上的室性异位搏动如起始部出现 Q 波,尽管其 Q 波<0.04 s 也应视为异常。总之,如果临床确有急性心肌梗死的病史,即使心电图上无异常 Q 波,也不能排除陈旧性心肌梗死的存在。有人将体表心电图记录的 Q 波与左心室图和直接心外膜心电图对比,结果显示体表心电图上的 Q 波并不是诊断心肌梗死的敏感指标。

一般梗死后病理性 Q 波将持续存在,但在发病 1 年半后约 15% 的患者 Q 波缩小到正常范围或完全消失。3 年半后约有 6% 的患者心电图完全正常,也有少数病例系在发病后一个月左右 Q 波消失,偶尔亦有在发病后一星期左右消失者。究其 Q 波缩小或消失的原因可能有下述几种情况:①心肌梗死急性期 Q 波的出现不是由于心肌坏死,而是局部发生一过性电静止,以后电活动能力恢复,Q 波亦随之消失;②由于发生某些心室内传导障碍,如左束支传导阻滞、预激综合征等,致使梗死性 Q 波消失;③梗死部位对侧发生新的梗死,相互抵消,而产生矛盾性 Q 波消退;④坏死心肌形成纤维性瘢痕后,瘢痕组织收缩,使 Q 波缩小甚至心电图上显示不出心肌瘢痕的迹象;⑤靠近坏死区周围的心肌纤维代偿性肥厚,导致 Q 波消退。

上述心肌梗死的心电图变化及演变过程,因梗死部位的不同而出现在不同的导联上。据此可对心肌梗死做出定位判断,根据心电图表现的演变,在一定期限内可估计梗死发生的时间。关于心肌梗死的演变分期,近年来临床上按病变发展过程仅将其分为急性期和陈旧性期,急性期一般指发病后 4 周内。国外有学者将某些患者,特别是伴心源性休克者,在出现组织损伤拖延不愈状态伴持久释放肌酸磷酸激酶(CPK)进入血流时,称为亚急性心肌梗死,但这种情况甚为少见。

第十四章 心内科疾病护理

第一节 老年冠心病的护理

一、概述

冠状动脉粥样硬化性心脏病是动脉粥样硬化导致器官病变的最常见类型,是威胁老年人生命的主要疾病。据世界卫生组织 2011 年资料显示,我国冠心病死亡人数已列世界第 2 位。冠心病是中老年人群较为常见的疾病之一,也是 65 岁以上人群死亡的首要因素之一。

二、护理评估

1.病史评估

(1)本次发病特点及目前病情:评估患者本次发病有无明显诱因,胸痛发作的特征,起病的时间、疼痛剧烈程度、是否进行性加重,有无伴随症状,如恶心、呕吐、乏力、头昏、呼吸困难,是否有心律失常、休克、心力衰竭的表现。

(2)发病及治疗经过:评估患者有无心绞痛发作史,患病的起始时间,患病后的诊治过程,是否遵从医嘱治疗,目前用药及相关检查等。

(3)危险因素评估:包括患者的年龄、性别、职业;有无家族史;了解患者有无肥胖、血脂异常、高血压、糖尿病等危险因素;有无摄入高脂饮食、吸烟等不良生活习惯,是否有充足的睡眠,有无锻炼身体的习惯;排便情况;了解工作与生活压力及性格特征等。

(4)心理-社会状况:冠心病是心身疾病,患者常有情绪稳定性差、暗示性高、对自身行为控制能力降低等特点,因而容易出现消极的情绪反应。

当胸痛发作时,患者有濒死感,行溶栓及介入治疗,易产生恐惧心理,面对一系列的检查和治疗,对预后的担心,易产生焦虑情绪。应评估患者的职业、文化、经济条件、家庭成员和社会对患者的支持程度等。

2.身体状况评估

(1)一般状况:观察患者的神志状况,注意有无面色苍白、表情痛苦、大汗或神志模糊、反应迟钝、昏厥等表现。

(2)生命体征:观察体温、脉搏、呼吸、血压有无异常及其程度。

(3)心脏听诊:注意心率、心律、心音的变化,有无奔马律、心脏杂音及肺部啰音等。

3.关注实验室及其他检查

心电图是否具有心肌梗死的特征性变化、血常规、血生化及心肌酶指标。

三、主要护理问题

1.胸痛

胸痛与冠状动脉血流障碍、心肌缺血或坏死有关。

2.活动无耐力

活动无耐力与心肌氧的供需失调有关。

3.潜在并发症

猝死、心力衰竭。

4.有便秘的危险

便秘与进食少、活动少、不习惯床上排便有关。

5.恐惧

恐惧与剧烈的疼痛伴濒死感有关。

6.知识缺乏

缺乏预防心绞痛发作的知识。

四、护理措施

(一)一般护理

(1)病情观察:老年急性冠脉综合征患者常常病情变化快,应在 CCU 或抢救病房连续观察 3～5 d。①严密监测患者神志、心率、心律、呼吸、血压、血氧饱和度、瞳孔、尿量、电解质等变化;②出现充血性心力衰竭、恶性心律失常、心源性休克,说明患者处于危险期中,加强观察护理;③24 h心电监护,动态观察心电图变化;④观察用药后的作用和不良反应,如用亚硝酸类药后心绞痛是否缓解,是否出现头痛、头胀、面红、头晕等血管扩张作用的表现,对此药物敏感者易发生直立性低血压;⑤观察心绞痛的程度及持续时间,有无面色苍白、大汗、恶心、呕吐,如疼痛性质发生变化或心绞痛发作频繁、加重,持续时间大于 15 min 或服药不缓解,要警惕心肌梗死的发生。

(2)休息与活动:①急性期:胸部疼痛时立即停止活动,绝对卧床休息,吸氧,保持环境安静,可减轻心脏负荷,减少心肌耗氧量,有利于心功能恢复;②恢复期/稳定期:病情稳定后逐渐增加活动量,根据患者病情判断,需在监护下进行,以不引起任何不适为度,心率增加 10～20 次/分钟为正常反应。出现下列情况时应减缓运动进程或停止运动:胸痛、心悸、气喘、头晕、恶心、呕吐等;心肌梗死 3 周内活动时,心率变化超过 20 次/分钟或血压变化超过 20 mmHg;心肌梗死 6 周内活动时,心率变化超过 30 次/分钟或血压变化超过 30 mmHg。向患者讲明活动耐力恢复是一个循序渐进过程,不能操之过急。

(3)饮食护理:推荐地中海饮食(即强调多吃蔬菜、水果、鱼、海鲜、豆类、坚果类食物、谷类、橄榄油)。饮食中适当摄入植物性蛋白,如豆类、豆制品;充足的膳食纤维素,如芹菜、大白菜等;适量摄入维生素和无机盐,新鲜蔬菜和水果;限制脂肪和胆固醇较高的食物,如肥肉、煎炸食品、动物内脏等,胆固醇＜200 mg/d 以下;少盐和少饮酒,盐的摄入控制在 5 g/d,饮酒量控制在 25 g/d。应注意控制总能量摄入,少吃甜食和含糖饮料,保持理想体质量。避免刺激性的食物,如咖啡、辛辣食物、禁烟、严禁暴饮暴食,饮食 7 分饱即可。

(4)保持大便通畅:床边使用坐便器比床上使用便盆更为舒适,可协助患者床边使用坐便器,排便时注意隐私保护。一旦出现排便困难,切记不能用力,可顺时针腹部按摩以促进肠蠕动,或使用开塞露或低压温水灌肠,必要时给予缓泻剂。

(5)心理护理:了解患者心理状态,消除不良情绪,避免各种诱因发生。据文献报道,冠心病伴抑郁障碍者高达 77.8%。抑郁引发的自主神经功能失控会导致患者的心律失常、心肌缺血、心源性猝死、心绞痛发作、血管内皮功能损伤、血压升高、急性心肌梗死、血小板异常等状况。有效的诱导及护理能让患者充分感觉到自己被尊重和重视，减少症状频率和再住院率，提高患者的满意度，促进患者早日康复。改善患者心理状况的方法有很多，在临床治疗上，可以应用放松治疗法、音乐治疗法、心理治疗法等进行治疗。

（二）PCI护理

经皮冠状动脉治疗(percutaneous coronary intervention，PCI)是用心导管技术疏通狭窄甚至闭塞的冠状动脉管腔，从而改善心肌血流灌注的一组治疗技术。包括经皮冠状动脉腔内成形(percutaneous transluminal coronary angioplasty，PTCA)、冠状动脉内支架植入术(intracoronary stent implantation)、冠状动脉内旋切术、旋磨术和激光成形术等。PTCA和支架植入术是临床常用的。

(1)术前准备：做好心理护理，安慰患者，向其解释介入治疗，是在局麻下穿刺血管，创伤小，介绍介入治疗的方法、注意事项，消除患者紧张、恐惧心理，取得患者合作。常规进行双侧腹股沟备皮，碘试验，与患者或家属签好介入治疗同意书和抢救同意书。并训练患者床上排便，训练患者吸气、呼气和屏气动作。

(2)术中准备：备好心电监护仪、氧气、除颤仪、临时起搏器、气管插管、吸引器、呼吸机等器械。

(3)术后护理：①术后患者卧床休息10～12 h。②拔出动脉鞘管后，按压穿刺部位15～20 min彻底止血，以弹力绷带加压包扎或动脉压迫止血器，术侧肢体制动24 h，防止出血。同时注意观察松紧度，查看术肢末端皮温、颜色及动脉搏动情况。防止因体位改变、肢体移动而致穿刺部位出血。局部渗血时，应重新消毒，以无菌纱布覆盖伤口并用绷带加压包扎，要严格观察局部有无红、肿、热、痛等炎症反应。③严密观察24 h心率、心律、血压等生命体征。对血压不稳定者15～30 min测量1次，直至血压平稳后改为每小时测量1次，连续4～8次。④抗凝治疗应注意观察有无出血倾向，如伤口敷料渗血、牙龈出血及鼻出血等。

(4)术后用药：ACS患者PCI术后常应用阿司匹林、氯吡格雷、ACEI、β-受体阻滞剂和他汀类药物等。抗凝药物使用应注意有无出血倾向，定期检测出凝血时间，及观察出血倾向的临床表现；服用他汀类药物定期检测肝功能。

(5)检测心脏标志物：要关注心脏标志物的临床意义，掌握它们在急性心肌梗死(AMI)时的上升、高峰和维持时限。但ACS患者如果6 h内cTnI只检测1次为阴性，不能排除AMI，需要根据症状在适当的时间重复测试。

（三）溶栓护理

急性心肌梗死后早期溶栓可挽救存活的心肌，从而降低病死率。向患者及家属说明溶栓的重要性，以取得配合。目前认为发病3～6 h内溶栓效果更好。

(1)通过询问患者了解是否有溶栓禁忌证。

(2)协助医生做好溶栓前血常规、出凝血时间和血型等检查。

(3)迅速建立静脉通路，遵医嘱正确应用溶栓药物。详细记录输液速度、给药量、减量情况及停药时间，严密观察溶栓后可能发生的并发症，过敏反应、低血压、心力衰竭、心律失常、再梗死、出血，特别是颅内出血，一旦发生立即紧急处理。

(4)观察溶栓疗效，可根据下列指标间接判断溶栓是否成功：①胸痛2 h内基本消失；②心电图ST段于2 h内回降>50%；③2 h内出现再灌注性心律失常，如窦性心动过缓、房室传导阻滞或束支传导阻滞突然变化或消失;④心肌肌钙蛋白Ⅰ(cTnI)或心肌肌钙蛋白T(cTnT)峰值提前至发病后 12 h 内,血肌酸激酶同工酶(CK-MB)峰值提前出现(14 h 内)。

五、院外指导

(1)自我监测指导:告知出院后注意观察和处理心绞痛发作的警告信号,如心绞痛病变的不稳定,发作次数频繁或持久,胸痛放射至颈、手、腭,休息时也发生胸痛,出现恶心、呕吐、大汗、气促、四肢冰凉等,告知患者出现心肌梗死的上述先兆症状时,立即坐下或者躺下,舌下含服硝酸甘油,若心绞痛持续 3 min 以上不缓解,应立即就医。

(2)照顾者指导:患者出院后,家属是患者的主要照顾者,也是新生活方式的执行者与监督者。对家属提供健康指导,有家属的参与,使患者更好地遵守教育计划,保证健康指导的效果,同时也更好地为患者提供支持。指导照顾者,患者病情突然发作如何应急,如何服用药物,饮食调节,维持患者情绪稳定,了解治疗效果、病情发展结果。对照顾者进行教育的方式,可通过手册、交谈、宣传栏、电话回访或家庭访视,采用见缝插针或集中的方式相结合进行健康指导。教会照顾者对病情观察并掌握正常值,如测量体温,数呼吸、脉搏,测量血压,观察患者的精神及面色状况。心肌梗死是心源性猝死的高危因素,应教会家属及照顾者心肺复苏的基本技术以备急用。

(3)PCI指导:出院后按照时间即 3 个月、6 个月、1 年复诊。强调避免接触磁共振检查。

第二节 扩张型心肌病的护理

扩张型心肌病(dilated cardio myopathy,DCM)主要特征是单侧或双侧心腔扩大,心肌收缩期功能减退,常伴有充血性心力衰竭、心律失常,病死率较高。发病率男多于女,尤以青年男性为多。

一、护理评估

(1)健康史:①询问家族中有无相似的患者,有无病毒感染、中毒及代谢紊乱等情况,有无加重心肌病的诱因,如劳累、感染、毒素作用及酒精中毒等;②重点评估患者气急、乏力、胸闷、水肿等心力衰竭的表现。

(2)身体评估:注意评估患者脑、内脏及四肢动脉栓塞的表现。注意评估心律改变、心脏杂音及第3、4心音等体征。

(3)实验室及其他检查:评估患者胸部 X 线片(心影增大、心胸比大于50%)、心电图(各种心律失常)、超声心动图(各心腔增大、室壁变薄、动度变弱)。

(4)心理-社会资料评估:评估患者有无因病程长、疗效差,加之反复的心力衰竭影响生活和工作,而产生焦虑、烦躁和忧郁,甚至绝望的心理。

二、主要护理诊断

(1)气体交换受损:与心力衰竭有关。

（2）活动无耐力：与心脏排出量减少有关。

三、目标

（1）能维持良好的气体交换状态，呼吸困难减轻或消失。

（2）活动耐力逐渐增加。

四、护理措施

1.气体交换受损

（1）休息与活动：卧床休息可减轻心脏负荷，缓解肺、体循环淤血，增加肺气体交换，缓解缺氧引起的症状，并发心力衰竭者宜绝对卧床。活动量应视心功能情况而定。

（2）饮食护理：给予低盐、高蛋白质、高维生素、清淡饮食，限制水分摄入量，多食蔬菜、水果和粗纤维食物，少食多餐，避免饱餐和刺激性食物。

（3）病情观察：密切观察生命体征，注意气急、乏力、胸闷和水肿的变化，做好液体出入量记录；注意动脉栓塞及心律失常的发生。

（4）用药护理：遵医嘱用药，观察药物疗效及不良反应。因对洋地黄药物耐受性差，故用药期间应密切观察有无洋地黄毒性反应。应用β受体阻滞剂，注意有无心动过缓等不良反应。应用抗心律失常药物时，要密切观察心率、心律及不良反应，发现异常及时向医生报告。

（5）心理护理：多陪伴患者，介绍疾病相关知识，给予心理安慰，解除因胸闷、心悸、呼吸困难造成的紧张、焦虑心理，鼓励患者树立战胜疾病的信心。

2.活动无耐力

评估患者的心功能分级，根据其分级与患者及家属制定切实可行的活动计划。告知患者，体力恢复需要一定时间，不可操之过急，当活动耐力有所增加时，应及时给予鼓励；活动时必须由护士严密监测心率、心律、血压变化，若出现胸闷、心悸、呼吸困难、心律失常等，应立即停止活动，并以此作为限制最大活动量的指征。

五、护理评价

（1）患者呼吸困难减轻或消失，发绀消失，肺部啰音消失。

（2）患者疲乏消失，活动时无不适感，活动耐力增加。

六、其他护理诊断

（1）潜在并发症：心力衰竭、栓塞、心律失常。

（2）焦虑与疾病呈慢性过程、病情日渐加重有关。

七、健康教育

（1）疾病知识介绍：病毒感染不但可引发本病，在病程中还可加重本病，应告诉患者及家属避免受凉感冒、劳累及酗酒，合理安排休息，减轻心脏负担。

（2）用药指导：嘱患者院外严格按照出院医嘱服用药物，学会观察药物疗效及不良反应，发现异常及时复诊。

（3）生活指导：保持居室空气流通、阳光充足，预防上呼吸道感染。指导患者合理膳食，以促进心肌代谢，增强机体抵抗力。

八、预后

本病的病程长短不等,充血性心力衰竭的出现频度较高,预后不良。死亡原因多为心力衰竭和严重心律失常,不少患者猝死。

第三节　感染性心内膜炎的护理

感染性心内膜炎(infective endocarditis,IE)是指微生物感染心内膜,并形成赘生物。赘生物为形态不一的血小板和纤维素团块,内含大量微生物和炎症细胞。炎症最常累及瓣膜,也可发生在心内其他部位。根据病程分为急性和亚急性感染性心内膜炎,以后者多见。根据瓣膜类型又分为自体瓣膜、人工瓣膜和静脉药瘾者的心内膜炎。

一、护理评估

(1)健康史:①询问患者有无心脏瓣膜病、先天性心脏病等病史。病前有无上呼吸道感染、咽峡炎、扁桃体炎等化脓菌感染,近期是否做过扁桃体切除术、拔牙、泌尿道器械检查及心脏手术等,有无静脉药瘾。②评估患者的热度、热型,是否影响到食欲而导致体质量减轻;有无背痛、肌肉关节痛。

(2)身体状况:注意评估患者心脏杂音的变化、微血管炎所致的周围体征以及动脉栓塞的表现,评估有无心力衰竭、细菌性动脉瘤及转移性脓肿等并发症。

(3)实验室及其他检查:评估血培养结果及药敏试验,可明确致病菌并对药物选择起指导意义;评估尿常规检查可了解有无肾炎或肾梗死;本病可有进行性贫血、免疫球蛋白增高等;超声心动图可检出赘生物的大小、位置。

(4)心理-社会资料评估:评估患者有无因病程长、病情反复或疗效不佳而产生的焦虑、烦躁或恐惧、悲观甚至绝望的心理。

二、主要护理诊断

(1)体温过高:与感染有关。
(2)潜在并发症:动脉栓塞。

三、目标

(1)感染得到控制,体温恢复正常。
(2)病情稳定,未发生并发症。

四、护理措施

1.体温过高

(1)休息与活动:高热患者宜卧床休息,体温正常后亦应避免剧烈运动和情绪激动等。

(2)饮食护理:给予高热量、高蛋白质、高维生素、清淡、易消化的半流质或软食;鼓励患者多饮水,做好口腔护理。有心力衰竭的患者按心力衰竭患者饮食进行指导。

（3）病情观察：密切观察患者的体温变化，每 4～6 h 测量体温 1 次，准确绘制体温曲线；注意观察皮肤及睑结膜淤点、甲床下线状出血、Osler 结节、Janeway 损害等以及消退情况；观察有无脑、肾、脾、肺、冠状动脉、肠系膜动脉及四肢动脉栓塞表现，一旦发现立即报告医生并协助处理。

（4）发热护理：高热患者给予物理降温（如冰袋、擦浴等），及时记录体温变化。出汗较多时及时更换内衣，并注意防止受凉。

（5）用药护理：遵医嘱应用抗生素治疗，注意观察疗效及不良反应。因疗程长，故应注意保护静脉，可使用静脉留置针以避免多次穿刺增加患者痛苦。

（6）正确采集血培养标本：因需多次采血，且每次采血量比较多，必要时还需暂停抗生素，故事先应向患者及家属说明，以取得他们的理解和配合。未经治疗的亚急性患者，应在第 1 天每间隔 1 h 采血 1 次，共 3 次；如次日未见细菌生长，重复采血 3 次后，开始抗生素治疗。已用抗生素者，停药 2～7 d 采血。急性患者应在入院后立即安排采血，在 3 h 内每隔 1 h 采血 1 次，共取 3 次血标本后，按医嘱开始治疗。本病的菌血症为持续性，无需在体温升高时采血。每次采血 10～20 mL，同时做需氧和厌氧培养。

2. 潜在并发症（动脉栓塞）

（1）休息与活动：心脏超声发现巨大赘生物的患者，应绝对卧床休息，尽量避免一切活动，以防止赘生物脱落导致动脉栓塞。

（2）病情观察：密切观察患者有无栓塞征象，重点观察瞳孔、神志、肢体活动、皮肤温度及颜色等。当患者突然出现胸痛、气急、发绀和咯血时，应考虑肺栓塞的可能；出现腰痛、血尿等考虑肾栓塞的可能；当患者出现神志和精神改变、失语、吞咽困难、肢体运动障碍、瞳孔大小不等，甚至抽搐或昏迷征象时，警惕脑栓塞的可能；当出现肢体突发剧烈疼痛，局部皮肤温度下降、苍白、动脉搏动减弱或消失要考虑外周动脉栓塞的可能。发现上述异常，应立即报告医生并协助处理。

（3）心理护理：动脉栓塞引起的各种征象和功能障碍，导致患者紧张、恐惧甚至绝望，应向患者及家属做好安慰、解释工作，说明积极配合治疗和护理，是可以康复或部分恢复功能的。

五、护理评价

（1）患者体温恢复正常。

（2）患者病情稳定，未发生并发症。

六、其他护理诊断

（1）营养失调（低于机体需要量）：与长期发热导致食欲减退、机体消耗过多有关。

（2）焦虑：与发热、出现并发症、疗程长或病情反复有关。

（3）潜在并发症：心力衰竭。

七、健康教育

（1）疾病知识介绍：向患者及家属介绍本病的相关知识，有心脏瓣膜病、先天性心脏病等病史者，在施行拔牙、口腔或上呼吸道手术或操作、泌尿、生殖道、胆囊手术等侵入性诊治或其他外科手术治疗前，应预防性使用抗生素。

（2）生活指导：嘱患者平时注意保暖，避免感冒。保持口腔和皮肤清洁，少去公共场所。勿挤压痤疮、疖、痈等感染灶,减少病原体入侵的机会。加强营养,增强机体抵抗力。

（3）自我病情监测：教会患者自我监测病情变化,如体温变化、有无栓塞表现等,定期门诊随访。

八、预后

预后取决于病原菌对抗生素的敏感性、治疗是否及时、瓣膜损害程度、病前心肾功能状况,以及患者的年龄、手术时机与治疗条件和并发症的严重程度。未治疗的急性患者几乎均在4周内死亡,亚急性者的自然病程一般不小于6个月。主要死亡原因为心力衰竭、肾衰竭等。大多数患者可获得细菌学治愈,但近期和远期病死率仍较高。治愈后的5年存活率仅为60％～70％;有10％的患者在治疗后数月或数年内再次发病。

参 考 文 献

［1］李俊.实用心血管病临床手册［M］.北京:中国中医药出版社,2016.

［2］胡大一,王斌,郭继鸿.心血管病诊疗手册［M］.北京:金盾出版社,2012.

［3］刘艳萍.现代心血管病护理［M］.郑州:河南科学技术出版社,2014.

［4］徐景涛.心血管诊疗技术与护理［M］.长春:吉林科学技术出版社,2016.

［5］汪小华,惠杰,沈振亚.心血管病护理学［M］.2版.苏州:苏州大学出版社,2013.

［6］田海明,王毅.临床心血管病综合征［M］.合肥:安徽科学技术出版社,2010.

［7］姜德颖.心血管病防治随身书［M］.沈阳:辽宁科学技术出版社,2014.

［8］孔冰,孔明,高原.老年常见心血管病的防治［M］.济南:山东科学技术出版社,2017.

［9］吴斌,李惠玲.心血管病及并发症鉴别诊断与治疗［M］.郑州:河南科学技术出版社,2019.

［10］亓立花,王莉,韩冰,等.心血管病超声诊断治疗与护理［M］.昆明:云南科技出版社,2015.

［11］杨继国,王纯国,康传贞.心血管病新治［M］.北京:中医古籍出版社,2012.

［12］潘朝曦.心血管病的防治与康复［M］.苏州:苏州大学出版社,2010.

［13］田海明,王毅.临床心血管病综合征［M］.合肥:安徽科学技术出版社,2010.